T0274915

COMO

DR. CARLOS JARAMILLO

# COMO

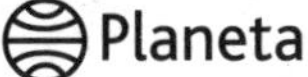
Planeta

Obra editada en colaboración con Editorial Planeta – Colombia


Bajo el sello editorial PLANETA M.R.
Avenida Presidente Masarik núm. 111,
Piso 2, Polanco V Sección, Miguel Hidalgo
C.P. 11560, Ciudad de México
www.planetadelibros.com.mx

Diseño de portada: Oliver Siegenthaler

Primera edición impresa en Colombia: octubre de 2021
ISBN: 978-958-42-9746-4

Primera edición impresa en México: marzo de 2022
Séptima reimpresión en México: enero de 2024
ISBN: 978-607-07-8649-5



Impreso en los talleres de Impresora Tauro, S.A. de C.V.
Av. Año de Juárez 343, Colonia Granjas San Antonio, Iztapalapa
C.P. 09070, Ciudad de México.
Impreso en México –*Printed in Mexico*

*A mis grandes maestros de amor:*
*La Mona, Luciano, Lorenzo*
*y, por supuesto, mis padres.*

# Contenido

CAPÍTULO DOS

CAPÍTULO SEIS



CAPÍTULO SIETE



CAPÍTULO OCHO

CAPÍTULO NUEVE

# ¿CóMo?

**En agosto del 2019,** mientras caminaba con mi esposa, "La Mona", por las calles del centro de Santiago de Chile, se nos acercó una señora que nos saludó con tono cariñoso, como si nos conociéramos de antes. Sacó un libro de su bolso y me dijo: "Gracias". Sin darnos tiempo para responder, nos mostró en su celular unas cuantas fotos. "Mire, doctor, esta era yo *antes*". Deslizó su dedo por la pantalla del móvil. "Y esta soy yo, unos meses después de poner en práctica lo que usted escribió". Nos explicó que había dejado atrás la diabetes tipo 2 y que ahora su vida era otra. Nos costaba creer lo que nos decía. Estábamos a más de 4200 kilómetros de distancia de Bogotá, Colombia, donde vivimos, y de repente, en otro país, una mujer chilena se cruzaba en nuestro camino y nos contaba esta hermosa historia. ¿Qué podíamos hacer? Lo que se debe hacer en estos casos, llorar los tres, la señora, La Mona y yo, abrazados. Guardo ese recuerdo como un tesoro.

El libro que tenía en su bolso era el primero que escribí, *El milagro metabólico* (2019), que hoy ha vendido centenares de miles de ejemplares en papel, y en sus formatos digitales, en toda América y en Europa; y ha sido durante dos años consecutivos, 2019 y 2020, el título con mayores ventas en Colombia. A veces me resulta difícil creerlo. Asimilarlo. Cuando comencé a escribir los primeros párrafos, en septiembre del 2018, soñaba con que sus páginas pudieran ser una puerta abierta hacia la sanación de los lectores, no me importaba si eran miles o tan solo un puñado de ellos. Aquel día, en Santiago, mientras abrazaba a una entrañable amiga desconocida, entendí que el mensaje comenzaba a ganar fuerza en todo el continente.

En ese texto inicial, que tiene un lenguaje desenfadado y explicaciones sencillas –así soy yo, detesto la solemnidad médica–, mandaba un mensaje claro: nuestra salud, sin importar la edad, el género, la clase social, los ingresos, la ideología o el equipo de fútbol, comienza por una buena alimentación, acompañada de un cambio de vida. Todas esas transformaciones requieren algo de *disciplina*, y no hablo de esfuerzos sobrehumanos; no tendrá que levantarse a las tres de la mañana para tomar una ducha helada que ilumine su cerebro; la disciplina –sin látigo ni castigo– es un camino de aprendizaje y sí, de *repetición*.

Con la repetición se construyen los hábitos. De ellos, justamente, nos habla el periodista estadounidense Charles Duhigg en su libro *El poder de los hábitos* (*The Power of Habit, 2012*). Él nos sugiere construir uno muy sólido, fuerte, que se convierta en la piedra angular de la que se deriven los demás hábitos de nuestra vida, y así generar un círculo virtuoso. Comparto plenamente su teoría. Para mí ese hábito "clave" es la nutrición.

Nadie, ni usted, ni yo, ni la tía Bertha, ni el primo musculitos, sabíamos cómo alimentarnos de la manera adecuada cuando llegamos a este mundo. El primer ejemplo serán nuestros padres.

Comeremos como ellos, comeremos lo que nos den, lo que veamos en su mesa *(¡ojalá* haya buenas proteínas y vegetales y grasas saludables!). En el colegio tendremos profesores de matemáticas, de filosofía, de historia y nuevas tecnologías, pero no habrá una sola clase sobre cómo alimentarnos.

Si tuvimos malos modelos nutricionales, llegaremos a la adultez convertidos en máquinas de tragar y masticar. No tendremos tiempo para pensar en cosas tan "insignificantes" como nuestra propia dieta. No hay espacio en nuestra agenda para atender esas tonterías. Es mejor pedir a domicilio algo rápido que nos permita trabajar más tiempo: "S*í*, por favor, *mándeme* una hamburguesa doble con queso y adición de tocineta; y unas papas fritas, las más grandes que tenga, con una gaseosa XL *light*, hoy será un día largo. ¿Postre? ¿Tiene un *brownie* con cubierta de caramelo?". Seremos increíbles abogados, con gastritis y obesidad, o geniales arquitectas, con hígado graso y al borde de la diabetes. Habitantes todos de un planeta de chatarra similar al de la película *Wall-E* (2008). Nuestro cuerpo y nuestra mente nos pasarán la factura en pocos años.

La mala alimentación es la causante, el detonante, la perpetuadora o el agravante de múltiples desastres como la diabetes, las enfermedades cardiovasculares o el cáncer, afecciones que provocan millones de víctimas, año tras año –lo expondré con mayor detalle en el siguiente apartado–. El mundo engorda sin parar. Se estima que para el 2030 uno de cada dos estadounidenses será obeso. Y nosotros, los profesionales de la salud, poco estamos haciendo para detener esa avalancha. ¿Cómo pretendemos lograrlo si nadie nos enseñó qué es una buena nutrición? Queremos corregir las enfermedades solo con fármacos y cirugía –valiosísimas herramientas que salvan vidas, pero que no son las únicas–. No hablamos con nuestros pacientes sobre la relevancia de una dieta balanceada, del deporte, de la meditación, la autoconciencia, la medicina natural, la farmacología vegetal, los aceites esenciales, los botánicos, los suplementos, los nutracéuticos; no lo hablamos porque nadie nos lo enseña.

Yo lo aprendí fuera de las aulas de la medicina tradicional. Y quería compartirlo con usted, con su familia y con el mundo. Por eso me tomé el atrevimiento de redactar aquel libro, con mi forma inapropiada, espontánea y, ante todo, muy sincera, de escribir. Quería darle información útil, clara, basada en la ciencia y en la práctica, con muchísimo amor. El resultado rebasó todas las estimaciones. De pronto estaba caminando por Santiago y alguien me agradecía. De repente estaba en la mitad de un almuerzo y un comensal de otra mesa me gritaba: "¡Doc, hoy no pedí 'juguito' de mandarina!"; o quizás un joven de gesto tímido se acercaba y me preguntaba si podía tomarme una foto con él. "Doc, gracias". Yo soy médico, no Madonna, así que todo esto era nuevo para mí.

Recibía centenares de mensajes de personas desconocidas en las redes sociales, en los seminarios o en los cursos que impartía; la mayoría decía lo mismo: que al leer *El milagro metabólico* habían comenzado a cambiar su alimentación, sus hábitos, sus vidas. Palabras similares oía en las sesiones de firmas de libros –que me encantan– y en los aeropuertos. Y en esos momentos de intercambio con las lectoras y los lectores, también escuchaba muchas preguntas, que no podía responder de inmediato, que necesitaban una charla larga, un café y explicaciones adicionales. Fui guardando en papelitos y en mi móvil muchas de esas dudas y apreciaciones; a la gente, realmente, le interesaba saber cómo nutrirse mejor, cómo construir su bienestar. Muchos me decían que querían "seguir avanzando". ¿Por qué no hacer un nuevo libro que abordara en detalle aquellas peticiones?

Repasaba con frecuencia todos los interrogantes que había recopilado, sin saber muy bien cuál podría ser el punto de unión entre todos ellos. Note que en la gran mayoría aparecía la palabra "*cómo*", en interrogante, "*como*" en su forma verbal, o de diversas maneras. Me preguntaban: "Doc, ¿cómo como?", "¿Qué como para estar saludable?", "¿Cómo balanceo lo que me como?". Indagaban: "Doc, ¿cómo me como las proteínas?", "Si ayuno, ¿como o no como? ¿Y cómo?". Y guardé frases inolvidables. "Cómo que cómo como; pues como lo que como, doc; como y como, ¿cómo paro?".

Así que a usted, que me hizo alguna de estas preguntas en medio de un evento, o en mi cuenta de Instagram, o en mi consultorio, o en el parque mientras paseaba con mi hijo Luciano, le debo el título de este libro, *CoMo*. Un espécimen robusto, algo pesado, como podrá notar, que me ha tomado muchos meses de trabajo (y placer), y en el que espero pueda encontrar las pautas para empezar a construir su salud, fortalecerla y hacerla perdurable. Para lograrlo deberá convertirse en especialista de su propia nutrición –yo le ayudaré–, un precioso hábito que requiere repetición, conocimiento y esa dulce disciplina, no dictatorial, de la que hablaba hace poco.

El proceso que le propongo lo he vivido con centenares de mis pacientes, a quienes he podido acompañar en su propio camino de sanación. Porque, como suelo repetir, no soy yo el que los sana, yo solo identifico causas, les propongo una ruta, les brindo herramientas. Ellas y ellos consiguen los resultados al convertirse en los maestros de su bienestar. ¿Le suena mi propuesta? Solo quiero pedirle que la ponga en práctica y descubra *CóMo* su vida se transforma. No me crea, vívalo.

# Introducción

**—¿Qué es esto, papá?** —pregunta mi hijo Luciano, de tres años, cerca de la caja de un supermercado.

—Es un paquete de gomitas, hijo —le respondo mirándolo fijamente.

—¿Y se comen? —me interroga mientras observa el colorido contenido de esa bolsa misteriosa que se balancea seductora en un gabinete promocional—. ¿Se comen, papi?

Mientras pienso cómo responderle con palabras simples, sin hablarle de los intereses de la industria alimentaria, las estrategias de marketing, el consumismo enfermizo, los colorantes artificiales, el azúcar añadido y la extraña obsesión de la humanidad por llevarse a la boca productos que no son alimentos, noto que Luciano toma el paquete de gomitas, lo acerca a sus ojos, lo revisa, y de repente otro chico se lo arranca velozmente de las manos mientras grita: "Gomitaaaaas, mami, ¡quiero gomitas!". La madre me mira, hace un gesto con sus brazos y sus hombros, y va tras el niño que escapa feliz con su botín.

—Entonces, papi, ¿se comen o no?

–Sí, hijo. Aunque no deberíamos, porque en realidad no son un alimento. No todo lo que podemos masticar es comida.

—Pero entonces sí se comen —insiste Luciano.

—Digamos que la gente se las mete a la boca, las muerde, se las traga, como hace Maui con los trozos de ramas y palos que hay en el jardín de casa. ¿Lo has visto?

—Pero Maui es un perro, papá —sí, es nuestro pequeño pastor australiano, el nuevo miembro de la familia, todo un terremoto.

—¿Y los perros comen palos?

—No, papi.

—Pues los humanos tampoco, hijo.

—Papá... —me dice con tono misterioso, casi en secreto—. Maui, además, come piedras, lo he visto.

—Hijo... —le digo al oído—. Algunos humanos también. Y se comen lo que sea, de milagro no devoran su celular.

Esa tarde, cuando llegamos a casa, mientras veía a Maui masticar pedazos de ramas sobre el prado, me quedé pensando en la conversación que había tenido con Luciano y en las malas decisiones que tomamos a diario al elegir nuestros alimentos y los de nuestros hijos, decisiones que están respaldadas por los anuncios de televisión ("cero calorías"), las vallas publicitarias ("sin gluten"), las cuñas radiales ("no contiene colesterol"), los anuncios en los periódicos ("con fructosa natural") o los *influencers* de las redes sociales: "La dieta de la papa me cambió la vida". Instagram, especialmente, puede ser el paraíso de la desinformación. ¿Qué nos ha pasado? ¿Por qué, si nuestro bienestar depende de la comida que escogemos, lo estamos haciendo tan mal? ¿Por qué comemos palos y piedras –con mucha azúcar– y olvidamos los alimentos reales?

Hoy enfrentamos una gran crisis sanitaria en todo el mundo y no es por culpa del covid-19, que apareció hasta hace muy poco en nuestras vidas. La gran enfermedad, como lo postulé en mi primer libro, *El milagro metabólico* (2019), está creciendo cada día, en cada casa, en cada almuerzo, en cada cena, en cada merienda innecesaria, porque no les prestamos atención a los ingredientes que componen nuestro menú.

Así, por un descuido alimentario y por los malos hábitos, siguen creciendo las enfermedades cardiovasculares y de síndrome metabólico, que son las principales causas de muerte en todo el mundo. Se estima que al menos 17,9 millones de personas fallecen cada año debido a patologías cardíacas, mientras la diabetes se expande sin medida por todos los países. Un estudio de la International Diabetes Federation (IDF) reveló que en el 2017 había más de 451 millones de diabéticos en el planeta, y los cálculos futuros no son nada optimistas: la institución proyecta que en el 2045 el número ascenderá a 693 millones. Nuestras malas elecciones alimenticias pueden provocar, incluso, el cáncer. Algunas investigaciones demuestran que la resistencia a la insulina y la obesidad tienen estrecha relación con los cánceres de mama, colon o páncreas.

Pero la información científica parece no importar. Hoy comemos por rutina, porque "hay que comer", es "hora de comer" o debemos cumplir con el "arte" de llenar el estómago. Comemos sin mirar a las personas que comparten nuestra mesa. Comemos sin conciencia. Comemos demasiado y demasiada basura. Comemos gomitas. Comemos para enfermarnos y, al comer, lo olvidamos. Pero yo quiero que usted siempre recuerde que cada bocado que elige es **información** preciada para el cuerpo, y que **la comida es nuestra mejor medicina**.

## Este cuerpo no es mío

Por eso, entre otras razones, escribo este libro –que estará esperando, sin prisas, que mi hijo Luciano y sus hijos lo puedan leer; pero esta lectura también es para ti, Maui–. Cuidar de nuestra salud, en este siglo frenético, se ha convertido en un acto breve y descuidado que se reduce a los pocos minutos que dura una cita con el médico, que continúa con la prescripción que él entrega, el procedimiento que recomienda seguir y acaba con una llamada a la farmacia de turno para ordenar unas medicinas que, se supone, pondrán todo en orden. ¿Usted cree que así tendrá una buena salud? Revíselo por un momento. En este sistema sanitario, su "salud" depende de un médico, o se la brindan unos medicamentos, pero si se trata de *su* salud, ¿qué está haciendo para mejorarla?

Yo no creo en ese esquema sanitario despersonalizado. La salud es algo que todos tenemos que vivir, es algo que usted y yo construimos a lo largo del tiempo y que podemos estar afectando en este momento. En 1946 la Organización Mundial de la Salud aseguró que la salud era "un estado de completo bienestar físico, mental y social, y no solamente la ausencia de afecciones o enfermedades". Si le gustan las definiciones institucionales, ahí tiene una. Pero yo prefiero otra aproximación; para mí la salud es un estado de vitalidad positiva, de bienestar, en el que podemos sentirnos plenos, en armonía con nuestro cuerpo y nuestra mente; un estado en el que estamos totalmente conectados con nosotros mismos. Me gusta explicarlo así porque, por oposición, la enfermedad nos despersonaliza, nos hace sentir que habitamos un ser ajeno; así me lo han dicho centenares de pacientes: "Ya no sé quién soy, doctor. Vivo dentro de un cuerpo que ya no es mío".

No me culpe. Sé que este ejemplo lo he dado antes, pero me gusta usarlo porque es una analogía bastante clara. Si usted tiene un auto y el mecánico le dice que cada 7500 kilómetros debe llevarlo al taller para una revisión de aceite, seguro que lo hará. No esperará a que el motor empiece a fallar, no se arriesgará a que el carro se vare. Además, le costó un buen dinero, ¡y las "cosas" hay que cuidarlas! ¿Y qué hace con su propio motor? Con el suyo, sí, ese que le permite estar vivo. Seguro que no lo trata igual. Pocas veces lo lleva a revisión médica. Cuando le suenen las válvulas o se tapone el filtro de aire de su mecanismo desgastado sí pedirá una cita. Solo acudirá al doctor cuando ha llegado la enfermedad, pero no pensó que sería mejor que le hicieran una revisión cada cuatro o seis meses. ¿Para qué? El que sí merece todos los cuidados es el carro. ¿Y de qué servirá ese cacharro si se queda sin piloto? Le propongo que mejor use el auto para ir a donde su especialista al menos dos veces al año, para saber cómo está su motor humano y tomar las medidas necesarias.

## La salud no se prescribe

Si un paciente llega a mi consultorio porque tiene una gastritis, yo, como su médico, lo acompaño hasta lograr su recuperación. Meses más tarde, cuando su estómago ha vuelto a ser feliz, no le digo: "Que te vaya bien, regresa cuando la gastritis reaparezca". No. Durante la enfermedad nos sentimos desolados y perdidos en el subsuelo, en el fondo de un oscuro y húmedo pozo. Cuando sanamos regresamos a la superficie, estamos a ras de tierra. En ese momento podremos trabajar en su salud hacia adelante; es hora de comenzar a subir la montaña y escalar hacia el bienestar. Lo vivo a diario con pacientes que dejaron atrás el síndrome metabólico, que han adelgazado 20 kilos, que ya no tienen dolores en sus rodillas y de repente quieren ejercitarse para ganar masa muscular o han sentido la necesidad de meditar para conectarse mejor con ellos mismos. Siempre habrá un paso nuevo que dar. Yo los voy a apoyar en todo ese proceso, les ayudaré a continuar hacia esa cima saludable.

La pastilla, la cirugía, los antibióticos, la atención en urgencias, todos ellos son importantes y necesarios en muchos casos; todos ellos le ayudarán en la etapa de la enfermedad, aunque no serán las píldoras las que le permitan tener una salud buena y estable. Cuando comience a sentirse sano, vital, lúcido, fuerte, alegre, pleno, podrá comenzar a entender que la solución está dentro de usted. Los medicamentos son ayudas externas, son bastones, un soporte valioso, pero, por favor, construya su salud desde el momento en que abre los ojos en la mañana hasta el instante en que inhala, exhala y agradece, al irse a la cama. La salud dependerá de sus hábitos. La salud no se prescribe; la salud se vive.

La medicina funcional, la que practico, la que me emociona, nos invita a descubrir la causa de las enfermedades, no se limita a recetar píldoras para mitigar síntomas. Tiene sus raíces en esa vieja medicina que hoy tanto se extraña, la del acercamiento al paciente, la de la comunicación, la de la buena alimentación, la de la conciencia; una medicina del amor, de la conexión con la Tierra, con todos sus seres, con las emociones. Y a partir de ella le propongo a usted que comencemos a sanarnos, sin prisas. Lograr nuestro bienestar no puede ser un acto breve y descuidado.

## Los pilares de la salud

¿Sabe cuáles son? Para mí son seis:

1. La nutrición. Definitivamente somos lo que comemos. Nuestra salud se fortalece, o se afecta, con el menú que hemos seleccionado.
2. El ejercicio. Nuestro cuerpo, nuestros músculos y nuestra mente necesitan movimiento y un poco de exigencia.
3. La meditación, o quizás usted prefiera llamarla relajación, observación interior, autogestión, incluso oración (pero en ese caso hablo de orar en gratitud).
4. La manera de relacionarnos con nosotros mismos, con los demás y con lo que comemos. Las interpretaciones que hacemos de las situaciones que vivimos, del mundo que

habitamos, pueden enfermar nuestras células. Es decir, desde lo psíquico afectamos nuestra biología. Se lo conté en detalle en *El milagro antiestrés* (2020); si lo leyó, lo invito a que repase el apartado que le dedicamos al tema; si no lo ha hecho, ojalá pueda incluirlo en su listado de próximas lecturas.

5. La calidad de nuestro sueño. Dormir nos repara; el insomnio nos destroza.
6. Le tengo un *bonus track*: Controlar la exposición a los químicos industriales que pueden llegar a nuestro organismo a través de los alimentos, o pueden afectarlo al entrar en contacto con cualquiera de nuestras mucosas, con los ojos, la piel o el tracto respiratorio, por citar algunas vías de acceso. ¿Cuáles podrían ser los vehículos habituales de esos contaminantes? El champú, la crema de afeitar, los desodorantes, el dentífrico, los perfumes, ciertas cremas corporales y bloqueadores solares, los productos que utiliza para limpiar los baños, la cocina, la sala, los platos; los detergentes con los que lava la ropa de su familia, entre muchos otros. Nuestro cuerpo terminará estresado y enfermo por exponerse de manera prolongada y repetida a todos esos productos.

## Se busca especialista

No lo busque. El especialista es usted, o debería ser usted. Le hablo de convertirse en el maestro de su propia nutrición, para darle una base sólida a su salud. Y ser el especialista o el arquitecto de su manera de alimentarse –de darle información a su organismo– es un deber y un derecho. ¿No le parece lógico? Si usted se conoce mejor que nadie, ¿por qué no toma las riendas de su nutrición? ¿Por qué le delega esa responsabilidad a los “sabios” de las redes sociales? Usted eligió su equipo de fútbol, usted eligió su pareja, usted, entonces, elija su comida. Y este texto, con todas sus tablas, gráficos, recetas e informaciones adicionales –hallará una nutrida bibliografía al final del libro–, está aquí para ayudarlo en esa tarea.

Es cierto que la industria alimentaria nos dificulta la labor. Los supermercados están repletos de comida que no lo es. Buena parte de los productos que consumimos están llenos de pesticidas o químicos, o provienen de semillas transgénicas mutantes. Habría que darles las gracias a la Fundación Rockefeller y a la llamada revolución verde que, en nombre del crecimiento productivo, hicieron que los plaguicidas y la bioingeniería genética se tomaran los cultivos del planeta desde los años sesenta del siglo pasado. La producción a gran escala deterioró los campos, la tierra y convirtió el maíz, entre otros cereales, en un clon de sí mismo. Esta "revolución", que pretendía erradicar el hambre en el mundo, nos ha traído graves problemas alimentarios. Y no olvidemos al viejo Ancel Keys, a él también deberíamos "agradecerle".

Hablé de él en mi primer libro. Este biólogo estadounidense fue el responsable de *El estudio de los siete países*, un ensayo publicado en 1958 donde se aseguraba que la ingesta de grasas era la gran culpable de las enfermedades cardiovasculares –algo que hoy se ha desvirtuado–. La dieta propuesta por Keys, que lamentablemente se convirtió en el modelo occidental de alimentación durante décadas, proponía un menú alto en carbohidratos como el azúcar, las pastas, el pan y las frutas. Apoyadas en esta teoría, las grandes compañías de la industria de alimentos invadieron las tiendas de barrio y las grandes superficies con sus marcas edulcoradas. Vaya contradicción, porque el azúcar sí causa el taponamiento de las arterias y provoca episodios cardiovasculares. El mundo al revés. La hipótesis de Keys fue un error doloroso.

Comer bien no es complicado, pero los productores de la comida chatarra nos han invadido. El asunto se torna más oscuro cuando somos testigos de las débiles políticas de los gobiernos para detener el envenenamiento masivo de su población. En Colombia, mi país, por ejemplo, a pesar de incontables iniciativas, nada se ha podido hacer contra el emporio de las gaseosas. Cuando un grupo de defensores de los consumidores comenzó una campaña para gravar a estas y a otras bebidas azucaradas, recibieron fuertes presiones que los hicieron desistir. Como se recuerda en un artículo publicado en el 2017 en *The New York Times*, a la directora de este colectivo la persiguieron dos hombres en moto para decirle que "si no se calla[ba] la boca, ya sab[ía] cuáles [ib]an a ser las consecuencias". Yo, de alguna manera, también lo he vivido.

Y ni hablar de la posibilidad de contar con una ley de etiquetado de alimentos, como la que tiene Chile, que les permita a los consumidores saber qué productos son altos en azúcar, en grasas trans o en sodio. Que los gobiernos no les faciliten a sus ciudadanos este tipo de información, o que le resten importancia a las evidencias que demuestran que tanta azúcar provoca muertes, para mí es un acto de maltrato. Del peor de los maltratos. ¿No se supone que los gobernantes deben velar por el bienestar de todos? Pareciera que solo cuidan la *salud económica* de unos cuantos.

## Los pasos básicos

Olvidémonos de los gobiernos, de la Fundación Rockefeller, del señor Keys, del matoneo a los defensores del consumidor; olvidémonos de los comerciales de televisión y de muchas inescrupulosas figuras de las redes sociales. Concentrémonos en lo importante. En usted y su valiosa decisión de cuidar su salud desde la base, desde su nutrición. Su ejemplo tendrá influencia en su familia, en sus amigos, en la gente que quiere. Déjeme borrar de su cerebro algunas viejas ideas.

- "Para comer bien tengo que ser millonario". Falso, le voy a demostrar que puede comer muy bien sin irse a la quiebra. Y conozco a muchos millonarios que comen terrible. ¡Pobres!
- "Comer bien es aburridísimo y es para gente enferma". ¡Mentira! Es muy divertido y, por el contrario, le ayudará a no enfermarse.
- "Eso de alimentarse bien es una moda, es un cuento que nos están vendiendo los *influencers*. Mi papá comió hamburguesas y helados hasta el último día. —¿De qué murió su padre? —De un inesperado ataque al corazón, doc". Ah, vale.
- "Doc, esos sacrificios no son para mí, yo solo quiero disfrutar la vida, ¡güepa!". La disfrutará de una manera más plena y poderosa cuando haya comprendido cuál debe ser su dieta.
- "¿Dijo 'dieta'? Vamos mal, doc. Ahora sí me está asustando. Yo necesito algo que me llene. ¿No esperará que haga la dieta de la piña?". No, ni la de la papa, no hablo de esas dietas, no pierda el hilo, ya le voy a explicar todo.

Para empezar, en su mesa siempre debe haber comida real, natural o con un mínimo nivel de procesamiento. ¿Es difícil encontrarla? No, hoy se consigue muy fácilmente. Y hasta se la llevan a su casa. ¿Es carísima? Encontrará de todos los precios pero, en general, los alimentos orgánicos –que no han tenido contacto con agroquímicos, que se siembran en pequeños lotes– costarán un poco más que los transgénicos mutantes, o que aquellas papitas fritas de paquete que esconde en su escritorio.

Guarde la calma, no todos los productos que compre tienen que ser "orgánicos". Más adelante le explicaré cuáles de ellos sí deberían serlo –para evitar pesticidas y sustancias perjudiciales– y cuáles no. Hay muchos vegetales, frutas y comestibles listos para ser agregados a su carrito de compras sin mayores temores. Y no se culpe, o no se deje ganar por la frustración; si por diversas razones no puede llevar muchos de esos orgánicos certificados a su mesa, eso, de ninguna manera, significa que usted no podrá llevar una vida saludable. Para nada. Sáquese eso de la cabeza.

El aceite de oliva extravirgen, el de coco o la mantequilla clarificada, que son tres buenas fuentes de grasas saludables, serán más costosos que el aceite de canola, de palma refinada o de girasol, que se venden por millones en todo el planeta y que terminarán produciéndole una inflamación crónica. Y esta, tarde o temprano, lo mandará al médico. Seguro que la cuenta del especialista, los exámenes o una hospitalización serán más caros que el mejor aceite de coco. Entonces, ¿comer bien puede costar más? Sí, un poco. Pero comer mal puede costarle la vida. Es una inversión que merece la pena y que no le exige ser ultramillonario como Jeff Bezos, el creador y director ejecutivo de Amazon.

Conozco personas que viven cómodamente en sus grandes casas, que tienen a sus hijos en Harvard y me cuentan que les piensan comprar un auto para que puedan darse un buen viaje por Estados Unidos, y que el próximo año irán todos a Venecia. "Fenomenal", suelo responderles. Pero me advierten que de "ninguna manera" van a gastar su dinero en huevos orgánicos o en esa comida saludable que es tan cara: "Es un robo, eso arruina a cualquiera. Es una inversión que no se ve". El carro sí es un tesoro. Comer bien es un gasto innecesario. ¿Y qué comen sus hijos allá donde estudian?, interrogo. "Lo que caiga, doc. Pero eso sí, comen bastante". Cada cual con sus prioridades. Yo quisiera que una de las suyas sea comprender que comer bien le asegurará una mejor vida, y que no se trata de comer "bastante". Invierta en una buena comida que lo sane, no invierta en un régimen chatarra que lo enferme.

Comida real. No lo olvide –le hablaré de ella en todos los capítulos que siguen–. Ese es el comienzo de una buena dieta. ¿Y qué es una "dieta"? Se lo pongo en grandes letras.

**Una dieta es cuando usted controla o regula la cantidad y el tipo de alimentos que ingiere, con un fin específico.**

Por lo tanto, esa dieta le puede ayudar a adelgazar, a ganar masa muscular, a cuidar sus riñones o su sistema inmune, incluso a mejorar su ansiedad o su depresión; ¡o a engordar! El término "dieta" se ha malinterpretado a lo largo de las décadas y se asocia con perder peso y con esa palabra que usted mencionó antes: "sacrificio". Borre esas ideas de su mente.

## Sin sacrificio

"¿Usted hace dieta, doc?". Su pregunta es muy buena. Sí, porque yo controlo o regulo la cantidad y el tipo de alimentos que como, y lo hago con un fin específico. Comer bien es un acto de amor y respeto hacía mí mismo. "Si por alguna razón llegara a subirse de peso, ¿qué cambiaría?". Haría una modificación en el control y la regulación del tipo de alimentos que ingiero para volver a mi peso saludable. Sé que entendió mi mensaje: siempre estaría en "dieta". Comer bien es seguir una dieta. Y no se trata de sufrir, de cerrar la boca, de autoexiliarse en una mazmorra para no ver la comida nunca más, ni de alimentarse de agua y apio durante décadas. Se trata de un acto sereno, amoroso y pacífico, que usted trae a su conciencia cada vez que come, y con el que honra a su cuerpo.

Para que se convierta en un especialista de su propia nutrición, comprenda cómo fortalecer el primer pilar de su bienestar y le pueda traer una salud duradera a su cuerpo (lejos de la inmediatez de una pastilla), será importante que pueda resolver estos diez interrogantes.

1. ¿Qué como y qué no como?
2. ¿Cómo balancear lo que como?
3. ¿Cuándo como?
4. ¿Cuándo no como?
5. ¿Para qué como?
6. ¿Cómo me como lo que como?
7. ¿Cómo preparo lo que como?
8. ¿Cómo lo convierto en algo delicioso?
9. ¿Cómo puedo ser la(el) dueña(o) de mi nutrición?
10. ¿Cómo lograr que lo que como sea el camino diario y definitivo hacia una sana nutrición?

Las preguntas, se lo aseguro, las podrá resolver al finalizar este libro. No sé cuál es su oficio; quizás sea abogada, ingeniera, economista, y además madre, esposa o abuela; tal vez usted sea arquitecto, artista, cirujano, y además padre, esposo o abuelo. No importan las profesiones, no importa si prefiere el fútbol, las maratones o la gimnasia olímpica, he escrito este libro para que usted se convierta en experta o experto de su propia alimentación.

Y al redactar cada línea he pensado mucho en mis años de estudiante en la facultad de Medicina. En las clases nadie nos habló del enorme poder curativo que tiene la comida que elegimos. Si usted estudió esta carrera o se convirtió en nutricionista, le doy la bienvenida; me honra que lea estas páginas, espero que puedan ayudarle a usted y a sus pacientes.

Sé que está ansioso(a) por comenzar, sé que está nervioso(a) por lo que pueda encontrar más adelante. No hay de qué preocuparse. Este es el inicio de una existencia saludable, el abrebocas para que pueda hacer de su cocina una farmacia y, además, el mejor restaurante; y para que en su menú, por favor, nunca incluya ni palos, ni piedras.

—¡Mauiiiiii, no te comas eso! —grita Luciano en el jardín interior de casa—. ¡Mauiiiiii! Papi, ¿me ayudas?

—Voy, hijo —al parecer nuestro pastor australiano quiere tragarse otra rama.

—¡Maui, no más! ¡Eso no se come! Papiiiiiii.

—Ya voy, ya voy.

Capítulo uno

# La bolsa y la vida

**Bueno, querida(o) ____________________,** es hora de comenzar. Inhale. Exhale. Inhale. Ahora expulse el aire con fuerza por la boca, vaya rápidamente por un par de bolsas de basura y demos inicio a la brigada de limpieza. Es el momento de atacar por sorpresa las alacenas y la nevera de su casa. Esta es una operación secreta y necesaria. Tendrá que despedirse de muchos de sus "amigos" habituales. Tómese su tiempo. Adiós densa crema de avellanas con aceite de palma y 21 gramos de azúcar por porción; adiós colorida salsa de tomate con azúcar; adiós yogur con trocitos de melocotón, que en realidad son trocillos de ahuyama nadando en leche inflamatoria con azúcar; adiós pastelito con extraña cubierta de chocolate, gluten y siete gramos de azúcar. ¡Todos a las bolsas! Al lugar donde han pertenecido desde siempre. ¡A la basura!

## El proceso

Voy a darle un listado completo de todos esos falsos amigos que debemos sacar de casa, pero quiero hacer algunas precisiones. Nuestra unidad de ataque debe concentrarse en la desaparición de los productos más dañinos: los ultraprocesados, y tiene la misión de proteger a la comida real que, por oposición, no está procesada, o tiene un mínimo procesamiento.

Veamos un ejemplo. Un tomate rojo o verde, en su forma natural, es un alimento real. La salsa de tomate que usted encuentra en el supermercado sí es un ultraprocesado. ¿Por qué? Porque, como lo sugiere su nombre, es una preparación que ha pasado por múltiples procesos; los más comunes son la hidrogenación (como es el caso de las margarinas), la hidrólisis de las proteínas o la refinación (como la blanquísima azúcar que hay en su casa). Se estima que al menos el 80 % de los comestibles que están exhibidos en los supermercados convencionales tienen esas características. Es decir, el 80 % de lo que encontramos en estas grandes superficies *no* es comida.

Si nos tomamos unos cuantos segundos para leer las etiquetas de los productos (mire los gráficos que acompañan este apartado), podremos reconocer los "ultras" porque suelen tener colorantes, estabilizadores, mejoradores sensoriales (saborizantes y aromatizantes), espesantes, aglutinantes, cohesionantes y conservantes, entre otras maravillas de la química. Obvio, casi todos incluyen azúcar, y tienen la particularidad de provocarnos unas insaciables ganas de seguir comiendo.

No debemos confundir los "ultras" con aquellos alimentos que han tenido un mínimo procesamiento, que posiblemente han sido sometidos a cocción, secado, deshidratación, o quizás se les ha extraído alguna molécula sin afectarlos, sin dejar residuos químicos, como sucede cuando se extrae magnesio del cacao, por citar un caso.

El café es un producto procesado. Crece en la tierra, se recolecta, se despulpa, se fermenta, se lava, se seca, se trilla, se tuesta, y luego usted y yo pondremos sus magníficos granos en una pequeña moledora eléctrica en casa y los disfrutaremos en la preparación que más nos guste (ojalá sin leche de mamífero y sin endulzantes). La sal también tiene un pequeño procesamiento. Lo que diferencia el café y la sal de aquella salsa de tomate industrial, o de esos triangulitos manchatripas de color naranja radioactivo con megasabor a "queso" que salen de un paquete, es que los primeros siguen siendo alimentos, mantienen sus propiedades naturales, su "realidad". Los otros son ficción. Un (mal) invento.

## ¡Al ataque!

Al inicio de *The End of Overeating* (2009), el doctor David Kessler nos explica que la motivación principal para escribir ese libro la encontró al ver un capítulo de *The Oprah Winfrey Show*. En ese programa, una mujer llamada Sarah, que hacía parte del público, contó que no podía controlar su apetito: "Como todo el tiempo. Como cuando tengo hambre, como cuando no la tengo. Como para celebrar y como cuando me siento triste. Como por las noches. Como cuando mi esposo llega a casa". Esas frases describen muy bien la confusión mental y física que nos pueden causar los "ultras", de los que habla el autor en su texto. Por eso hay que meterlos en la bolsa. ¡Al ataque ya! Si tiene dudas, pregúnteme y yo le respondo.

—¿Qué hago con las papitas fritas sabor a limón de paquete?

—Son ultraprocesados, ¡fuera!

—¿Las papitas fritas sabor natural?

—Haga lo mismo con *todas* las papitas fritas.

—¿Hasta con las congeladas?

—¡A la bolsa!

—¿Los pastelitos con cubierta de chocolate que me acompañan desde la niñez?

—Sáquelos, al igual que *toda* la bollería industrial.

—¿Los paquetitos de galletitas de limón *light* entran en esa categoría?

—*Todas* las galletas de paquete: adiós. Mejor, deshágase de todos los paquetitos.

—La salsa de tomate y la mayonesa industrial también se van, ¿no?

—Sí, que se vayan junto con la salsa de barbacoa, las salsas picantes y esas salsas negras que les pone a las carnes, que están repletas de trigo, sal y glutamato monosódico.

—Es usted muy radical, doctor.

—Es por su bien, yo solo quiero cuidar su salud. Aprenda esto, y se lo pongo bien grande para que lo recuerde:

**Si al leer la etiqueta informativa de un alimento usted no entiende ni la mitad de sus ingredientes, es porque eso, aunque lo parezca, no es un alimento. Seguro que es un "ultra".**

—¿Y la mostaza? Tengo una de Dijon que compró mi pareja.

—Déjela; con la mayoría de las mostazas, sean o no de Dijon, no hay lío.

—¿Mis chocolatinas rellenas de caramelo y maní?

—Despídase de ellas. Pero puede comprar chocolates de verdad, con un porcentaje de cacao igual o superior al 75 % y con una cantidad de azúcar mínima.

—¡Esos son muy amargos!

—Los disfrutará mucho, son buenísimos.

—¿Mi cereal del Tigre?

—*Good bye*, lo mismo con los cereales del elefante, el tucán y esos que son especiales. Más tarde le cuento una linda historia sobre estos productos.

—Hmmm...

—¿Ya no tiene más preguntas?

—Prefiero callar. Cada cosa que menciono usted la manda a la bolsa.

—Vale. Sé que en este momento me detesta, pero dentro de unas semanas me lo agradecerá.

Sigo la lista yo solo. Y luego le explicaré por qué hay que erradicar a esta no-comida de nuestra casa. Hasta nunca: Mermeladas industriales, jaleas, siropes, mieles de arce o de agave, azúcar blanca, azúcar morena, panela, endulzantes derivados de alcoholes (como el xilitol, el maltitol, o el eritritol), caramelos, bombones, ¡gomitas! y todas las golosinas de colores.

*See you in hell*: Aceites vegetales de canola, soya, girasol, maíz, palma refinada y, por supuesto, las margarinas, con y sin sal. *Sayonara*: yogures con fruta, yogures de colores para niños (jamás deberíamos dárselos y menos los que tienen nombres con diminutivos), helados industriales, quesos frescos o *light*, leches achocolatadas y, en general, todos los derivados lácteos provenientes de algún animal.

Al olvido: todos los jugos de fruta, todas las gaseosas (regulares, *light, zero, max*, usted lo entiende muy bien), esas bebidas de color azul o tonos exóticos que supuestamente hidratan a los deportistas pero están llenas de azúcares, las bebidas energizantes; lo mismo para todos los productos a base de trigo, como las pastas o el pan, debido al gluten, una proteína que no necesita su cuerpo. No sufra, hay espaguetis, raviolis, fideos, tornillos, nidos, que provienen de otras fuentes más saludables que los trigales, y son mejores para su organismo.

–Doctor, ¡se me llenaron las bolsas!

–Vaya por una más, ya casi acabamos.

Expulse de su hogar a todos esos embutidos que contienen porcino licuado, colorante rosa y variados químicos, como los nitritos, los nitratos o el glutamato monosódico –que eleva el ácido úrico y es muy adictivo, se suele identificar como E621–.

Tenga cuidado con estos dos derivados del petróleo que son muy populares. El primero es la TBHQ, terbutilhidroquinona, o E319, que se utiliza como conservante y puede hallarse en diversos productos lácteos, en salsas, cereales para el desayuno, en un chocolate con forma de huevo que alberga juguetes en su interior y hasta en la comida de nuestras mascotas. La TBHQ, memorice el nombre, forma parte del fluido de los encendedores (o mecheros), está prohibido en países como Japón y los estudios en ratones demuestran que puede producir tumores. El segundo derivado del petróleo es el BHT, butilhidroxitoluen (o butilhidroxitoluol), E321, un conocido y temido aditivo alimentario. ¿Por qué querría petróleo en su estómago?

Por favor, libere su vida de toda esa "comida lista" para freír o meter al horno microondas; de hecho, no use el microondas, esa radiación afectará su organismo a largo plazo. Entonces, saque de su congelador los platos reconstituidos, esos preparados de pescado, vegetales o carne; los *nuggets*, las pizzas, los deditos de queso; no consuma esas sopas de tarrito y ya es hora de dejar atrás los enlatados. Creo que este es el listado básico de los no-alimentos.

–¿Algo más, doctor? Me quedó un poco de espacio en la última bolsa.

–¡Esa es la actitud!

## Un poco de calma

Ahora estará confundido(a), preguntándose si esta secreta operación de limpieza le servirá de algo, o si solo está siguiendo los consejos de un doctor que, además de perder el pelo, ha perdido la razón. Quizás sienta un poco de rabia. Déjela salir. Lo que acaba de hacer tiene un valor enorme, ha sido una tarea de desapego, está dejando ir lo que no necesita. Le doy la bienvenida a su nueva vida. Y ahora, mientras se toma un buen café, uno de verdad, recién molido y ojalá colombiano –sin azúcar, obviamente–, le daré esas explicaciones que le debo.

¿Por qué dejar de lado los aceites vegetales, las margarinas, el azúcar o los lácteos, si su salud está "bien" de acuerdo con los últimos chequeos? ¿Por qué cambiar su régimen alimentario si no tiene diabetes, síndrome metabólico u obesidad? (En caso de que sí tenga alguna enfermedad ignore las preguntas y sepa que este libro le ayudará a sanar). Simplemente, para mejorar su bienestar, para ganar años y vitalidad positiva, para vivir mejor y conscientemente cada día. Además, seguramente su ejemplo lo seguirán sus hijos y su familia.

## Cambio de aceite

Es posible que le hayan hablado de las bondades del aceite de canola, de la tradición del aceite de girasol, de la utilidad de los aceites de palma refinada, maíz y soya, o haya visto muchos comerciales de familias felices que consumen margarinas porque son las preferidas en "la mesa y cocina". ¡A la publicidad no le importamos! Lo que sí importa es que se vendan los productos que ella promociona. En esas propagandas nunca nos dirán que todos esos productos, debido a su alta carga de ácidos grasos omega 6 (no confundirlos con los preciados omega 3), son altamente inflamatorios para el organismo.

La margarina proviene de los aceites vegetales. Estos serán convertidos en una sustancia sólida para untar a través de un proceso llamado hidrogenación. El resultado final es una mezcla que usted suele esparcir en el pan pensando que es saludable, pero se equivoca: esa amarilla preparación, hija del hidrógeno, contiene terribles grasas trans. Y ojo con esta belleza del marketing:

**Si usted prefiere la margarina porque en su etiqueta se lee "libre de colesterol", déjeme decirle que ha caído en la trampa. Es obvio que no lo contiene. El colesterol es una grasa que solo se halla en el reino animal y usted está comprando un derivado de los vegetales.**

Dicho de otra manera, aquella margarina tiene la misma cantidad de colesterol que aloja una lámpara, una llanta de bicicleta o las páginas de este libro: ¡cero! El colesterol, por cierto, es un lípido, una grasa muy necesaria en nuestro cuerpo, es importantísimo para la formación de las membranas celulares, la creación de diversas hormonas y los ácidos biliares, entre otras tareas. Quería recordárselo porque el pobre tiene muy mala prensa. Sin su ayuda lipídica no podríamos existir. Volveré a invitarlo dentro de algunos párrafos y lo mencionaré varias veces en este texto.

Le sugerí, entonces, que le dijera adiós a los aceites vegetales y a las margarinas porque propician la *inflamación crónica*, que es la nave madre de muchas de las enfermedades que hoy nos aquejan. Uno de sus causantes es un omega 6 llamado el ácido araquidónico, quien estará muy feliz cada vez que usted consuma estos productos; sus papitas fritas con aceite de canola le darán vida, sus plátanos con aceite de girasol lo harán sentirse poderoso y él saldrá feliz a inflamar su organismo. ¿Le va a facilitar la labor?

## ¿Un corto repaso?

Mi tía Bertha, que ya no utiliza ninguno de esos bribones hidrogenados o aceitosos, suele decirme: "Carlitos, explícamelo todo con cariño, y sin afanes, mijo". Eso pienso hacer en este instante con la inflamación crónica, de la que usted sabrá mucho si leyó mis dos libros anteriores, o si ha visto mis videos en YouTube, o mis *posts* en Instagram o Facebook, pero si no ha oído hablar de ella, se lo cuento con brevedad (y cariño). ¿Lo hacemos juntos otra vez?

—¿Y qué la produce, doc? ¿Solo los aceites vegetales?

—No, la inflamación crónica surge por diversas razones, pero su principal causante es la mala alimentación.

—¿Estar inflamado es lo mismo que estar gordo?

—No necesariamente. Hay mucha gente flaca que en su interior está inflamada de manera crónica.

—¿Qué nos inflama además de la mala comida?

—Olvidarnos de *todos* esos pilares de la salud que le mencioné hace poco.

—Como dice su tía, ¿me lo explica sin afanes?

—Claro. Mire, además de las terribles decisiones alimentarias que tomamos, nos inflaman los "bellos" hábitos modernos, demasiadas horas de sofá y series televisivas, la falta de ejercicio, fumar como tren antiguo, beber alcohol sin descanso, ¿sigo?

—Siga.

—Las pocas horas de sueño, las infecciones crónicas, la exposición permanente a la luz blanca de las pantallas del ordenador, el móvil y las tabletas (que aumentó en la era del covid-19), los químicos que nos comemos, los que llevamos a nuestra piel y el poco tiempo que tenemos para conectarnos con nosotros mismos, entre otros detonantes.

—La inflamación crónica suena similar al estrés...

—De hecho, podríamos denominarla "estrés oxidativo".

—Presiento que se va poner "técnico", doc.

—Evitaré ser tan técnico, lo prometo. Solo espero que se quede con el panorama básico.

Dicho estrés oxidativo es un claro ejemplo de que el organismo está en desequilibrio. Perdió su balance porque en él hay demasiados radicales libres, unas moléculas que, para que lo entienda sin ir a cursos de bioquímica, actúan en su cuerpo como los enemigos de los Avengers. Si ellos superan en cantidad a los antioxidantes, ¡los Avengers!, la inflamación crónica lo llevará al abismo. Y todo comienza con una alimentación errada.

**Radicales libres del estrés oxidativo**

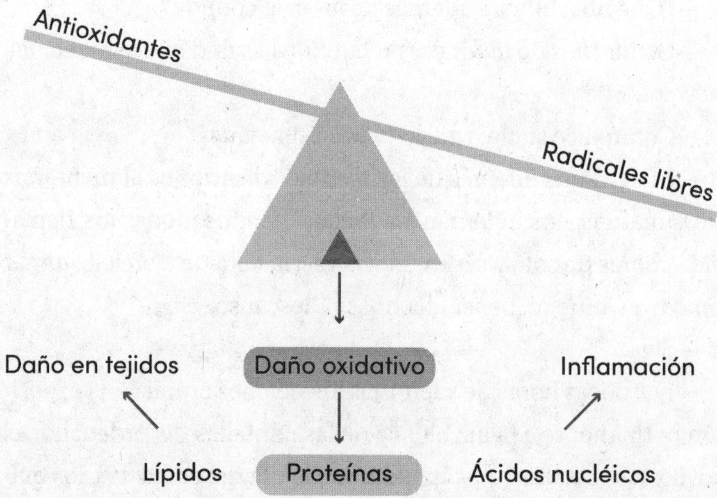

**Inflamación aguda y crónica**

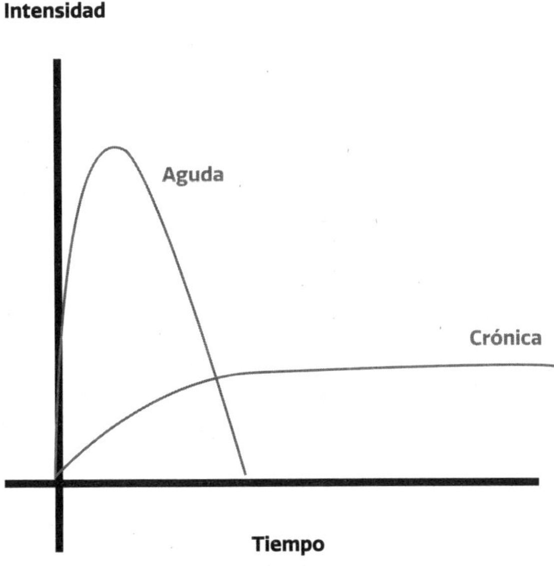


Para cerrar esta sección solo me faltaría contarle cuáles son los aceites o fuentes grasas saludables que podría usar para cocinar, y aquí le propongo dos opciones. La primera: si no puede resistir la curiosidad, salte a la página 106 (en ella hablamos de las grasas saludables y volvemos a retomar lo del colesterol y explicamos todo para no repetir aquí y allá), y la segunda: sigamos lentamente, revisemos por qué le pedí que metiera todos esos productos en las bolsas y, al terminar, en el siguiente capítulo, hallará decenas de buenas opciones para renovar su alacena y su nevera.

## No somos terneros

Y por eso es totalmente antinatural que tomemos leche de vaca o consumamos sus derivados. Que los helados y el arequipe son muy ricos, sí; pero también inflaman. Que su vida sin queso no vale la pena; comprendo su apreciación, pero yo no le estoy diciendo que tiene que abandonar para siempre los helados o ciertos quesos. Este es otro de los mensajes importantes que quiero darle:

**Sí, de vez en cuando puede comerse un buen postre, o unas papitas fritas en aceite vegetal. ¡De vez en cuando! Podrá darse estos permisos cuando comprenda cómo construir un menú balanceado que le traiga salud a su vida.**

El ser humano es el único mamífero que, después de alimentarse de la leche de su madre, sigue tomando –por el resto de sus días– una bebida láctea proveniente de un cuadrúpedo que hace "Muuu". La consumimos hasta la hora de nuestra muerte. ¿Por qué? En la infancia nos dijeron que fortalecería nuestros huesos, ¡por su bendito calcio! En la adolescencia nos aseguraron que ayudaría al sano crecimiento (el calcio, joven). Ya en la adultez nos afirmaron que sería prudente consumirla para evitar la osteoporosis debido a las cualidades del... (usted sabe la respuesta). Quizás, para ayudarnos en el más allá, los jardineros de los cementerios deberían regar las flores de nuestras tumbas con ese néctar vacuno lleno de "Ca".

No, amigos, es el momento de terminar con la leyenda. Nuestro cuerpo humano no asimila el calcio de los lácteos. Si busca alimentos ricos en este nutriente que sean benéficos para su salud le recomiendo el brócoli, el ajonjolí o las almendras, por citar algunas buenas opciones; varias de ellas pueden contener más calcio que un vaso de leche de su vaca Lola.

—¿Los vegetales tienen calcio?

—Y muchos otros maravillosos nutrientes que le describiré más adelante.

—Doc, lo que sí noto es que después de tomar leche y yogures, o de comer helado, mi estómago se infla como un globo de cumpleaños, ¿por qué?

—Porque no tolera la lactosa, que es el azúcar de la leche.

—¿Debería tomar un desinflamante?

—No, debería *no* tomar leche.

La lactosa es un disacárido, un azúcar compuesto por dos azúcares simples, la glucosa y la galactosa. Al inicio de nuestra vida, durante la etapa de lactancia, nuestro pequeño organismo cuenta con una enzima llamada lactasa que nos permite digerir la lactosa. Esta tiene la capacidad de disociar a la glucosa y la galactosa, así podemos asimilar la leche materna. Pero cuando dejamos de ser lactantes, esa enzima, usualmente, nos dice adiós para siempre. Por eso no es natural que el *Homo sapiens* habitual, y el *Homo wifi supersapiens*, como usted y todos lo que poblamos este planeta, podamos digerir la lactosa. ¿Cómo podríamos hacerlo si nos falta la proteína que se encarga de descomponerla?

Lo he dicho antes: a fuerza de tomar leche de día, de noche y hasta en los sueños, nuestro sistema digestivo ha evolucionado y se estima que hoy el 30 % de los humanos pueden procesar la lactosa sin mayores aspavientos. Carlos Jaramillo, un médico funcional colombiano que escribe libros sobre el metabolismo, el estrés y la buena alimentación, es uno de ellos. Pero, ¿sabe algo? A pesar de eso no consumo lácteos.

—¿Nunca, doctor? ¡Pero si el mundo navega en leche!

—Me como un buen queso de vez en cuando, como lo sugerí antes. Disfruto de una estupenda pizza en alguna ocasión especial.

—¿Y los helados?

—Voy a confesarle que en un viaje a Italia con mi esposa, la Mona, comimos muchos helados. Pero no es habitual en nuestra dieta. Hablando del tema, ¿se acuerda de este término? Le tomo la lección.

## [Escríbalo aquí] *Una dieta es...*

De regreso al reino lácteo. Otro de los problemas de la leche es su proteína, la caseína, que destruye sin piedad las paredes intestinales. Aquí va la recomendación que más les doy a mis pacientes: por favor cuide su intestino. Él es una de las grandes barreras de protección corporales, opera como si fuera un gran colador, permite el paso de las sustancias esenciales para que el organismo funcione correctamente e impide el avance de las moléculas dañinas. Sin embargo, después del constante desgaste producido por intrusos como la caseína, entre muchos otros, ese fino tamiz empieza a debilitarse y permite la entrada de ciertos *okupas*. ¡Se ha generado la permeabilidad intestinal! La mala salud de este importante órgano está relacionada con el surgimiento de alergias, cánceres, enfermedades autoinmunes o síndrome de ovarios poliquísticos.

Esa permeación también propicia el acné. Por cierto, cuando mis pacientes presentan esta afección cutánea lo primero que hago es retirarles de su dieta los lácteos, los aceites vegetales, el azúcar, los jugos de fruta y todos los endulzantes, y adivine qué sucede después: ¡se sanan!

Por eso la leche entera, descremada, deslactosada, *light* y todos sus derivados, especialmente esos peligrosos yogures de colores que la publicidad asegura que son lo mejor para sus hijos, deben quedarse en aquellas bolsas. No hemos terminado con los lácteos, volveremos a hablar de ellos cuando hagamos referencia a los carbohidratos. Allí mismo le contaré qué "leches" sí puede tomar.

## Dulce mentira

¡El azúcar! *Je, je, je* (al leer esta onomatopeya imagínesela como una risa diabólica, o como la del final de la canción *Thriller*). He hablado tanto de ella que no sabía si debía agregar algo más, pero mi editora me insistió en que era necesario recordar sus peligros básicos. Y esto no lo podía explicar sin hacer otro desvío hacia el mundo hormonal.

—¿Se va a poner "médico" de nuevo?

—Intentaré contárselo sin ser su mejor somnífero. ¿Me ayuda, otra vez?

—No sé qué preguntarle.

—Pregúnteme por la insulina.

—Ay, ¿de verdad?

—Pregúnteme.

—¿Qué deberíamos saber sobre la insulina?

Que es una hormona, a la que desde hace años llamo "la reina" (de nuestro metabolismo), y que se produce en el páncreas, una glándula localizada en la zona abdominal. La insulina será la encargada de distribuir la glucosa –la energía básica de nuestras células– de manera apropiada en nuestro organismo. El 80 % de esa glucosa será enviada a los órganos que la requieran, el 20 % restante se guardará en el hígado en forma de glucógeno. Si hay un exceso de "azúcar", de glucosa, la insulina ayudará a que se almacene en forma de grasa para que después podamos utilizarla.

Actualmente, en el siglo de las gomitas, las golosinas y el "necesito algo dulce", el azúcar fluye sin control por la anatomía humana y no hay insulina que pueda controlar este exceso. Cada vez que comemos (así sea una lechuga con agua de manzanilla) esta hormona se activa. Es obvio que tendrá que trabajar más cuando llega una carga o una sobrecarga azucarada. Y si esta descarga se produce varias veces al día, como dicen los españoles, "la hemos liado".

Si al desayuno comió *croissant* de chocolate, con mermelada, cereales y jugo de naranja; si dos horas después se "tragó" dos barritas energéticas; si al almuerzo se "empacó" tres grandes pedazos de pizza con bebida cola y una chocolatina industrial; si a media tarde su opción fue un dónut con un capuchino azucarado de maquinita y, para cerrar con broche de platino, cenó pollo frito con miel, se tomó otra gaseosa y se premió con unas galletitas cremosas de paquete, pues sí que "la hemos liado". Pero no, usted no tenía tiempo para pensar en su insulina. ¿Se imagina todo lo que ha tenido que trabajar la pobre durante el día? Esta labor excesiva termina produciendo la resistencia a la insulina y con ella emerge la diabetes tipo 2, que es totalmente evitable.

Esta hormona actúa en múltiples procesos de su cuerpo, trabaja en conjunto con otras colegas hormonales como la leptina (ella nos da la señal de "no comas más, estamos llenos"), el cortisol (un caballero importantísimo para nuestra adaptación al estrés) y el señor ácido úrico (con sus bondades antioxidantes y protectoras). Si la insulina se desborda, todo el cuerpo sufrirá las consecuencias. Habrá un gran descontrol. "Doc, ¡qué miedo!". Nada de eso. Quiero hacer énfasis en algo:

**No escribo esto para despertar sus miedos. Comer debe ser un acto tranquilo, consciente y placentero.**

**Pero quiero hacerle un llamado para que reduzca su innecesario consumo de azúcar. Piense en su insulina.**

El azúcar inflama. El azúcar es más adictivo que la cocaína (le doy las evidencias en la bibliografía seleccionada al terminar este libro). El azúcar descontrola su cerebro, me parece que este corto video lo describe muy bien: **bit.ly/AzucarEnSuCabeza.**

El azúcar lo hará pedir más y más y más, aunque su cuerpo no lo quiera. Todo pasa tan rápido que la leptina no alcanza a darle el mensaje para que se detenga. Eso mismo sucede en el cuerpo y la mente de sus hijos cuando los premia con regalos azucarados. Todos los días atiendo pacientes con ataques de pánico o síndrome de abstinencia por culpa del azúcar. No se agobie, más adelante le diré cómo puede incluir a esta "dama blanca", muy de vez en cuando, en su vida y en la de su familia.

Seguiremos con el aprendizaje en el siguiente capítulo. Prepárese porque hablaremos de la fructosa contenida en esos juguitos que a usted tanto le gustan. Y, tía Bertha, seguiré diciéndolo con orgullo, qué bueno que abandonaste el jugo de naranja.

—¿Cómo así, doc? Las frutas también se van para la bolsa.

—No, las frutas en su estado "real" son buenísimas. Lo platicamos en un ratito.

## La mala proteína

Se llama gluten, se encuentra en el trigo, en la cebada, en el centeno; y es habitual que la avena termine contaminada por él si ha sido procesada en las mismas plantas donde se elaboran dichos cereales. Hay gluten en las *baguettes*, los *croissants*, las tortas, las pastas, las pizzas, las tortillas, en algunas sopas y, quién lo diría, hasta en los embutidos y las salsas de soya. Lo sé, estará preguntándose por qué demonios todo lo que le gusta puede causarle perjuicios a su cuerpo. Y, de otro lado, habrá leído muchos comentarios de *instagrammers*, de nutricionistas despistados, de defensores de la buena mesa y de los honorables miembros de la cofradía del pan, en los que rebaten cualquier tipo de crítica a este componente que abunda en los trigales.

El gluten, como lo explica David Perlmutter en su libro *Cerebro de pan* (2013), "no es una molécula simple (...) está conformado por dos grupos principales de proteínas: las gluteninas y las gliadinas. Las personas pueden ser alérgicas a cualquiera de ellas, o a alguna de las 12 distintas unidades más pequeñas que conforman la gliadina". Esa es su composición, pero, ¿cómo nos afecta?

De un lado encontramos a los celiacos, aquellos pacientes que no pueden ver el pan ni en la foto de una valla publicitaria porque su cuerpo genera una alarma incontenible. La celiaquía es una condición genética que, de acuerdo con un artículo publicado en el 2018 por la revista *Lancet*, afectaría al 1 % de la población mundial –aunque algunos especialistas afirman que este porcentaje podría ser mayor–. Quienes la padecen no toleran esta lectina del trigo y tendrán severas manifestaciones gastrointestinales, distensión estomacal, o pueden presentar erupciones cutáneas, dolores de cabeza, desmayos, palpitaciones, entre otros síntomas. Los celíacos, y por favor léalo bien, *nunca* deben consumir gluten. Si usted ha tenido reacciones similares a las que describo, le sugiero que se haga una prueba de hla-$dq_2$ y $dq_8$, su especialista sabrá de qué se trata.

Del otro lado están aquellas personas que tienen "sensibilidad" al gluten. No son celíacas, pero su cuerpo, ante la ingesta continuada de panecillos, tortas, donuts, pasta y todo ese listado interminable de creaciones con harina de trigo, desencadena una serie de respuestas de defensa ante la llegada de esta molécula. Los "sensibles" pueden presentar variadas manifestaciones respiratorias, mentales, emocionales (depresión, ansiedad), cutáneas o neurológicas. Si usted sospecha que puede pertenecer a este bando y quiere saberlo con certeza, pida que le hagan los exámenes respectivos con las mediciones de las inmunoglobulinas A y G, antigliadina, anticuerpos de memoria en mucosas y de memoria crónica contra la gliadina.

Sin embargo, el grueso de la población mundial no es celíaca ni sensible a esta proteína. Ahora que lo sabe usted me va a preguntar con exaltación:

—¿Por qué nos aterroriza de esta manera, doc? Lo más probable es que yo sí pueda tolerar el gluten del pan que necesito cada mañana.

—Seguramente. Y yo también puedo comerlo.

—Entonces, ¿por qué dejarlo de lado?

—Porque el gluten es increíblemente rápido y efectivo para permear nuestra barrera intestinal y así contribuir a la...

—...inflamación crónica, su concepto favorito.

El gluten es difícil de digerir. El gluten es complicado de asimilar. El gluten no trae ningún beneficio a su cuerpo. Pero el daño que causa depende de la dosis. Entre más consuma, más destruye su intestino. Sin embargo, quiero aclarar que el trigo no es un emisario del mal, en torno de él surgió la agricultura y así dejamos de ser nómadas y nos establecimos en un lugar. Pero el trigo que crecía en Turquía hace más de 10 000 años y que luego trajo Colón a las Américas, nada tiene que ver con el que consumimos hoy, que ha sido manipulado para resistir las plagas, las inclemencias del clima y servir a las megaplantaciones que proveen a la industria alimentaria de este mundo insaciable.

**El trigo que comemos hoy es un organismo genéticamente modificado. Un replicante. Un mutante. Si lo invitamos a la mesa de manera frecuente, su gluten afectará nuestro organismo.**

Si no sufre de celiaquía, si no tiene sensibilidades, no deje de disfrutar su pizza, su pasta, su pan de masa madre, su tarta favorita, con mucha moderación y...

—...de vez en cuando, doc. De vez en cuando.

—Por su bien, no lo haga a diario. Y tengan en cuenta que en el mercado hay pastas que no son de trigo, que están libres de gluten porque han sido preparadas a base de quinoa, lentejas o edamame, por ejemplo.

## ¡Revise la etiqueta!

Supongo que después de leer la información nutricional de muchos productos que vio en el supermercado le quedaron muchas dudas. Sentía que necesitaba un traductor simultáneo. ¿Cómo entender las etiquetas? Le dejo estos gráficos que le servirán como manual de instrucciones. Retomaré el tema cuando hablemos de manera extensa sobre los edulcorantes y la sacarosa.

**¿Para qué sirve esta tabla?**

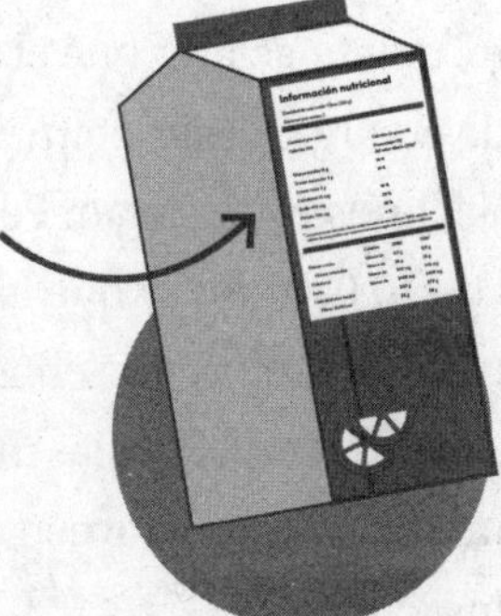

| Información que necesitarán, usted y su familia, para tomar decisiones saludables cada día. | Se encuentra en los envases de los alimentos y las bebidas. | Le servirá para elegir bien qué llevar a casa. Escoja aquellos alimentos ricos en los nutrientes que usted necesita; deje de lado los que tengan pocos aportes alimentarios. |
|---|---|---|

1 **Información nutricional**

Cantidad de una ración 1 taza (228 g)
Raciones por envase 2 2

3 **Cantidad por ración**

| Calorías 250 | Calorías de grasa 110 |
|---|---|
| 5 | **Porcentaje (%) del valor diario (VD)*** |
| **Grasas totales 12 g** | 18 % |
| Grasas saturadas 3 g | 15 % |
| Grasas trans 3 g | |
| **Colesterol 30 mg** | 10 % |
| **Sodio 470 mg** | 20 % |
| Potasio 700 mg | 20 % |
| **Carbohidratos totales 31 g** | 10 % |
| Fibras dietéticas 0 g | 0 % |
| Azúcares 5 g | |
| **Proteínas 5 g** | |
| Vitamina A | 4 % |
| Vitamina C | 20 % |
| Hierro | 4 % |

* Los porcentajes del valor diario están basados en una dieta de 2000 calorías. Sus valores diarios pueden ser mayores o menores según sus necesidades calóricas

| | Calorías | 2000 | 2500 |
|---|---|---|---|
| Grasas totales | Menos de | 6,5 g | 8,0 g |
| Grasas saturadas | Menos de | 20 g | 25 g |
| Colesterol | Menos de | 300 mg | 300 mg |
| Sodio | Menos de | 2400 mg | 2450 mg |
| Carbohidratos totales | | 300 g | 379 g |
| Fibras dietéticas | | 25 g | 30 g |

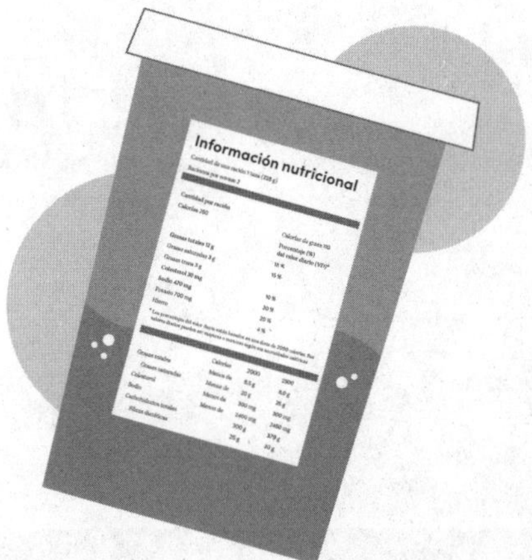


1

1. **Comience aquí**
2. Revise el total de calorías por ración
3. Limite estos nutrientes
4. Coma la cantidad necesaria de estos nutrientes
5. Guía rápida del porcentaje del valor diarios: 5 % o menos es poco, 20 % o más es alto.

2

## Tamaño de la ración y raciones por envase

Revise el tamaño de la ración en los envases de los alimentos. La información en la etiqueta de información nutricional está basada en una porción. Las porciones se indican en medidas comunes como tazas, onzas o unidades.

¡Un envase puede contener más de una porción! Si come múltiples porciones, también debería multiplicar las calorías y los nutrientes. Aunque en *CoMo* no les prestamos mucha atención a las medidas calóricas.

2 PORCIONES = CALORÍAS X 2

3

## Calorías

## Nutrientes

**Nutrientes a consumir en mayor cantidad**

*Consuma el 100 % del VD de los siguientes:*

Calcio
Fibra dietética
Hierro
Vitaminas A y C

**Nutrientes a consumir en menor cantidad**

*Consuma menos del 100% del VD de los siguientes:*

Colesterol
Grasa saturada
Sodio

Nota: Los azúcares y las grasas trans son también nutrientes que deben consumirse en menor cantidad, pero de los que no existe un porcentaje de VD. ¡Utilice los gramos para compararlos!

**Para lograr sus objetivos, incluya los siguientes nutrientes:**

- Frutas y verduras
- Granos integrales
- Carnes magras y aves
- Grasas saludables
- Huevos
- Pescados y mariscos
- Fríjoles y arvejas
- Frutos secos sin sal

## % del VD:

**% del VD = porcentaje de valor diario**

**Utilice el % del VD para comparar los nutrientes de los alimentos.**

El % del VD está basado en los valores diarios: las cantidades de nutrientes que las personas de 4 años en adelante deben consumir cada día.

↑ 20 % del VD o más por porción es alto.

↓ 5 % del VD o menos por porción es bajo.

## El etiquetado correcto, según la Unión Europea

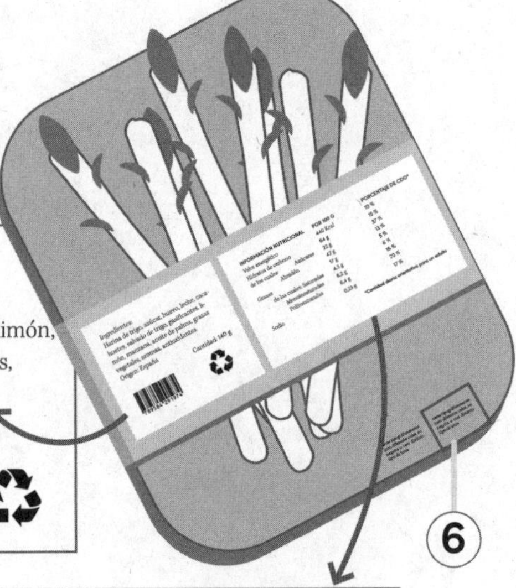

INGREDIENTES:
Harina de trigo, azúcar, huevo, leche,
(2) cacahuetes, salvado de trigo, gasificantes, limón,
manzana, aceite de palma, grasas vegetales,
aromas, antioxidantes.

(4) ORIGEN: Carne de cerdo

Cantidad:
140 g

(6)

| INFORMACIÓN NUTRICIONAL | | POR 100 G | PORCENTAJE DE CDO* |
|---|---|---|---|
| Valor energético | | 440 Kcal | 10 % |
| Hidratos de carbono | | 64 g | 15 % |
| de los cuales: | Azúcares | 22 g | 37 % |
| | Almidón | 42 g | 13 % |
| Grasas | | 17 g | 5 % |
| de las cuales: | Saturadas | 4,3 g | 6 % |
| | Monoinsaturadas | 6,2 g | 15 % |
| | Poliinsaturadas | 6,4 g | 20 % |
| (5) Sodio | | 0,23 g | 17 % |

*Cantidad diaria orientativa para un adulto*

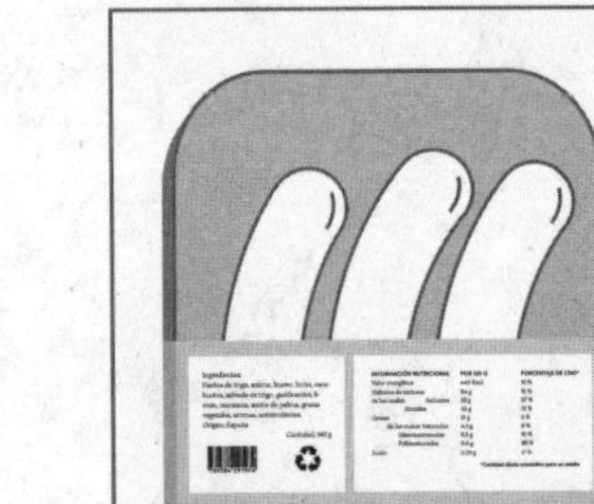

### Congelación

Si el producto se ha descongelado debe indicarse para que el comprador sepa que no puede volverlo a congelar.

### "Elaborado a partir de..."

Los productos que aparentan ser una sola pieza pero que proceden de varias (salchichas, palitos de cangrejos, etc.) deben dejar claro todos los ingredientes utilizados.

1 **Tamaño de letra**

- En envases de más de 80* $cm^2$: Mínimo 1,2 mm de altura de la "X"
- Envases de menos de 80* $cm^2$: Mínimo 0,9 mm de altura de la "X"

2 **Alérgenos**

Deben destacarse tipográficamente (con diferente color, en negrita o con distinto tipo de letra).

3 **Tipo de aceite**

Se debe indicar si es aceite de palma refinada, de girasol, de oliva.

4 **Origen**

- Miel
- Aceite de oliva
- Frutas
- Verduras
- Pescados
- Carne de vacuno
- Carne de cerdo
- Aves de corral
- Ovejas
- Cabras

5 **Sal**

La palabra "sodio" se prohíbe por ser poco clara. Se debe poner "sal".

6 **Todo junto**

La información nutricional debe estar en el mismo campo visual, no desperdigada en diferentes caras del envase.

7 **Etiquetado nutricional**

Se deben indicar las cantidades por 100 gramos o 100 mililitros (para poder comparar productos) y el porcentaje que representa sobre la cantidad diaria recomendada para un adulto.

@ **Compra *on line***

La información debe estar disponible también en compras por internet.

## Razones para dejarlos ir

Antes de terminar este capítulo quiero reiterar la razón por la que los omega 6 de los aceites vegetales no son saludables, a diferencia de los que los humanos podemos encontrar en la borraja y las almendras que sí lo son. Le voy a dar seis motivos más para que los elimine de su dieta.

1. Desde el punto de vista evolutivo, los humanos nunca hemos consumido una cantidad de omega 6 que supere el 3 % de las calorías de nuestra comida diaria.
2. Ya habíamos explicado que debe haber una relación equilibrada entre el omega 3 y el omega 6, idealmente de 1 a 1 y máximo de 1 a 4. El consumo actual de aceites vegetales genera un desequilibrio de hasta 1 a 25.
3. Son muy inestables y se oxidan con facilidad, sobre todo a altas temperaturas. Eso genera grasas trans y peroxidación de lípidos, ambos relacionados a enfermedades crónicas.
4. Contienen moléculas derivadas del petróleo como el BHA y el TBHQ que tienen relación con la inflamación, la disrupción endocrina, cánceres y el incremento de inmunoglobulina E que puede conducir a alergias.
5. Son ultraprocesados y en su gran mayoría –más del 88 %– provienen de semillas genéticamente modificadas (GMO).
6. En la mayoría de restaurantes y fábricas se calientan y recalientan por largas horas lo que los vuelve tóxicos, hace que eliminen la vitamina E de los alimentos y favorezcan la formación de radicales libres.

Estamos a pocos metros del final de este capítulo. Después del desconcierto inicial, ¿comprendió por qué le pedí que metiera en esas bolsas todos esos ultraprocesados aceitosos, azucarados, derivados de la vaca Lola, llenos de gluten, preservantes, espesantes y demás? Espero que sí. ¿Puedo pedirle algo antes de seguir? Escriba aquí abajo las razones por las que ha decidido desprenderse de todos ellos (inhale, exhale).

[Escríbalo aquí]
***Dejo voluntariamente estos venenos industriales porque...***

**Así construyo, cada día, mi buena salud**
*Le propongo que detenga su lectura aquí. Salga y dé un paseo. Relájese un poco. Seguimos en un rato, o mañana.*

Capítulo dos

# La comida real

**Al final del capítulo pasado** olvidé preguntarle si había sacado aquellas bolsas de su casa o, si en medio de las dudas, las conservaba en un rincón para retornar a ellas cada vez que cierre las páginas de este texto, o para ofrecerles un par de "ultras" a las visitas. Si no lo ha hecho, sáquelas de una buena vez, y comencemos con tranquilidad este nuevo apartado.

Con los intrusos lejos de su vista, hablemos de todo eso que sí deberíamos comer. Y arranquemos por la clasificación básica de los alimentos, el mundo de los "macros" y los "micros". Los macronutrientes son tres y se los iré explicando en este orden: los carbohidratos, las grasas (saludables) y las proteínas. Mire este gráfico tan bonito que hemos hecho para usted.

## MACRONUTRIENTES

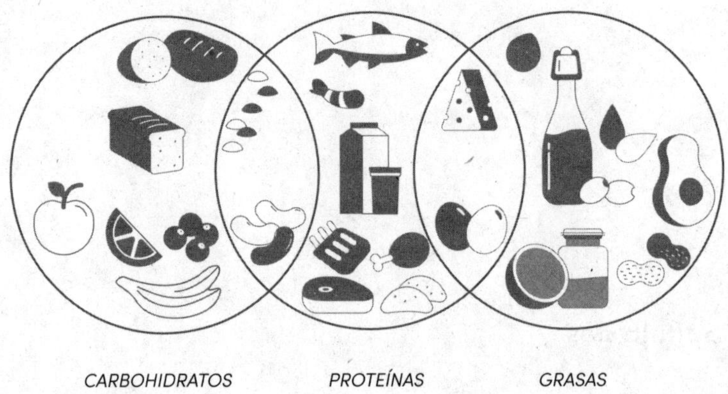


Los micronutrientes son las vitaminas, los minerales y estos buenos colegas, de los que poco se habla, pero que son importantísimos: los fitonutrientes, que solo se hallan en el reino vegetal. Ningún trozo de chuleta de ovino los contiene. En este libro podrá ver varias tablas explicativas con la riqueza alimentaria de muchos de estos "micros".

Los unos y los otros están presentes en los alimentos que consumimos a diario. Mire, por ejemplo, el par de huevos fritos de la página siguiente. Ellos son un sano ejemplo de proteína animal, pero a la vez son una buena grasa, y contienen vitaminas A, B12 (cobalamina), B2 (riboflavina), B5 (ácido pantoténico), selenio, colina, pequeñas cantidades de hierro, calcio, zinc y manganeso, entre otros nutrientes. Los huevos son increíbles y *no son los responsables del colesterol alto*. Ya lo hablaremos. Por ahora solo quería mostrarle cómo los macros y los micros se conjugan en un solo alimento, no están separados.

Y ahora le pregunto:

—¿Por qué estos huevos no tienen fitonutrientes?

—Porque no son vegetales, doc.

Muy bien.

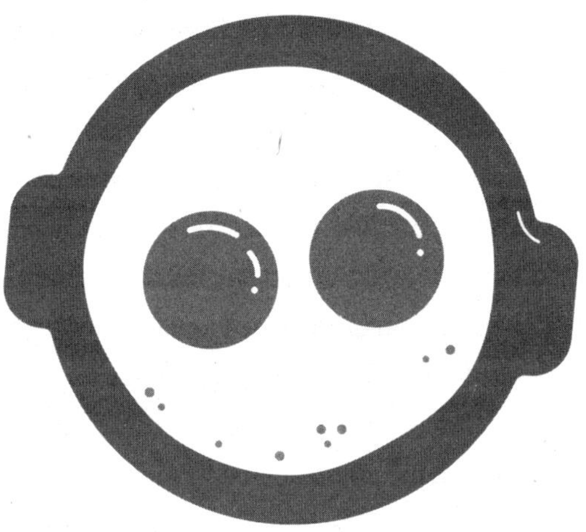

## Un error histórico

Con el paso de los años, y el apoyo de especialistas descuidados –"especialistas" en tomarse bonitas fotos para las redes sociales–, se dio por sentado que la mejor manera de alimentarnos era seguir el modelo propuesto por la dieta 'IIFYM', sustentada en la frase "*if it fits your macros*" (si se ajusta a tus macronutrientes). Esta sugiere que usted, la tía Bertha, el primo diabético, mi perro Maui y yo podemos gozar de una buena salud, y hasta adelgazar, si cumplimos con los requerimientos básicos diarios de macronutrientes, los cuales calcularíamos con respecto a nuestro peso y a nuestro estilo de vida. Parece sensato, pero es un error.

Voy a decirlo, de la manera más sincera posible: esta dieta es un sinsentido, una tontería, un gran peligro. Revisemos este ejemplo. En el plato uno tenemos una pechuga de pollo a la mostaza, horneada, acompañada por una ensalada verde, algunos frutos secos, una vinagreta a base de aceite de oliva extravirgen y un vaso de agua con un chorrillo de limón. Las fuentes proteínicas provienen principalmente del pollo, los carbohidratos los aportan los vegetales (sí, las espinacas, las lechugas crespas, lisas, moradas, el kale, la rúgula, el aguacate, son *carbs*), y las grasas las brindan el aceite y los frutos secos. Ahí están reunidos todos los macros de una forma saludable y apetitosa.

Y este es el plato dos: una hamburguesa doble carne, con adición doble de queso industrial (teñido de amarillo), comprada en una cadena de comida rápida, y acompañada por una abundante ración de papitas fritas y un *pie* de manzana. La fuente proteica proviene de la carne de la hamburguesa –que además contiene aceite de canola porque este se usa para ligar la carne molida–, los carbohidratos los aportan las patatas fritas (¡más canola!), el pan de la hamburguesa, los vegetales de la misma (tomate, cebolla, pepinillos) y el *pie* de manzana; y aquel sospechoso queso quizás le aporte un poquito de tristes grasas. Aquí también están todos los macros en su mesa. ¿No? ¿Cuál es la diferencia?

—Que el primer plato es carísimo y solo lo preparan los insoportables *foodies*; en cambio el segundo es más barato y todos podemos tener acceso a él.

—Se equivoca. El primero puede prepararlo usted muy fácilmente. Y el segundo, por cierto, también podría cocinarlo en su casa con mejores ingredientes.

—Volvamos a su pregunta: a simple vista los dos platos cumplen con *todos* los macros.

—Eso es cierto, pero...

—Pero nada, proteína es proteína, grasa es grasa y carbohidrato es carbohidrato. En ambos platos están los tres. En los dos se cumple con los macros. ¿Cuál es el lío, doc?

Que la segunda opción tiene aceites vegetales (que inflaman); su proteína es muy probable que provenga de una metamorfosis de vaca; sus carbohidratos, a excepción de los vegetales, no harán feliz a su intestino y tendrán trabajando muy duro a la señora insulina (perdón, a la reina), porque habrá mucha glucosa que procesar, y ese queso "a la canola" tampoco suma nada de valor. Si usted, de manera voluntaria, inteligente y permanente, sigue el ejemplo del plato inicial, fortalecerá el primer pilar de su salud. Sin embargo, si usted, por las prisas de la vida y las costumbres adquiridas, continúa eligiendo el segundo plato (que bien pudo haberse llamado perro caliente o pollo frito chatarra), y lo convierte en su opción habitual a lo largo del tiempo, causará una avalancha en su propio bienestar.

**Esa creencia de que usted puede comer tranquilamente lo que sea, si encaja o si cumple con sus requerimientos diarios de "macros", lo llevará al hospital o, si tiene menos suerte, al más allá. Cuide la calidad de los "macros" y de los "micros" que consume.**

—¡Qué amargura, doc! Todo este rodeo para decirme: "No coma hamburguesas".

—Falso, claro que puede hacerlo, cómase una que le guste mucho, que tenga carne de verdad, o que haya sido preparada a base de lentejas, usted elige. Obvio, no las coma todos los días, nos las "maride" con gaseosas, pero, sobre todo, recuerde que hay mejores opciones alimentarias ahí afuera.

—A ver, ¿con qué mostaza puedo hacer ese pollo del primer plato?

—Con la que no metió a la bolsa, la de Dijon que compró su pareja y aún está en su alacena. Hay luz al final del túnel.

Quiero que borre de su mente esa idea simplista de que "proteína es proteína, grasa es grasa y carbohidrato es carbohidrato". Lo repetiré cien veces si es necesario: no es lo mismo un trozo de lomo de res alimentada en tranquilos pastizales en el campo, que un pedazo de carne de diablo que venden en una lata; y las dos son proteínas. No es lo mismo un paquete de gomitas de colores que una col rizada; y ambos son carbohidratos. No es lo mismo una cascada de aceite vegetal sobre una ensalada que un chorrito del mejor aceite de oliva sobre una capa de berenjenas; y los dos son grasas. Nuestro organismo, sus enzimas, las hormonas, las glándulas, los órganos, todos trabajarán de distinta manera en la asimilación de ese paquete de gomitas o en el procesamiento de la col rizada. Puede que los platos uno y dos, de los que hablábamos antes, tengan los mismos "macros", pero para su cuerpo no son "lo mismo". Al comprenderlo se dará cuenta de que la dieta IIFYM es una irresponsabilidad. Como ya lo tiene claro, hablemos de los carbohidratos.

## Carbono, hidrógeno, oxígeno

Estos tres elementos son los que componen la estructura básica de todos los carbohidratos, que a su vez podríamos dividir en simples, como los azúcares, las mieles, los jarabes y los alcoholes; complejos, como los granos y los cereales, y almidones, que se encuentran en las patatas y el plátano verde, entre otros productos. A la familia de los *carbs* también pertenecen las fibras. He resumido en un párrafo una historia que es más larga que la película *La Liga de la Justicia de Zack Snyder* (2021).

**Los carbohidratos, lo diré hasta que me quede mudo y sin fuerzas, deben ser la base de su alimentación. Por supuesto, le hablo de los carbohidratos más preciados que nos ha dado la Tierra: los vegetales.**

A todos, desde pequeños, nos taladraron el cerebro con la idea de que la energía de nuestro cuerpo proviene mayoritariamente de la glucosa que nos aporta este grupo de macronutrientes. Por esa razón, a lo largo de décadas, el *Homo TV sapiens*, el *Homo celu sapiens* y el *Homo wifi supersapiens* aumentaron el consumo de diversos comestibles azucarados, porque con ellos, supuestamente, tendrían más "poder". Baterías ilimitadas. Esta iniciativa que pretendía avivar sin descanso nuestra pila interna terminó provocando la terrible escalada mundial de prediabetes y diabetes tipo 2 que presenciamos hoy día. Le refresco la memoria: el exceso azucarado no puede ser controlado por nuestro organismo, la insulina tiene tanta actividad que se desborda, se produce la resistencia a ella y así creamos un nuevo diabético.

¿Qué comía y qué bebía este pobre ser humano? Cereales de cajita, helados, bombones, juguitos de fruta, pastas, tortas, yogures de colores, pan duro, pan blandito, pan viejo; usted es muy inteligente y sabe qué intento decirle. Y en esa teoría había una verdad: sí necesitábamos muchos *carbs*, pero no los que salían en los comerciales; debíamos comer más vegetales. Al brócoli, que yo sepa, nunca lo llamaron para protagonizar una pieza televisiva. Yo sí quiero que protagonice todas mis películas.

## Tipos de carbohidratos fisiológicamente importantes

| **Azúcares simples** |
| --- |
| Monosacáridos y disacáridos<br>Incluyen: glucosa, fructosa, galactosa, maltosa, lactosa y sacarosa |
| **Oligosacáridos** |
| Carbohidratos apoliméricos que contienen de 2 a 10 monosacáridos<br>Incluyen: galactooligosacárido, fructooligosacárido y oligosacáridos de la soya |
| **Almidón** |
| Cadena larga de polímeros de glucosa<br>Incluye: amilosa –polímero de cadena lineal de glucosa– y amilopectina –polímero de glucosa de cadena ramificada– |
| **Polisacáridos sin almidón** |
| Polímeros de carbohidratos sin almidón de cadena grande<br>Incluye: celulosa, pectina, hemicelulosa, goma |

## ¿Quiere un "juguito"?

Entonces, usted y yo vamos a hablar de la fructosa. ¿Quién es ella? Un azúcar simple que se halla en las frutas. La piña que se comió hace poco la contiene, al igual que la manzana o, en menor medida, los arándanos que desde ahora forman parte de su dieta. Este carbohidrato tiene una peculiaridad: no le gusta "tocar a la puerta". Líneas atrás, cuando presentamos a la insulina, repasábamos cómo el organismo asimila el "azúcar" (la glucosa) de los alimentos que ha ingerido.

1. El 80 % de esa energética glucosa será enviada a las células gracias a la labor de *the queen* insulina, para que nuestro cuerpo la use (se llena la pila).
2. El otro 20 % va rumbo al hígado, toca su puerta, pide permiso para entrar y allí se almacena en forma de glucógeno.
3. Si la carga que le llegó al hígado, y/o al músculo, rebasa su capacidad de almacenamiento, pues el excedente llegará en forma de grasa a nuestros tejidos.
4. Usted podrá usar dicha grasa como fuente de energía, si cuenta con el conocimiento y el entrenamiento indicados. En este libro le contaré cómo hacerlo, pero todo a su tiempo. Quédese por ahora con los tres primeros puntos del repaso.

Está claro el recorrido de la glucosa. La fructosa, en cambio, se salta esa ruta y, sin "tocar la puerta" (sin que haya receptores celulares para ella), entra enterita, toda, completa, al hígado que, sorprendido, llamará a los demás órganos: "Muchachos, ¿quién dejó pasar a esta señora?". Ninguno le contestará, ellos no la "vieron". Y él la exportará en forma de triglicéridos y lipoproteínas de muy baja densidad (VLDL) para producir grasa. Este proceso, además, provoca unos picos fuertes en la insulina. Si esta llegada de la fructosa se repite y se repite a lo largo del tiempo, no habrá cuerpo que lo resista.

—Ahora tampoco puedo comer frutas, ¡apague y vámonos!

—Esa es una conclusión apresurada y errónea.

—Pero eso es lo que usted está diciendo.

—Yo le estoy contando el recorrido que sigue la fructosa y el peligro que representa un *exceso* de ella en nuestra dieta.

—Entonces, explíquese mejor, doc, que esto se ha puesto denso. ¿Me puedo comer una manzana?

—Por supuesto, y mejor si es verde. Su organismo puede asimilar, sin riesgos, la fructosa que tiene *una* manzana. Además, al comérsela, también está ingiriendo fibra, agua, vitamina C y un poquito de potasio.

—¿Y un banano?

—Adelante, sin líos. Al banano le hacen mala publicidad, mucha gente cree que engordará si se come *uno*, eso es falso.

—¿Y una naranja?

—Pélela, cómasela en casquitos, pero nada de "juguitos".

—¿Cuál es la diferencia?

—Mire bien esta imagen.

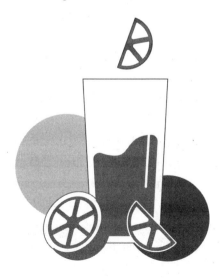

Para hacer un jugo puro, fresco y "cargado", como le gusta a usted, necesitará exprimir al menos cuatro naranjas. Su vaso tendrá entonces *cuatro cargas de fructosa* y, para empeorar el panorama, le está quitando la fibra a la fruta. Una naranja grande, de 100 gramos, contiene 9,4 gramos de fructosa. Las cuatro que están en su juguito suman 37,6 gramos de fructosa pura, que equivalen, más o menos, ¡a 19 cucharaditas de azúcar refinada! Es una exageración. Se estima que un adulto no debería consumir más de 2,5 cucharaditas de azúcar al día (en la página 78 se lo explico con más detalle), sin embargo, aquel "juguito" contiene casi ocho veces la dosis permitida.

Mi sugerencia es que se coma la fruta como nos la dio la naturaleza. Quizás para las imágenes de Instagram sea más *sexy* un frío y amarillo sorbete de muchas naranjas en un vaso largo, con una coqueta sombrillita como accesorio, pero ni usted ni yo comemos fotografías con filtros, deberíamos consumir comida real. A mí me parecen muy sexis una manzana, una naranja, una granadilla, unas fresas o cualquier fruta, en su presentación *vintage*. Y su cuerpo y el mío las aprovecharán mejor de esa manera. Al comernos las frutas con su fibra, la leptina sí podrá darnos una señal de saciedad: "¡Qué buena pera! Pero es el momento de dejar de comer, ya estamos satisfechos".

La cantidad excesiva de fructosa en la dieta es muy grave, beber juguitos que requieren de cinco mandarinas *no* es saludable, no importa si lo preparó con el mismo extractor que utilizan en los restaurantes con estrellas Michelin, o si lo licuó su pareja junto con su amor eterno. Esa bebida desquicia su insulina. De jugo en jugo, con el paso de los años y la ayuda de los malos hábitos, se gestan la diabetes tipo 2 y el hígado graso. Entonces, ¿seguirá tomándose todos los días su juguito de naranja?

—Doc, ¿pero sí puedo usar la fructosa natural que venden en el supermercado saludable cerca de mi casa?

—Fantástica pregunta. Se suele creer que en dicha presentación esta sustancia es inofensiva, pero prenda las alarmas, no la compre. ¡Es fructosa! Es veneno puro.

—¡Ya la compré!

—¿Tiene aún la factura? Vaya a ese supermercado y cámbiela por frutas reales. Lo repito en letras más grandes.

**No es cierto que la fructosa en polvo sea benéfica para su cuerpo, evite los engaños de la industria "saludable". Y evite, a toda costa, la fructosa de los jugos, los sorbetes, los batidos o los cocteles.**

## El índice glicémico

Si revisamos su composición, el azúcar blanca refinada de mesa (o sacarosa), la miel de abejas, la panela, los siropes y los jarabes son disacáridos, carbohidratos simples formados por una molécula de glucosa (necesaria para el cuerpo) y otra de fructosa (una amenaza). Por eso le recomiendo que no endulce su vida con ellos. Aquí incluyo al jarabe de agave, que mejor debería llamarse sirope de agave, y que le trajeron de México a la tía Bertha con una promesa difícil de cumplir: "Bertita, te llegó la salvación, este jarabito es buenísimo porque tiene un bajo índice glicémico". Una verdad a medias. Este producto no es "buenísimo", pero sí es cierta la segunda afirmación: el sirope de agave solo tiene un 20 % de glucosa (por eso el bajo índice) y el 80 % es fructosa. ¡Una maravilla!

Me pareció interesante el ejemplo, porque tanto el sirope de agave como la fructosa natural en polvo que usted compró por error suelen comercializarse como productos aptos para diabéticos, y sí, *son aptos para que todos nos volvamos diabéticos.* Incluso algunos de ellos tienen el respaldo de varias asociaciones médicas. Es una irresponsabilidad tremenda.

Quiero recordarle un concepto que suscita confusiones y, a la vez, fuertes discusiones entre los entusiastas y especialistas de la buena nutrición: el índice glicémico, o glucémico (IG), que solo se hallará en los carbohidratos –el aceite de oliva o un trozo de pollo no tienen IG–. Esta es una medición que examina la rapidez con la que una fruta, un vegetal, un cereal, una harina, un azúcar o una miel, por ejemplo, pueden elevar nuestro nivel de glucosa en la sangre.

La glucosa, por cierto, tiene un índice de 100. Ella es la *gold standard* contra la que se mide el comportamiento de los demás alimentos. La sandía tiene un índice glicémico alto, de entre 72 y 76, mientras que el de una manzana es bajo, cercano a 38. Esta es una medida a la que yo no suelo darle mucha importancia porque, en general, en el mundo de la comida real, la comida bien elegida y preparada, los niveles de IG suelen ser bajos. Y porque todo depende del balance que le demos a nuestros platos –tema del que me ocuparé después–.

## La carga glicémica

Después de leer que la sandía tiene un índice glicémico alto quizás usted haya pensado en sacarla de su dieta. No lo haga, no tome decisiones apresuradas y lea con atención. Hay otra medición importante, y es la carga glicémica (CG). Para calcularla multiplicaremos el IG del alimento que estamos consumiendo por la cantidad de hidratos de carbono que contenga la ración, y lo dividiremos entre 100. Otra vez, no se estrese, haremos esta operación solo para demostrarle que puede amar a su roja patilla.

Digamos que el IG de la sandía es de 75, y que nos disponemos a disfrutar de 150 gramos de ella, que contienen, en total, 9,5 gramos de hidratos de carbono. Señora aritmética haga lo suyo.

$$\frac{75\ (\text{IG}) \times 9{,}5\ (\text{hidratos de carbono de la ración})}{100} = 7{,}1 \text{ de carga glicémica.}$$

¿Lo ve? Esta fruta tiene un índice glicémico alto, 75, pero una carga glicémica baja, 7,1. Se considera que un alimento tiene una CG alta cuando es igual o superior a 20.

—Doc, lo único que me queda claro es que me gusta la sandía, pero me pierdo entre tantas operaciones.

—Tiene razón, comer no puede ser tan complicado. ¿Se lo cuento más fácil?

—Soy todo oídos.

—La sandía tiene un índice glicémico alto, es decir, la comemos y rápidamente tendríamos su glucosa disponible en nuestra sangre.

—Eso está claro.

—Pero, la sandía mayoritariamente es agua, así que en cada pedacito de ella hay, al final, muy poca azúcar (glucosa) que pueda elevar drásticamente nuestra insulina. ¿Mejor?

—Por eso su "carga" es baja, ¿no?

—Correcto.

—Doc, ¿y el banano?

—Esta historia me la sé con el banano, o con la cereza o con la manzana; mejor le incluyo tres tablas para que usted pueda saciar sus ganas de conocimiento.

Primero le recuerdo los dos conceptos de los que hemos hablado. Y le dejo otras tablas informativas que ayudarán a nuestra causa de alimentarnos bien.

| ÍNDICE GLUCÉMICO (IG) | CARGA GLUCÉMICA (CG) |
|---|---|
| Revela la velocidad con la que los carbohidratos de un alimento pueden elevar el nivel en glucosa en su sangre.<br><br>• Resulta de un test de ingestión de alimentos real<br>• IG alto (>=70), medio (55-69) y bajo (<=55)<br>• No tiene en cuenta la ración de un alimento y por esa razón no tiene utilidad en pacientes. | Es un valor predictor de la respuesta glucémica de un alimento (por ración).<br><br>• Es el producto de un cálculo establecido a partir del índice glucémico y de la cantidad de carbohidratos por ración.<br>• CG alta (>=20), media (10-19) y baja (<=10)<br>• Este concepto sí debería tenerse en cuenta en las consultas nutricionales. |

## Índice glucémico y carga glucémica de las frutas

RECUERDE LOS VALORES:

IG alto (>=70) medio (55-69) bajo (<=55);
CG alta (>=20) media (10-19) baja (<=10)

| ALIMENTO | GRAMOS DE CARBOHIDRATOS POR 100 G DE PRODUCTO | ÍNDICE GLUCÉMICO (IG) | CARGA GLUCÉMICA (CG) (POR 100 G) |
|---|---|---|---|
| Albaricoque | 9,5 | 34 | 3,2 |
| Albaricoque seco (“orejones”) | 58 | 31 | 17,9 |
| Arándanos deshidratados | 62 | 25 | 1,51 |
| Brevas | 16 | 35 | 5,6 |
| Caqui | 18,6 | 50 | 9,3 |
| Castaña cruda | 36,5 | 50 | 18,2 |
| Castaña tostada | 39,7 | 65 | 25,8 |
| Cereza | 13,5 | 25 | 3,37 |
| Chirimoya (pulpa) | 20 | 54 | 10,8 |
| Ciruela (con piel, cruda) | 12 | 35 | 4,2 |
| Ciruela seca / ciruela pasa sin hueso | 49,16 | 40 | 19,66 |
| Coco fresco | 15,2 | 35 | 5,32 |
| Coco deshidratado | 11,8 | 45 | 5,31 |
| Dátil fresco | 70 | 50 | 35 |

| | | | |
|---|---|---|---|
| Dátil seco | 69 | 70 | 45,5 |
| Frambuesa | 7 | 25 | 1,8 |
| Fresas | 7 | 29 | 2 |
| Fruta de la pasión (maracuyá/pasionaria) | 9,5 | 30 | 2,8 |
| Granada | 13,7 | 35 | 4,7 |
| Grosella roja | 5 | 25 | 1,2 |
| Grosella negra | 7,1 | 22 | 1,5 |
| Higos | 16 | 35 | 5,6 |
| Kiwi | 10,6 | 47 | 4,9 |
| Lichi crudo | 14,6 | 50 | 7,3 |
| Mandarina | 9 | 30 | 2,7 |
| Mango | 13,4 | 51 | 6,8 |
| Manzana | 12 | 36 | 4,3 |
| Manzana cocida | 20 | 35 | 7 |
| Manzana deshidratada | 60 | 29 | 17,4 |
| Melocotón | 9 | 43 | 3,8 |
| Melocotón en conserva | 13,8 | 45 | 6,2 |
| Melocotón en almíbar | 14,5 | 50 | 7,2 |
| Melocotón deshidratado | 61,3 | 35 | 21,4 |
| Melón | 6 | 65 | 3,9 |
| Moras | 6,6 | 25 | 1,65 |
| Naranja | 8,6 | 43 | 3,6 |
| Naranja (zumo natural) | 10,4 | 46 | 4,78 |
| Nectarina | 10 | 35 | 3,5 |
| Níspero | 10 | 55 | 5,5 |
| Papaya | 12,5 | 60 | 7,5 |
| Paraguayo | 10 | 35 | 3,5 |
| Pasas (uvas) moscatel | 68 | 66 | 44,8 |
| Pasas (uvas) sultanas | 73 | 69 | 50,37 |
| Pera | 10,8 | 33 | 3,5 |
| Piña | 8,3 | 66 | 5,5 |
| Piña en conserva | 14,1 | 55 | 7,7 |
| Plátano | 19,1 | 58 | 11,1 |
| Pomelo | 9,1 | 25 | 2,2 |
| Pomelo (zumo) | 8 | 48 | 3,8 |
| Sandía | 5 | 75 | 3,8 |
| Uvas | 14,1 | 49 | 6,9 |

## Índice glucémico y carga glucémica de verduras y hortalizas

| ALIMENTO | GRAMOS DE CARBOHIDRATOS POR 100 G DE PRODUCTO | ÍNDICE GLUCÉMICO (IG) | CARGA GLUCÉMICA (CG) POR 100 G |
|---|---|---|---|
| Alga (kelp) | 9,5 | N/D | N/D |
| Acelga | 4,5 | 15 | 0,67 |
| Acelga cocida en conserva | 2,3 | 15 | 0,34 |
| Achicoria escarola | 1 | 15 | 0,15 |
| Achicoria (raíz, polvo soluble) | 58 | 40 | 23,20 |
| Ajo | 24,4 | 30 | 7,32 |
| Alcachofa | 3 | 20 | 0,60 |
| Alcachofa cocida en conserva | 1,2 | 20 | 0,2 |
| Apio crudo | 2,4 | 15 | 0,36 |
| Berenjena | 2,3 | 20 | 0,50 |
| Berro | 2 | 15 | 0,30 |
| Berza | 2,5 | 15 | 0,37 |
| Borraja | 3,1 | 15 | 0,5 |
| Calabacín | 2 | 15 | 0,3 |
| Calabaza | 5 | 75 | 3,75 |
| Cardo | 2,2 | 15 | 0,3 |
| Cebolla | 5,3 | 15 | 0,8 |
| Champiñón | 0,5 | 15 | 0,1 |
| Col rizada/kale | 1,3 | 15 | 0,2 |
| Col de Bruselas | 2,4 | 15 | 0,36 |
| Coliflor | 2,3 | 15 | 0,34 |
| Endibia | 3,6 | 15 | 0,5 |
| Espárrago blanco en conserva | 1,5 | 15 | 0,2 |
| Espárrago verde | 2 | 15 | 0,3 |
| Espinaca | 0,6 | 15 | 0,1 |
| Grelos | 5,7 | 15 | 0,9 |
| Habichuela | 4,2 | 30 | 1,3 |
| Lechuga | 1,5 | 15 | 0,2 |
| Lombarda | 3,5 | 15 | 0,5 |

| Nabo crudo | 4,6 | 30 | 1,4 |
|---|---|---|---|
| Nabo cocido | 3 | 85 | 2,57 |
| Palmitos | 8 | 20 | 1,6 |
| Pepino | 2 | 15 | 0,3 |
| Pimiento rojo | 3,8 | 15 | 0,6 |
| Pimiento verde | 1,6 | 15 | 0,2 |
| Pimiento de piquillo | 3,8 | 15 | 0,6 |
| Puerro | 3,2 | 15 | 0,5 |
| Rábano | 2,1 | 15 | 0,3 |
| Remolacha | 8,3 | 30 | 2,5 |
| Remolacha en conserva | 7,6 | 65 | 4,9 |
| Repollo | 4 | 15 | 0,6 |
| Setas | 3,3 | 15 | 0,5 |
| Brotes de soya | 4,6 | 15 | 0,7 |
| Tomate | 3,5 | 30 | 1,1 |
| Zanahoria | 7 | 30 | 2,1 |
| Zanahoria hervida | 7 | 85 | 2,8 |

## Índice glucémico y carga glicémica de los lácteos

| ALIMENTO | GRAMOS DE CARBOHIDRATOS POR 100 G DE PRODUCTO | ÍNDICE GLUCÉMICO (IG) | CARGA GLUCÉMICA (CG) POR 100 G |
|---|---|---|---|
| Cuajada | 6,5 | 35 | 2,3 |
| Helado de crema | 21 | 60 | 12,6 |
| Helado de yogurt | 11,3 | 35 | 3,95 |
| Kéfir | 4,8 | 35 | 1,7 |
| Leche desnatada | 5 | 37 | 1,85 |
| Leche en polvo | 38,1 | 30 | 11,43 |
| Leche entera | 5 | 35 | 1,95 |
| Leche semidesnatada | 5 | 35 | 1,75 |
| Bebida de almendra | 3 | 30 | 0,9 |
| Bebida de almendra (sin azúcares añadidos) | 0,2 | 30 | 0,06 |
| Bebida de arroz | 11,2 | 85 | 9,5 |
| Bebida de avena | 8 | 30 | 2,4 |

| Bebida de coco (sin azúcares añadidos) | 2,7 | 40 | 2,4 |
|---|---|---|---|
| Bebida de soya | 5 | 34 | 1,7 |
| Leche de cabra | 4,3 | nd | nd |
| Leche sin lactosa | 4,5 | nd | nd |
| Crema de leche para cocinar | 4,4 | nd | nd |
| Crema de leche para cocinar "ligera" | 8 | nd | nd |
| Queso tipo Burgos | 2,5 | 30 | 0,8 |
| Quesos de pasta semicurados y curados | No valorable | | |
| Yogurt desnatado sabores o fruta | 8 | 35 | 2,8 |
| Yogurt entero sabores o fruta | 14,28 | 35 | 5 |
| Yogurt líquido | 14,8 | 40 | 6,92 |
| Yogurt natural entero o desnatado | 5 | 35 | 1,75 |
| "Yogurt" de soya | 8,6 | 50 | 4,3 |
| "Yogurt" de soya 0 % | 2,3 | 20 | 0,46 |

## Índice glucémico y carga glucémica de cereales y tubérculos

RECUERDE LOS VALORES:

| | | |
|---|---|---|
| IG alto (>=70) | medio (55-69) | bajo (<=55) |
| CG alta (>=20) | media (10-19) | baja (<=10) |

| ALIMENTO | GRAMOS DE CARBOHIDRATOS POR 100 G DE PRODUCTO | ÍNDICE GLUCÉMICO (IG) | CARGA GLUCÉMICA (CG) POR 100 G |
|---|---|---|---|
| Amaranto crudo | 62,5 | 35 | 22,8 |
| Amaranto inflado | 56,8 | 70 | 39,7 |
| Arroz inflado | 89,7 | 85 | 76,2 |
| Arroz integral crudo | 74,1 | 50 | 37,1 |
| Arroz integral cocido | 23 | 50 | 11,5 |
| Arroz salvaje crudo | 60,2 | 35 | 21,1 |
| Arroz salvaje cocido | 29,4 | 35 | 10,3 |
| Arroz basmati blanco | 76,3 | 50 | 38,2 |

| | | | |
|---|---|---|---|
| Arroz basmati integral | 82 | 50 | 41 |
| Arroz blanco | 81,6 | 70 | 57,1 |
| Arroz blanco precocido o de cocción rápida | 78,2 | 85 | 66,5 |
| Arroz negro o "nerone" | 67,6 | 45 | 30,4 |
| Arroz rojo | 80 | 55 | 44 |
| Avena | 66,5 | 40 | 26,6 |
| Avena (copos) | 55,7 | 40 | 22,3 |
| Copos de avena cocida | 55,7 | 60 | 33,4 |
| Avena (salvado) | 58,9 | 15 | 8,8 |
| Boniato (batata) | 24 | 50 | 12 |
| Cebada cruda | 71,4 | 27 | 19,3 |
| Cebada cocida | 26,3 | 45 | 11,8 |
| Centeno crudo | 66,6 | 15 | 10 |
| Centeno cocido | 26,3 | 15 | 3,9 |
| Cereales industriales azucarados | 66,6 | 70 | 46,6 |
| Cereales industriales con fibra | 50 | 50 | 25 |
| Cuscús cocido | 15,3 | 65 | 10 |
| Cuscús crudo | 66,6 | 65 | 43,3 |
| Cuscús integral (crudo) | 62,2 | 45 | 27,9 |
| Fideos de arroz (crudo) | 80 | 60 | 48,4 |
| Fideos de arroz cocidos | 20 | 50 | 10 |
| Fideos de soya | 25 | 50 | 12,5 |
| Galleta sin azúcar | 55,5 | 50 | 27,7 |
| Galleta tipo digestiva | 62,5 | 65 | 40,6 |
| Galleta tipo María | 66,6 | 70 | 50 |
| Galleta tipo "príncipe" | 71,4 | 70 | 50 |
| Galleta de espelta | 67 | 45 | 30 |
| Galleta de avena | 61 | 35 | 21,3 |
| Germen de trigo | 30 | 15 | 4,5 |
| Harina de amaranto | 72 | 35 | 25,2 |
| Harina de avena | 50 | 56 | 28 |
| Harina de algarroba | 85 | 15 | 12,7 |
| Harina de almendras | 13,3 | 20 | 2,6 |
| Harina de arroz | 76,3 | 70 | 53,4 |
| Harina de centeno | 59 | 45 | 26,5 |

| | | | |
|---|---|---|---|
| Harina de coco | 18 | 35 | 6,3 |
| Harina integral de escaña (espelta pequeña) | 40 | 70 | 28 |
| Harina de garbanzo | 45 | 35 | 15,7 |
| Harina de guisante | 45,3 | 35 | 15,8 |
| Harina de lentejas verdes | 59,2 | 35 | 20,7 |
| Harina de soya | 14,2 | 25 | 3,57 |
| Harina de trigo Candeal o trigo duro | 75 | 38 | 28,5 |
| Harina de trigo o maíz | 66,6 | 75 | 50 |
| Harina de Teff | 60 | 57 | 34,2 |
| Maíz en lata | 20 | 65 | 1,3 |
| Maíz en lata sin azúcares añadidos | 11,1 | 65 | 7,2 |
| Maíz tostado (quicos) | 50 | 65 | 32,5 |
| Mijo cocido | 18,8 | 70 | 13,2 |
| Muesli | 66,6 | 65 | 43,2 |
| Pan de hamburguesa | 47,5 | 85 | 40,4 |
| Pan de trigo integral | 45 | 65 | 29,2 |
| Pan de espelta | 47,2 | 65 | 30,6 |
| Pan de espelta integral | 47,2 | 45 | 21,2 |
| Pan de centeno | 45,8 | 65 | 29,8 |
| Pan de kamut | 47,6 | 45 | 21,42 |
| Pan de avena integral | 50 | 66 | 33 |
| Pan de trigo sarraceno | 43 | 50 | 21,5 |
| Pan rallado | 66,6 | 70 | 46,6 |
| Pan tostado de harina integral | 66,6 | 45 | 30 |
| Pasta de trigo blando | 70 | 60 | 42 |
| Pasta de trigo integral | 70 | 40 | 28 |
| Pasta de harina de lentejas rojas (cocida) | 50 | 35 | 17,5 |
| Pasta de trigo sarraceno (cruda) | 67 | 45 | 30 |
| Pasta de trigo sarraceno (cocida) | 35 | 35 | 12,25 |
| Pasta de guisantes (cruda) | 57 | 35 | 19,9 |
| Pasta de garbanzo (cruda) | 64 | 35 | 22,4 |

| | | | |
|---|---|---|---|
| Papa cocida con cáscara | 16 | 65 | 10,4 |
| Fécula de papa | 83 | 95 | 78,9 |
| Papas al horno | 29,8 | 95 | 28,3 |
| Papas fritas | 24 | 70 | 23,8 |
| Quinoa cocida | 26,3 | 35 | 9,2 |
| Quinoa cruda | 68,9 | 35 | 24,1 |
| Sémola de trigo cocido | 11,1 | 67 | 7,4 |
| Sémola de trigo crudo | 69 | 65 | 44,9 |
| Tapioca | 88,5 | 85 | 75,2 |
| Tortilla de espelta | 67 | 45 | 30 |
| Trigo sarraceno crudo | 71,5 | 45 | 35,75 |
| Trigo sarraceno inflado | 68 | 40 | 27,2 |
| Harina de trigo sarraceno | 66 | 40 | 26,4 |
| Yuca cocida | 35,5 | 55 | 19,5 |

## Índice glucémico de legumbres y frutos secos

| ALIMENTO | GRAMOS DE CARBOHIDRATOS POR 100 G DE PRODUCTO | ÍNDICE GLUCÉMICO (IG) | CARGA GLUCÉMICA (CG) POR 100 G |
|---|---|---|---|
| Altramuces | 10 | 15 | 1,5 |
| Garbanzo crudo | 50 | 35 | 17,5 |
| Garbanzo cocido | 20 | 35 | 7 |
| Guisantes congelados frescos de lata | 10 | 35 | 3,5 |
| Judías blancas, cocido | 35 | 35 | 12,1 |
| Judías blancas crudas | 50 | 35 | 17,5 |
| Lentejas en crudo | 50 | 25 | 12,5 |
| Lentejas cocidas | 54,8 | 30 | 16,4 |
| Soya seca crudo | 33,3 | 15 | 5 |
| Soya seca, hervida | 10 | 15 | 15 |
| Habas frescas | 58,9 | 15 | 8,8 |
| Habas secas | 24 | 50 | 12 |
| Almendra | 5,3 | 15 | 0,8 |
| Almendra tostada | 6,6 | 15 | 1 |
| Almendra frita | 4,5 | 15 | 0,7 |

| | | | |
|---|---|---|---|
| Anacardos | 20 | 25 | 5 |
| Anacardos fritos | 30,2 | 25 | 7,5 |
| Avellana | 10,5 | 15 | 1,5 |
| Cacahuetes fritos | 8,9 | 15 | 1,3 |
| Cacahuetes tostados | 7,1 | 15 | 1 |
| Nueces | 9 | 15 | 1,35 |
| Pipas de calabaza | 20 | 25 | 5 |
| Pipas de girasol | 12,3 | 35 | 4,3 |
| Piñones | 3,9 | 15 | 0,6 |
| Pistachos | 11,6 | 15 | 1,7 |

Elegir qué vamos a comer no depende de operaciones matemáticas, tampoco de revisar índices o cargas. Sin embargo, me parece importante que aprenda a diferenciar conceptos como los anteriores, así podrá cuestionar a los "cibermesías de la nutrición", que hablan con frecuencia de estos términos –además, suelen confundirlos–. Y cuando vea esa sandía, no piense en ella como un 75 IG, disfrútela como si fuera el bocado más preciado de su día. Por supuesto, no la coma en exceso. Poco a poco le iré explicando cómo la puede incluir, junto con otras frutas, en su alimentación.

**Lo que aún no termino de comprender es por qué estamos tan preocupados en calcular la cantidad de glucosa, cuando el verdadero peligro es la fructosa, que llega libre, y sin aviso, al hígado.**

Quedo muy tranquilo si al final de este apartado usted se está comiendo un banano o una ración de arándanos pensando en su ISYF (una medida propia, el índice de satisfacción y felicidad), que ojalá sea de 100.

## Latosa lactosa

Antes de pasar al territorio de los almidones y las fibras, quería retornar a las blancas mareas lácteas, sobre las que navegamos brevemente en el primer capítulo. El carbohidrato más importante de la leche es la lactosa, un disacárido compuesto por moléculas de glucosa y galactosa. Se lo conté, todos los seres humanos deberíamos ser intolerantes a ella después de nuestra etapa de lactancia, por eso nos salen los dientes, para que nos ocupemos de consumir otros alimentos. Sin embargo, una tercera parte de la población mundial puede tomar el elixir de la vaca Lola sin mayores contratiempos estomacales. Para algunos esto es "evolución".

Como sé que le gustan los lácteos, quería contarle un par de historias más. Las grandes multinacionales del sector descubrieron que su negocio seguiría creciendo sin temor con los productos "deslactosados", aptos para los intolerantes; y sus leches *light*, semidescremadas, descremadas y ultradescremadas. En el primer caso, nuestro disacárido en cuestión (la lactosa) ha sido dividido en sus dos azúcares simples: glucosa y galactosa, a través de un proceso químico industrial que le facilita a su intestino la asimilación de estos carbohidratos. Es decir, la "partieron", no la quitaron, ¿nota la diferencia? Debido a esa operación la leche deslactosada tendrá un gusto más dulce. Bien por las compañías lecheras, lo lograron, pero no es tan bueno para usted, porque aquel líquido, en esas condiciones, puede elevar su insulina con más rapidez y "ayudarlo" a ganar peso.

—¿Y cuál es el lado malo de los lácteos *light*? Son más sanos, ¿no?

—Son una ilusión. No son reales. Aquí estamos hablando de los carbohidratos de la leche, pero esta también es una buena fuente de grasas, y para convertirla en *light* y ultradescremada, se las quitan.

—Mejor, así engordamos menos.

—Eso es mentira. Las grasas de una leche entera buena, salida de las ubres de una vaca Lola de finca bien alimentada, cuidada, lejana a los procesos industriales, cumplen una labor positiva. ¡Y ayudan a atenuar el estímulo sobre la insulina!

—¿Qué pasa entonces con los quesos *light*?

—Que, en muchas ocasiones, para compactarlos, les incluyen más carbohidratos en forma de almidones. De esa manera lo *light* también elevará su insulina y le ayudará a tener gorditos *light*. Es "bajo en grasa", pero es una mala elección.

—¡A mí no me vaya a quitar el queso porque me voy de este libro!

—No se vaya. Yo comparto su queja. A mí me gustan los quesos. Le sugiero que elija aquellos que sean maduros, que están curados; y mejor aún si provienen de cabra y oveja.

—¿Cuál es la diferencia entre ellos y un queso fresco de vaca?

—Que tienen menos caseína (una proteína poco amistosa para el intestino), no contienen lactosa, y serán buenas fuentes proteínicas y de grasas benéficas.

—¿Y cómo reemplazo los yogures de colores?

–Tome yogur griego hecho con leche entera, kéfir o...

—¿O qué?

O consuma las siguientes "leches", y puse esas comillas muy adrede porque las legislaciones de algunos países no permiten que sean llamadas así, pues, suelen decir los expertos legisladores (y los defensores de la industria bovina): "La leche es el producto obtenido de la secreción de las glándulas mamarias de cualquier especie animal, excluido el calostro". Realmente, un producto lácteo es todo aquel que provenga de la fermentación láctica; por eso aquella bebida que surge de la carne del coco licuado, cuando se ha fermentado ligeramente, es una leche de coco; y también hablo de leche de almendras o de macadamia. Si revisamos sus características bioquímicas, son *leches*. Ambas pueden formar parte de su dieta, siempre y cuando usted no presente sensibilidades o alergias a ellas, y serán buenas fuentes de grasas saludables.

—¿Cómo sabré cuáles son las indicadas?

—Lo sabrá al revisar las etiquetas con paciencia. Entre menos azúcares, aditivos y nombres raros tengan, mejores serán.

—¿Y las busco orgánicas o las puedo comprar en el supermercado?

—Depende de su presupuesto y de sus hábitos. Una leche de coco orgánica, por ejemplo, envasada en vidrio, durará en buen estado hasta seis días, con las debidas condiciones de refrigeración.

—¿Y si compro una buena opción en Tetra Pak?

—Mire la fecha de caducidad. La podrá tener en su alacena, sin abrir, durante varias semanas, pero en cuanto la destape debe dejarla en el refrigerador y consumirla en los próximos sietes días.

—¿Hay otras opciones?

—Claro, la mejor de todas siempre será que aprenda a prepararlas. En YouTube hay buenos tutoriales. Una leche de coco casera es económica y una joya en la cocina.

No hemos terminado con los lácteos. Encontrará más menciones a ellos a lo largo de este texto. El mensaje siempre será el mismo: si definitivamente usted lleva en su interior el espíritu de una vaca, y *tiene* que tomar su líquido para no convertirse en un humano normal, pues consúmala muy de vez en cuando, en poca cantidad y elija una leche entera que ojalá provenga de un rumiante conocido; pero jamás elija las opciones deslactosadas o *light*.

## Dígalo en voz alta

Quería asegurarme de que los mensajes principales sobre la leche quedaron bien impresos en esta página y en su mente. Léalos lentamente y compártalos con la gente que ama.

1. Los derivados lácteos de la vaca Lola NO son necesarios para la salud de sus dientes o de sus huesos en *ningún* momento de la vida.
2. Tampoco los necesitamos para crecer más o mejor.
3. *No* son la cura contra la osteoporosis.
4. El brócoli, el ajonjolí y las almendras son mejores fuentes de calcio que la leche de cualquier bovino. (Aquí abajo le anexo una tabla con alimentos ricos en este mineral y libres de caseína).

## Alimentos no lácteos altos en calcio

*Contenido aproximado de miligramos (mg) de calcio por 8 oz (1 taza)*

**VEGETALES**

1093 Alga
450 Hojas de mostaza, cocidas
450 Hojas de nabo, cocidas
330 Bok choy, cocido
320 Brotes de fríjoles
260 Hojas de col, cocidas
250 Espinaca, cocida

**PESCADO**

1000 Sardinas enlatadas con huesos
680 Caballa enlatada con huesos
490 Salmón con huesos
300 Ostras crudas

**GRANOS**

300 Tapioca, seca

**LEGUMBRES**

450 Fríjol de soya, cocido
400 Tofu
340 Garbanzos, cocidos

**NUECES**

900 Semillas de sésamo
660 Almendras
600 Castañas
450 Avellanas
280 Nueces de nogal
260 Semillas de girasol

**LECHES DE NUECES**

400 Mantequilla de sésamo (100gr) + 2 cucharadas de melaza + agua
300 Almendra (100 gr) + miel +agua
200 Avellana + miel de maple + agua

**MANTEQUILLAS DE NUEZ**

426 Sésamo
270 Almendra

5. Dichos lácteos *no* deben ser la base alimentaria de los niños, ni de los ancianos, ni de las madres gestantes.
6. Y recuerde, mejor, que todos ellos permean su barrea intestinal, y así se generan la inflamación crónica, y afecciones como las alergias, el acné y los ovarios poliquísticos.
7. No los ingiera todos los días, disfrútelos de vez en cuando sabiendo que no son necesarios ni beneficiosos para su organismo.

—¿Y si soy intolerante, doc?

—Creo que ya lo dije, ¡pues no los ingiera!

Más sobre la intolerancia a la lactosa en este gráfico.

**Intolerancia a la lactosa en poblaciones étnicas**

| GRUPO ÉTNICO | % DE INTOLERANCIA A LA LACTOSA |
|---|---|
| Negros africanos | 97-100 |
| Asiáticos | 90-100 |
| Ascendencia judía | 60-80 |
| Mediterráneos | 60-90 |
| Mexicanos | 70-80 |
| Europeo central | 10-20 |
| Afronorteamericanos | 70-75 |
| Norteamericanos blancos | 7-15 |
| Europeos del norte | 1-5 |

## Necesitamos fibra

Esta es, justamente, la que usted no encontrará en su juguito de naranja recién licuado, en el que habrá pura fructosa. La fibra, descrita de manera simple, es esa porción de los vegetales, las frutas o los cereales, que nuestro intestino no puede digerir ni absorber. Si nos ponemos algo más técnicos podríamos decir que es la suma de todos los polisacáridos que no pudieron ser asimilados por las enzimas digestivas en el tracto gastrointestinal.

Lo sé, suena como si las fibras fueran pequeños pedazos de ladrillos que nuestro cuerpo tendrá que padecer, pero no es así, su función es muy benéfica. Si nos vamos a su interior hallaremos que están compuestas por unas largas uniones de azúcares simples llamadas polisacáridos, entre los cuales encontramos a la celulosa –que es como el soporte de las células vegetales–, la hemicelulosa, la pectina, las gomas y el almidón resistente.

De acuerdo con sus efectos fisiológicos, las fibras han sido clasificadas como solubles e insolubles. Las primeras, como su nombre lo indica, pueden disolverse en agua y tendrán un paso más lento por el tracto gastrointestinal. Además, les dan suavidad a las deposiciones, ayudan a la absorción de la glucosa en el intestino delgado, tienen propiedades antiinflamatorias y variados efectos terapéuticos, e incluso pueden protegernos contra afecciones cardiovasculares crónicas. Hay una fibra soluble que cada día interesa más a la ciencia: se trata de los betaglucanos, unos polisacáridos presentes en hongos como el *Ganoderma lucidum*, o en cereales como la avena.

Las fibras insolubles, por su parte, no se dispersan en el agua, y le añaden peso y volumen a la materia fecal para que esta tenga un mejor tránsito dentro del intestino. Nos ayudarán, también, a que podamos ir al baño con la frecuencia necesaria. La celulosa, la pectina y los almidones resistentes (que retomaré en el siguiente apartado), forman parte de ellas.

## Fibras alimentarias

Las paredes celulares de las plantas están compuestas por componentes con y sin fibra

*LOS COMPONENTES SIN FIBRA INCLUYEN:*

- Proteínas
- Cutina
- Cera
- Silica
- Suberina
- Lignina

*FIBRAS INSOLUBLES*

*(no se disuelven en agua, pero pueden hincharse y absorber hasta 20 veces su peso en agua)*

- Celulosas
- Ligninias
- Algunas hemicelulosas

*FIBRAS SOLUBLES*

*(solubles en agua y que forman un gel suave o red espesa)*

- Pectinas
- Gomas
- Mucílagos
- Alignatos
- Carragenano
- Algunas hemicelulosas

Nota: *Las fibras de los cereales por lo general no son solubles en agua, mientras que las frutas, las verduras y las nueces contienen proporciones más altas de fibras solubles.*

* * *

Como lo afirmaba al inicio, todos necesitamos fibra. Un buen número de estudios epidemiológicos sugieren que deberíamos consumir entre 50 y 100 gramos de ella cada día. Tristemente, las estadísticas señalan que su ingesta, en todo el mundo, no supera los 15 gramos diarios, lo cual representa un verdadero riesgo para nuestro cuerpo. Hemos dejado de lado a los mejores carbohidratos del mundo, los vegetales, que son los reyes fibrosos de la salud, y los hemos reemplazado por ultraprocesados azucarados de colores sugerentes. Estos no-alimentos son agradables a la vista, pero no serán gratos para su sistema digestivo.

Las fibras también se hallan en las frutas, los cereales como el maíz, la avena, los fríjoles, los garbanzos y los almidones. De estos carbohidratos surgen los benéficos prebióticos, que sirven como alimento natural y necesario para la flora intestinal (la microbiota), ayudan con la absorción de algunos minerales y la síntesis de vitaminas como las del grupo B. Nuestro cuerpo los requiere en grandes cantidades, por eso debemos consumir los alimentos que le he nombrado.

**Tipos de fibra**

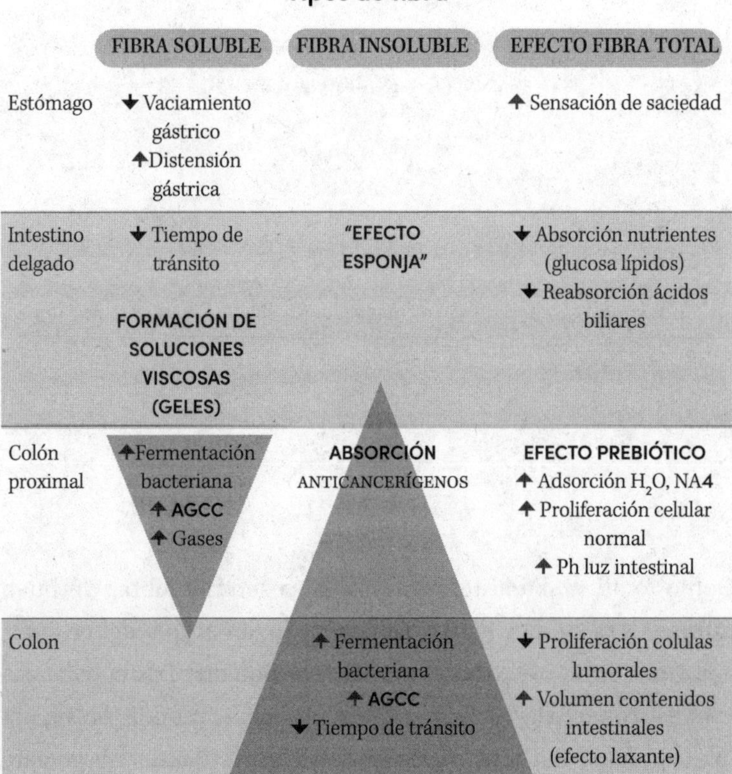

FIBRA SOLUBLE
FIBRA INSOLUBLE
EFECTO FIBRA TOTAL
Estómago
↓ Vaciamiento gástrico
↑ Distensión gástrica
↑ Sensación de saciedad
Intestino delgado
↓ Tiempo de tránsito
FORMACIÓN DE SOLUCIONES VISCOSAS (GELES)
"EFECTO ESPONJA"
↓ Absorción nutrientes (glucosa lípidos)
↓ Reabsorción ácidos biliares
Colón proximal
↑ Fermentación bacteriana
↑ AGCC
↑ Gases
ABSORCIÓN
ANTICANCERÍGENOS
EFECTO PREBIÓTICO
↑ Adsorción $H_2O$, NA4
↑ Proliferación celular normal
↑ Ph luz intestinal
Colon
↑ Fermentación bacteriana
↑ AGCC
↓ Tiempo de tránsito
↓ Proliferación colulas lumorales
↑ Volumen contenidos intestinales (efecto laxante)


Fuente: Biomoléculas y nutrimentos, Universidad de Guanajuato

## El poder de una patata

Las plantas almacenan su energía en forma de almidones. Estos son carbohidratos complejos formados por cadenas largas de polímeros de glucosa que pueden ser lineales, como es el caso de la amilosa, o ramificadas, como la amilopectina. Los encontraremos en productos como la papa, la yuca, el arroz, la tapioca o el plátano. Ahora, por favor, concéntrese e imagínese una patata.

—¿Cortada y en aceite, como las papitas fritas?

—Por un momento olvídese de la comida chatarra y piense mejor en una papa completita que vamos a hervir o que llevaremos al horno.

—Usted tiene un serio problema con las frituras.

—Las frituras, ahora que lo menciona, sí que son un problema, pero supongamos que ya nuestra papa salió del horno, ¿la puede ver? Y ya le dije que esta es un...

—Un almidón, como el plátano.

—Y ahora, preste atención, viene la magia natural.

—Ahora sí, la cortamos y la metemos al aceite: papitas fritas.

—Todo lo contrario, la dejamos enfriar, la metemos a la nevera y así la convertimos en...

—En una comida triste, gélida y digna de película de autor europea.

—Así la convertimos en un magnífico almidón resistente.

—¡Grande, doc!, perdí el apetito. Logró su objetivo.

Mi objetivo es que lea bien esta explicación (mientras olvida sus *fries*). Los almidones resistentes forman parte de las fibras insolubles, de las que le hablé hace poco, y traerán salud a su cuerpo. Hay ocho tipos de ellos, cada uno tiene propiedades diferentes pero, en general, todos ayudan a la regulación de los niveles de glucosa, del colesterol, a la absorción de calcio –y de otros minerales–, a la movilidad del intestino y a balancear la flora que ahí se alberga, entre otras recompensas. Para su dicha, *no* tiene que comerse la papa fría, puede sacarla de la nevera, recalentarla un poco –no exagere– y darle de comer a todas las buenas bacterias de su cuerpo, las que componen su microbiota. Serán ellas, en últimas, las que disfrutarán este festín.

—¿Y puedo recalentar mi papa en el "micro"?

—Por segunda vez, no use el microondas. Esa radiación no le hace bien ni a su patata, ni a su cuerpo.

—¿Eso no es un mito urbano, doc?

—Tengo suficientes evidencias para sugerirle que mejor caliente su comida en un horno convencional, o en la estufa.

—¿Puedo hacer lo mismo con el plátano?

—Y con el arroz también.

—¿Y meto el arroz al horno?

—Prepárelo de la manera habitual, y luego al refrigerador. ¡Listo su almidón resistente!

Debido a los buenos resultados que ofrecen estas preparaciones, algunos gurús aconsejan la llamada "dieta de la papa" para adelgazar y cambiar para siempre sus malos hábitos alimentarios. Le prometen que después algunas semanas de papa y más papa, su vida se renovará. Reconozco que en ese período usted puede perder peso, pero, ¿cuál es el siguiente paso? ¿Seguir comiendo patatas todos los días de su vida? Esta "fórmula" no es sostenible en el tiempo. De otro lado, si el equilibrio de nuestra alimentación se halla en saber combinar *todos* los macronutrientes, ¿cómo equilibramos una dieta que solo incluye tubérculos? El propio Tim Steele, autor del libro *The Potato Hack* (2016), que promueve este régimen –basado en una dieta de 1849–, explica que llevarlo a cabo por períodos muy largos puede generar deficiencias de otros nutrientes.

## Efectos fisiológicos de las fibras solubles e insolubles

| RESPUESTA FISIOLÓGICA | FIBRAS ALIMENTARIAS | | ALMIDONES RESISTENTES |
|---|---|---|---|
| | Solubles | Indisolubles | |
| **Tracto gastrointestinal superior** | | | |
| Actividad de las enzimas digestivas | Reducción | Reducción | Sin efecto |
| Ritmo de absorción de minerales y vitaminas | Retraso | Sin efecto | Sin efecto |
| Cantidad de absorción de minerales y vitaminas | Sin efecto | Sin efecto | Sin efecto |
| Colesterol en sangre | Reducción | Sin efecto | Sin efecto |
| Glucosa en sangre | Reducción | Sin efecto | Datos insuficientes |
| Insulina en sangre | Reducción | Sin efecto | Datos insuficientes |
| Absorción de esterol | Reducción | Pequeña reducción | Sin efecto |
| Tamaño de partículas en lumen | Ninguna | Variable | Ninguna |
| Viscosidad del lumen | Variable | Ninguna | Ninguna |
| **Tracto gastrointestinal inferior** | | | |
| Crecimiento bacteriano–biomasa | Crecimiento significativo | Crecimiento medio | Crecimiento significativo |
| Espacios de acoplamiento para biomasa | Ninguna | Variable | Ninguna |
| Gases: $CO_2$, $H_2$, $CH_4$ (metano) | Incremento significativo | Incremento pequeño | Incremento significativo |
| pH del colon | Reducción significativa | Reducción pequeña | Reducción significativa |

| | | | |
|---|---|---|---|
| *Colon y fecal* | | | |
| Ácidos grasos de cadena corta | Incremento | Incremento | Incremento |
| Acetato | Incremento | Incremento pequeño | Incremento |
| Propionato | Incremento | Incremento pequeño | Incremento |
| Butirato | Incremento | Incremento pequeño | Incremento significativo |
| Amoníaco | Reducción | Reducción pequeña | Reducción significativa |
| Bacteria fecal anaeróbica | Cambio | Cambio pequeño | Cambio |
| *Fisiología de las células epiteliales y biología celular* | | | |
| Reparación ADN | Incremento | Incremento pequeño | Incremento |
| Expresión génica | Reducción | Reducción | Datos insuficientes |
| Proliferación | Reducción | Reducción | Datos insuficientes |
| Apoptosis | Desconocido | Desconocido | Desconocido |
| Efectos laxantes | Débil | Fuerte | Fuerte |
| Volumen fecal; capacidad de retención de agua | Débil | Fuerte | Fuerte |
| Cambios de ácido biliar en colon | Positivo | Positivo | Datos insuficientes |
| **Tiempo de tránsito intestinal** | Sin cambios | Fuerte disminución | Disminución |

## El alcohol

Con él, y con un pequeño brindis, cerramos este bloque dedicado al primer grupo de "macros". El principal carbohidrato que contiene el alcohol es el etanol, que tiene siete calorías por gramo. A mí no me gusta hablar de "ellas", les damos demasiada importancia. La gente mide las calorías cada segundo con la ayuda de diversas aplicaciones y aparatitos. ¿Para qué? Las calorías (CAL) son tan solo una unidad de energía. Su exceso no traerá necesariamente obesidad; su restricción no provocará obligatoriamente una disminución de peso. Créame, el cuerpo no entiende de calorías, no le importan. Pero las mencionaré aquí para recordarle que, a pesar de que el etanol es uno de los carbohidratos con mayor índice calórico, no son sus CAL las que engordan. Es cierto que las bebidas alcohólicas contribuyen a ganar kilos; sin embargo, no es por culpa de esas buenas chicas.

Le conté que cuando nuestro organismo consume glucosa enviará el 80 % a las células –para que tengan energía– y el 20 % restante al hígado. La fructosa, tan acelerada y directa, entrará en su totalidad en este último, lo desbordará y provocará la producción de grasa. La repartición del etanol, por su parte, será de 20 % para las células y 80 % para el hígado. De nuevo, es una cantidad que supera la capacidad hepática, por eso dicho exceso lipídico terminará convertido en una redonda y dura "barriga de cervecero".

Seguro que uno de sus tíos o parientes la tiene, la considera un tesoro y en las reuniones familiares habla del gran esfuerzo que ha hecho para conseguirla. Pues esa gran panza se debe al consumo permanente de alcohol, que obliga al hígado a marchas forzadas y termina produciendo toda esa grasa intraabdominal. No fue una cuestión de calorías: la barriga de cervecero creció por el continuo estímulo de la insulina.

El etanol, que estará presente en el vino, en un whisky, en la ginebra o en cualquier bebida espirituosa, al igual que todos los carbohidratos mencionados en el libro, tiene una dosis y una frecuencia. Como dice mi vecino Tico: "En la vida hay que entender cuánto es mucho y cuánto es suficiente". Quizá pensó que le daría un sermón para que sacara todas las preciadas posesiones de su bar personal; le fallé. Sé que con este libro en la mano su consumo de alcohol será responsable; es más, le propongo que brindemos con una copa de buen vino cuando terminemos esta sección (hablaremos más sobre esta bebida fermentada dentro de algunos capítulos).

Mi intención, al presentarle la sacarosa, la fructosa, los jarabes, los siropes, la lactosa, los vegetales, los cereales, las fibras, los almidones y el etanol era mostrarle que, aunque todos son carbohidratos, entre ellos hay grandes diferencias; cada uno tiene sus propiedades, tenemos que entenderlos y aprender a incorporarlos en el menú. Sí, el helado y las pizzas pueden entrar de manera esporádica en nuestra dieta, pero sabiendo que si los comemos todos los días estaremos comiendo para enfermarnos. También quería demostrarle que los *carbs* son mucho más que pequeños depósitos de glucosa o productos que dan energía. Son necesarios para una sana y buena nutrición.

**Sin importar si es omnívoro, carnívoro, vegano o vegetariano, la dieta de todo ser humano debería estar basada en los mejores carbohidratos que nos dio la naturaleza: los vegetales.**

—Ya lo había dicho, doc.

—Y seguiré diciéndolo.

Cada día me convenzo más de ello, pero cuando hablamos de nutrición nunca hay una última o única palabra. Recuerde que hay regímenes alimentarios, como el que le voy a presentar de inmediato, que dejan de lado las virtudes de los carbohidratos.

## "No te comas esos *carbs*"

Esa es una de las frases habituales de quienes practican la dieta cetogénica (*ketogenic diet*), que se basa en un alto consumo de grasas, 75 %; una moderada ingesta de proteína, 20 %, y una bajísima ración de hidratos de carbono, 5 %. Esos porcentajes son los habituales, los del modelo estándar de este régimen. Con él se demuestra que es posible vivir bien, de manera saludable, con poquísimos carbohidratos. Y se comprueba que estos no son, necesariamente, la "energía" que necesitamos para no morir. De hecho, aquí las grasas serán las encargadas de proporcionarle esa energía al organismo. Cuando el motor corporal no tiene suficiente combustible proveniente de los *carbs*, pasa a utilizar su mejor y más poderosa gasolina, la que proveen las grasas que ha guardado, a lo cual se le denomina *cetosis*.

Es bien interesante: usted usa y gasta su grasa para tener *power*, y por eso mismo baja de peso (¿lo recuerda? A eso hacía referencia páginas atrás, cuando le expliqué cómo se reparte la glucosa en el cuerpo). Negocio redondo. Aunque esta dieta tiene múltiples ventajas –si se eligen las grasas saludables correctas y las proteínas indicadas–, a mí me aburren sus restricciones. Este es un régimen de todo o nada; si usted está en cetosis pero se come un ínfimo trozo de tarta de fresa, echa a perder el proceso, debe volver al inicio y puede tardar días en retornar al estado cetogénico.

¿Y por qué le hablo de esto? Porque quiero que tenga en cuenta que sí, técnicamente podemos vivir sin carbohidratos, pero dejarlos de lado también significa perder sus beneficios, especialmente los fitonutrientes que solo hallaremos en los vegetales. Lo sé, cada uno elige a quién invita a su fiesta. Yo invito a todos los macronutrientes porque con todos ellos celebro, cada día, mi salud y la de mi familia. ¿A quiénes invitará usted? Mientras se decide, le sugiero que sí se coma esos *carbs* (ya sabe cuáles) y que invite a su parranda a las siguientes amigas.

## Somos grasa

Poco después de pedirle que pusiera sus aceites vegetales (de canola, maíz, soya, palma refinada y girasol) y sus margarinas (con su triste hidrógeno) en las bolsas respectivas, prometí darle las mejores opciones para reemplazarlos. En esta sección dedicada a otro de los macronutrientes esenciales, las hallará. Pero antes, un poco de contexto. Hablemos de las grasas, esas sustancias "demoníacas" que, como decía la tía Bertha tres libros atrás, engordan, suben el colesterol, tapan las arterias, provocan acné, llantas ("michelines") e hígado graso. De inmediato le confirmo que eso es mentira. Las grasas son tan valiosas que pueden convertirse en nuestra principal fuente de energía corporal, como lo comprueba la dieta cetogénica (o *keto*), que acabamos de revisar. Será importante elegirlas bien, porque, por supuesto, hay unas saludables y necesarias, y hay otras "demoníacas" e innecesarias.

Desde este momento prométame que dejará de pensar en estos macronutrientes como sinónimo de gordura. Las grasas están presentes en toda nuestra anatomía. Contribuyen a la desinflamación, controlan el metabolismo y son parte esencial de las membranas celulares, de una gran variedad de hormonas como los estrógenos, la testosterona, el cortisol o la progesterona –que se producen por obra y gracia del colesterol–. Cerca del 60 % de nuestro cerebro está compuesto por ellas, a nuestro tejido neuronal lo protege una capa de lípidos (la mielina), la grasa también ayuda a la regeneración de las neuronas, y tiene otra ventaja enorme: su efecto sobre la insulina es muy leve.

Si le parece extraño o sospechoso mi discurso positivo sobre estos macros, espero que no desconfíe del Departamento de Salud y Servicios Humanos de Estados Unidos. En sus dos guías alimentarias más recientes, la que se aprobó del 2015 al 2020; y la actual, que estará vigente hasta el 2025, se recomienda que el 35 % de nuestro menú diario contenga grasas saludables para lograr una dieta equilibrada.

## Asuntos familiares

Las grasas hacen parte de la gran familia de los lípidos, que está compuesta por los ésteres y los ácidos grasos. No pretendo revisar a fondo a los primeros, me basta con que tenga presente que los hay en los vegetales, como los esteroles, y en el reino animal, como el colesterol –a él, sin embargo, le dedicaremos unas buenas líneas–. Los verdaderos focos de atención de las siguientes páginas serán los tres principales componentes de los ácidos grasos: las grasas saturadas, como las del coco y el cacao; las monoinsaturadas, como las de las olivas y el aguacate, y las poliinsaturadas, como las de la fraternidad omega (3, 6, 9, entre otras).

—¿Y dónde están las grasas trans, doc?

—En su panza, de tanto untarle margarina al pan. Han sido creadas por la industria alimentaria. Son grasas poliinsaturadas tipo omega 6, las llenan de hidrógeno, sufren una modificación bioquímica y esas son las *trans*.

—¿Y está seguro de todo lo que ha dicho sobre los aceites vegetales? He visto muchos comerciales que aseguran que son "buenos".

—Se lo diré en letras grandes.

**Por supuesto que los aceites vegetales de maíz, canola, girasol y palma son buenos. Son buenos, sin duda, para causarle inflamación crónica a su organismo. Son buenos para afectar su bienestar.**

Retomemos nuestra historia y examinemos la terna principal de los ácidos grasos. Comencemos por las grasas saturadas, presentes en el coco, los lácteos, el cacao, y en uno de los líquidos más valiosos de nuestra existencia: la leche materna. De hecho, este alimento de nuestras madres contiene un 27 % de grasas saturadas idénticas a las del coco. ¡Y qué bellos y sanos crecen los bebés que la toman desde el día de su nacimiento! No he visto recién nacidos infartados por causa de esta leche "grasosa". Curioso, ¿no?

Sé que el término "saturadas" le suena peligroso, especialmente si alguien en su familia ha sufrido de alguna cardiopatía. Pongamos las cosas en su lugar. Las grasas saturadas que consumimos en la dieta son diferentes a las que se cuelan en nuestra sangre. Y para explicarlo mejor debo hablarle de los célebres triglicéridos que, a grandes rasgos, son un tipo de grasa que el hígado ha exportado al torrente sanguíneo. Estos *no* se formaron por su ingesta de grasas saturadas en el almuerzo o en la cena, son el producto del exceso de carbohidratos en el menú –¿lo recuerda? El hígado exporta en forma de lípidos lo que supera su capacidad–. Por lo tanto, aquellos triglicéridos corporales son distintos a los de las grasas vegetales.

Los triglicéridos de cadena media del coco, como los ácidos caproico, cáprico, láurico y caprílico (el más benéfico de los cuatro), tienen propiedades antiinflamatorias, ayudan a la maduración del cerebro, a la cetosis –que ya hemos nombrado tres veces–, a regular la glucosa y al sistema inmunológico. ¿Lo ve? Las grasas saturadas que nos comemos no son las mismas que corren por nuestras venas. Y las grasas no son las terribles enemigas del ser humano.

## "Coconfusión"

Por todas esas saludables razones uno de los aceites que sí debería estar siempre en su cocina es el de coco, que en los últimos años ha ganado gran popularidad y, al mismo tiempo, ha suscitado muchos malentendidos. A mediados del 2018, la profesora Karin B. Michels, directora de epidemiología de UCLA y profesora adjunta de Harvard, afirmó que este era puro veneno. Lo dijo en una conferencia que dictó en Alemania, en la Universidad de Friburgo, aunque poco después precisó que se refería al aceite de coco refinado, no al virgen. Pero sus palabras causaron terror y fueron replicadas en los medios de comunicación de todo el mundo. Fue tanta y tan visible la polémica, que hasta en el portal de *Vogue* España, ¡una publicación de moda!, se escribió un artículo titulado "¿Le ha llegado la muerte al aceite de coco?".

Hubo demasiada desinformación. En síntesis, se planteaba que este producto era un "veneno" debido a su cantidad de grasas saturadas, y esa teoría es absurda por lo que ya hemos explicado. No es extraño que el aceite de coco sea visto con recelo por las grandes compañías promotoras de la canola, el girasol, el maíz o la palma. Antes solo tenían un competidor directo, el aceite de oliva, ahora tienen otro contendor que les arrebata parte del mercado, aunque no es un producto barato. En mi país, un litro de aceite de girasol puede costar cerca de tres dólares, mientras que el precio de un buen aceite de coco virgen de 300 mililitros rondará los diez dólares. Es más caro, pero si usted puede comprarlo sin causarle un daño irreparable a sus finanzas, no dude en hacerlo.

El aceite de coco es muy estable, dura mucho, tiene un punto de humo (o de humeo) alto, su sabor es muy agradable y puede incluirse en preparaciones saladas, dulces e incluso en diversas bebidas, como la leche dorada. Sus ventajas son numerosas. Sin embargo, es probable que, aun conociendo toda esta información, usted tenga dudas. Y seguro que querrá formular esa pregunta que ya le han hecho varios de sus parientes. Adelante. La responderé.

—Doc, ¿es cierto que el aceite de coco eleva el colesterol?

—Es cierto, puede elevarlo.

—¿Y entonces por qué lo recomienda?

—Porque es muy bueno.

—¡No voy a comprar un aceite tan caro que además me eleva el colesterol!

—¿Para usted qué es el colesterol?

—Algo que me miden cada año y que toda mi familia, debido a nuestro historial genético, desde hace siglos, tiene alto. El colesterol es peor que los talibanes.

—Después de leer esta explicación entenderá todo de mejor manera. ¿Me promete que la leerá?

—Espero que su justificación no me suba más el colesterol. Adelante.

## Ni bueno, ni malo

Al colesterol podríamos describirlo como un lípido, una "grasa" o una "sustancia cerosa" que tenemos en nuestras células, nuestros tejidos y en nuestra sangre. ¿Es un enemigo? No. Le dije líneas atrás que es muy importante para la creación de diversas hormonas, como las sexuales, entre otras ocupaciones. El colesterol es un aliado. Él es transportado en nuestro organismo por tres proteínas que le sonarán familiares, pues seguramente las ha visto en los resultados de sus chequeos médicos: LDL, VLDL y HDL. Las presento por orden de aparición.

1. Al LDL (lipoproteínas de baja densidad) lo han denominado el "colesterol malo", el *sheriff* oscuro, el villano biológico. Este se genera en el hígado. Sí, lo producimos usted y yo, no es el resultado de comernos dos huevos fritos en aceite de coco. El LDL lleva el colesterol creado en la "fábrica" hepática hacia los tejidos que lo necesitan. ¿Para qué? Para darle vida a nuevas membranas celulares, para ayudar a nuestro sistema

hormonal o para bajar la inflamación corporal. ¿Le parece que así se comporta un villano?

2. Al HDL (lipoproteínas de alta densidad) lo han denominado el "colesterol bueno", el *sheriff* correcto, el salvador del condado. Este recolecta los excesos de colesterol que puede haber en los tejidos y los lleva al hígado para que allí se realice una operación de reciclado o sea desechado a través de los líquidos biliares. Gracias a ese trabajo de limpieza se ha ganado la buena fama.

   Antes de pasar a la tercera proteína, y tras repasar las evidencias, ¿le parece que hay un bueno y un malo? Para mí, los dos cumplen valiosas funciones.

3. El VLDL (lipoproteínas de muy baja densidad) es la consecuencia del consumo permanente y desmedido de azúcares y carbohidratos que hallan su guarida en el hígado. De ahí serán exportados al torrente sanguíneo y encontrarán su lugar en los tejidos en forma de triglicéridos.

## Cuestión de partículas

Esa es la palabra clave: "partículas". El HDL, el *sheriff* bueno, cuenta con diferentes partículas en su composición, algunas de las cuales serán más eficientes para remover los sobrantes de colesterol. El LDL, el *sheriff* malo, cuenta con unas partículas *grandes* que cumplen una función benéfica porque pueden albergar más grasa, pero en su composición también hay partículas *pequeñas*, que son las que podrían taponar las arterias y causar los episodios cardiovasculares.

Recuérdelo, "partículas". Se las pongo en este gráfico para que pueda identificarlas.

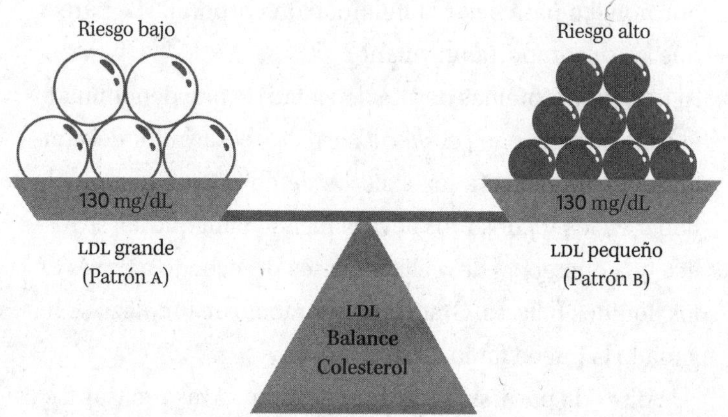


Cuando usted revisa los exámenes que le mandó su especialista, notará que hay, en general, dos mediciones: la del "colesterol total" (que es la suma del HDL, el LDL y el VLDL), y otra que se llama "colesterol HDL", que examina al *sheriff* bueno. Esos valores de referencia dan pistas sobre el comportamiento de su colesterol. Sin embargo, no revelan cómo están sus partículas. Saberlo sería esclarecedor porque, si usted está cambiando de dieta e incorporando más grasas saludables como el aceite de coco, seguramente la medición del "colesterol total" saldrá más alta. Y es probable que su especialista le diga: "Haga más ejercicio, no coma tanta grasa, trate de estresarse menos y elija una vida *light*". Usted se llevará las manos a la cabeza, tirará este libro por la ventana y en mi cuenta de Instagram (@drcarlosjaramillo) me dirá: "¡Farsante, estoy al borde de un ataque cardíaco por culpa de sus consejos!".

Todo el mundo quieto. Las apariencias engañan. El aceite de coco, como lo indican los estudios al respecto, mejorará las "partículas" de los dos *sheriffs* (HDL y LDL). Que su colesterol total haya tenido una elevación, debido al cambio de régimen, no significa que esté al borde del colapso, es un comportamiento apenas lógico. Ahora está consumiendo más grasas saturadas –que no lo van a dejar en estado de coma; a menos de que coma y coma sin control alguno– y sus partículas seguramente han cambiado positivamente.

—Pero, ¿cómo saber si las dichosas "partículas" están bien? ¿Qué examen debería pedirle a mi internista?

—Podría pedirle un perfil avanzado de lípidos o de partículas de lípidos, es una prueba que hacen en Estados Unidos.

—¿Y si no puedo pagar ese "examencito"?

—Entonces tenga en cuenta las líneas siguientes. Con estas pistas podrá intuir el estado de sus partículas.

1. Si entre los valores del *sheriff* bueno (el HDL) y los de sus triglicéridos hay una relación de uno a uno, o máximo de uno a dos, vamos por buen camino. Por lo tanto, si el HDL marcó 70 mg/dl y los triglicéridos 68 o 70 mg/dl, o hasta 140 mg/dl, estamos bien. Una cifra mayor denota un riesgo.
2. Si la relación entre el HDL y el colesterol total es de hasta 1 a 5 (nunca mayor), es otro buen indicador.
3. Si, además, los niveles de su insulina están dentro de los rangos establecidos, ¡buen trabajo! De todas formas, si usted y su médico quieren tener mayores certezas, que revisen su proteína C reactiva (así podrán conocer el grado de inflamación de su organismo) y el ácido úrico. Juntos pueden ser indicadores de buenas partículas sin importar el número como tal.

Sé muy bien de qué le hablo porque es un tema que suelo tratar con muchísima frecuencia con mis pacientes. A veces llegan a mi consultorio preocupados por la "terrible" subida de su colesterol. Pero revisamos su *sheriff* bueno y está estupendo; su insulina, ¡regia!, y las proporciones entre el total y el HDL son normales. No hay razones para alarmarse. No será necesario tomar estatinas, ni empezar a redactar el testamento.

Unamos, de nuevo, todas las piezas. El aceite de coco virgen –no refinado– es una muy buena opción para cocinar y debería tenerlo en su casa si sus ingresos se lo permiten. No es un veneno (la profesora Michels se equivocó, variados estudios lo demuestran). Tiene grasas saturadas, es cierto. Podría subirles el colesterol a algunos pacientes, aunque es infrecuente. Pero ayuda a tener mejores "partículas" de HDL y LDL. Ahora usted tiene las herramientas y el conocimiento iniciales para establecer si eso, efectivamente, está sucediendo. Y, por favor, deje de repetirse que usted tendrá el colesterol alto porque ese ha sido un mal de familia. Piense en Bruce, suelo hablar mucho de él.

—¿Bruce Springsteen, doc?

—El doctor Bruce Lipton, el papá de la epigenética, quien nos recuerda que somos nosotros, a partir de nuestros hábitos y estilo de vida, los que podemos activar o no los genes "defectuosos" heredados por nuestros padres y abuelos.

—¡Pero es que todos los familiares de mi papá han tenido problemas con el colesterol!

—¿Y sus familiares ya hicieron el ejercicio de meter la comida chatarra y ultraprocesada en bolsas?

—No, doc.

—Y han practicado algún deporte.

—¿Se valen el póker, los dardos o las maratones televisivas?

—Ya entiendo. ¿Y comen y beben mucho?

—¡Tradición familiar! Cuando hablamos de la barriga cervecera pensé en varios de ellos.

—¿Y aún sigue creyendo que el problema es la genética?

## ¿Mera coincidencia?

A mí me sigue pareciendo muy curioso que diversas asociaciones de salud, y algunos profesionales del ramo, afirmen que las grasas saturadas son peligrosas y que por eso no se deben consumir los derivados del coco. Pero esas mismas instituciones, y esos mismos nutricionistas, sí recomiendan la ingesta frecuente de cacao que, quizás usted no lo sepa, también contiene grasas saturadas en abundancia. ¿Por qué el primero es una amenaza para la salud y el segundo no? Quizás sea porque este último no tiene un aceite que pueda competir contra la ultraindustria de la canola, el maíz, el girasol, la soya o la palma refinada. Tampoco deja de ser "llamativo" que algunas de esas críticas entidades de salud patrocinen marcas de aceites vegetales.

—Doc, usted ve conspiraciones en todas partes.

—Yo, simplemente, estaba hablando en voz alta. Como dijo un conocido político de mi país, "busque en Google". No he inventado nada.

Eso sí, no lo dude, el cacao es una muy buena fuente de grasas saludables. Inclúyalo en su dieta, pero busque barras de chocolate oscuro con un porcentaje de cacao igual o superior al 75 %. Las demás, las que están repletas de azúcar o caramelo, déjelas ahí, quietitas en sus llamativos estantes de exhibición del supermercado. Conclusión: sí al coco y al cacao, que contienen grasas saturadas que no lo llevarán al hospital. Por favor no se exceda en su consumo. Ahí está la clave, en aprender a incluirlas en la dieta sin exageraciones, en su justa medida. De esto hablaremos más en el tercer capítulo.

Espero que le haya quedado claro que las grasas saturadas no son sustancias venenosas. Si lo fueran, como se lo dije antes, todas las lactantes del mundo estarían intoxicando a sus bebés con el alimento que sale de sus pechos. Casi el 30 % de la leche materna está compuesta por ellas, y en su estructura son idénticas a las del aceite de coco. Las grasas de esta increíble dieta láctea ayudan a la maduración pulmonar del infante, entre otras contribuciones a su salud. Las "saturadas" siempre han formado parte de nuestra vida. No les tema. Aprenda a comer bien, y sin miedo.

## Oliva y aguacate

Dejemos descansar a la pareja C & C (coco y cacao) para examinar otro de los aceites que definitivamente *tiene* que estar en su mesa. Le hablo del que proviene de las olivas. Y mejor si es un extravirgen. Él es uno de los mejores exponentes de las grasas monoinsaturadas, junto con el aceite de aguacate. Los dos tienen efectos positivos en la salud del cerebro, en el metabolismo, protegen contra la inflamación y son buenos amigos del sistema inmunológico.

El primero es muy conocido. Fue, ha sido y seguirá siendo protagonista de la denominada dieta mediterránea, y es uno de los ingredientes esenciales de la alta cocina. Hoy encontramos muchos buenos aceites de oliva virgen y extravirgen en supermercados y boutiques gastronómicas, los hay de todos los precios, así que usted podrá elegir el que más le guste sin pensar demasiado en su cuenta bancaria. Este, durante décadas, ha sido el principal competidor de los aceites vegetales, una industria muy astuta que quiere que usted muerda el anzuelo y compre lo que no es.

—¡Ay, doc, sigue usted con sus teorías!

—Esta vez no es una teoría. Es una realidad. Y es mejor que tome nota.

—No me vaya a decir que hay una guerra sucia contra el aceite de oliva.

—Pero sí le pediré que lea muy bien las etiquetas. Abundan las campañas promocionales de aceites que, a primera vista, parecen de oliva, pero no lo son.

—¿Y qué son entonces?

—Si revisa con atención se dará cuenta de que son aceites *con* oliva y una *mezcla* de aceites vegetales; esta última información suele estar en letra más pequeña. ¡Vaya, qué buena jugada! Aceite de oliva con lípidos inflamatorios. ¿Teoría? ¡Realidad!

—Ahora ya entiendo porque costaba menos, creo que compre uno de esos, doc.

—Lea con detenimiento qué está comprando.

Y entienda que cada aceite tiene cualidades diferentes. Un extravirgen será un complemento inigualable en sus ensaladas, siempre irá muy bien sobre los vegetales, los tomates, un queso curado de vaca, cabra u oveja, pero no lo use para las frituras, las altas temperaturas son sus enemigas, su punto de humeo es medio y al calentarlo tanto perderá sus propiedades. Es un sinsentido utilizar un extravirgen para freír sus adoradísimas papitas.

¿Sabe quién se comporta muy bien ante el fuego indomable? El aceite de aguacate. Si no lo ha probado le advierto que es bastante amargo, pero, por su naturaleza, con él puede tener unas frituras más sanas. Yo lo uso para ese tipo de preparaciones, debo confesarle que no es mi aceite favorito, pero es una cuestión de gustos. Hay otras personas que lo disfrutan mucho. Es una opción muy válida y sana.

—¿Y es barato o debo hipotecar mi auto para comprarlo?

—Es algo costoso, pero si usted tiene el dinero, la inversión merece la pena.

Le dejo esta tabla a manera de información. Le recomiendo que use, especialmente, los aceites de los que hemos hablado.

## Técnicas de cocción preferidas de aceites seleccionados

| Cocción a fuego alto | Cocción a fuego medio | Cocción a fuego bajo |
|---|---|---|
| Coco | Oliva | Almendra |
| Maní* | Maíz | Ajonjolí |
| Cártamo alto oleico | Avellana | Mantequilla de girasol |

*Es importante que compre uno que sea orgánico para evitar cualquier contaminación por pesticidas.

## El equilibrio de los omega

Después de hacer un recorrido por las grasas saturadas (como las del coco y el cacao) y las monoinsaturadas (como las del aceite de oliva y el aguacate), vamos a cerrar nuestro viaje al interior de los ácidos grasos con los famosísimos omega, que pertenecen al grupo de las grasas poliinsaturadas.

Habrá notado que todos ellos tienen un numeral que los acompaña: 3, 6, 9, como si fueran los números de la camiseta de un jugador de fútbol. La razón de esa numeración la hallamos en su composición bioquímica: el omega 3 se llama así porque tiene su primer doble enlace en el tercer carbono; en el caso del omega 6, su primer doble enlace se encuentra en la posición seis. Siguiendo esa lógica, ¿en qué ubicación se hallaría el doble enlace del omega 9? Eso es, en la novena. Así se ponen los números de las camisetas de todos los miembros de esta atrayente familia.

El más conocido (y el favorito de la tía Bertha) es el omega 3, muy valorado por su labor de protección cardiovascular, porque ayuda a controlar la inflamación y al mantenimiento de las membranas celulares; es importantísimo para el desarrollo cerebral de los niños, para evitar el asma, ciertas enfermedades autoinmunes y hasta el cáncer. Es una grasa fundamental durante la etapa del embarazo.

Pero el omega 3 y su pariente, el que lleva el 6 en la camiseta, son ácidos grasos esenciales que nuestro cuerpo no produce, así que necesitamos "comerlos" para que entren en él. Al primero lo encontraremos en los pescados, los mariscos, las algas, la linaza o la chía; al segundo, en fuentes saludables como los aceites obtenidos de las semillas de la borraja y la onagra.

En condiciones ideales, la relación entre estos dos omegas en nuestro organismo debería ser de uno a uno (1:1). Sin embargo, debido a las *bellas* costumbres alimentarias del nuevo siglo, y al exceso de aceites vegetales –malas fuentes de omega 6–, la mayoría de humanos guardan en su biología una calamitosa desproporción de dichos ácidos grasos. Se lo cuento en grandes letras.

**Los estudios revelan que buena parte de la población mundial tiene un desequilibrio de "omegas". La cantidad de ácidos grasos omega 6 suele ser 25 veces mayor a la de omega 3.**

¿Nota usted lo que sucede cuando se excede con esas papitas fritas o con las preparaciones que navegan en canola, aceite de girasol, palma refinada o maíz? Lo vimos antes. El señor ácido araquidónico (un omega con la camiseta seis) comienza su rumba electrónica interminable y surge la inflamación crónica. ¿Y qué puede hacer el pobre ácido graso que tiene la camiseta 3? Nada, es una minoría absoluta.

## Fuentes dietéticas y la cascada del ácido araquidónico (AA)

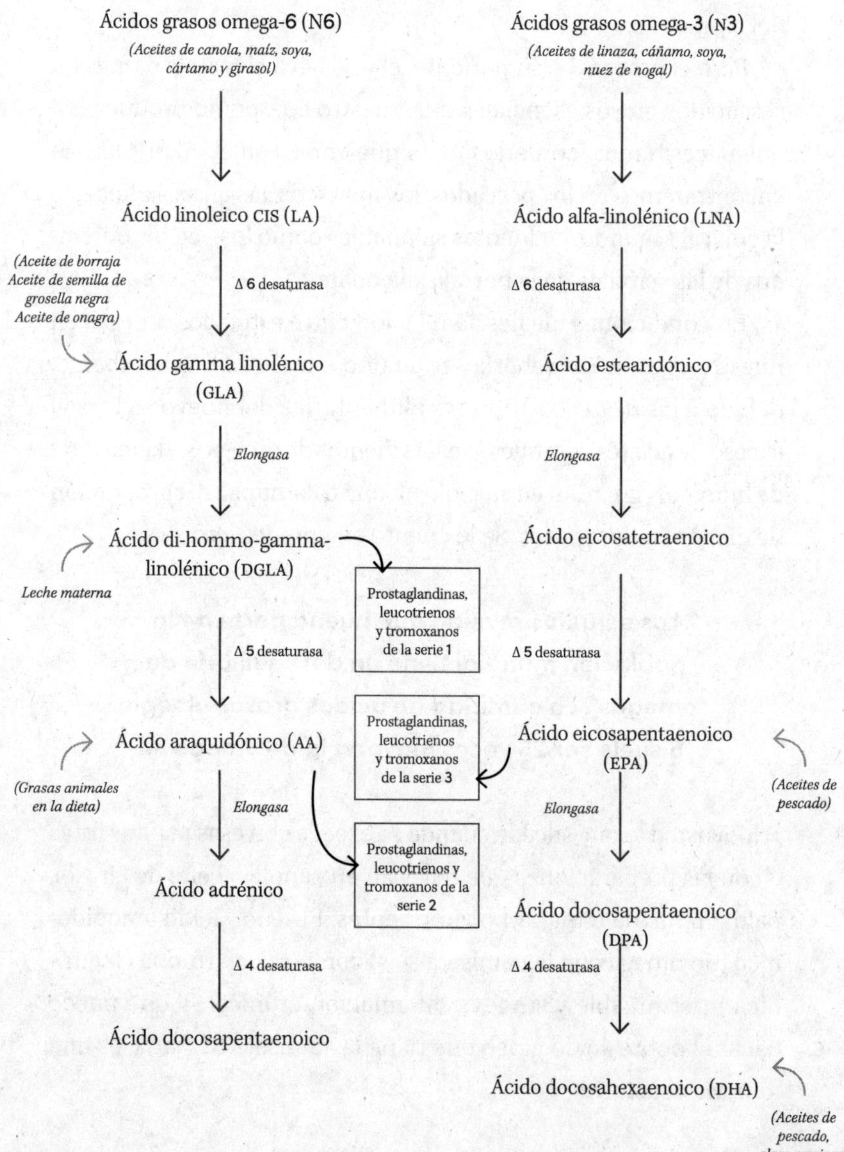

**Contenido de ácidos grasos en ciertos aceites**

| | GRASAS SATURADAS | ÁCIDO OLEICO | ÁCIDO LINOLEICO | ÁCIDO GAMMA LINOLÉNICO (OMEGA 6) | ÁCIDO ALFA LINOLÉNICO (OMEGA 3) |
|---|---|---|---|---|---|
| Aceites de cocina | | | | | |
| Canola | 7 | 54 | 30 | 0 | 7 |
| Oliva | 16 | 76 | 8 | 0 | 0 |
| Soya | 15 | 26 | 50 | 0 | 9 |
| Maíz | 17 | 24 | 59 | 0 | 0 |
| Cártamo | 7 | 10 | 80 | 0 | 0 |
| Aceites medicinales | | | | | |
| Onagra | 10 | 9 | 72 | 9 | 0 |
| Semilla de grosella negra | 7 | 9 | 47 | 17 | 13 |
| Borraja | 14 | 16 | 35 | 22 | 0 |
| Linaza | 9 | 19 | 14 | 0 | 58 |

## ¿Mantequilla o margarina?

Esta es una pregunta que me hacen a diario los pacientes que, al igual que usted, han comenzado a sacar de su vida la comida ultraprocesada, los kilos innecesarios de azúcar, los lácteos de colores, las gaseosas y todo ese largo listado de *no*-comida que, desafortunadamente, abunda en las casas.

La mantequilla es un alimento natural que ha tenido un mínimo procesamiento y se elabora con un fragmento denso de la grasa de la leche; en ella habrá algo de lactosa y un poco de caseína. La margarina, como lo hemos dicho, proviene de los vegetales, debe ser sometida a una hidrogenación para lograr la estructura compacta que la caracteriza, contiene grasas trans y es un producto altamente inflamatorio. Solo piénselo un poco: en el primer proceso la leche se convierte en un "sólido" después de ser agitada o batida; en el segundo, un girasol, por ejemplo, termina transformándose en una dura barra de color amarillo pálido que se puede esparcir en el pan. ¿Cómo se logró semejante transmutación de la materia? Ante esas evidencias creo que usted sabrá elegir la mejor opción para tener en su hogar.

Es probable que en el empaque de su margarina se lea que está "libre de grasas trans y de colesterol". Lo primero es un engaño. Es verdad es que ese producto hidrogenado no supera el límite de grasas *trans* que permite la legislación de su país. Siempre y cuando no lo exceda podrá llevar ese aviso. Pero *sí* las tiene. Decir que *no* están en su composición es una mentira. Lo segundo es cierto, usted lo leyó páginas atrás: ¿cómo va a tener colesterol un derivado de las plantas? Eso es imposible. ¡Las maravillas del *marketing*! Lo triste del asunto es que millones de personas en el mundo creen que por eso la margarina es más saludable.

Le recomendaría buscar una mantequilla que provenga de pequeños productores, no de la gran industria; la opción más artesanal siempre será la indicada. Pero la mejor elección sería el *ghee*, la sana e histórica mantequilla clarificada que se ha usado durante siglos en la gastronomía y en la medicina ayurvédica de la India, y en la cocina oriental.

—¡Suena a mantequilla hecha por *hippies*!

—Lo sé, muchas personas creen que se trata de una cremosa pócima creada por algún gurú indio en estado meditativo. Nada más alejado de la realidad.

—¿Qué la diferencia de la mantequilla tradicional?

—Lo primero que debe saber es que el *ghee* se prepara a partir de ella.

—No tendrá procesamientos raros, ¿no?

—Su preparación es simple. Después de calentar la mantequilla de la vaca Lola a fuego lento, a menos de 100 grados, se separan los restantes sólidos y queda una mezcla dorada, limpia, con lo mejor de la grasa de ese lácteo y con poquísimos rastros de lactosa y caseína (la proteína de la leche).

—¿Puedo cocinar con ella?

—No lo dude, y tiene un punto de humeo alto. Además de ser buena en la cocina, es un alimento antiinflamatorio.

—¿Y el precio?

—Sabía que lo preguntaría. Es más cara que la mantequilla tradicional, pero dura mucho, es muy rica y es una grasa saludable estupenda. Le tengo una buena noticia después del próximo párrafo.

En mi país, una barra de 500 gramos de margarina cuesta alrededor de 2,3 dólares estadounidenses; una barra de mantequilla comercial de 500 gramos tiene un precio 4 dólares, y un frasco de *ghee* de 420 gramos ronda los 9 dólares. Es evidente que la grasa hidrogenada es más barata, pero, siempre le preguntaré lo mismo: ¿cuánto vale su salud? Pongo los precios para que usted pueda hacer cuentas, saque su calculadora y meta esto o saque aquello de su carrito de compras. Con todo el dinero que antes invertía en paquetes de papitas, platanitos, galletitas y pastelitos; en gaseosas, jamones de cerdito licuado, quesitos *light*, yogurcitos con cerealito, junto con el que destinaba a comprar las margarinas "sin colesterol" y los aceites vegetales, podrá traer nuevos productos saludables a su mesa.

Dejé la mejor noticia para el final. Sé que le gustará: ¡usted y su familia pueden preparar el *ghee* en casa! Así saldrá muchísimo más barato e incluso valorará más esta fantástica mantequilla clarificada. Dese una vuelta por los tutoriales de YouTube y manos a la obra.

## Grasa, no amenaza

Se lo prometí, lo cumplí. Le he presentado las mejores grasas saludables para reemplazar a esos aceites vegetales atiborrados de malos omega 6 que solo estropean su organismo. Las repito para que no las olvide: son los aceites de coco (sin refinar), de oliva (virgen o extravirgen, no "*con* oliva" y mezclas sospechosas), de aguacate, el *ghee*, la mantequilla artesanal y el cacao. Ya sabe que la ingesta de estos ácidos grasos, de manera equilibrada y sin excesos, contribuirá desde el primer pilar, a su bienestar, y que no debe entrar en pánico si, al incorporarlos en su menú, su colesterol total se eleva un poco. Ese aumento no es sinónimo de infarto inminente, eso significa que el número de "partículas" de su HDL y LDL ahora son más (hay viejas y nuevas) y con el tiempo se irán regulando. Si su especialista conoce bien su historia y está al tanto del cambio que usted ha emprendido, le dará un mensaje tranquilizador.

Las grasas saludables no engordan. Y no es una ocurrencia mía: así lo sustenta mi profesor y maestro Mark Hyman, en su conocido libro *Come grasa y adelgaza* (*Eat Fat, Get Thin*, 2016). Nunca olvido el contundente inicio de su texto: "¿Qué es lo mejor que puedes hacer por tu salud, peso y longevidad? ¡Comer más grasa!". Obvio, comerla, sin exagerar, seleccionando muy bien las fuentes lipídicas. Porque, como lo discutimos usted y yo antes, no se vale eso de "grasa es grasa, doc". Es importante elegir los productos adecuados.

Si leyó con calma toda esta sección seguro que podrá completar este reto sin mayores líos. Traiga un lápiz o un bolígrafo y trace una línea para unir las palabras de la columna izquierda con las de la columna derecha.

| | |
|---|---|
| *1) Es una grasa hidrogenada* | Aceite de coco |
| *2) Se encuentra en las algas* | Aceites vegetales |
| *3) Es una grasa saturada* | Omega 3 |
| *4) La "mantequilla" de la India* | Margarina |
| *5) Le dicen el* sheriff *malo* | Aceite de oliva |
| *6) Estas grasas inflaman* | Aceite de aguacate |
| *7) Su exceso puede causar taponamiento arterial* | LDL |
| *8) Resiste el fuego indomable* | Caseína |
| *9) Una muy buena grasa monoinsaturada* | *Ghee* |
| *10) Proteína de la leche* | Carbohidratos |

**Al final del libro podrá encontrar este ejercicio resuelto. ¿Cuántos aciertos tuvo?*

## El muro

La unión hace la fuerza. Esa frase desgastada, pero verdadera, es la que mejor define la función de los aminoácidos (AA). Juntos, entrelazados en largas tiras lineales, estas moléculas orgánicas conforman polímeros (o péptidos) que constituyen la base primordial de las proteínas; estos son los pequeños "ladrillos" que las componen. Las proteínas son la manifestación física, e inequívoca, de la vida que hay en cada una de las células de su anatomía. Gracias a ellas existimos usted y yo, nuestras familias y Maui. Gracias a ellas existieron todos los que poblaron este mundo antes que nosotros. Cada uno de nuestros 25 000 genes produce una diferente, ¡pero en el organismo tenemos cerca de 125 000 proteínas! Están en las células, en los tejidos, en los músculos y las hormonas; en los tendones, las articulaciones, la saliva, la piel, el corazón, el hígado, las glándulas, en el pelo y hasta en nuestras emociones –se lo explicaré más tarde–; el sistema inmunológico es un conjunto de aguerridos batallones proteicos. Mírese al espejo, todo eso que ve es una galaxia proteínica.

A pesar de ser decisivas para nuestra supervivencia, las proteínas son el grupo de macronutrientes del que menos se habla, pero yo se lo voy a decir en voz alta (como un director técnico de fútbol que le grita con pasión a su delantera o delantero estrella, usted):

**Los requerimientos alimentarios de nuestro menú diario deberían construirse a partir de las proteínas que tenemos en el plato. Si ellas nos faltan, nuestro cuerpo, con el paso del tiempo, enfermará.**

Las *protes* se convirtieron en una conversación permanente de todos los Hulk y los Thor que levantan pesas sin descanso en los gimnasios, pero las familias no hablan de ellas cuando están sentadas a la mesa. ¿Por qué? El *Homo wifi supersapiens* vive contando calorías, revisando la cantidad de carbohidratos que come, buscando productos *light* para evitar las "grasas que infartan", pero cree que nunca falla, ¡jamás!, al elegir el tipo y la cantidad de proteínas en su dieta. Es un error habitual. Las cifras de las asociaciones médicas indican que los humanos deberíamos consumir, como mínimo, 0,8 gramos de proteína por cada kilo de nuestro peso ideal, todos los días. La realidad global nos muestra que la ingesta proteínica diaria no supera los 0,5 gramos. ¡Sufrimos una deficiencia crónica de estos macronutrientes! ¿Hacemos una prueba? ¿Me cuenta que comió ayer?

—Desayuné un huevo frito, una manzana, un pedazo de pan con jamón y queso *light* (aún los tenía en la nevera), un *croissant* con mermelada y mantequilla, un café con un poquito de leche. Yo desayuno bien, doc. ¡Comí proteínas! ¡Lo sorprendí!

—¿Y su almuerzo y su cena?

—No tenía mucho tiempo. Almorcé un arroz cantonés, pero solo con vegetales; y cené un par de pedazos de pizza de pepperoni que tenía en la nevera desde el fin de semana, sí, con gaseosa *light*. Igual, ¡comí proteínas! ¿No?

—Sí, pero cuénteme, ¿sabe usted su peso ideal?

—Mi médico dice que podría estar entre 75 y 80 kilos.

—Vale. Haciendo cálculos rápidos usted comió poquísimas proteínas.

—¿Cómo? Huevo, jamón, queso, leche, creo que hasta el arroz tiene *protes*, doc. No entiendo por qué fueron pocas.

—Se lo iré explicando por pequeñas ráfagas.

## Un buen "espectro"

Volvamos a los ladrillos que conforman la galaxia proteica. Estos se dividen en aminoácidos *esenciales*, que son nueve y su cuerpo no los puede fabricar, por lo tanto debe consumirlos en su dieta; y *no esenciales*, son once y su organismo está en capacidad de sintetizarlos. No pretendo que se los aprenda de memoria, pero se los presento a todos en este útil gráfico.

| AMINOÁCIDOS ESENCIALES | AMINOÁCIDOS NO ESENCIALES |
|---|---|
| **Histidina** | Alanina |
| **Isoleucina** | Arginina |
| **Leucina** | Asparagina |
| **Lisina** | Ácido aspártico |
| **Metionina** | Cisteína |
| **Fenilalanina** | Ácido glutámico |
| **Treonina** | Glutamina |
| **Triptófano** | Glicina |
| **Valina** | Prolina |
| | Serina |
| | Tirosina |

Organizados en esta tabla, los aminoácidos parecen un juego de palabras terminadas en "ina". En el papel son solo nombres, en nuestro cuerpo son un colectivo de moléculas que ejecutan variadas labores y que nos permiten vivir. La prolina ayuda al desarrollo cerebral, la glicina compone el 33 % de todo el colágeno de nuestro organismo y es clave para estimular la capacidad de aprendizaje, la glutamina es crucial para la regeneración de las células intestinales (es su principal nutriente) y para el sistema inmune. Podría hablar en detalle de cada uno de estos indispensables "ladrillos", pero nos alejaríamos demasiado de nuestro tema central.

Nombraré uno más para que lo conozca, lo reconozca y se pregunte si en realidad necesita un exceso de él en su dieta. Le hablo de la leucina, un AA que contribuye al crecimiento de los músculos y se halla en la proteína *whey*, que proviene del suero de la leche y es muy consumida por quienes levantan pesas o quieren ganar masa muscular. El lío con la leucina, a pesar de sus bondades, es que provoca que la insulina trabaje demasiado y así conducirá al sobrepeso e incluso a la diabetes. Por eso piénselo muy bien antes de dar el paso al *whey*. Sí, su consumo permite que usted se convierta en Rambo o en Superchica más rápidamente, pero a un costo muy alto. En todo ese proceso interviene la leucina. Quería hacer ese breve paréntesis.

Será muy importante que su dieta le permita cumplir con los requerimientos proteínicos diarios, *procedentes de diversas fuentes*, para conseguir, además, un *balance en los aminoácidos* que consume. Por ejemplo, si la base de su menú es una proteína de arroz que proviene de un suplemento, tal vez sea muy buena; sin embargo, no está involucrando todo el espectro de los AA, y generará deficiencias. Yo conozco el caso muy de cerca porque durante muchos años fui vegetariano —ahondaré en ello cuando lleguemos a los capítulos dedicados a este régimen y al veganismo—. No importa si es omnívoro, carnívoro, ovovegetariano, vegano, crudivegano, si practica la dieta paleo, la sátvica, la macrobiótica o alguna basada en el consumo mayoritario de aire, hielo y piña; para convertirse en un verdadero experto de su alimentación debe, primero, comprender muy bien cuáles y cuántas proteínas debe consumir. Cuando lo sepa podrá resolver el segundo interrogante: "*cómo me la como, doc*".

## Socialismo proteico

Si la proteína es el origen de la vida, si la requieren las células, los músculos, las hormonas, los tendones, las defensas y todo ese listado de órganos, glándulas y sistemas que mencioné antes, ¿por qué no le prestamos la atención que se merecen? Mire, no pasa nada si hoy no comemos carbohidratos, no hay lío si por hoy dejamos las grasas de lado, pero el cuerpo sí que extrañará que hoy no comamos proteínas. Ellas son indispensables. No pueden faltar.

En nuestro organismo el reparto de proteínas es estrictamente socialista, es decir, si usted hoy cumplió con sus requerimientos proteicos, todas las células, los tejidos, los órganos recibirán por partes iguales su apropiado "paquete" proteico. Si comió pocas proteínas, entonces todas las células, los tejidos, los órganos, recibirán una ínfima fracción igualitaria de ellas. Para que su sistema socialista corporal funcione bien, siempre debe brindarle la cantidad proteínica necesaria.

Si usted consume muy pocas *protes* cada día, con el paso del tiempo estará generando una deficiencia crónica. La repartición socialista no funcionará: "un poquito para el sonoro corazón, otro poquito para las pensadoras neuronas, una cucharadita para los recios luchadores del sistema inmune...", y todos los componentes de su biología estarán al borde de la huelga. Si eso sucede de manera permanente, si le falta la cuota esperada de "vida" a toda su biología,

¿cómo tiene el descaro de exigirle a su cuerpo que funcione mejor? ¿Cómo esperaba celebrar su cumpleaños cincuenta trotando una maratón? ¿Cómo creía que su piel luciría lozana y sus músculos firmes a los 60? ¡Y si esas son las señas externas, imagínese cómo está su cuerpo por dentro! ¿Cómo va a trabajar bien su hígado si le faltan nutrientes? Poca proteína, tristes consecuencias.

En la actualidad, en la mayoría de hogares hay una ausencia permanente de estos macros. No es una cuestión de dinero, las proteínas están en el lomo de res o en los fríjoles, en el pollo o en el brócoli, en el salmón o en los huevos. Por supuesto que es posible tener un menú barato que cumpla con las metas proteicas –al final del libro encontrará dos apartados con recetas y consejos–, pero el paso inicial es comprender que sin proteínas se nos escapa la salud. La falla alimentaria más grande es fallarle, cada día, a nuestro requerimiento proteínico.

—Bien, doc, entendido, pero, ¿cómo saber cuántas proteínas necesito al día?

—Excelente pregunta. Se lo voy a contar después de hablarle sobre las carnes. ¿Le parece?

## Depende de la vaca

Así como se expandió la noticia de que el aceite de coco era un veneno, varias décadas atrás se corrió la voz de que las carnes rojas podían ser tan cancerígenas como el cigarrillo. Una comparación exagerada, una teoría que fue desvirtuada en los últimos años, pero que dejó graves consecuencias. Los estudios recientes, que lamentablemente no tuvieron tanta publicidad, demuestran que no hay una evidencia clara para concluir que el consumo de este macronutriente propicia el cáncer. El problema para su salud y la mía no es la carne, la *buena* carne; el problema, sin duda, son todas esas preparaciones ultraprocesadas, de color rosa y blandas texturas, llenas de químicos, colorantes y preservantes que la industria presenta como "carne", aunque no lo sean. Espero que a todas ellas las haya metido en la bolsa.

—Sí, doc, aquí ya se acabaron los desayunos con salchicha vaquera y jamón de cerdito licuado lleno de nitritos y nitratos.

—¿Y qué está desayunando?

—Ayer me hice una *omelette* con queso de cabra.

—¿Y qué usó para cocinar los huevos?

—Un poquito de aceite de coco.

—¡Genial!

Lo hemos platicado usted y yo: la base de nuestra alimentación deben ser los vegetales (lo seguiré repitiendo muchas veces en este libro). Consumirlos cada día en generosas raciones será una recompensa para nuestro cuerpo. Ellos nos traen salud. Pero la "temible" proteína de la vaca Lola también. Ninguna verdura, fruta o grano puede igualar en *cantidad* de nutrientes a un trozo de carne roja, que contiene hierro, magnesio, zinc, betacarotenos, selenio, luteína, grasa, agua, todos los aminoácidos esenciales (por eso es una fuente proteínica tan relevante) y, además, vitamina B12, a la que no hallaremos en el reino vegetal.

Si bien las carnes rojas no son peligrosas como el cigarrillo, sí debe aprender a elegir las que contribuyan a su bienestar. La carne de la vaca Lupe, que fue parte de la ganadería industrial, que creció y murió en medio del hacinamiento, que siempre comió cereales transgénicos provenientes de vastos territorios que destrozaban el equilibrio ambiental, será muy distinta a la de la vaca Lola, que creció en una finca donde se alimentaba de verdes hierbas y, mientras paseaba a sus anchas con sus amigas rumiantes, contribuía con la llamada agricultura regenerativa. Lupe, sin saberlo, formó parte de un sistema que está devastando el planeta y se llenaba con tóxicos; Lola tampoco lo supo, pero ayudó, con sus caminatas y su abundante excremento, a darle nueva vida a la tierra; y fue una vaca sana gracias a esos prados libres de herbicidas que hicieron parte de su dieta.

Cuando le hablaba de *buena* carne, hacía referencia a la de la vaca Lola. ¿Notó la diferencia? Fue criada por pequeños productores que la cuidaron a ella y además respetaban el entorno. Esa sería la fuente cárnica ideal. Si usted vive en Suramérica, como yo, podrá hallar fácilmente carnes rojas de calidad porque de este lado del continente, en general, el ganado se alimenta en los pastizales. Y no crea en esas estrategias de supermercado que lo invitan a consumir angus "arco iris" certificado, traído exclusivamente para usted desde el norte de América. No. Aquí tenemos *muy buena* carne. Cómala, sin miedo, sin exageraciones.

No le diré lo mismo si lo que tiene en su mesa es un colectivo de embutidos creados por las compañías de los ultraprocesados. Esas *no-carnes*, sin discusión, podrían afectar su salud e incluso ser el inicio de un cáncer, debido a todos los contaminantes incluidos en su mezcla; usted ya mencionó dos, los nitritos y los nitratos; también suelen tener una elevadísima carga de sodio. Los chorizos, el pepperoni, los jamones rosaditos empacados en plástico (con la inscripción "bajo en grasa"), el *bacon* –la tocineta o el tocino–, las salchichas enlatadas que parecen pequeños dedos de película de terror, ninguno de ellos tiene relación alguna con la carne de la vaca Lola. No son carne, ¡punto final!

En caso de que tenga unos deseos incontrolables de comerse un sánduche de jamón serrano con queso de oveja, compre unas rebanadas de ibérico de bellota que haya tenido una maduración de entre 12 y 24 meses; será más caro, pero es la opción más saludable (y más rica).

Y, para finalizar, preste atención: de nada le servirá pagar por la mejor carne del mundo, si no cuida su cocción. Cuando la somete a temperaturas muy elevadas y esta se quema, o usted la quiere "ahumada", pues está echando a perder sus propiedades y, a largo plazo, podría estar atentando contra su salud. Especialmente, si estas preparaciones propias de un pirómano se cocinan en utensilios de teflón. En esos casos sí podría haber riesgos cancerígenos. ¿Quedó todo claro?

—Hay que buscar carne de la vaca Lola. ¿Y adiós a mi pizza de pepperoni?

—Adiós a su pizza de pepperoni si la come con demasiada frecuencia, no solo por el "peppe", también por los lácteos y el gluten. Si es una opción casual, de fin de semana (no de *todos* los fines de semana), ¡buen provecho!

## ¿Quién pidió pollo?

Si comer carnes rojas resultaba tan peligroso y cancerígeno como fumar cigarrillos, de acuerdo con las teorías pasadas, la mejor opción sería consumir más pollo. Mucha gente lo hizo. Adiós, vaca; hola, pequeñas aves. Suena sensato. ¿Lo es? Primero tendríamos que formularnos esta pregunta: ¿De cuál pollo estamos hablando? ¿De Tiko, de Tuko o de Chicken Fit?

Tiko fue un pollo con poco espacio para moverse, se alimentó de granos mutantes (como la vaca Lupe) y era prisionero de una multinacional avícola; Tuko, por su parte, creció en libertad y su menú diario fueron insectos, vegetales o granos no transgénicos, nació en una hacienda manejada por una ingeniera y un artista plástico que comenzaron hace poco en el negocio. Y Chicken Fit llegó al mundo para correr, corría por todas partes, era veloz y atlético, pero fue alimentado con las sobras de comida que les daban a los perros y con granos modificados genéticamente; también formó parte de una hacienda industrial.

La carne de Tiko será un reflejo de su alimentación; además, como proviene de una enorme multinacional extranjera, seguramente le habrán aplicado hormonas. No sería la opción más saludable. Chicken Fit corrió hasta su último día, pero todos los kilómetros que dejó atrás de poco sirvieron: el pobre siempre comió mal. Su carne atlética es el resultado de una nutrición errada. Ni usted ni yo buscamos pollos que trataron de imitar a Carl Lewis, buscamos una buena fuente de proteínas. La mejor elección será Tuko, que proviene de pequeños productores, que tuvo una buena alimentación y su crianza causó menos impacto ambiental.

Para evitar una posible contaminación con hormonas, para asegurarse de que esa ave no contenga arsénico —elemento cancerígeno– o excesos de sodio, que se suele utilizar para su conservación, es mejor que compre pollos orgánicos como Tuko, o provenientes de pequeñas fincas. Si vive en el sur de América no debería preocuparse mucho por las posibles hormonas que contengan las pechugas que compró: en nuestra región no es habitual esta práctica en la producción avícola (es muy costosa). Sí debería saber que la gran mayoría de especies son alimentadas con transgénicos, y que esa es la principal desventaja para su salud.

La carne de pollo es apreciada por ser una buena fuente de proteínas, vitamina B12 –lo digo de nuevo, esta no la conseguirá en los vegetales–, minerales como el hierro, el zinc y el cobre, nutrientes como la colina, y aminoácidos como el triptófano.

## Los tres cerditos y el pez

A mí me gusta el cerdo, pero en las historietas, en los cuentos infantiles luchando contra el lobo que no para de soplar, en los pasados episodios de *La Tele*, en películas como *Babe, el puerquito valiente*

(1995) o en los conciertos de Roger Waters. Yo no aconsejo consumir la carne porcina porque contiene histamina, una molécula, una amina imidazólica, que guarda una estrecha relación con los procesos alergénicos en nuestro cuerpo. Le pregunto, ¿qué toma usted para las alergias?

—Mi especialista me manda loratadina.

—¿Y qué es la loratadina?

—Un antihistamínico, ¿no?

—Revise el nombre: "antihistamínico". Lo usamos para combatir las histaminas. Y ellas están en ese pedazo de chuleta que piensa comerse. ¿Para qué incluirla en el almuerzo?

Quizás algunas de las grasas que contiene la carne porcina podrían ser benéficas, pero si tuviéramos que sumar los pros y los contras, yo votaría por dejar de lado aquella chuleta. Y, si revisamos la comida que suelen recibir estos animales, hallaremos un denominador común: malos cereales (transgénicos). Si el cerdo tiene una nutrición desacertada, y si además tiene histaminas, no creo que incluirlo en nuestro menú sea la decisión más sabia. Un caso bien diferente es el de las especies ibéricas alimentadas con bellotas; como se lo dije antes, un poco de su jamón curado (entre 12 y 24 meses), muy de vez en cuando, no le hará daño.

Sí, ¡aléjese de Porky! Acérquese a otras especies más sanas como los pescados. Su carne es rica en ácidos grasos omega 3, tiamina, yodo, selenio y fósforo, entre otros nutrientes. Si nos hubiéramos preocupado por cuidar esta esfera azul en la que vivimos, habríamos evitado que los residuos industriales llegaran a los ríos y a los mares. Ahí, en sus profundidades o flotando en las aguas, hay trozos de plástico, pedazos de metal, zapatos, neumáticos y objetos inimaginables; en los estómagos de los tiburones, que se tragan todo, se han encontrado armaduras, videocámaras y hasta viejas balas de cañón. Una de las sustancias más peligrosas que se oculta en los océanos y diversas fuentes fluviales es el mercurio –del que hablaremos dentro de poco–. Los peces más grandes tendrán una mayor concentración de este metal porque se han alimentado de centenares de peces de todos los tamaños (medianos, pequeños, muy pequeños) que llevan este tóxico en su interior. Por eso todos deberíamos evitar la ingesta de especies como el tiburón, el pez espada, el blanquillo (*tilefish*), la caballa gigante, y limitar al máximo la del siempre nombrado atún.

A pesar de su considerable tamaño, el salmón puede consumirlo, sin problema, de manera esporádica –a mí me encanta–, y le aconsejo que concentre su atención en otras especies más pequeñas (poco contaminadas), como las sardinas, las anchoas, los boquerones, los arenques, algunos peces de río como la trucha, o crustáceos como los camarones o los langostinos que, si usted no presenta alergias a ellos, serán una muy placentera fuente de proteína.

Ahora sí, tras este recordatorio sobre las "carnes", responderé la pregunta que me formuló hace poco. Usaremos aritmética básica.

## A la medida

El requerimiento proteínico diario mínimo de una persona sedentaria (que hace poco ejercicio), de entre 18 y 50 años, es de entre 0,8 y 1,0 gramos de *proteína efectiva* (PE) por cada kilo de su *peso ideal* (PI). Le explico los dos términos que he puesto en itálicas. El primero hace referencia a la cantidad real de proteínas que contiene un alimento. Veamos un ejemplo. Si usted se come al almuerzo 100 gramos de lomito tierno de res *no* está consumiendo 100 gramos de proteína. No todo lo que hay en ese trozo es proteico, la carne también está compuesta por grasa, fibra y agua. El contenido proteínico real de esos 100 gramos, es decir, su proteína efectiva, es de 25 gramos aproximadamente. La PE de una pechuga de pollo de 100 gramos ronda los 24 gramos y la de un huevo es de 6,5 gramos. En el siguiente capítulo podrá ver varias tablas con la cantidad de proteína efectiva, grasas y carbohidratos de variados alimentos, y en algunas de ellas incluimos las calorías, por si a usted le gusta sumarlas, aunque, se lo he dicho, no vale la pena: el cuerpo no sabe qué son las CAL.

—Entonces, aunque me coma 100 gramos de lomo de res solo estaría consumiendo 25 gramos de proteína "real".

—Exacto, 25 gramos de proteína efectiva.

—¿Y eso es mucho o muy poco?

—Depende.

—Pensé que el "depende" lo había agotado en su anterior libro. ¿Depende de qué?

—Del peso ideal suyo, del peso ideal mío.

—¿Cómo se calcula ese peso ideal?

—¿Me podría decir cuál es su estatura?

—1,80 metros.

—Hagamos la fórmula más sencilla.

Yo suelo calcular el PI con la fórmula matemática de la tía Bertha, que es muy simple, no es exacta, pero nos da una medición aproximada. Según esta, un hombre que mide 1,80 metros, como usted, debería pesar, más o menos, 80 kilos. La fórmula de la tía toma los dos últimos números de su medida y con ellos se calcula el peso ideal que, insisto, puede ser menos o un poco más. Por lo tanto, si su primo mide 1,70 metros, su PI estaría cercano a los 70 kilos. En caso de que fuera una mujer, réstele entre cinco y diez unidades a esos dos últimos números. Si su prima mide 1, 65 metros, su peso ideal rondaría los 55/60 kilos. ¡Es el cálculo de la tía! ¡Es tan solo una referencia! Es una cifra que nos sirve como punto de partida. No es una medida exacta: no son números absolutos.

Si quiere, necesita y exige una medición más certera la podrá obtener con su especialista, quien no solo analizará su estatura o su género, tendrá en cuenta su edad, sus hábitos alimentarios, la cantidad de ejercicio que practica, y otras variables. Tampoco le hablo del índice de masa corporal (IMC) porque requiere de varias precisiones. Se lo explico con otros dos ejemplos.

1. Usted mide 1,80 metros, pesa cerca de 80 kilos, pero supongamos que el porcentaje de grasa de su cuerpo es de 30; eso indica que usted estaría en sobrepeso.
2. Usted mide 1,80 metros, pesa 90 kilos (de músculo) y tiene un porcentaje de grasa de 13; para mí, este es un indicador positivo, yo le diría que está haciendo un buen trabajo.
3. Sin embargo, las valoraciones a partir del índice de masa muscular serían distintas. El IMC del primer caso se consideraría normal, el del segundo marcaría sobrepeso. *¡Y es un error!* En el ejemplo uno usted estaría enfermo por la cantidad de grasa que tiene, en el dos se nota su estado saludable; tiene más kilos, pero poca grasa.

Lo sé, me desvié un poco. Era una aclaración interesante, y con ella vuelvo a mostrarle que el peso es un asunto muy relativo. Desde el punto de vista clínico, el tal *peso ideal* es una falacia. Para el tema que aquí nos ocupa, que es saber cuánta proteína efectiva deberíamos consumir al día, nos basta con la simple medición de la tía Bertha. Repasemos; si usted mide 1,80 metros, su "peso ideal" sería 80 kilos (es una referencia), por lo tanto debería comerse 80 gramos de PE al día. Su prima, que tiene una estatura de 1,65 metros, y un PI de entre 55 y 60 kilos, debería incluir en su dieta 60 gramos de PE.

—Doc, y si por alguna razón mi peso actual fuera mayor al de mi peso ideal, ¿qué hago? ¿Cómo más proteínas?

—Gran pregunta. No, si usted está pesando 100 kilos, pero su PI es de 80, su ingesta proteínica debe ser de 80 gramos. ¡La referencia siempre será el *peso ideal*! Es para lo único que sirve.

—Y si comienzo a levantar pesas, ¿lo mismo? Mis amigos del gimnasio comen proteínas como si fueran leones africanos.

—Le resuelvo esa duda, y otras, en las siguientes líneas. Pero antes le dejo una información breve sobre el índice de masa muscular (IMC), por si le interesa.

### Cálculo del índice de masa corporal (IMC)

IMC = (PESO EN KG) / (ALTURA EN M²)

NOTAS:

- Un IMC sano está por lo general entre 18 y 25
- Un IMC entre 25 y 30 quiere decir que hay sobrepeso
- Una persona con un IMC de 30 es considerada obesa
- El IMC puede no ser exacto para evaluar la composición corporal de las personas que son muy bajas, muy altas, musculosas o que padecen ciertas afecciones médicas que involucran edema.

## Casos particulares

Ahora hagamos los cálculos con todas las variables a tener en cuenta.

### a) Seres del siglo XXI

Una persona de entre 18 y 50 años cuya rutina principal es ver la tele y muy de vez en cuando trotar, jugar al fútbol, nadar o ir al gimnasio, debe consumir entre 0,8 y 1,0 gramos de proteína efectiva (PE) por cada kilo de su peso ideal (PI). Hagamos la proyección proteica.

**Hombre**

**Estatura:** 1,80 metros

**PI:** 80 kilos (aproximadamente, según la medición de la tía)

**PE:** 80 gramos al día

**Mujer**

Estatura: 1,80 metros

PI: 70-75 kilos (aproximadamente)

PE: 70-75 gramos al día

## b) Como George o como J-Lo

Quizás ha superado la barrera de los cincuenta años y espera ser un hombre tan saludable como el actor de *Gravity* (2013), o una mujer tan activa como la cantante de *Let's Get Loud.* Para conseguirlo debería consumir 1,5 gramos de proteína efectiva por cada kilo de su peso ideal –y ejercitarse, claro–. Al rebasar las cinco décadas todos los seres humanos comienzan a perder masa muscular, por eso se debe elevar la ingesta de buenas *protes.*

**Hombre mayor de 50 años**

Estatura: 1,80 metros

PI: 80 kilos

PE: 120 gramos al día

**Mujer mayor de 50 años**

Estatura: 1,80 metros

PI: 70-75 kilos

PE: 110-112,5 gramos al día

## c) ¡Puro músculo!

Los entusiastas del gimnasio o los deportistas consagrados que están decididos a ganar masa muscular deberían consumir un mínimo de 1,5 gramos y un máximo de 1,7 gramos de PE. Sé que entre los fanáticos de la hipertrofia muscular y los profesionales de la halterofilia se dice que la ingesta proteica mínima debería ser de entre 3 y 4 gramos por kilo. ¡Eso es falso! Una carga proteínica tan alta podría, al final, convertirse en glucosa o simplemente será desperdiciada. Con 1,7 gramos bastará.

**Hombre**

**Estatura:** 1,80 metros
**PI:** 80 kilos
**PE:** 120-136 gramos al día

**Mujer**

**Estatura:** 1,80 metros
**PI:** 75 kilos
**PE:** 110-127,5 gramos al día

## d) Niños y embarazadas

Hasta sus primeros cuatro años de vida los infantes requieren cerca de dos gramos de proteína efectiva diarios. Esta alta ingesta proteica los ayudará a tener un sano crecimiento y un óptimo desarrollo. A partir de los cinco años y hasta el final de su adolescencia, período en el que su cuerpo sigue creciendo y transformándose, deberían consumir 1,5 gramos de PE. Al llegar a la adultez, y dependiendo del estilo de vida que elijan, podrán seguir las recomendaciones que he dado antes.

El mejor consejo que puedo darles a las mujeres en embarazo es que, ante todo, ignoren, olviden y borren de su mente la sugerencia recurrente de "ahora debes comer por dos, por ti y por tu bebé, de lo contrario él nacerá desnutrido y tú estarás en los huesos". Es probable que su madre se lo pida, su abuela se lo ordene, su vecina se lo diga y que hasta los desconocidos se lo recuerden.

Detrás de esas palabras no hay una mala intención, pero si una gran desinformación. Ninguna gestante debe "comer por dos". Lo importante es que coma bien, que tenga un buen balance de nutrientes y que consuma cerca de 1,5 gramos de PE desde el inicio del embarazo.

**Si usted está en embarazo, o piensa ser madre dentro de poco, tenga siempre presente que comer más no es sinónimo de comer bien.**

Aumentar las porciones no tendrá utilidad alguna, ni para usted ni para su pequeño, si no sabe por qué lo está haciendo. No tome esta decisión sin la guía de su especialista. Más que duplicar sus comidas siga un régimen saludable, equilibrado, que le permita incorporar más aminoácidos –los ladrillos de la vida– y manténgalo durante la lactancia. En esta última etapa su cuerpo demandará una carga de AA mayor porque usted va a perder masa muscular y proteínas al alimentar a su hija o hijo.

Espero que le haya quedado claro este "rollazo" de la proteína efectiva, su relación con el peso ideal y el consumo proteico adecuado. Al principio le parecerá como una clase de aritmética gastronómica insoportable. Después de algunos días de ponerlo en práctica todo será más fácil. Y con el paso de las semanas, cuando empiece a ver los resultados, sabrá que valió la pena. No se frustre si hoy, por alguna razón, no logró su meta. Inténtelo de nuevo mañana. Siempre hay un nuevo día.

## Ácida verdad

Cuando dé inicio a su nuevo régimen no se exija demasiado. Si durante años su consumo de proteínas ha sido bajo, su organismo estará habituado a llevar a cabo todos sus procesos con ese escaso aporte. Aumente la ingesta poco a poco, sin afanes; si lo hace de manera apresurada seguramente se sentirá como un globo repleto de helio a punto de explotar. Es apenas obvio, su sistema digestivo, condenado a un mínimo reparto proteico socialista, de repente tiene una ración enorme de aminoácidos y no puede procesarla. Es probable, también, que su estómago no tenga la acidez suficiente para asimilar las proteínas, para disociarlas en sus ladrillos esenciales; la encargada de esa labor de rompimiento es una enzima llamada pepsinógeno (¡otra proteína!).

El estómago de todos los *Homo wifi supersapiens* debe permanecer ácido, porque esa es su naturaleza. Sé que hay una campaña planetaria (impulsada por las farmacéuticas) para que usted crea que este órgano debe lograr su alcalinidad –el estado contrario–, y quizás por eso compre medicamentos como el omeprazol y sus familiares, o la ranitidina y sus primos, o cualquier bebida antiácida. No lo haga. El estómago es ácido como lo son varias de las amigas de la tía Bertha, especialmente su vecina Mary, a quien le dicen "Vinagreta". Convertirlo en alcalino es como querer plantar palmeras en el Polo Norte. Si usted ya forma parte del "*team* Jaramillo", si ha leído *El milagro metabólico* o ha visto mis videos en YouTube, sabrá cuál es la bebida que recomiendo para recuperar la acidez estomacal. ¿La conoce?

—Hombre, lo dice todo el tiempo.

—¿Me repito demasiado?

—Repite y repite, pero con la repetición a mí me quedó claro: agua, con un poco de limón y un chorrito de vinagre de sidra de manzana.

—Es una bebida fabulosa. Disfrútela todos los días.

Le he dado las mejores razones que conozco para que entienda por qué su menú debe construirse a partir de las proteínas. Ellas son muy especiales. Todos los macronutrientes son importantes, los carbohidratos son valiosos, especialmente los vegetales. Las grasas son decisivas, obvio, le mostré un mundo lipídico poderoso. Pero las proteínas son la vida misma y por eso requieren una comprensión mayor, y demandan las matemáticas de las que hablábamos antes, a partir de nuestra estatura, nuestro peso, nuestro género, nuestros hábitos, nuestra edad y el momento que estemos afrontando.

La composición de un buen plato comienza con el correcto aporte proteínico. En el siguiente capítulo veremos en detalle cuáles podrían ser los porcentajes aproximados de cada uno de los "macros" en ese plato y en nuestra alimentación diaria, pero antes de pasar a manteles, quiero que le echemos un vistazo a los micronutrientes y a los fitonutrientes. ¡Hablaremos más de las proteínas dentro de poco!

## Los olvidados

Después de analizar el mundo de los "macros", revisemos las generalidades del planeta de los micronutrientes, que son tres: las vitaminas, los minerales y los fitonutrientes. Aunque este trío no goza de la popularidad que sí tienen los carbohidratos, las grasas y las proteínas, sus aportes a nuestra salud son inmensos. Al ver un trozo de carne o un huevo, usted de inmediato piensa en su aporte proteico y lipídico; al observar una buena ensalada pensará en la bondad de todas esas fibras que llevará a su boca, pero todos los anteriores tienen micronutrientes y es algo que suele olvidarse. Examinémoslos.

Las vitaminas, que son las representantes más conocidas de esta terna, se dividen en dos grupos.

1. Vitaminas liposolubles: Se llaman así porque se disuelven en las grasas y necesitan de ellas para ser asimiladas. ¡Una

razón más para consumir buenas fuentes de lípidos saludables! Si no lo hace podría tener deficiencias vitamínicas. Para recordar cuáles pertenecen a este grupo, recuerde la sigla "*deka*": ahí están las liposolubles, las vitaminas D, E, K y A.

- La vitamina A ayudará a la calidad de su visión, al crecimiento de las células, del pelo y a la salud del sistema inmune.
- La vitamina D es muy importante para las defensas y para el mantenimiento de los huesos; se halla en dos formas, D2, o ergocalciferol, presente en muchas plantas y hongos. Y D3, colecalciferol; el huevo es rico en ella. Esta vitamina es en realidad una hormona que tenemos en nuestro cuerpo, y la podemos activar al exponernos al sol. Si tiene la fortuna de vivir en un país tropical como el mío, aproveche cada día esta fuente de energía, túmbese en su lugar favorito, con poca ropa (o sin ella), y que los rayos solares le sirvan de terapia durante al menos 15 minutos. Este hábito le ayudará, además, en su lucha contra el estrés, renovará sus ánimos.
- La vitamina E cumple una estupenda labor antioxidante, será crucial para aplacar las hordas de radicales libres y será primordial en la batalla contra el envejecimiento. La encontraremos en algunas nueces y vegetales verdes; y se divide en dos grupos, los tocoferoles y los tocotrienoles.
- La vitamina K es la que permite que nuestra sangre coagule y ayuda a la buena salud ósea. También se divide en K1, o filoquinona; K2, o menaquinona, y K3 o menadiona. La hallaremos en las coles, el brócoli, las hojas de nabo y fermentados de la soya como el natto, entre otras fuentes.

2. Vitaminas hidrosolubles: Reciben este nombre porque se disuelven en agua y están conformadas por los grupos vitamínicos del complejo B y la vitamina C.

- Las vitaminas del complejo B son la B1, o tiamina; la B2, o riboflavina; la B3, niacina; la B5, conocida como ácido pantoténico; la B6, piridoxina; la B7, biotina; la B9, folato, y la B12, cobalamina. Cada una cumple una función específica, pero si analizamos sus bondades de manera global podríamos decir que tienen diversas funciones metabólicas, antioxidantes, de señalización y reparación celular, participan en la creación de glóbulos rojos, de las neuronas y son fundamentales para el funcionamiento neurológico (ayudan a reducir el estrés). Se encuentran en una extensa gama de alimentos vegetales y animales.
- La vitamina C quizás sea la más reconocida de todas, cumple labores antioxidantes, ayuda al buen estado del sistema inmune y contribuye con la formación del colágeno en el organismo. Se halla en un buen número de vegetales y frutas.

En la siguiente tabla (que es algo extensa) podrá ver cuál es la dosis adecuada de cada una de estas vitaminas para usted, para su familia, para las embarazadas y lactantes. Espero que le resulte útil la información. En dicho gráfico hallará algunas abreviaturas, aquí se las desgloso.

- DRI: Ingesta diaria de referencia, o ingesta alimentaria de referencia, o ingesta dietética de referencia, como usted prefiera.
- EAR: Requerimiento promedio estimado (de dicho nutriente).
- RDA: Ingesta dietética recomendada (del nutriente en cuestión).
- AI: Ingesta adecuada de un nutriente. Se utiliza cuando no se cuenta con los datos necesarios para establecer un requerimiento promedio estimado (EAR).
- UL: Ingesta máxima tolerable (de ese nutriente).

## Ingesta diaria de referencia (DRI) de las vitaminas

No todas las vitaminas que le voy a presentar cuentan con dosis diarias recomendadas para las diferentes etapas de la vida, por eso en algunas de ellas habrá una AI (ingesta adecuada, señalada con un *). Y en muchos otros casos tampoco conocemos su UL (ingesta máxima tolerable), por eso hallará la convención de "no determinado", nd. Miremos, mejor, la tabla.

| VITAMINA | EDAD | RDA/AI* | UL |
|---|---|---|---|
| **Vitamina B1 (tiamina)** | Infantes (0-12 meses) | 0,2-0,3 mg/d* | nd |
| | Niños (1-8 años) | 0,5-0,6 mg/d | nd |
| | Niños (9-13 años) | 0,9 mg/d | nd |
| | Hombres (≥ 14 años) | 1,2 mg/d | nd |
| | Mujeres (14-18 años) | 1,0 mg/d | nd |
| | Mujeres (> 18 años) | 1,1 mg/d | nd |
| | Embarazo | 1,4 mg/d | nd |
| | Lactancia | 1,4 mg/d | nd |
| **Vitamina B2 (riboflavina)** | Infantes (0-12 meses) | 0,3-0,4 mg/d* | nd |
| | Niños (1-8 años) | 0,5-0,6 mg/d | nd |
| | Niños (9-13 años) | 0,9 mg/d | nd |
| | Hombres (≥ 14 años) | 1,3 mg/d | nd |
| | Mujeres (14-18 años) | 1,0 mg/d | nd |
| | Mujeres (> 18 años) | 1,1 mg/d | nd |
| | Embarazo | 1,4 mg/d | nd |
| | Lactancia | 1,6mg/d | nd |
| **Vitamina B3 (niacina)** | Infantes (0-12 meses) | 2-4 mg/d* | |
| | Niños (1-8 años) | 6-8 mg/d | nd |
| | Niños (9-13 años) | 12-16 mg/d | nd |
| | Adultos Hombres | 16 mg/d | nd |
| | Adultos Mujeres | 14 mg/d | nd |
| | Embarazo | 18 mg/d | nd |
| | Lactancia | 17 mg/d | nd |
| **Vitamina B5 (ácido pantoténico)** | Infantes (0-12 meses) | 1,7-1,8 mg/d* | |
| | Niños (1-8 años) | 2-3 mg/d* | nd |
| | Niños (8-13 años) | 4 mg/d* | nd |

| | | | |
|---|---|---|---|
| | Hombres (≥ 14 años) | 5 mg/d* | nd |
| | Mujeres (> 14 años) | 5 mg/d* | nd |
| | Embarazo | 6 mg/d* | nd |
| | Lactancia | 7 mg/d* | nd |
| Vitamina B6 (piridoxina) | Infantes (0-12 meses) | 0,1-0,3 mg/d* | nd |
| | Niños (1-8 años) | 0,5-0,6 mg/d | 30-40 mg/d |
| | Niños (9-13 años) | 1,0 mg/d | 60 mg/d |
| | Hombres (14-50 años) | 1,3 mg/d | 80-100 mg/d |
| | Hombres (>50 años) | 1,7 mg/d | 100 mg/d |
| | Mujeres (14-18 años) | 1,2 mg/d | 80 mg/d |
| | Mujeres (19-50 años) | 1,3 mg/d | 100 mg/d |
| | Mujeres (>50 años) | 1,5 mg/d | 100 mg/d |
| | Embarazo | 1,9 mg/d | 80-100 mg/d |
| | Lactancia | 2,0 mg/d | 80-100 mg/d |
| Vitamina B12 (cobalamina) | Infantes (0-12 meses) | 0,4-0,5 mcg/d* | nd |
| | Niños (1-8 años) | 0,9-1,2 mcg/d | nd |
| | Niños (9-13 años) | 1,8 mcg/d | nd |
| | Hombres (≥ 14 años) | 2,4 mcg/d | nd |
| | Mujeres (≥ 14 años) | 2,4 mcg/d | nd |
| | Embarazo | 2,6 mcg/d | nd |
| | Lactancia | 2,8 mcg/d | nd |
| Ácido fólico | Infantes (0-12 meses) | 65-80 mcg/d* | nd |
| | Niños (1-8 años) | 150-200 mcg/d | 300 mcg/d |
| | Niños (9-13 años) | 300-400 mcg/d | 600-800 mcg/d |
| | Adultos | 400 mcg/d | 1000 mcg/d |
| | Embarazo (<18 años) | 600 mcg/d | 800 mcg/d |
| | Embarazo (>18 años) | 600 mcg/d | 1000 mcg/d |
| | Lactancia (<18 años) | 500 mcg/d | 800 mcg/d |
| | Lactancia (>18 años) | 500 mcg/d | 1000 mcg/d |
| Biotina | Infantes (0-12 meses) | 5-6 mcg/d* | nd |
| | Niños (1-8 años) | 8-12 mcg/d | nd |
| | Niños (9-18 años) | 20-25 mcg/d | nd |
| | Adultos | 30 mcg/d | nd |
| Vitamina C (ascorbato) | Infantes (0-12 meses) | 40-50 mg/d* | nd |
| | Niños (1-8 años) | 15-25 mg/d | 400-650 mg/d |

| | | | |
|---|---|---|---|
| | Niños (9-13 años) | 45 mg/d | 1200 mg/d |
| | Hombres (14-18 años) | 75 mg/d | 1800 mg/d |
| | Hombres (>18 años) | 90 mg/d | 2000 mg/d |
| | Mujeres (14-18 años) | 65 mg/d | 1800 mg/d |
| | Mujeres (>18 años) | 75 mg/d | 2000 mg/d |
| | Embarazo (<18 años) | 80 mg/d | 1800 mg/d |
| | Embarazo (>18 años) | 85 mg/d | 2000 mg/d |
| | Lactancia (<18 años) | 115 mg/d | 1800 mg/d |
| | Lactancia (>18 años) | 120 mg/d | 2000 mg/d |
| **Vitamina E** | Infantes (0-12 meses) | 4-5 mg/d* | nd |
| | Niños (1-8 años) | 6-7 mg/d | 200-300 mg/d |
| | Niños (9-13 años) | 11 mg/d | 600 mg/d |
| | Niños (14-18 años) | 15 mg/d | 800 mg/d |
| | Hombres (>18 años) | 15 mg/d | 1000 mg/d |
| | Mujeres (>18 años) | 15 mg/d | 1000 mg/d |
| | Embarazo (≤ 18 años) | 15 mg/d | 800 mg/d |
| | Embrazo (>18 años) | 15 mg/d | 1000 mg/d |
| | Lactancia (≤ 18 años) | 19 mg/d | 800 mg/d |
| | Lactancia (>18 años) | 19 mg/d | 1000 mg/d |
| **Vitamina A (1 mcg = 1re)** RE=*equivalente retiniano* | Infantes (0-12 meses) | 400-500 mcg/d* | 600 mcg/d |
| | Niños (1-8 años) | 300-400 mcg/d | 600-900 mcg/d |
| | Niños (9-13 años) | 600 mcg/d | 1700 mcg/d |
| | Hombres (≥ 14 años) | 900 mcg/d | 2800-3000 mcg/d |
| | Mujeres (≥ 14 años) | 700 mcg/d | 2800-3000 mcg/d |
| | Embarazo (< 18 años) | 750 mcg/d | 2800 mcg/d |
| | Embarazo (>18 años) | 770 mcg/d | 3000 mcg/d |
| | Lactancia (<18 años) | 1200 mcg/d | 2800 mcg/d |
| | Lactancia (> 18 años) | 1300 mcg/d | 3000 mcg/d |
| **Vitamina D (1mcg = 40 iu)** *iu=unidades internacionales* | Infantes (0-12 meses) | 5 mcg/d* | 25 mcg/d |
| | Niños (1-13 años) | 5 mcg/d* | 50 mcg/d |
| | Hombres (14-50 años) | 5 mcg/d* | 50 mcg/d |
| | Hombres (>50 años) | 10-15 mcg/d* | 50 mcg/d |
| | Mujeres (14-50 años) | 5 mcg/d* | 50 mcg/d |
| | Mujeres (>50 años) | 10-15 mcg/d* | 50 mcg/d |

| | | | |
|---|---|---|---|
| | Embarazo | 5 mcg/d* | 50 mcg/d |
| | Lactancia | 5 mcg/d* | 50 mcg/d |
| Vitamina K | Infantes (0-12 meses) | 2,0-2,5 mcg/d* | |
| | Niños (1-3 años) | 30 mcg/d* | nd |
| | Niños (4-8 años) | 55 mcg/d* | nd |
| | Niños (9-13 años) | 60 mcg/d* | nd |
| | Hombres (14-18 años) | 75 mcg/d* | nd |
| | Hombres (≥18 años) | 120 mcg/d* | nd |
| | Mujeres (14-18 años) | 75 mcg/d* | nd |
| | Mujeres (≥ 18 años) | 90 mcg/d* | nd |
| | Embarazo (<18 años) | 75 mcg/d* | nd |
| | Embarazo (>18 años) | 90 mcg/d* | nd |
| | Lactancia (<18 años) | 75 mcg/d* | nd |
| | Lactancia (>18 años) | 90 mcg/d* | nd |

Seguramente querrá saber más sobre las siempre mencionadas y valiosas vitaminas que conforman el grupo del complejo B; conozca más en esta tabla.

## Clasificación de las vitaminas del complejo B, según su función

| METABOLISMO ENERGÉTICO | |
|---|---|
| Tiamina | B1 |
| Riboflavina | B2 |
| Niacina | B3 |
| Ácido pantoténico | B5 |
| Piridoxina | B6 |
| Biotina | B8 |
| HEMATOPOYESIS | |
| Ácido fólico | B9 |
| Cobalamina | B12 |
| Piridoxina | B6 |
| Ácido pantoténico | B5 |
| OTRAS ACCIONES METABÓLICAS | |
| Tiamina | B1 |
| Riboflavina | B2 |

| | |
|---|---|
| Niacina | B3 |
| Piridoxina | B6 |
| Cobalamina | B12 |
| Biotina | B8 |
| Ácido Fólico | B9 |

## Los minerales

Son tantas las virtudes de todos ellos que necesitaríamos muchos capítulos para explicarlas en detalle. Ese no es el objetivo de *CoMo*. Le presentaré, velozmente, a varios integrantes del reino mineral, para que comience a apreciarlos, y le dedicaré unas líneas más tranquilas a uno de estos nutrientes que es fundamental en nuestra vida. Si le interesa indagar a fondo sobre el tema le recomiendo dos libros de James DiNicolantonio, *The Mineral Fix* (2021) y *The Salt Fix* (2017). En su más reciente texto el joven doctor nos advierte que "la mayoría de la población mundial tiene deficiencias de micronutrientes y, especialmente, de minerales". ¿Lo sabía? Probablemente no. ¡Por eso se lo cuento! Estamos tan ocupados revisando los "macros" que poco comprendemos a los "micros".

Los minerales son determinantes para que nuestro organismo pueda realizar de manera eficiente muchos de sus procesos diarios. El calcio es vital para los huesos, los músculos y las neuronas; el cobre nos ayuda a utilizar el hierro adecuadamente y a la formación de colágeno; el sodio es indispensable para la hidratación y la digestión; el potasio vela por nuestra presión arterial, el magnesio cumple más de 400 funciones en el cuerpo, nos da energía, pero al mismo tiempo es clave para la calidad de nuestro sueño –ahora le cuento más sobre él–; el hierro es indispensable para fabricar la hemoglobina, que transporta el oxígeno a los pulmones y a toda nuestra anatomía. El selenio y el zinc son los guardianes de nuestras defensas y de la multifacética glándula tiroidea; sin el azufre no habría desintoxicación corporal; el manganeso es un gran antioxidante; el yodo garantiza el buen desempeño de la tiroides, y el boro, que desempeña un papel relevante en la absorción de calcio, suele ser el mineral que más nos falta a todos los humanos.

Aunque tengan funciones particulares, varios de estos nutrientes trabajan en equipo. El cromo, el zinc, el cobre, el yodo, el magnesio, el selenio, el potasio y el boro, por ejemplo, tienen incidencia sobre la glucosa, pero cada uno cumple un papel específico. En este caso, el cromo se encarga de mantener estables los niveles del "azúcar" en sangre. Es un tema fascinante.

Y aprovecho este apartado para hablarle de otro blanco elemento, compuesto por cloro y sodio, con el que usted cocina todos los días: la sal.

—Es pésima, ¿no, doc?

—En exceso es malísima, pero bien utilizada es un tesoro.

—Mis amigos me dicen: "¡Ojo con la sal!".

—Y yo le digo: "¡Ojo con sus amigos!".

El sodio, en grandes cantidades, puede provocar el estancamiento de líquido en su cuerpo. Si hay demasiada agua en los vasos sanguíneos, o en los diversos tejidos, podría presentarse una hipertensión arterial. Y en ese caso sus amigos tenían razón. Pero los bajos niveles de sal en el organismo son gravísimos y pueden conducir a la muerte. Si sus reservas de sodio y potasio son muy escasas correrá un gran peligro. Además, la sal es absolutamente necesaria para tener una adecuada hidratación celular. ¡Nadie debería rehidratarse con bebidas industriales de colores llenas de endulzantes! ¡Tampoco con sueros para la diarrea! Esas mentiras las convirtieron en verdades las grandes compañías que promocionan esos productos. El sudor que resbala por nuestro rostro cuando nos ejercitamos está compuesto de agua, sodio, yodo, calcio, magnesio, cromo, potasio, cobre, zinc y hierro. ¿Y esas multinacionales quieren que nos recuperemos bebiendo *azúcar*? Aguarde un par de párrafos más y le doy mejores opciones para hidratarse.

Hablábamos de la sal. Hay que saber incluirla en el menú. En *El milagro metabólico* le conté que yo suelo recomendar la rosada del Himalaya, que además contiene otros minerales. No se la agrego a los alimentos durante la cocción, lo hago después, en la mesa. A mí me funciona, así puedo controlar con más precisión el sabor salado. ¡También puede comprar sales marinas que no han sido procesadas! Se lo digo con todo el conocimiento de mi lado: la sal, utilizada con cautela, contribuye con nuestra buena salud. No le tenga miedo, no la aparte de su mesa pensando que será la culpable de una posible hipertensión. Su cuerpo es muy sabio y siempre sabrá qué hacer ante un posible exceso de ella, pero entrará en alerta si no la tiene disponible. Consúmala con precaución.

**Minerales mayores y menores**

| MAYORES | MENORES | |
|---|---|---|
| Calcio | Arsénico | Manganeso |
| Fósforo | Boro | Molibdeno |
| Magnesio | Cromo | Níquel |
| Potasio | Cobalto | Selenio |
| Sodio | Cobre | Silicio |
| Cloruro | Fluoruro | Estaño |
| | Yodo | Vanadio |
| | Hierro | Zinc |

## "Todo en uno"

Uno de los minerales que no deja de sorprenderme es el magnesio (Mg). Llevo años estudiándolo, recetándolo, tomándolo (todos los días) y cada vez encuentro más evidencias para recomendarlo.

Pero antes quiero hacer una aclaración importante. ¿Me ayudaría haciendo un ruido de sirena de policía?

—Qué cosas más raras pide usted.

—No es tan difícil, ayúdeme un poco.

—*uwiiii, uwiiiii, uwiiii, uwiiii.*

—Qué buena sirena. Quería prender las alarmas para decirle algo importante.

Debo hacer una aclaración, un *disclaimer*, como dirían mis colegas anglosajones. Yo trabajo como director científico de la compañía Savvy, que fabrica algunos alimentos, suplementos y complementos en polvo. Uno de ellos contiene magnesio y es una de sus creaciones más exitosas. Quiero que usted lo sepa y que esta lectura esté libre de "trucos". No escribo este libro para venderle nada. Solo quiero que entienda los beneficios de este mineral tan valioso.

Aunque todos lo necesitamos, se estima que el 80 % de los habitantes de este planeta no cumplen con sus requerimientos diarios de magnesio. Dicha deficiencia se debe, en buena parte, al desarrollo del mundo moderno. Antes obteníamos este mineral al calmar nuestra sed en los arroyos o los ríos. Hoy, en cambio, no lo hallaremos en el agua que llega por las tuberías a nuestras casas. Los químicos que utilizan los acueductos para garantizar la potabilidad del líquido lo dejan reducido a su mínima expresión. Y, aunque se encuentra de manera natural en muchos vegetales verdes (a mayor verdor mayor concentración de magnesio), lo hemos alejado de nuestra mesa al seguir la dieta de ultraprocesados y comida chatarra que impera en el mundo actual. Este error lo pagaremos caro: el magnesio es decisivo en centenares de procesos que ocurren en nuestro organismo. Su ausencia crónica nos apaga la chispa.

El magnesio participa en la síntesis de las proteínas y del ADN y el ARN; es esencial para la producción energética del cuerpo, el control de la glucosa en sangre y de la presión sanguínea; es determinante en la buena función del sistema nervioso y el desarrollo de los huesos; ayuda a nuestra salud intestinal; mejora la calidad del sueño, de la recuperación muscular y de la concentración; nos hidrata y facilita el transporte del calcio y el potasio en las membranas celulares. Es un "todo en uno" maravilloso. Y para el cerebro es una joya. Algunos análisis demuestran que las personas mayores de 65 años que no cumplen con la ingesta adecuada de magnesio aumentan el riesgo de sufrir trastornos depresivos hasta en un 22 %.

Este mineral, como yo, es feliz en pareja. Y su función en el cuerpo dependerá, precisamente, de esa "pareja", de la sal con la que está asociado. Por eso en las cápsulas que venden en las farmacias, o en los diversos productos que lo contienen, lo encontraremos como *sulfato* u *óxido* de magnesio –sus dos fórmulas más comunes y menos interesantes–; o como *citrato* o *glicinato* de magnesio, dos presentaciones más versátiles que permiten aprovechar al máximo sus cualidades. Este par de preparaciones permiten que el "capitán Mg" entre en nuestro cuerpo y nos ayude, además, con el temible estrés que nos agobia en este siglo. Y bueno, si al magnesio lo juntamos con una dosis equilibrada de potasio, la vida será un carnaval.

—¿Y cómo sé si necesito magnesio, doc?

—Hay varias señas particulares, si su corazón palpita como el redoblante de una banda de rock, si el cansancio lo acompaña de día, de noche y no puede dormir, si tiene dolores corporales permanentes o calambres, si ha perdido la concentración...

—Esos son los mismos síntomas de una pena de amor.

—Yo no sé si el magnesio cure los corazones rotos, pero sí curará muchas de sus dolencias y fatigas.

—¿Puedo comprarlo sin receta médica?

—Sí, pero le recomiendo que primero hable con su especialista.

—Supongo que me mandarán un hemograma para saber mis niveles de magnesio.

—Es un error frecuente; los niveles magnesio en sangre no sirven para responder esta pregunta. Las mayores concentraciones de este mineral se hallan en sus huesos.

—¿Cuál podría ser la prueba reina entonces?

—No la hay. Establecer si usted tiene deficiencias de magnesio dependerá, en buena medida, de la experiencia y la agudeza de su médico. Pero hay señales muy evidentes, como las que le conté antes.

A la gran mayoría de mis pacientes les receto este nutriente. Y a todos les ha dado buenos resultados. Yo tengo mucho que agradecerle al magnesio. De otro lado, nunca pone en riesgo nuestra salud. Si por alguna razón usted se toma una dosis mayor de la necesaria, su cuerpo se lo hará notar, seguro que terminará en el baño con diarrea. No hay intoxicaciones con magnesio, a menos de que consuma cinco toneladas de este mineral en polvo. Téngalo en casa. Y compre el que usted prefiera.

Por cierto, estas son las señales más visibles de que le falta magnesio a su cuerpo. ¿Tiene usted alguno de estos síntomas o afecciones? Marque con una equis en la casilla que corresponda.

sí no Angina de pecho
sí no Asma
sí no Miocardiopatía
sí no Enfermedad cardiovascular
sí no Arritmia cardiaca
sí no Insuficiencia cardíaca congestiva
sí no Diabetes
sí no Dismenorrea
sí no Fatiga
sí no Fibromialgia
sí no Glaucoma
sí no Alta presión sanguínea
sí no Hipoglucemia
sí no Resistencia a la insulina
sí no Claudicación intermitente
sí no Cálculos renales
sí no Migrañas
sí no Osteoporosis
sí no Síndrome premenstrual
sí no Apoplejía

**Si muchas de sus repuestas fueron "sí", le recomiendo que visite a su especialista.*

## Dosis y fuentes de minerales

Prepárese, viene una sobredosis (muy útil) de tablas informativas que le indicarán cuánto de estos nutrientes deberíamos consumir al día (recuerde las convenciones que le presenté en el apartado de las vitaminas), y en cuáles podríamos hallar minerales tan importantes como el magnesio, el calcio, el fósforo, el sodio, el potasio, el zinc, el yodo y el hierro. Si no quiere revisarlas ahora, siga sin culpabilidad hacia la próxima sección, pero recuerde que aquí tiene una increíble fuente de consulta.

### Ingesta diaria de referencia (DRI) de minerales

| MINERAL | EDAD | RDA/AI* | UL |
|---|---|---|---|
| Calcio | Infantes (0-12 meses) | 210-270 mg/d* | nd |
| | Niños (1-8 años) | 500-800 mg/d* | 2500 mg/d |
| | Niños (9-18 años) | 1300 mg/d* | 2500 mg/d |
| | Adultos (19-50 años) | 1000 mg/d* | 2500 mg/d |
| | Adultos (>50 años) | 1200 mg/d* | 2500 mg/d |
| | Embarazo (≤18 años) | 1300 mg/d* | 2500 mg/d |
| | Embarazo (>18 años) | 1000 mg/d* | 2500 mg/d |
| | Lactancia (≤ 18 años) | 1300 mg/d* | 2500 mg/d |
| | Lactancia (>18 años) | 1000 mg/d* | 2500 mg/d |
| Fósforo | Infantes (0-12 meses) | 100-275 mg/d* | nd |
| | Niños (1-8 años) | 460-500 mg/d | 3000 mg/d |
| | Niños (9-18 años) | 1250 mg/d | 4000 mg/d |
| | Adultos (>19 años) | 700 mg/d | 4000 mg/d |
| | Embarazo (≤ 18 años) | 1250 mg/d | 3500 mg/d |
| | Embarazo (>18 años) | 700 mg/d | 3500 mg/d |
| | Lactancia (≤ 18 años) | 1250 mg/d | 4000 mg/d |
| | Lactancia (>18 años) | 700 mg/d | 4000 mg/d |
| Magnesio | Infantes (0-6 meses) | 30 mg/d* | nd |
| | Infantes (7-12 meses) | 75 mg/d* | nd |
| | Niños (1-3 años) | 80 mg/d | 65 mg/d |

| | | | |
|---|---|---|---|
| | Niños (4-8 años) | 130 mg/d | 110 mg/d |
| | Niños (9-13 años) | 240 mg/d | 350 mg/d |
| | Hombres (14-18 años) | 410 mg/d | 350 mg/d |
| | Hombres (>19 años) | 400-420 mg/d | 350 mg/d |
| | Mujeres (14-18 años) | 360 mg/d | 350 mg/d |
| | Mujeres (>19 años) | 310-320 mg/d | 350 mg/d |
| | Embarazo (<18 años) | 400 mg/d | 350 mg/d |
| | Embarazo (>18 años) | 350 mg/d | 350 mg/d |
| | Lactancia (<18 años) | 360 mg/d | 350 mg/d |
| | Lactancia (>18 años) | 310 mg/d | 350 mg/d |
| **Cromo** | Infantes (0-6 meses) | 0.2 mcg/d* | nd |
| | Infantes (7-12 meses) | 5.5 mcg/d* | nd |
| | Niños (1-3 años) | 11 mcg/d* | nd |
| | Niños (4-8 años) | 15 mcg/d* | nd |
| | Hombres (9-18 años) | 25 mcg/d* | nd |
| | Hombres (19-50 años) | 35 mcg/d* | nd |
| | Hombres (>50 años) | 30 mcg/d* | nd |
| | Mujeres (9-18 años) | 21 mcg/d* | nd |
| | Mujercs (19-50 años) | 25 mcg/d* | nd |
| | Mujeres (>50 años) | 20 mcg/d* | nd |
| | Embarazo (≤18 años) | 29 mcg/d* | nd |
| | Embarazo (>18 años) | 30 mcg/d* | nd |
| | Lactancia (≤18 años) | 44 mcg/d* | nd |
| | Lactancia (>18 años) | 45 mcg/d* | nd |
| **Zinc** | Infantes (0-6 meses) | 2 mg/d* | 4 mg/d |
| | Infantes (7-12 meses) | 3 mg/d | 5 mg/d |
| | Niños (1-3 años) | 3 mg/d | 7 mg/d |
| | Niños (4-8 años) | 5 mg/d | 12 mg/d |
| | Niños (9-13 años) | 8 mg/d | 23 mg/d |
| | Hombres (14-18 años) | 11 mg/d | 34 mg/d |
| | Hombres (>19 años) | 11 mg/d | 40 mg/d |
| | Mujeres (14-18 años) | 9 mg/d | 34 mg/d |
| | Mujeres (>19 años) | 8 mg/d | 40 mg/d |
| | Embarazo (≤ 18 años) | 12 mg/d | 34 mg/d |
| | Embarazo (>18 años) | 11 mg/d | 40 mg/d |
| | Lactancia (≤18 años) | 13 mg/d | 34 mg/d |

| | | | |
|---|---|---|---|
| | Lactancia (>18 años) | 12 mg/d | 40 mg/d |
| **Cobre** | Infantes (0-12 meses) | 200-220 mcg/d* | nd |
| | Niños (1-3 años) | 340 mcg/d | 1000 mcg/d |
| | Niños (4-8 años) | 440 mcg/d | 3000 mcg/d |
| | Niños (9-13 años) | 700 mcg/d | 5000 mcg/d |
| | Adolescentes (14-18 años) | 890 mcg/d | 8000 mcg/d |
| | Adultos (>19 años) | 900 mcg/d | 10000 mcg/d |
| | Embarazo (≤ 18 años) | 1000 mcg/d | 8000 mcg/d |
| | Embarazo (>18 años) | 1000 mcg/d | 10000 mcg/d |
| | Lactancia (≤18 años) | 1300 mcg/d | 8000 mcg/d |
| | Lactancia (>18 años) | 1300 mcg/d | 10000 mcg/d |
| **Yodo** | Infantes (0-12 meses) | 110-130 mcg/d* | nd |
| | Niños (1-8 años) | 90 mcg/d | 200-300 mcg/d |
| | Niños (9-13 años) | 120 mcg/d | 600 mcg/d |
| | Adolescentes (14-18 años) | 150 mcg/d | 900 mcg/d |
| | Adultos (>19 años) | 150 mcg/d | 1100 mcg/d |
| | Embarazo (≤ 18 años) | 220 mcg/d | 900 mcg/d |
| | Embarazo (>18 años) | 220 mcg/d | 1100 mcg/d |
| | Lactancia (≤18 años) | 290 mcg/d | 900 mcg/d |
| | Lactancia (>18 años) | 290 mcg/d | 1100 mcg/d |
| **Hierro** | Infantes (0-6 meses) | 0.27 mg/d* | 40 mg/d |
| | Infantes (7-12 meses) | 11 mg/d | 40 mg/d |
| | Niños (1-3 años) | 7 mg/d | 40 mg/d |
| | Niños (4-8 años) | 10 mg/d | 40 mg/d |
| | Niños (9-13 años) | 8 mg/d | 40 mg/d |
| | Hombres (14-18 años) | 11 mg/d | 45 mg/d |
| | Hombres (>19 años) | 8 mg/d | 45 mg/d |
| | Mujeres (14-18 años) | 15 mg/d | 45 mg/d |
| | Mujeres (19-50 años) | 18 mg/d | 45 mg/d |
| | Mujeres (>50 años) | 8 mg/d* | 45 mg/d |
| | Embarazo | 27 mg/d | 45 mg/d |
| | Lactancia (≤18 años) | 10 mg/d | 45 mg/d |
| | Lactancia (>18 años) | 9 mg/d | 45 mg/d |
| **Manganeso** | Infantes (0-6 meses) | 0.003 mg/d* | nd |
| | Infantes (7-12 meses) | 0.6 mg/d* | nd |
| | Niños (1-8 años) | 1,2-1,5 mg/d* | 2-3 mg/d |
| | Niños (9-13 años) | 1,6-1,9 mg/d* | 6 mg/d |

| | | | |
|---|---|---|---|
| | Hombres (14-18 años) | 2,2 mg/d* | 9 mg/d |
| | Hombres (>19 años) | 2,2-2,3 mg/d* | 11 mg/d |
| | Mujeres (14-18 años) | 1,6 mg/d* | 9 mg/d |
| | Mujeres (>19 años) | 1,8 mg/d* | 11 mg/d |
| | Embarazo (< 18 años) | 2,0 mg/d* | 9 mg/d |
| | Embarazo (>18 años) | 2,0 mg/d* | 11 mg/d |
| | Lactancia (<18 años) | 2,6 mg/d* | 9 mg/d |
| | Lactancia (>18 años) | 2,6<br>mg/d* | 11 mg/d |
| Molibdeno | Infantes (0-12 meses) | 2-3 mcg/d* | nd |
| | Niños (1-3 años) | 17 mcg/d | 300 mcg/d |
| | Niños (4-8 años) | 22 mcg/d | 600 mcg/d |
| | Niños (9-13 años) | 34 mcg/d | 1100 mcg/d |
| | Adolescentes (14-18 años) | 43 mcg/d | 1700 mcg/d |
| | Adultos (>19 años) | 45 mcg/d | 2000 mcg/d |
| | Embarazo (≤ 18 años) | 50 mcg/d | 1700 mcg/d |
| | Embarazo (>18 años) | 50 mcg/d | 2000 mcg/d |
| | Lactancia (≤18 años) | 50 mcg/d | 1700 mcg/d |
| | Lactancia (>18 años) | 50 mcg/d | 2000 mcg/d |
| Selenio | Infantes (0-6 meses) | 15 mcg/d* | 45 mcg/d |
| | Infantes (7-12 meses) | 20 mcg/d* | 60 mcg/d |
| | Niños (1-3 años) | 20 mcg/d | 90 mcg/d |
| | Niños (4-8 años) | 30 mcg/d | 150 mcg/d |
| | Niños (9-13 años) | 40 mcg/d | 280 mcg/d |
| | Adolescentes (14-18 años) | 55 mcg/d | 400 mcg/ |
| | Adultos (>19 años) | 55 mcg/d | 400 mcg/d |
| | Embarazo | 60 mcg/d | 400 mcg/d |
| | Lactancia | 70 mcg/d | 400 mcg/d |
| Vanadio | Infantes (0-12 meses) | nd | nd |
| | Niños (1-18 años) | nd | nd |
| | Adultos (>19 años) | nd | 1,8 mg/d |
| | Embarazo | nd | nd |
| | Lactancia | nd | nd |
| Boro | Infantes (0-12 meses) | nd | nd |
| | Niños (1-3 años) | nd | 3 mg/d |
| | Niños (4-8 años) | nd | 6 mg/d |

| | Niños (9-13 años) | nd | 11 mg/d |
|---|---|---|---|
| | Adolescentes (14-18 años) | nd | 17 mg/d |
| | Adultos (>18 años) | nd | 20 mg/d |
| | Embarazo (≤ 18 años) | nd | 17 mg/d |
| | Embarazo (>18 años) | nd | 20 mg/d |
| | Lactancia (≤18 años) | nd | 17 mg/d |
| | Lactancia (>18 años) | nd | 20 mg/d |

## Fuentes alimenticias de calcio

| Miligramos (mg) por 100 gramos de porción comestible (100 gramos = 3½ oz) |
|---|

1093 Alga
925 Queso suizo
750 Queso chédar
352 Harina de algarroba
296 Dulse
250 Hojas de col
246 Hojas de nabo
245 Molas de Barbados
234 Almendras
210 Levadura
203 Perejil
200 Tortillas de maíz (con limón)
187 Dientes de león
186 Nueces de Brasil
151 Berro de agua
129 Leche de cabra
128 Tofu
126 Higos secos
121 Suero de la leche
120 Semillas de girasol
120 Yogur
119 Hojas de remolacha
119 Salvado de trigo
118 Leche entera
114 Trigo sarraceno, crudo
110 Semillas de sésamo, peladas
106 Aceitunas maduras
103 Brócoli
99 Nuez inglesa
94 Requesón
93 Espinacas
85 Mantequilla de avellana
73 Fríjoles de soya, cocidos
73 Nueces pecanas
72 Germen de trigo
69 Maní
68 Miso
68 Lechuga romana
67 Albaricoques secos
66 Nabo sueco
62 Uvas pasas
60 Grosella negra
59 Dátiles
57 Camarón
56 Habichuelas
53 Mantequilla de semillas de girasol
51 Alcachofa
51 Ciruelas secas
51 Semillas de calabaza
50 Fríjoles secos cocidos
49 Repollo común
48 Germinados de soya
46 Trigo duro de invierno
41 Naranja
39 Apio
38 Marañón
38 Grano de centeno
37 Zanahoria
35 Quinua
34 Cebada
32 Batata
32 Arroz integral
29 Ajo
28 Calabaza de verano

27 Cebolla
26 Limón
26 Arveja fresca
25 Coliflor
25 Lentejas cocidas
22 Harina de maíz, integral
22 Cereza dulce
22 Espárragos
22 Calabaza de invierno
21 Fresa
20 Mijo
19 Brotes de fríjol mungo
18 Harina de centeno, oscura
18 Mantequilla de maní
17 Piña
16 Uvas
16 Remolacha
14 Melón
14 Alcachofa de Jerusalén
13 Tomate
12 Berenjena
12 Pollo
11 Jugo de naranja
10 Aguacate
10 Carne de res
9 Harina de centeno, ligera
9 Arroz integral, cocido
8 Banano
7 Manzana
3 Maíz dulce

## Fuentes alimenticias de fósforo

Miligramos (mg) por 100 gramos de porción comestible (100 gramos = 3½ oz)

1753 Levadura de cerveza
1276 Salvado de trigo
1144 Semillas de calabaza y calabaza
1118 Germen de trigo
837 Semillas de girasol
693 Nueces de Brasil
592 Semillas de sésamo, peladas
554 Fríjol de soya seco
504 Almendras
478 Queso chédar
457 Fríjoles pintos, secos
409 Maní
400 Trigo
380 Nuez de nogal inglesa
376 Grano de centeno
373 Marañón
353 Hígado de res
338 Vieiras
311 Mijo
290 Cebada perlada
289 Nueces
267 Dulse (alga roja)
240 Alga
239 Pollo
221 Arroz integral
205 Huevos
202 Ajo
175 Cangrejo
152 Requesón
150 Ternera o cordero
119 Lentejas, cocidas
116 Hongos
116 Arveja fresca
111 Maíz dulce
101 Uvas pasas
93 Leche entera de vaca
88 Alcachofa
87 Yogur
80 Coles de Bruselas
79 Ciruelas pasas, secas
78 Brócoli
77 Higos secos
69 Ñames
67 Germinado de soya
64 Germinado de fríjol mungo
63 Dátiles
63 Perejil
62 Espárragos

59 Brotes de bambú
56 Coliflor
53 Papa con piel
51 Quimbombó
51 Espinaca
44 Habichuela
44 Calabaza
42 Aguacate
40 Hojas de remolacha
39 Acelgas
38 Calabaza de invierno
36 Zanahoria
36 Cebollas
35 Repollo rojo
33 Remolachas
31 Rábano
29 Calabaza de verano
28 Apio
27 Pepino
27 Tomate
26 Banano
26 Caqui
26 Berenjena
26 Lechuga
24 Nectarina
22 Frambuesas
20 Uvas
20 Naranjas
17 Aceitunas
16 Melón
10 Manzana
8 Piña

## Fuentes alimenticias de magnesio

Miligramos (mg) por 100 gramos de porción comestible (100 gramos = 3½ oz)

760 Alga
490 Salvado de trigo
336 Germen de trigo
270 Almendras
267 Marañón
258 Melaza Blackstrap
231 Levadura de cerveza
229 Alforfón
225 Nueces de Brasil
220 Dulse (alga roja)
184 Avellanas
175 Maní
162 Mijo
142 Nuez pecana
131 Nuez de nogal inglés
115 Centeno
111 Tofu
106 Hojas de remolacha
90 Carne de coco, seca
88 Fríjol de soya, cocido
88 Espinacas
88 Arroz integral
71 Higos secos
65 Acelgas
62 Albaricoques secos
58 Dátiles
57 Hojas de repollo
51 Camarones
48 Maíz dulce
45 Aguacate
45 Queso chédar
41 Perejil
40 Ciruelas pasas, secas
38 Semillas de girasol
37 Fríjoles cocidos
37 Cebada
36 Hojas de diente de león
36 Ajo
35 Uvas pasas
35 Guisantes verdes frescos
34 Patata con piel
34 Cangrejo
33 Banano
31 Batata
30 Mora
25 Remolachas
24 Brócoli
24 Coliflor

23 Zanahoria
22 Apio
21 Carne de res
20 Espárragos
19 Pollo
18 Pimiento verde
17 Calabaza de invierno
16 Melón
16 Berenjena
14 Tomate
13 Repollo
13 Uvas
13 Leche
13 Piña
13 Champiñón
12 Cebolla
11 Naranja
11 Lechuga iceberg
9 Ciruela
8 Manzana

## Fuentes alimenticias de potasio

Miligramos (mg) por 100 gramos de porción comestible (100 gramos = 3½ oz)

8060 Dulse (alga roja)
5273 Alga
920 Semillas de girasol
827 Germen de trigo
773 Almendras
763 Uva pasa
727 Perejil
715 Nueces de Brasil
674 Maní
648 Dátiles
640 Higos secos
604 Aguacate
603 Nueces pecanas
600 Ñames
550 Acelgas
540 Fríjoles de soya, cocidos
529 Ajo
470 Espinacas
450 Nueces de nogal inglesas
430 Mijo
416 Frijoles, cocidos
414 Champiñón
407 Papa con piel
382 Brócoli
370 Banano
370 Carnes
369 Calabaza de invierno
366 Pollo
341 Zanahorias
341 Apio
322 Rábanos
295 Coliflor
282 Berros
278 Espárragos
268 Repollo rojo
264 Lechuga
249 Lentejas cocidas
244 Tomate
243 Batata
234 Papaya
214 Berenjena
213 Pimentón verde
208 Remolachas
202 Melocotón
202 Calabaza de verano
200 Naranja
199 Frambuesas
191 Cerezas
164 Fresa
162 Jugo de toronja
158 Uvas
157 Cebollas
146 Piña
144 Leche entera
141 Jugo de limón
130 Pera
129 Huevos
110 Manzana
100 Sandía
70 Arroz integral, cocido

## Fuentes alimenticias de sodio

| Miligramos (mg) por 100 gramos de porción comestible (100 gramos = 3½ oz) |
|---|

3007 Algas
2400 Aceitunas verdes
1428 Encurtidos de eneldo
828 Aceitunas maduras
474 Chucrut
700 Queso chédar
265 Vieiras
229 Requesón
210 Langosta
147 Acelgas
130 Hojas de remolacha
130 Leche de mantequilla
126 Apio
122 Huevos
110 Bacalao
71 Espinacas
70 Cordero
65 Cerdo
64 Pollo
60 Carne
60 Remolacha
60 Semillas de sésamo
52 Berro de agua
50 Leche de vaca entera
2132 Sal, 1 cucharadita
1319 Salsa soya, 1 cucharada
49 Nabo
47 Zanahoria
47 Yogur
45 Perejil
43 Alcachofa
34 Higos secos
30 Lentejas secas
30 Semillas de girasol
27 Uvas pasas
26 Repollo rojo
19 Ajo
19 Frijoles blancos
15 Brócoli
15 Champiñón
13 Coliflor
10 Cebolla
10 Batata
9 Arroz integral
9 Lechuga
6 Pepino
5 Maní
4 Aguacate
3 Tomate
2 Berenjena

## Alimentos con altas cantidades de cloruro de sodio (o sal) añadido

Cubitos de caldo
Pescado enlatado
Verduras enlatadas o congeladas
Sopas enlatadas o empacadas
Salsa de tomate, salsa BBQ
Mantequilla de maní comercial
Aderezos para ensaladas comerciales
Carnes curadas, ahumadas o enlatadas
Embutidos de carne
Ablandadores de carne
Mezclas de especias empaquetadas
Papas fritas, *chips* de maíz, pretzels
Quesos procesados
Galletas saladas
Nueces saladas

## Fuentes alimenticias de zinc

Miligramos (mg) por 100 gramos de porción comestible (100 gramos = 3½ oz)

148,7 Ostras frescas
6,8 Raíz de jengibre
5,6 Filete redondo molido
5,3 Chuletas de cordero
4,5 Nueces pecanas
4,2 Arveja seca
4,2 Nueces de Brasil
3,9 Hígado de res
3,5 Leche en polvo descremada
3,5 Yema de huevo
3,2 Trigo integral
3,2 Centeno
3,2 Avena
3,2 Cacahuetes
3,1 Fríjoles Lima
3,1 Lecitina de soja
3,1 Almendras
3,0 Nueces de nogal
2,9 Sardinas
2,6 Pollo
2,5 Alforfón
2,4 Avellanas
1,9 Almejas
1,7 Anchoas
1,7 Atún
1,7 Eglefino
1,6 Guisantes verdes
1,5 Camarones
1,2 Nabos
0,9 Perejil
0,9 Papas
0,6 Ajo
0,5 Pan integral
0,4 Fríjoles negros
0,4 Leche cruda
0,4 Chuleta de cerdo
0,4 Maíz
0,3 Jugo de uva
0,3 Aceite de oliva
0,3 Coliflor
0,2 Espinacas
0,2 Repollo
0,2 Lentejas
0,2 Mantequilla
0,2 Lechuga
0,1 Pepino
0,1 Ñames
0,1 Mandarina
0,1 Habichuelas

*Pimienta negra, paprika, mostaza, chile en polvo, tomillo y canela también son altos en zinc.*

## Fuentes alimenticias de yodo

Miligramos (mg) por 100 gramos de porción comestible (100 gramos = 3½ oz)

90 Almejas
65 Camarones
62 Eglefino
46 Fletán
50 Ostras
50 Salmón
37 Sardinas enlatadas
19 Hígado de res
16 Piña
16 Atún enlatado
14 Huevos
11 Maní
11 Pan integral
11 Queso chédar
10 Cerdo
10 Lechuga

9 Espinaca
9 Pimentón verde
9 Mantequilla
7 Leche
6 Crema
6 Queso *cottage*
6 Carne de res
3 Cordero
3 Pasas

## Fuentes alimenticias de hierro

| Miligramos (mg) por 100 gramos de porción comestible (100 gramos = 3½ oz) |
|---|

100 Kelp
17,3 Levadura de cerveza
16,1 Melaza Blackstrap
14,9 Salvado de trigo
11,2 Semillas de calabaza y calabaza
9,4 Germen de trigo
8,8 Hígado de res
7,1 Semilla de girasol
6,8 Mijo
6,2 Perejil
6,1 Almejas
4,7 Almendras
3,9 Ciruelas pasas secas
3,8 Marañones
3,7 Carne magra de res
3,5 Uvas pasas
3,4 Alcachofa de Jerusalén
3,4 Nueces de Brasil
3,3 Hojas de remolacha
3,2 Acelgas
3,1 Hojas de diente de león
3,1 Nuez inglesa
3,0 Dátiles
2,9 Carne de cerdo
2,7 Fríjoles secos cocidos
2,4 Semillas de sésamo, peladas
2,4 Nueces pecanas
2,3 Huevos
2,1 Lentejas
2,1 Maní
1,9 Cordero
1,9 Tofu
1,8 Arvejas verdes
1,6 Arroz integral
1,6 Aceitunas maduras
1,5 Pollo
1,3 Alcachofa
1,3 Brotes de fríjol mungo
1,2 Salmón
1,1 Brócoli
1,1 Grosellas
1,1 Pan integral
1,1 Coliflor
1,0 Queso chédar
1,0 Fresas
1,0 Espárragos
0,9 Moras
0,8 Repollo rojo
0,8 Calabaza
0,8 Champiñones
0,7 Banano
0,7 Remolacha
0,7 Zanahoria
0,7 Berenjena
0,7 Batata
0,6 Aguacate
0,6 Brevas
0,6 Papa
0,6 Maíz
0,5 Piña
0,5 Nectarina
0,5 Sandía
0,5 Calabaza de invierno
0,5 Arroz integral, cocido
0,5 Tomate
0,4 Naranja
0,4 Cerezas
0,4 Calabaza de verano
0,3 Papaya
0,3 Apio
0,3 Queso cottage
0,3 Manzana

## ¿Muy pesados?

Sé que todas esas tablas que usted acaba de mirar con muchísima prisa (y algo de escepticismo) serán sus grandes amigas dentro de poco. Ahora quiero hacer varias aclaraciones y salir en defensa de aquellos metales pesados que, por falta de conocimiento o exceso de redes sociales, suelen tildarse de sustancias dañinas, asesinas, peligrosas y malévolas.

Hay una inmensa confusión. La tía Bertha me lo ha dicho varias veces: "Carlitos, ¡qué peligrosos son esos metales pesados!". Y yo le doy la razón, es tremendamente peligroso que un yunque de hierro caiga sobre nuestras cabezas, podría ser el fin. Pero, cuando hablamos de estos minerales desde la bioquímica orgánica, todo cambia. "Carlitos, mijo, no volví a comer sardinas por su alto contenido de mercurio", me dijo la tía hace poco. "Y me contó Rosita que el pollo puede tener plomo. ¡Creo que me volveré crudivegana como ella!". La tía vive en una película. "Carlitos –me llamó después–, ¿qué es ser crudivegana?". Bertha me hizo caer en la cuenta de que debía abordar este "metálico" asunto.

¿Qué es un metal pesado? Si se lo pregunta a su vecino, el químico *nerd,* le dirá que son todas esas sustancias que se ubican en el centro de la tabla periódica que vimos en el bachillerato. Otro especialista podría añadir que cualquier elemento que pese entre 66 y 200 Da (dalton, la unidad de masa atómica) puede ser denominado así. Habría, incluso, más definiciones: "Es toda aquella sustancia que sea cuatro veces más densa que el agua". Estos acercamientos son verdaderos. Sin embargo, en campos como la Medicina, los metales pesados se han convertido en sinónimo de *elementos tóxicos.* Una generalización poco cuidadosa, porque hay algunos "pesados" que, por sus cualidades, nos ayudan a tener una vida más liviana.

Dentro del ramillete de los temibles se cuentan el cromo, el arsénico, el cadmio, el aluminio y el mercurio. Aun así, tía Bertha, el daño que ellos puedan ocasionarnos dependerá de su nivel de toxicidad, del tiempo de exposición a dicha carga tóxica y de la habilidad de nuestro organismo para erradicarlo. Algunos de ellos solo se convertirán en veneno vil si los consumimos en enormes cantidades; otros podrían ser peligrosísimos en pequeñas dosis. El plomo y el mercurio, por ejemplo, pueden ser letales con gran rapidez, pero ese tipo de envenenamientos suceden, en general, en las películas de James Bond. En la vida cotidiana estos episodios (tan graves) no suelen ocurrir, a menos que usted trabaje para una agencia de espionaje.

Para evitar confusiones prefiero clasificar a los metales como *tóxicos* y *no tóxicos*. Mire, según su masa atómica, el magnesio, el zinc y el hierro, entre otros, pertenecen al grupo de los pesados, pero son preciados para el organismo. El peso no importa. Lo que sí importa es la labor que cumplen estos nutrientes.

## Riesgo de metal

Sé que el atún enlatado es un alimento muy común en los hogares; yo le sugiero que lo evite, y que deje de lado los productos en lata –incluyendo su cerveza para ver el fútbol– porque, con los cambios de temperatura, con el paso de los meses, con el movimiento que han tenido en los transportes que los distribuyen, seguramente terminarán contaminados con aluminio. El atún, por cierto, tiene una gran cantidad de mercurio. Cuanto más grande es el pez, mayor será su asimilación de este metal. Es la lógica de la cadena alimenticia: el pez de gran tamaño se come al mediano, que a su vez se ha comido al chico, que por su parte se alimentó de otro más pequeño. En todo ese proceso van bocados de mercurio, un contaminante que llegó a los mares como consecuencia de nuestro mundo moderno.

Si abre una lata de atún muy de vez en cuando, su organismo está a salvo. Aun así, no olvide las dos palabras claves: la cantidad y la frecuencia. Si se come diez latas de atún mensualmente y esa ha sido su dieta durante años, no será usted el humano más saludable. El mercurio es una habitual toxina del sistema nervioso.

—¿Y una vez al mes, doc?

—Si esa es su elección, cómase su atún en lata, aunque sería mucho mejor si lo llevara fresco (sin enlatar) a su mesa. Cuide la cantidad y...

—¡Y la frecuencia!

—La exposición permanente y sostenida en el tiempo a los productos enlatados, y a estas fuentes de mercurio, contaminarán su cuerpo. ¿Sabe? Al final se convierten en estresores de su biología.

—Después de su segundo *Milagro* usted ve el estrés hasta en las latas, doc.

Me estresa más saber que a veces, sin quererlo, llevamos arsénico al menú de nuestra familia. Este puede encontrarse en grandes cantidades en los pollos que provienen de la gran industria o en los arroces importados de China. Por fortuna ya no vemos intoxicaciones debido al plomo de la gasolina o de la pintura, que eran habituales en el siglo pasado; la mayoría de los países tienen una legislación muy estricta en esta materia.

Los metales pesados tóxicos que han estado de manera habitual y durante largos períodos en nuestra dieta, o incluso en nuestra casa (y llegan al organismo a través de la piel o las vías respiratorias), pueden causar desórdenes neurológicos o trastornos del comportamiento en los niños; algunos estudios relacionan la prolongada exposición a ellos con casos de autismo, enfermedades autoinmunes, diversos cánceres, dermatitis, caída del pelo y hasta afecciones cardiovasculares. Todo dependerá de la dosis y de la capacidad y la sabiduría que tenga nuestro cuerpo para eliminar estos contaminantes.

—Usted habla de la cantidad y la frecuencia, pero, ¿cómo saber si esas sustancias pueden intoxicarme? ¿Hay una medida establecida?

—Bueno, juguemos un poco a CSI.

En toxicología hay un valor que se llama la dosis letal media o DL50. Si una sustancia es calificada con dichas siglas es porque tiene una letalidad del 50 %; si cien personas se la tomaran, 50 de ellas no vivirían para contarlo. Suena tenebroso, parece el guion de una serie policíaca como CSI. No se preocupe, su lata de atún no es DL50. Quería que entendiera esta referencia para darle paso al siguiente ejemplo. Hace algún tiempo un *influencer* alertaba a sus seguidores en Instagram sobre una proteína en polvo que contenía un elemento peligrosísimo, el cadmio. Este metal pesado tiene una dosis letal media de 280 miligramos por kilo. Revisando el caso en cuestión, para que una persona muriera debido a ese mineral debería consumir cerca de 117 000 kilos del producto seco en mención en una sola dosis. Sin embargo, la apreciación descuidada de aquel *instagrammer* de la salud produjo terror en las masas. El mismo terror que siente la tía Bertha cuando algunas de sus amigas le dicen que los metales pesados son el principio del fin.

### Signos y síntomas asociados con la exposición a elementos tóxicos

| ELEMENTO | SIGNOS Y SÍNTOMAS ASOCIADOS |
|---|---|
| **Arsénico** | Fatiga, dolores de cabeza, dermatitis, aumento de la salivación, debilidad muscular, pérdida de pelo y uñas, hipopigmentación de la piel, anemia, erupciones cutáneas. |
| **Cadmio** | Pérdida del sentido del olfato, anemia, piel seca y escamosa, caída del cabello, hipertensión, problemas renales. |
| **Plomo** | *En niños:* Retraso en el desarrollo mental, hiperactividad, retraso en el aprendizaje, problemas de conducta.<br>*En niños y adultos*: Fatiga, anemia, sabor metálico, pérdida de apetito, pérdida de peso, dolores de cabeza, insomnio, nerviosismo, disminución de la conducción nerviosa y posiblemente trastornos de las neuronas motoras. |
| **Mercurio** | Disminución de las capacidades sensoriales (gusto, tacto, visión y audición), sabor metálico con aumento de la salivación, fatiga, anorexia, irritabilidad y excitabilidad, psicosis, manía, anemia, parestesias, temblores e incoordinación, aumento del riesgo de enfermedad cardiovascular, hipertensión con disfunción renal. |

## Sumas que son restas

La cocina es nuestra mejor farmacia y el mejor laboratorio de química del mundo. El plato en el que se conjugan diversas preparaciones e ingredientes es pura química alimentaria y el escenario por excelencia de las sinergias nutricionales. Allí, juntos y mezclados, los diversos componentes de esa comida potencian sus propiedades particulares o las anulan. ¡Química en su máxima expresión! Lo mismo sucede con los componentes de una cápsula nutricional, por ejemplo. Muchos de sus fabricantes, sin mayores investigaciones suman y suman ingredientes con el fin de lograr comprimidos más eficaces y versátiles, pero olvidan que la bioquímica no funciona de esa manera. En el mercado de los nutrientes –que bien mezclados son increíbles– se ha caído en la trampa de la novedad y la producción permanente para satisfacer una demanda que no cesa. Por eso vemos cápsulas que, en su intención por curarlo todo, no terminan curando nada. ¿Hacemos una prueba? ¿Puedo hacerle otra pregunta?

—Claro, doc.

—¿Qué productos de este "nicho" –así lo denominan los reyes del *marketing*– ha comprado últimamente?

—Unas cápsulas antiinflamatorias muy buenas.

—¿Y qué tienen?

—Cúrcuma, doc. El polvito naranja ese.

—Una especia muy buena para ese fin. ¿Y qué más tiene la cápsula?

—Voy por la caja.

—Vaya.

—Pues otro de sus grandes componentes es la vitamina C; usted acaba de decir que es muy buena.

—Es buenísima, pero esa vitamina echa a perder la intención de su capsulita.

—¿Por qué? La cúrcuma está bien, la vitamina C, también, lo acaba de decir.

—Pero juntas no tienen una buena sinergia nutricional, juntas no trabajan de la manera adecuada. El ácido ascórbico (la vitamina C) afecta los curcuminoides de la cúrcuma, y sus propiedades desinflamatorias se echan a perder.

—¿Y entonces para qué sirven estas cápsulas?

—Quizás para premiarlo con un rico sabor a cúrcuma.

Ese es un caso típico. Errores como estos abundan. No hay una mala intención por parte del fabricante, hay fallas conceptuales y de teoría química; es como hacer matemáticas encapsuladas. He visto quemadores de grasa —por favor no use ninguno– que contienen 7 keto DHEA y cafeína; juntos producen muchísima inflamación, es una fiesta de megaproducción de radicales libres; seguramente con este producto "quemará" grasa, pero a costa de una gran inflamación. Se repite la fórmula: sumar moléculas, añadirlas, sin saber cómo operan en conjunto, sin entender su sinergia nutricional.

Otra falla habitual en las supuestas cápsulas o productos saludables es la combinación sinsentido de diversos antioxidantes. Es una sumatoria que al final opera como una resta. Debido a su naturaleza, estos reductores del sistema oxidativo competirán entre ellos. Si revisa la etiqueta de aquella invención y nota que contiene ácido alfa lipoico y resveratrol, mejor no la compre. El primero es fantástico para el manejo de la glucosa, el segundo es el poderoso fitonutriente que contienen los frutos rojos y mi amado vino tinto. Juntos, en la misma cápsula, se anulan. Consúmalos aparte y en diferentes momentos del día.

## La ley de la atracción

Lo mismo puede suceder en nuestro laboratorio químico diario, nuestra cocina. Si usted mezcla sopa de caracol (por sus poderes afrodisiacos), con chocolate (porque le da alegría y tiene antioxidantes), con miel (porque su dulzura lo activa) y con pimiento verde (porque le recuerda a su abuelita), seguramente creará un desastre culinario. Cada uno de esos ingredientes, por separado, tiene una misión específica; mezclados son un despropósito. De eso hablo con frecuencia con Jorge Giraldo, un gran amigo, un curioso bioquímico molecular, y compañero de estudio e investigación, de quien he aprendido mucho. Y sí, somos dos *nerds* que conversan sobre un mundo invisible que nos apasiona.

En cada plato hay química. Tal vez su especialista le aconsejó que buscara una buena fuente de fósforo porque su cuerpo lo necesita. Usted compró un salmón fresco y lo acompañará con una ensalada de brócoli. Un almuerzo delicioso, pero sin fósforo.

—¡Pero claro que hay fósforo, doc, se le fueron las luces! Los pescados lo contienen.

—Está usted en lo cierto.

—Se equivocó, ¿no?

—El salmón es una fuente de fósforo, pero el brócoli tiene unos aminoácidos que lo atrapan y eliminan ese nutriente. Al comerlos juntos, adiós fósforo.

—¿Está mal comer salmón con brócoli? ¡Esto ya es demasiado!

—Es un plato delicioso. Sin embargo, si usted quería aprovechar las cualidades fosfóricas de ese pescado, pues no cumplirá su cometido; el brócoli lo evita.

—Pero sí estaré comiendo buenas proteínas y vitaminas y grasas saludables, ¿no?

—Totalmente.

—Si quisiera aprovechar ese fósforo, ¿cuál podría ser el acompañamiento?

—Unos buenos tomates rojos. Le doy la receta.

Llévelos al fuego durante unos segundos para activar al licopeno, un fitonutriente que ayudará a que el fósforo del salmón sea mejor asimilado por su organismo. No quiero causarle confusiones.

Los dos acompañamientos elegidos son saludables y sabrosos, pero, si lo que buscaba era un buen aporte de fósforo, recuerde que el brócoli lo anula y el tomate, tras un breve paso por el fogón, lo potencia, es una buena sinergia nutricional. Química y farmacia en su plato.

No crea que todas sus comidas estarán maravillosamente acompañadas por dichos tomates pasados brevemente por el fuego. Le daré otro ejemplo. Usted está preparando un buen trozo de lomito de res porque su doctor le sugirió incrementar sus requerimientos de hierro. Magnífico, va por buen camino. Si quiere cumplir con su meta deje de lado los tomates que empleó en el plato anterior, sus licopenos, que fueron tan útiles para la asimilación del fósforo, le impedirán absorber el hierro.

—¿Y cuál sería un buen complemento para este lomito y para la asimilación de este metal, doc?

–Algunos granos, como los fríjoles o los garbanzos; o un buen café o un té, al final de su comida.

Retornemos al mercurio, un metal pesado tóxico que suele estar presente, en bajas o altas cantidades, en los pescados. A mayor tamaño del pez, mayor su contaminación por este elemento. Pero los peces también contienen selenio, un micronutriente que tiene la cualidad de atenuar al mercurio a través del proceso de quelación, que aquí le describo. Cuando el alimento ha llegado a nuestro intestino, el selenio actúa como un imán que atrae al mercurio, lo sujeta, no permite que se absorba en nuestro organismo y lo conduce hacia la salida, por las rutas de evacuación que usted y yo conocemos. La quelación, entonces, es esa capacidad de atraer y aferrarse a un elemento con un fin específico, en este caso, eliminar el metal tóxico.

Eso ocurrirá cuando consumimos sardinas o salmón, dos especies con buenas cantidades de selenio que nos permiten expulsar el mercurio. No sucederá lo mismo con el atún, que contiene mucho de este último y poco del micronutriente que funciona como imán. Sin embargo, volviendo a la magia de la bioquímica gastronómica, si usted acompaña ese atún con nueces de Brasil o de nogal, que son ricas fuentes de selenio, conseguirá que su cuerpo no absorba el mercurio. También podría comprar cápsulas que contengan este mineral. ¿No le parece un buen *hack*?

## Plomo es lo que hay

Para recuperar su salud intestinal, la tía Bertha comenzó a preparar el saludable y milenario caldo de hueso de pollo. Se sentía muy bien, hasta que un día me llamó horrorizada: "Carlitos, ¿por qué no me dijiste que este caldo está lleno de plomo? ¡Moriré envenenada!". Una de sus amigas había leído no sé qué cosa en Google, la compartió con sus grupos de WhatsApp y la tía entró en pánico. "Ese metal se acumula en la médula ósea del pobre pollo, mijo, y luego intoxica; termina uno comiéndose una bala". Yo aun no entiendo por qué la gente sigue compartiendo y creyendo en las desinformaciones que circulan en esta aplicación de mensajería instantánea. ¡Es importante revisar cuáles son las fuentes de esas supuestas verdades!

Me tomó algún tiempo explicarle a Bertha que solo se trataba de un mito urbano. Al preparar el caldo de hueso de pollo –que es buenísimo para reparar la permeabilidad del intestino–, se liberan micronutrientes como el calcio, el hierro y la vitamina C, que sirven como imanes para atraer cualquier remanente de plomo, impedir su absorción y conducirlo hacia la salida. También le dije a la tía que, si quería estar totalmente libre de "balas" en su cuerpo, además se comiera unas almendras, que ayudarían con esa labor de limpieza. "Ah, bueno, Carlitos, te dejo que voy a tomarme mi caldito; con las almendras, solo por si acaso".

Como se corrió la voz, y supongo que WhatsApp está detrás de eso, de que los seres humanos moriremos en masa por culpa de los metales pesados (los tóxicos), decenas de pacientes me piden a diario un "quelante" o una terapia *detox* (de desintoxicación) para liberarse de esta pesadilla.

—Yo compré su libro, ¿puedo pedirle lo mismo?

—Pídame lo que quiera; le diré lo que les digo a todos ellos: la primera regla del *detox* es parar el *intox* (la intoxicación). Aprendamos a comer bien, así vamos a detener la contaminación causada por estos elementos. Vuelvo a hablar en voz alta.

**Si quiere evitar el exceso de metales tóxicos en su cuerpo abandone los enlatados, no consuma arroces de la China, y si consume pollo, ojalá que sea orgánico, así se asegurará de que esté libre de plomo.**

En el proceso de despedirnos de los metales que nos contaminan serán muy útiles los probióticos. Estas microscópicas bacterias, que hallaremos en diversos lácteos fermentados como el kéfir o el yogur griego, o que podemos consumir en cápsulas, ayudarán con el proceso de quelación que hemos mencionado antes. Atraerán a los metales pesados, que incluso les sirven de alimento, y los arrastrarán a nuestra materia fecal.

Varios antioxidantes, como el licopeno –¿lo recuerda? El del tomate–, la cúrcuma, el açai –un fruto rojo cada día más valorado–, las vitaminas D y E, la glutatión peroxidasa, la superoxidodismutasa o la bromelina (que contiene la piña) también contribuirán en esta tarea.

Querida tía Bertha, solo espero que recuerdes que los metales pesados *no* son necesariamente peligrosos, que algunos de ellos pueden comportarse como elementos tóxicos, pero eso sucederá si los ingerimos en grandes dosis o si los incorporamos a nuestra dieta de manera continua durante un largo tiempo. Es cierto que a través de los años se pueden acumular en el cuerpo, por los malos hábitos alimentarios, porque nos los aplicamos en la piel a diario o porque los inhalamos –sin saberlo–. Pero siempre hallaremos la manera para librarnos de ellos. Que te aproveche tu caldo.

## Solo en las plantas

Hay tres fitos muy importantes. Fito Páez ("y dale alegría, alegría a mi corazón"), Fito Cabrales, de Fito & Fitipaldis ("Un día la suerte entró por mi ventana / vino una noche se fue una mañana"), y otros menos roqueros, poco nombrados, pero que son pura música para nuestro organismo: los fitonutrientes. Ese "fito", que proviene del griego *phyton*, significa planta. Y acudí a esta pista etimológica para que tenga muy en cuenta que dichos nutrientes solo los hallará en el colorido reino de los vegetales y las frutas. Lo sé, la vaca Lola se alimenta de verdes prados, pero en su carne no hallará los fitonutrientes, tampoco en la del pollo, el cerdo o los pescados.

Aprovecho esta revelación para *reiterarle* que, no importa cuál sea su régimen alimentario, aunque tenga un alma carnívora, en su menú deben reinar siempre los vegetales. Contienen carbohidratos, proteínas, vitaminas, fibra y esos minúsculos portadores de buena salud a los que dedicamos estas páginas. Así como protegen a las plantas de diversas amenazas y les permiten resistir los ataques de los bichos, los gérmenes o los hongos, los más de 25 000 fitonutrientes conocidos ayudan a conservar nuestra buena salud. Le hablaré de algunos de ellos que, seguramente, hacen parte de su dieta habitual (eso espero).

Los **carotenoides** se desempeñan como antioxidantes y, esto es lo mejor de su historia, son los responsables de los colores rojos, naranjas y amarillos de ciertos frutos y vegetales. Uno de ellos es el licopeno, al que le presenté hace poco; "tiñe" de escarlata a los tomates, la sandía y la toronja, y algunos estudios indican que puede aminorar el riesgo de cáncer de próstata. Hay muchos miembros en esta familia. Nuestro organismo puede convertir a tres de ellos, el alfacaroteno, el betacaroteno y la betacriptoxantina, en vitamina A, y así reforzar nuestro sistema inmunológico. A la luteína y a la zexantina, que nos protegerán de las cataratas y otras afecciones oculares, las hallaremos en la col rizada, el brócoli, las espinacas, las naranjas y el maíz, entre otras fuentes.

Entre los **flavonoides** se cuentan las catequinas del té verde, que ayudan a la prevención de diversos cánceres; los flavonoles, como la quercetina, contenida en las manzanas, las cebollas y en variadas bayas –su labor antialérgica es reconocida–, y la hesperidina, que contribuye a combatir la inflamación crónica y está disponible en todos los frutos cítricos.

El **ácido elágico** puede ser un protector contra el cáncer, y lo llevaremos a nuestro cuerpo al comer fresas, frambuesas o granadas; los **glucosinolatos** esperan por nosotros en diversos crucíferos como las coles de Bruselas o el repollo; los **fitoestrógenos** tienen efectos similares a los de los estrógenos humanos y se hallan en la soya, en las semillas de linaza y sésamo, y pueden disminuir el riego de cáncer endometrial.

Dejé para el final al **resveratrol**, uno de mis fitonutrientes favoritos, que se encuentra en las uvas y, por supuesto, en el vino tinto. Es un potente antioxidante y antiinflamatorio. A él lo revisaremos en detalle en el capítulo dedicado a esa compleja, fermentada e inspiradora bebida.

## Su propia medicina

En este punto creo que usted y yo nos merecemos un descanso y una buena copa de vino tinto, ¿le parece? Antes de que se beba su cuota de resveratrol (sin excesos), quería refrescar su memoria.

Durante las páginas recientes hemos recorrido sin freno, de sur a norte, los dos continentes que conforman el planeta alimentario, los macronutrientes, con sus carbohidratos, grasas saludables y proteínas; y hablamos de por qué no debería beber leche de vaca pero sí incorporar leches vegetales, de la barriga cervecera producida por el alcohol, de la utilidad de las fibras, del miedo sin sentido a las grasas saturadas, del colesterol, sus *sheriffs* y sus partículas; de la familia omega, de por qué debería elegir la mantequilla antes que la margarina y de la importancia de la ingesta de proteína (dependiendo de su edad, su peso ideal y sus hábitos).

Luego pasamos la frontera para inspeccionar los micronutrientes, los minerales, las vitaminas (liposolubles e hidrosolubles) y los fitonutrientes. Le dedicamos un liviano segmento a los "pesados" tóxicos, a los temores de la tía Bertha, a los sorprendentes "fitos", y le regalé un par de trucos para que encuentre los acompañamientos adecuados para sus comidas. Es mucha información, han sido muchos los productos que usted metió en aquellas bolsas del inicio para comenzar su cambio de vida y muchos los nuevos conceptos. Tómese su vino mientras reflexiona, conscientemente, por qué beber esa copa (y no toda la botella) puede ser una muy buena decisión. Y cocine. Cocine para usted, para su pareja, para su familia; busque el tiempo para crear, en esa farmacia, en ese laboratorio de química, una medicina a su medida.

## Decisiones orgánicas

Una reciente encuesta realizada por la Organic Trade Association de Estados Unidos demostró que la demanda de los productos orgánicos (entre alimentos, suplementos y similares) sigue creciendo. El año antepasado registró un aumento del 5 %, con respecto al 2018, logrando ventas que superaron los 55 000 millones de dólares.

El sector ha mantenido su crecimiento en los últimos años y es un indicador de que las familias han entendido que pagar un poco más de dinero para tener mejores alimentos es una inversión saludable. Los analistas del ramo creen que el 2020, a pesar de la pandemia, puede mostrar cifras muy positivas. Durante esta temporada de confinamiento, y a pesar de las dificultades monetarias, millones de personas han mostrado su interés por comprar comestibles sanos; han comprendido que la fortaleza de su sistema inmune depende de cada trozo de comida que llegue a su cuerpo. En medio de la crisis, esta es una buena noticia. Quizás para eso nos ha servido el covid-19, para forzarnos a mirar con ojos bien abiertos que comer basura es un paso certero y torpe para llegar a una unidad de cuidado intensivo.

Aunque en cada nación puede haber una interpretación sobre qué es –y que no es–"orgánico", la definición del Departamento de Agricultura de Estados Unidos (USDA) nos puede servir para entender, de manera general, cuáles son las principales características de estos productos. Los orgánicos han sido sembrados o criados con diversos métodos que "integran prácticas culturales, mecánicas y biológicas que promueven el balance ecológico, respetan los recursos y sus ciclos, y conservan la biodiversidad". En otras palabras, un brócoli orgánico ha sido sembrado bajo esos preceptos, no ha crecido con fertilizantes sintéticos, no ha sido tratado con pesticidas, no ha sido manipulado genéticamente, no tiene aditivos de ninguna clase y durante su producción no se malgastaron recursos tan preciados como el agua. Un brócoli nacido del proceso industrial será todo lo opuesto.

Los productos orgánicos suelen tener mejor sabor, mayor cantidad de nutrientes y menos nitratos. Un estudio reveló que las bayas y el maíz cultivados bajo este esquema contenían un 58 % más de antioxidantes y un 52 % más de vitamina C que los sembrados tradicionalmente; la carne orgánica, por su parte, ofrece mejores ácidos grasos omega 3.

A pesar de las evidencias, los debates sobre la pertinencia o no de los orgánicos son interminables. Algunos análisis afirman que no es posible demostrar, de manera categórica e irrebatible, que estos son mejores que los alimentos naturales producidos de manera convencional. Si usted hace una breve búsqueda en internet, en los portales de las publicaciones médicas y científicas más reputadas, notará que hay opiniones muy divididas.

Conozco otras investigaciones, más detalladas, en las que participaron grupos familiares que fueron aislados durante algún tiempo y tuvieron un cambio en su menú. Después de alimentarse con productos orgánicos durante un período, y tras realizarles varias pruebas (mediciones de perfiles de ácidos orgánicos y de eliminación hepática, entre otras), sí se notaba el positivo impacto en su salud. De todas maneras, son estudios menores, pequeñas pruebas reveladoras, pero es obvio que durante las semanas de observación los involucrados vivieron en una "burbuja", en un mundo que poco se parece al que enfrentamos cada día.

Yo me declaro partidario de los orgánicos; es una buena idea incluirlos en la dieta familiar, siempre y cuando no tengamos que hacer avances con la tarjeta de crédito para adquirirlos. Sin embargo, y quiero que quede claro, si por alguna razón no puede llevarlos a su mesa, pero se está alimentando con comida real y ha seguido las pautas de *CoMo*, también está aportándole salud a su vida.

## Sucios y limpios

—Sí, doc, esos orgánicos son caros.

—Pero son más baratos que el conjunto de "ultras" que elegía antes, ¿no?

—Si compro todo orgánico, y no es una broma, tendré que hipotecar la casa.

—No es necesario que *todos* sus productos sean orgánicos.

—¿Cómo saber cuáles sí deberían serlo?

—Puede comenzar por revisar la *Dirty Dozen* y los *Clean Fifteen.*

—¿Son nombres de películas?

—Son dos listados que le servirán de referencia.

La *Dirty Dozen,* o la "docena sucia", contiene los doce productos del campo que albergan las dosis más altas de pesticidas y químicos. Revísela.

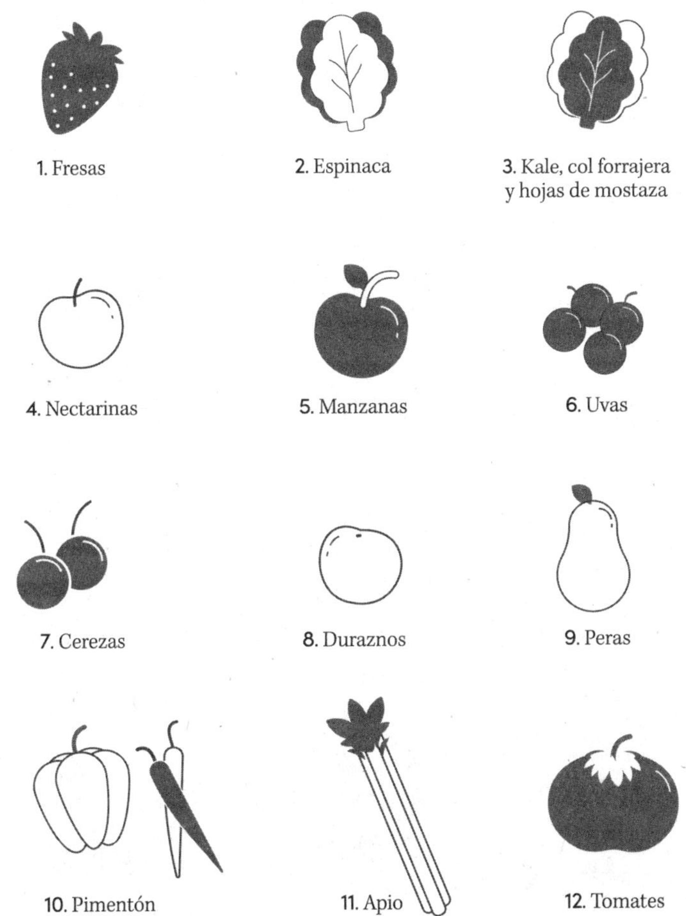
1. Fresas
2. Espinaca
3. Kale, col forrajera y hojas de mostaza
4. Nectarinas
5. Manzanas
6. Uvas
7. Cerezas
8. Duraznos
9. Peras
10. Pimentón y chiles
11. Apio
12. Tomates

Los *Clean Fifteen*, o los “quince limpios”, representan el lado opuesto: son los productos que menos han sido afectados por los plaguicidas. No correremos riesgos si los llevamos a nuestra mesa.

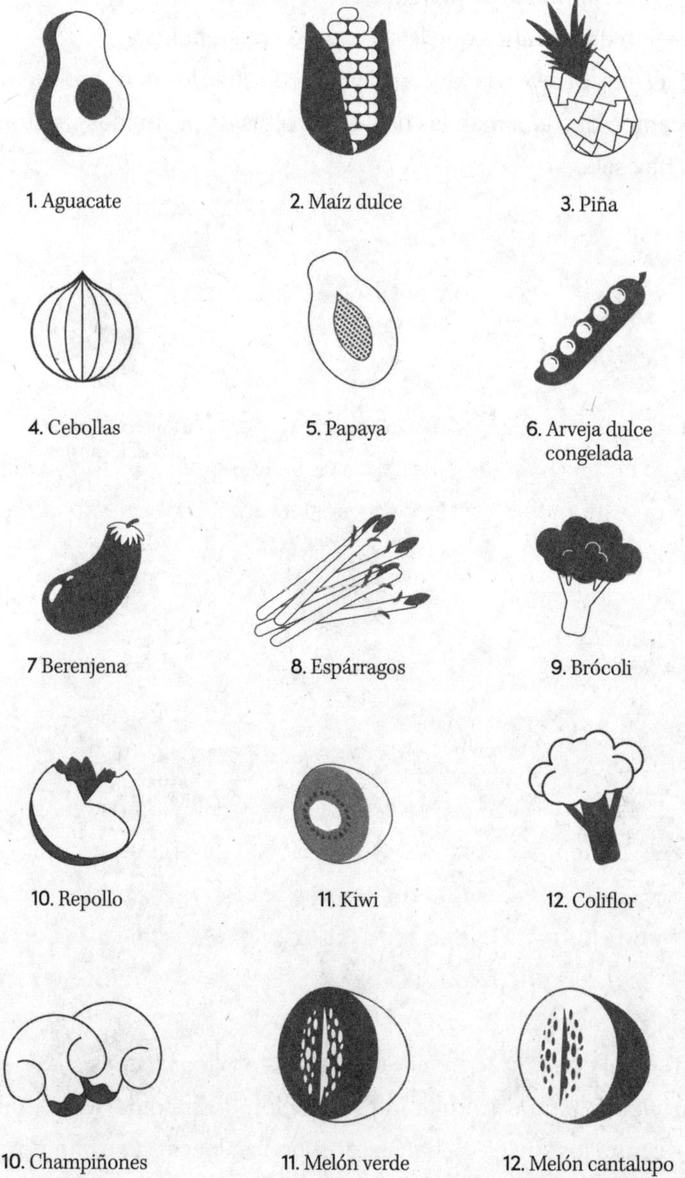

Los dos listados son realizados por el Environmental Working Group (EWG) de Estados Unidos y, desde su primera publicación, en el 2004, se renuevan cada año. Para la elaboración de estas tablas la asociación tiene en cuenta los 46 productos frescos, entre frutas, granos y vegetales, que son más habituales en el menú. En sus recientes publicaciones, el EWG incluyó un procesado de gran consumo: las uvas pasas. En su informe se revela que la gran mayoría de estas han tenido contacto con al menos 13 diferentes pesticidas. Si, a pesar de todo, se las quiere comer, hágalo con poquísima frecuencia.

Le sugiero, entonces, que compre en las tiendas orgánicas los alimentos que vio en la *Dirty Dozen*, y no se preocupe tanto por los incluidos en los *Clean Fifteen*: estos puede buscarlos en los supermercados habituales o en las plazas de mercado que suela visitar. Y encárguese de que nunca le falten los macros y los micros de los que hemos hablado en este texto. Se lo digo de una forma más directa: será mejor comer vegetales *no* orgánicos que no comer vegetales. Algunas especias y antioxidantes podrán ayudarlo para evitar la contaminación en su cuerpo.

En caso de que, por razones presupuestales solo pudiera elegir una fuente orgánica, le recomendaría que fueran los huevos. Vale la pena. Ese huevo será el fruto de un gallo y una gallina que no están hacinados, que consumen productos sin pesticidas, vegetales, lombrices, comida sin procesar. Un gallo y una gallina que comen alimentos orgánicos tendrán huevos orgánicos. Si esos pobres animales son alimentados con transgénicos o con sobras de comida humana (como suele pasar en muchas fincas), aunque corran libres cuatro maratones y vivan "felices", sus huevos no nos darán la mayor felicidad.

Todo el conocimiento adquirido durante los últimos siglos se ha utilizado para estimular la producción desmedida; así se han desgastado los suelos, se han exterminado especies y se han privilegiado los cultivos más rentables. Qué alivio saber que en muchas partes del mundo ese conocimiento se está utilizando para volver atrás, para retomar la ruta indicada, recuperar los terrenos, respetar los cultivos, los recursos, apoyar a los pequeños productores y recordarnos a todos que ahí, en cada semilla que se siembra, puede estar creciendo una nueva razón para la sanación o para la enfermedad. Consumir alimentos orgánicos no es una moda; de hecho, debería ser un acto cotidiano y no una excepción. Pero hoy la cotidianidad es elegir una bebida gaseosa azucarada que destapa la alegría, junto con un paquete de sabores ficticios, y lo excepcional es poder comprar vegetales que no hayan sido fumigados con napalm.

Terminemos esta sección con otra información crucial: no permita que estos siete guerreros del mal se cuelen en su cuerpo.

## Los temibles siete

1. *Jarabe de maíz alto en fructosa*
   - **Podría causar:** obesidad, resistencia a la insulina, incremento de la grasa abdominal, afecciones cardíacas.

2. *Las grasas trans* (como las de aquellas margarinas de las que hemos hablado)
   - **Podrían causar:** enfermedad cardíaca, cáncer, diabetes.

3. *Sabores artificiales*
   - Hace alusión a más de un centenar de aditivos químicos.
   - **Podrían causar:** reacciones alérgicas y de comportamiento.

4. *Glutamato monosódico (MSG)*
   - Lo mencioné antes; estará, segurísimo, en su salsa de soya.
   - **Podría causar:** dolor de pecho, palpitaciones, cefaleas, y nos estimula para seguir comiendo sin parar.

5. *Colorantes artificiales*
    - **Podrían causar:** alergias, congestión nasal, y empeora los trastornos de déficit de atención e hiperactividad en los menores de edad.

6. *Edulcorantes artificiales*
    - **Aspartame:** incide, mayoritariamente, en el sistema nervioso. Podría causar: mareos, cefalea, pérdida de memoria y hasta convulsiones.
    - **Acesulfamo de potasio:** podría provocar cáncer.
    - **Sucralosa:** causa una disminución en las bacterias benéficas de nuestro intestino.
    - **Sacarina:** es causal de cáncer en animales. Podría causarlo en humanos.

7. *Conservantes*
    - **TBHQ:** podría causar *tinnitus* (zumbido en los oídos), náuseas, vómitos.
    - **Polisorbatos (60, 65 y 80):** Infertilidad, inmunosupresores, anafilaxia.
    - **BHT / BHA:** asociados con afecciones hepáticas y renales. El segundo podría ser carcinógeno.
    - **Benzoato de sodio:** provocaría reacciones alérgicas y, quizás, cáncer.
    - **Sulfitos:** sería causante de alergias y afectaría principalmente a los asmáticos.

## Animales muertos

Voy a comenzar por el final. Varios meses atrás, cuando trabajaba en la planeación de este libro, quería incluir un corto apartado para pedirle que al comprar sus alimentos les dé prioridad a los que se cultivan y se producen en su país. Mejor aún si buena parte de sus comestibles provienen de pequeños productores que todavía tienen el control sobre lo que cultivan o sobre los animales que han criado. Usted, que lee *CoMo* en Colombia, en Chile, en Argentina, en México, en España, en Estados Unidos o en cualquier otra nación del mundo, por favor, *consuma local.* Ese es el mensaje principal de la actual sección. Se lo dije. Lo sabe. Ahora acompáñeme al principio de esta disertación. Comencemos por las vacas.

Buena parte de los vegetarianos y los veganos me han dicho que eligieron sus regímenes alimentarios –que son estupendos, yo formé parte del primer grupo– como una postura ética. Digamos que su elección, más allá de rechazar el sacrificio animal –otra razón muy respetable–, está relacionada con cuidar y preservar la Tierra que habitamos. Como lo revelaba Greenpeace en el 2019, el 14,5 % de las emisiones mundiales de $CO_2$ proviene de la ganadería y el 80 % de la deforestación global es el producto de la expansión agrícola que, en buena parte, tiene como fin alimentar al ganado.

Todos los desechos generados por la industria ganadera, afirman los análisis de esta organización ecologista, contaminan los suelos, se filtran en ellos y envenenan las fuentes acuíferas. Además, de acuerdo con la Organización de las Naciones Unidas para la Alimentación y la Agricultura (FAO), se requieren 15 000 litros de agua para producir un kilo de carne. Las evidencias parecieran respaldar a quienes no comen animales muertos. Sin embargo, esta es solo *una* aproximación a una realidad que puede apreciarse desde diversas ópticas.

Aquellos que practican el carnivorismo o la dieta paleo, basada en los hábitos alimentarios de nuestros antepasados en el Paleolítico, en la que predominaba la comida de caza, también tienen sus razones para alzar la voz. Muchos de ellos sostienen que si los regímenes predominantes fueran el veganismo o el vegetarianismo, el planeta sufriría, de igual manera, un desgaste enorme por cuenta de los monocultivos, esas enormes extensiones de tierra en las que se siembra un solo producto, como sucede en el suroccidente de mi país con la caña, de la que luego saldrá el azúcar que endulza, y engorda y mata a millones de personas. (Aún tengo unas cuantas palabras reservadas para ella).

Si todos fuéramos veganos o vegetarianos, para lograr nuestros requerimientos proteínicos adecuados (teniendo en cuenta nuestra edad, nuestros hábitos, nuestro peso ideal), con el correcto balance de aminoácidos y micronutrientes, necesitaríamos muy diversas fuentes de vegetales. Se lo explicaba antes: si el aporte de proteínas solo proviene de los fríjoles o de la soya, como suele suceder en el menú vegetariano básico, se estará causando un desequilibrio en el cuerpo. Siguiendo esta lógica, y dejando de lado cualquier tipo de ganadería, para contar con un modelo alimentario basado exclusivamente en los vegetales, y que nos asegure una armonía nutricional, deberían incrementarse de manera exponencial nuevos cultivos y monocultivos.

Muy bien, dicen los defensores del carnivorismo, pero, ¿acaso los monocultivos no desgastan la tierra? Si, para lograr un equilibrio en la dieta de todos es necesario sembrar *muchos* más productos en *muchas* más hectáreas, ¿no se afectará al planeta? Cabe recordar que la agricultura industrial es la responsable del 80 % de la deforestación en el mundo, pues debido a ella mueren especies de flora y fauna cada día. Esta actividad es otra de las principales causantes de los gases de efecto invernadero, por cuenta del óxido nitroso de sus pesticidas y herbicidas. El trabajo en el campo, además, requiere de vehículos que utilizan combustibles fósiles –que provienen de animales muertos–, otros contaminantes del medioambiente. Y, aunque la agricultura requiere menos agua que la ganadería, para producir un kilo de granos, por ejemplo, se necesitan 1500 litros de ese líquido.

—Doc, ¿está tratando de defender el consumo de carne?

—Solo quería mostrarle dos puntos de vista sobre la misma realidad.

—Pero no me respondió...

—La verdad, no creo que el carnivorismo sea mejor que el veganismo, o al revés. No creo que ser omnívoro resulte mejor que ser vegetariano, o al contrario. Todos los regímenes alimenticios pueden ser buenos.

—Tiene que haber uno mejor que otro.

—Todos son *buenos* si con ellos usted logra encontrar su balance alimentario.

—¿Y cómo se consigue eso?

—En el próximo capítulo del libro se lo explico.

## ¿Todos de acuerdo?

Pero el mensaje que quiero darle en este libro es: si usted decidió ser vegano, pues entonces sea un *buen* vegano y dele a su cuerpo todo lo que necesita. Si usted eligió comer carne, pues entienda que también necesitará fitonutrientes. No importa su dieta, lo que sí importa es cómo lograr que esta le asegure sus requerimientos diarios de proteínas, carbohidratos y grasas saludables; de macros y de micros.

**En un mundo tan polarizado, donde se imponen los extremos, las posturas radicales ("o estás conmigo o estás en mi contra"), no convirtamos uno de los actos más bellos que nos quedan, el de alimentarnos, en un campo de batalla.**

Y si bien la ganadería industrial, la de las grandes multinacionales, es dañina para el medioambiente, del otro lado hay miles de productores de menor escala (en todos los países) que son respetuosos con la crianza de sus animales, con el entorno, y siguen las pautas de la agricultura regenerativa. Esta práctica circular permite que los propios animales contribuyan a conservar los territorios que los alimentan. Para que el planeta siga con vida se necesita de esa simbiosis entre el reino animal y el vegetal. Siempre ha sido así. La lechuga orgánica que está en su ensalada brotó del suelo con la ayuda de fertilizantes que contenían restos de animales sin vida. La escritora y ecologista estadounidense Lierre Keith, quien fue vegana –y activista del veganismo– durante 20 años, para luego cambiar su régimen, dice en su libro *El mito vegetariano* (*The Vegetarian Myth, 2009*): "La verdad es, también, que la vida no es posible sin la muerte, que no importa lo que comas, alguien murió para alimentarte".

No permitamos que la nutrición se convierta en una guerra de seres que comen lechuga, hojas verdes y huelen a tofu contra unos neandertales asesinos de animales que tienen las manos manchadas de sangre, aunque a veces en las redes sociales pareciera serlo. Si al menos pudiéramos respetar y tratar de comprender las decisiones del otro, habremos dado un gran paso. Lo reitero, *todos* los regímenes alimentarios tienen sus ventajas y sus desventajas. Y habrá, al menos, un punto de encuentro entre unos y otros, entre usted y yo...

—¿Cuál es ese punto de encuentro, doc?

—Que, sin importar el "equipo" alimentario al que pertenezcamos, deberíamos elegir mayoritariamente los productos que crecen cerca del lugar donde vivimos.

—¡Consumo local!

—¿No estamos de acuerdo?

—Muy de acuerdo.

Todos deberíamos asumir la responsabilidad de consumir productos locales, provenientes de cadenas cortas, una decisión que apoya a nuestros trabajadores del campo, nos proporciona comestibles frescos y contribuye a bajar el impacto ambiental. Porque, tenga muy en cuenta que si usted es vegano, vive en China, critica a los carnívoros por contaminar el mundo, pero todos los días necesita aguacates mexicanos para sus preparaciones, pues usted también está afectando el planeta, ¿o es que sus aguacates del norte de América llegaron al Oriente en globo o en los picos de las aves migratorias? No, llegaron en avión o en barco, dejando una estela de combustible en su camino. Y si usted vive en mi país, pero lo que le apetece cada día es un trozo de salmón de las profundidades marinas de Alaska, estará cayendo en el mismo error.

Consumir local nos une. Qué consumir tal vez nos distancie. Que no nos siga separando la discusión entre si es más destructiva la ganadería que la agricultura; las dos, llevadas al extremo industrial, son un desastre; y ambas, si apuestan por el respeto y la regeneración de los suelos, son un bote salvavidas para este planeta.

## Amarga adicción

Antes de explicarle cómo balancear su alimentación (sin importar el régimen) voy a hacer tres paradas técnicas. Esta es la primera. Quiero reiterarle que la sustancia de la que hablaremos aquí, que ya he nombrado varias veces, es el veneno más peligroso del planeta. Sabe bien. Muy bien. Esa es la trampa. Nuestro cerebro tarda en reaccionar ante su dulzura, y nuestra insulina queda extenuada ante su ingesta permanente. Se halla en la mayoría de los productos que se exhiben en los supermercados. Usted la ha consumido. Se la ofrecieron sus padres, sus abuelos y usted se la ha dado a sus hijos. Yo también la conozco.

Me ha pasado en los aviones. En las presentaciones de mis libros, en la fila del banco, durante mis caminatas con Maui, en los seminarios que dicto, en casa de la tía Bertha. Siempre hay alguien que se me acerca y me pregunta, con algo de vergüenza y enorme curiosidad, que... ¿se imagina qué?

—Yo tenía la misma pregunta, ¿por qué si es tan saludable se quedó calvo?

—Nah. Esa se la respondo luego. Hay otra que se repite y se repite sin descanso.

—¿Cuál es?

—*Doctor*, ¿usted come tortas? ¿Helados? ¿*Cupcakes*? ¿Ponqués? ¿Bizcochos? ¿Magdalenas? ¿Flanes? ¿Galletas? ¿Consume algo con azúcar?

Usted conoce la respuesta. Se lo conté al inicio de *CoMo*, no soy un zombi que va por la vida sin disfrutar de los placeres que esta le brinda. ¡Me fascinan los helados! Eso suelo decirles a quienes me interrogan. Algunos se han sorprendido: "Fariseo, yo llevo cuatro meses sin un postre por culpa de su milagrito metabólico" y se van desilusionados; otros simplemente agregan: "Lo sabía, lo sabía", y se alejan corriendo.

Nunca tuve la oportunidad de añadir que sí, adoro los buenos helados, pero no compro las marcas comerciales habituales y comunes porque incluyen aceites vegetales (los mismos de las papitas fritas) como agentes espesantes. Prefiero helados artesanales que solo tienen leche y algo de azúcar. Y claro, a veces mi esposa y yo los compartimos con mi hijo Luciano que tiene tres años. Aunque eso sucede muy de vez en cuando.

El azúcar no es mala, es *malísima*. Nos rodea. Nos grita desde el móvil o el televisor: muérdeme, bébeme, exprímeme, cómprame. Nuestra labor es conocer al enemigo y no temerle. Aprendamos a incluirla de manera responsable en el menú. Quería contarle cómo hacerlo.

Los endulzantes se dividen en *calóricos* y *no calóricos*. En el primer grupo se encuentran el azúcar de mesa (la sacarosa), la miel, la panela, los diversos jarabes, los siropes (como el de agave), la dextrosa, la maltodextrina, y todos los dextranos (polisacáridos complejos), entre otros integrantes. El segundo grupo está compuesto por sustancias edulcorantes; tienen un gusto dulce pero, al igual que el champú o el jabón de lavar los platos, no contienen calorías. Entre ellas se cuentan el aspartame, el acesulfame, la sucralosa, el neotano, la sacarina y un larguísimo etcétera. Son químicos, no alimentos. En el siguiente gráfico puede apreciar mejor a estas dos familias.

**Endulzantes calóricos y acalóricos**

| | | | |
|---|---|---|---|
| CALÓRICOS | Naturales | Azúcares | Sacarosa, glucosa, dextrosa, fructosa, lactosa, maltosa, galactosa, trehalosa, tagatosa |
| | | Edulcorantes naturales calóricos | Miel, jarabe de arce, azúcar de palma o de coco y jarabe de sorgo |
| | Artificiales | Azúcares modificados | Jarabe de maíz alto en fructosa, caramelo y azúcar invertido |
| | | Alcoholes del azúcar | Sorbitol, xilitol, manitol, eritritol malititol, isomaltulosa, lactitol, glicerol |
| ACALÓRICOS | Naturales | Edulcorantes naturales sin calorías | Estevia, taumatina, *Luo Han Guo*, *Monk Fruit*, alulosa, pemtadina, monelina |
| | Artificiales | Edulcorantes artificiales | Aspartame, sucralosa, sacarina, neotame, acesulfame K, ciclamato |

Pero el azúcar se camufla, se esconde, tiene mil caras. Y a veces es difícil reconocerla en el listado de ingredientes de una lata o un paquete. La dama blanca solo aparecerá con su real nombre en aquellos productos que contengan glucosa y fructosa en la misma molécula, por eso la miel y la panela se consideran "azúcares", y así se leerá en su tabla nutricional. No sucederá lo mismo con edulcorantes como la maltodextrina, que se usa para espesar, para endulzar o darles volumen a los comestibles. ¿Por qué si es un azúcar no aparece como tal? Porque no está compuesta por glucosa y fructosa. Es como un fantasma dulzón que pasa desapercibido. Así son las leyes del etiquetado.

Si quiere conocer mejor los más de cincuenta nombres que puede tener esta amenaza, échele un vistazo al siguiente gráfico.

## El azúcar oculta en los productos empaquetados

Revise con paciencia los componentes de esos "maravillosos" paquetitos y tarritos que compra en el supermercado. Si incluyen alguno de estos ingredientes es porque contienen azúcar.

Néctar de agave
Cebada de malta
Remolacha
Azúcar morena
Jarabe de mantequilla
Cristales de caña
Caña de azúcar
Caramelo
Jarabe de algarroba
Azúcar castor
Azúcar de pastelería
Maíz edulcorante
Jarabe de maíz
Jarabe de maíz sólido
Fructosa cristalina
El azúcar demerara
Dextrano
Dextrosa
Malta diastásica
Diastasa
Etil maltol
Jugo de caña evaporado
Fructosa
Jugo de frutas
Sirope
Concentradas
Galactosa
Glucosa
Sólidos de glucosa
Azúcar oro
Jarabe de oro
Azúcar granulado
Azúcar de uva
Jarabe de maíz de alta fructosa
Miel
Azúcar invertido
Lactosa
Jarabe de malta
Maltodextrina
Maltosa
Jarabe o sirope de arce
Melaza
Azúcar mascabado
Panocha
Azúcar crudo
Jarabe de maíz refinador
Jarabe de arroz
Sorbitol
Jarabe de sorgo
Sacarosa
Azúcar
Jarabe
*Treacle* (melaza)
Azúcar turbinado
Azúcar amarillo

Y tenga en cuenta estas pautas para saber si hay sustancias azucaradas escondidas en los comestibles que lleva a casa.

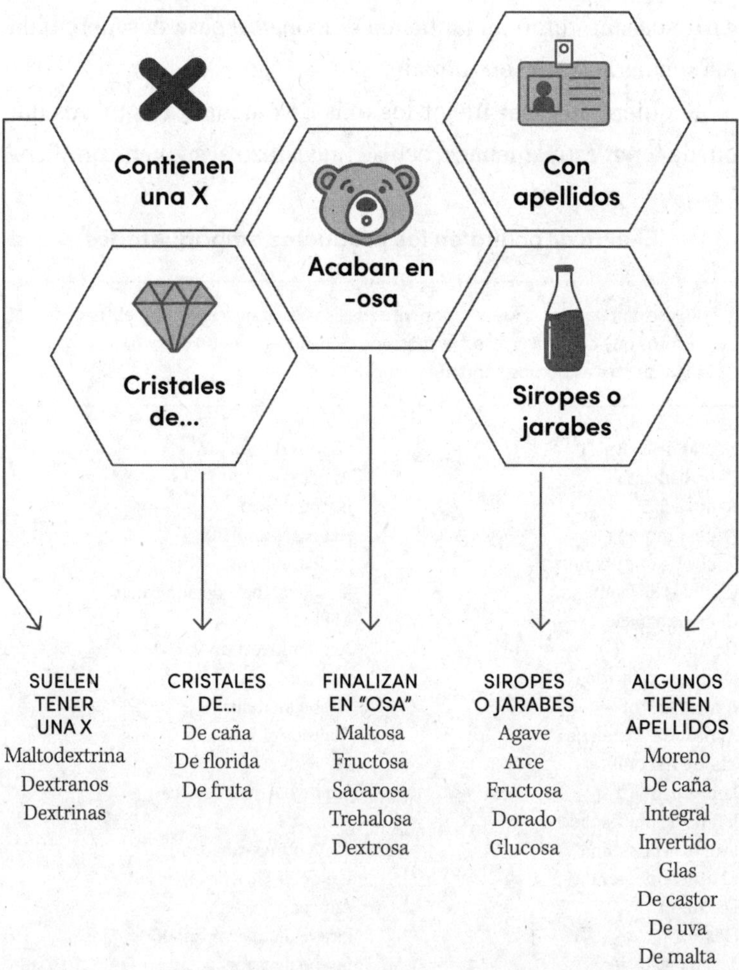


Si tiene buena memoria sabrá que el peligro de la sacarosa, el azúcar de mesa (blanca, morena, refinada, recontrarrefinada u orgánica), es su cantidad de fructosa, un monosacárido que entra totalmente al hígado sin previo aviso, lo agota, lo confunde y, lo peor de todo, no aporta beneficio alguno para el cuerpo, solo producirá triglicéridos en la sangre y en dicho órgano, y provocará inflamación. Su consumo frecuente y sostenido causará diabetes, enfermedades cardiovasculares y obesidad. Uno de los países que mejor ilustra los estragos causados por este veneno de Occidente es la China. Hace 50 años, cuando el azúcar no reinaba en su territorio, su promedio de personas obesas solo llegaba al 1 %; hoy, después de una azucarada y frenética comercialización, la nación oriental tiene un índice de obesidad del 12 %.

Todavía me quedan un arsenal de razones para pedirle que tenga muchísimo cuidado con esta engañosa sustancia.

A. El azúcar puede ser hasta ocho veces más adictiva que la cocaína por su capacidad para estimular ciertos centros cerebrales, provocar la liberación de dopamina y activar nuestro mecanismo de recompensa, el que nos hace decir: "Quiero más helado, un poco más, ¡dame más helado, maldita sea!".
B. Los niños *no* necesitan consumir azúcar para ser felices. Usted tampoco.
C. Es mentira que el azúcar es la que nos proporciona la energía para poder resistir las jornadas laborales o estudiantiles, o para vivir cada día.
D. Ni ella ni cualquier otro endulzante, como la glucosa, son necesarios para la hidratación o la recuperación antes, durante o después del entrenamiento deportivo.
E. ¡Por Dios! Los diabéticos *no* deben consumir azúcar.
F. Se suele decir que las personas con hipoglicemia deben buscar alimentos azucarados para mantener estable su nivel de azúcar en sangre: esa es una tremenda equivocación.
G. Alejar el azúcar de su vida *no* es peligroso, lo peligroso es seguir consumiéndola en altas cantidades y en todas sus presentaciones.

**Solo quiero asegurarme de que el primer mensaje que le di haya quedado claro. Repitamos: ¡El azúcar es la sustancia más adictiva del planeta!**

## Un día especial

En *El milagro metabólico* (2019) hice un detallado recuento sobre cómo la *dama blanca* afecta el metabolismo, propicia episodios cardiovasculares y ganancia de peso, sube los triglicéridos, entre otras consecuencias. Pero mi principal objetivo en esta sección es ayudarle para que, sin echar a perder su salud, pueda sumar el azúcar a su vida y a la de su familia. Ella será una invitada ocasional, no debe formar parte de su dieta diaria, de lo contrario terminará usted leyendo o releyendo aquel milagro que escribí hace dos años.

El azúcar, al igual que el alcohol, tiene una dosis y una frecuencia. Supongo que usted no toma whisky o bourbon o vodka todos los días, ¿no? Y espero que cuando decida tomarse unos tragos sean solo unos cuantos y no cuatro botellas por noche. Uso este ejemplo porque en millones de hogares de todo el mundo, cada día, se ingiere un porcentaje de azúcar equivalente a cuatro litros de whisky.

—¡No sea exagerado!

—Créame, no lo soy. Ese exceso de azúcar mata.

—¿Cuánta se podría consumir al día?

—¿Al día?

—Es decir, el día en que decida comerme un postre con mi familia.

—Eso es distinto. Este es un tema que me pone algo sensible. Revisemos las dosis, partiendo de la base de que esta mezcla de glucosa y sacarosa es innecesaria en su vida. Pero si va a consumirla, hágalo bien.

Una cucharadita de azúcar corresponde, más o menos, a cuatro gramos de esta dama blanca. Recuérdelo cuando revise las etiquetas de los productos y aplique esta equivalencia en la información que voy a darle. Las dosis azucaradas que usted, su pareja, sus padres y sus hijos podrían consumir aquella tarde en la que decidieron ir por un postre serían las siguientes:

1. Un niño menor de dos años, en ese día familiar en el que todos han decidido comerse un helado o un trozo de tarta, podría consumir 2, y quizás hasta *4 gramos* de azúcar.
2. Un niño de entre 2 y 10 años podría comer entre 4 y 8 *gramos*, en aquella tarde especial de "dulce".
3. Un adolescente, un adulto, los abuelos, podrían ingerir hasta 20 gramos de azúcar en *esta tarde* familiar (lo reitero: no debe ser un consumo diario y habitual). Por cierto, este postre debe incluirlo dentro de sus aportes de carbohidratos de ese día; le contaré cómo hacerlo en el próximo capítulo.

## La filosofía de Tico

Retornemos al ejemplo del alcohol. Usted no se va a tomar dos vasos de un *single malt* cada día porque sabe que podrían generarle una adicción, y porque su cuerpo, ante esta rutina, cada día le pedirá más, generará "tolerancia". Con el azúcar sucede lo mismo, por eso no es recomendable incluirla a diario en el menú. Y le hablo de todo el "azúcar", néctares, jarabes, siropes, cristales, y todas las presentaciones que puedan elevar la insulina y el ácido úrico. En la siguiente tabla puede ver la acción que tienen sobre la hormona reina algunos endulzantes artificiales; notará que los únicos que no la estimulan son la estevia, el *monk fruit* ( fruto del monje), la alulosa, y habría que tener precauciones con el eritritol (edulcorante derivado del alcohol), porque, aunque no afecta a la insulina, sí tiene efectos sobre el ácido úrico.

| ENDULZANTES | EFECTO DE LA INSULINA SOLA | EFECTO DE LA INSULINA CON CARBOHIDRATOS |
|---|---|---|
| Sucralosa | Ninguno | Incrementado |
| Aspartame | Ninguno | No es claro, posiblemente incrementado |
| Estevia | Ninguno | Ninguno |
| Acesulfamo K | No es claro, posible | No es claro, posiblemente incrementado |
| Xilitol | Poco | Poco |
| Eritritol | Ninguno | Ninguno |
| Otros azúcares y alcoholes | Variable, probable | Variable, bastante probable incrementada |
| Extracto de *monk fruit* (fruta del monje) | Ninguno | Ninguno |
| Alulosa | Ninguno | Ninguno |

Los encuentros que generan más inquietud entre los padres que intentan cuidar la ingesta de azúcar de sus hijos son las fiestas infantiles. Estas son el escenario perfecto para los excesos. Supongamos que uno de los invitados es mi hijo Luciano, quien tiene tres años. Cuando llega a la celebración los anfitriones lo reciben con un vaso de gaseosa, que contiene cerca de 20 gramos de dama blanca. Terminará tomándose tres porque tendrá mucha sed después de correr toda la tarde con sus pequeños amigos. Obvio, se comerá un trozo de la torta de cumpleaños de Samuelito, en el que habrá entre 15 y 20 gramos de azúcar. ¡Y una bolita de helado! Otros 15 gramos dulces.

A esta sobredosis tendremos que añadirle ese perrito caliente que también tiene azúcar escondida en su salsa de tomate. Y, atención, el pan blanco industrial de aquel *hot dog* está elaborado con harina de trigo refinada que estimulará su insulina de la misma forma que la sacarosa. La salchicha de cerdito radioactivo licuado, con su colorante rosado, su trigo para espesar y los nitritos para conservarlo, no tiene el blanco veneno, pero es basura para el estómago. ¡Qué maravilla! ¡Qué bonita manera de celebrar un nuevo año de vida! Si nosotros como padres permitimos que esto pase desde la infancia, ¿con qué cara les podremos pedir que lleven una dieta balanceada en su adolescencia?

Hagamos azucaradas cuentas. ¿Me ayuda? Por favor, traiga la *sugar calculator*. ¿Empezamos?

—Hágale, doc.

—Tres gaseositas o refresquitos, cada uno con 20 gramos de azúcar. ¿Cuánto llevamos?

—60 gramos de dama blanca, como dice usted.

—Sigamos sumando: 20 gramos de azúcar del buen trozo de tarta. ¿Cómo va la suma?

—80 gramos, dice la *sugar calculator*.

—Y ahora los 15 gramos de la bolita de helado de fresa con aceite de freír papas.

—95 gramos, doc. ¿Sumamos lo del perro caliente?

—No, deje así. Con esto es suficiente.

El total del festín edulcorado de Luciano es de 95 gramos de azúcar. Él es un niño de tres años. Su dosis *máxima* de azúcar por día –es decir, en estas fechas especiales– debería ser de 4 a 8 gramos. Maravilloso, en una tarde mi hijo consumió de diez a veinte veces su cantidad permitida. Luciano quedó borracho, embriagado de azúcar. ¿Cómo estarán sus demás amiguitas y amiguitos que habían desayunado cereales, panecillos con mermelada o crema de avellanas y "juguito" de naranja? Borrachos todos, y activos como el conejito de Energizer que no se cansa de tocar el tambor. ¿Qué puedo agregar al respecto? Que tiene mucha razón mi vecino Tico cuando afirma que "debemos aprender a diferenciar cuánto es mucho y cuánto es suficiente".

Estas sobredosis las viven millones de niños y millones de familias a diario. Pensamos que seremos mejores padres si premiamos a nuestros hijos con tartas, galletas y helados o, peor, con gomitas o golosinas que no son comida, son palos y piedras, como las que come mi perro Maui. Debemos detener este desastre. No estoy diciendo que nuestros hijos, o nosotros, jamás deberíamos probar un trozo de torta de cumpleaños; solo que revisemos las dosis, que lo hagamos con cuidado. No queremos niños "borrachos", que se conviertan en dulces adolescentes adictos, y que después sean adultos diabéticos u obesos. A veces nuestro amor podemos expresarlo con un helado o un pastel de chocolate. Bien; una vez está bien, pero el mayor gesto de amor es enseñarles a nuestros hijos a vivir lejos de los empachos azucarados.

## Helado en familia

¿Cómo disfrutar y cómo controlar nuestras cantidades de azúcar? Le contaré qué solemos hacer la Mona (mi esposa) y yo cuando vamos a una buena heladería con Luciano. Ella pide dos bolas de helado; yo ordeno otras dos. De ese par de helados que se comen sus padres saldrá la porción de nuestro hijo, no crea que lo dejaremos sin probar. No medimos las cucharadas, no tenemos una gramera para pesar el helado, le mostramos que su "dosis" es proporcional a su tamaño; y la que nosotros comemos es acorde al nuestro. Le recuerdo, él sabe que ese helado lo consumiremos de vez en cuando. Luciano lo comprende. Su pequeño hijo también lo entenderá si usted lo guía. Un par de veces nos ha dicho: "¡Quiero más!". Le hemos explicado que *más* le hará daño. Y él lo acepta sin terror, sabe que hay una dosis. Ha sido todo un proceso.

Luciano no probó el dulce hasta después de cumplir los dos años. Mucha gente me decía que yo era un amargado y que estaba apartando a mi hijo de uno de los grandes placeres de la vida. "El pobre niño va a ser una persona triste si no le da una galletita", nos decían. Mi esposa y yo solo cuidábamos su dieta, con amor. Luciano no echaba de menos el sabor azucarado porque no lo había probado. Nadie extraña lo que no conoce. Los postres de Luciano han sido los arándanos, que le fascinan, y todas las frutas que llegan a su mesa (jamás licuadas). Cuando era un bebé nunca le dimos compotas dulces, ni yogures de colores, ni mermeladas. Por eso no extrañaba el azúcar. Ahora que la conoce, nosotros, sus padres, tenemos la responsabilidad de enseñarle a disfrutarla y a no excederse. Esta, al igual que el alcohol, tiene su dosis.

## Sin engaños

No olvide que el azúcar podrá camuflarse adoptando otras identidades. Ciertos jarabes o siropes como el del agave han ganado mucha popularidad y alcanzado grandes ventas porque se han promocionado como "aptos para diabéticos" debido a su bajo índice glicémico (IG). Se trata de una confusión. Lo mencioné antes y quería recordárselo en este apartado. Es cierto que el jarabe de agave tiene un bajo IG, su contenido de glucosa es tan solo del 20 %, pero el 80 % restante es pura fructosa con gancho al hígado. Usted conoce muy bien las consecuencias de ese "golpe". Edulcorantes como este deberían venderse con la inscripción: "Apto para que se convierta en diabético". Que no lo confundan. Que no lo envenenen.

En años recientes ha tenido un notable crecimiento la pastelería sin gluten y sin "azúcar". He probado muchas de estas preparaciones (tartas, *muffins*, *cupcakes*) y son notables, su sabor es riquísimo, detrás de ellas hay un dedicado intento por crear una bollería saludable. Sin embargo, usan como endulzantes a los señores agave y eritritol. Estas deliciosas dulzuras sin gluten tienen bajo índice glicémico y sus comensales las devoran sin descanso creyendo que en ellas se esconde la fuente de la salud. No es así. En cada pedacito hay fructosa con ansias de desembocar en su hígado. Si lo que le gusta es el agave (patrimonio mexicano) y el eritritol (que viene del alcohol), pues mejor tómese un tequila o un buen mezcal.

Voy a ser muy sincero, si tengo que elegir entre un *muffin* sin gluten con eritritol y un *muffin* sin gluten con panela, miel, azúcar o jarabe de yacón, prefiero la segunda opción porque al menos sé cómo se comporta la blanca dama dentro de mi organismo; el primero es un enigma. Ahora, si ese mismo *muffin gluten free* estuviera endulzado con estevia, *monk fruit* o alulosa, ¡pues muchísimo mejor!

Por último, para vivir en paz con el azúcar, siga estos consejos.

A. Sáquela a ella y a los endulzantes de su casa (creo que ya empezó a hacerlo), desaparézcala de su dieta diaria, y consúmala con muy poca frecuencia.
B. Recuerde cómo calcular su dosis de azúcar y la de sus hijos, en el día elegido. Ringo Starr, el baterista de The Beatles, a sus 81 años conoce muy bien la suya: él se come dos bolitas de helado de coco cada fin de semana. De lunes a viernes, nada de postres. Quizás por eso canta "*Life is good, life is good*". Lo leí hace tiempo en una vieja edición de la *Rolling Stone*.
C. Un endulzante no será mejor porque es "natural". Siempre traerá problemas. Si consume mucha azúcar orgánica pues se convertirá en un diabético orgánico.
D. Aprenda a decir no, de manera cortés. No coma postres por obligación. Quizás esté en la casa de su jefe, o en la de sus suegros, o en una reunión con las amigas de la tía Bertha y le ofrecen un trozo de torta congelada que a usted no le apetece. No se lo coma. Practique por adelantado, escriba aquí sus mejores disculpas, es mejor estar preparado:

E. Como se lo sugerí hace poco, elija postres que tengan ingredientes que usted conozca. Ya que va a comer algo con azúcar, pues adelante. No crea en las supuestas bondades de la pastelería *light* preparada con aquel jarabe de la planta del tequila o el edulcorante del alcohol.

F. No utilice endulzantes que usted no conozca, o que tengan nombres raros, solo porque están libres de calorías.

G. Si en la etiqueta de ese producto que usted compró se lee "libre de azúcar" o "*sugar free*", pero tiene un sabor dulce, no le quepa la menor duda: sí incluye algún endulzante. Seguro está ahí bajo otro nombre, revise los ingredientes. Es una pequeña trampa de las leyes de etiquetado.

H. Sus postres no son "pecados" o "*cheat meals*". Nunca los llame así. Sus postres fueron una decisión consciente y responsable. Usted eligió el momento y la dosis. Disfrútelos.

I. Si se está alimentando bien (incorporando buenos macros y micros), si está haciendo ejercicio, si tiene buenos hábitos, por supuesto que puede comerse sus dos bolas de helado el sábado o el domingo. Le harán mucho bien, a usted y a los suyos. Y tenga en su memoria la frase de Tico. ¿La recuerda?

—Sí, doc, tenemos que aprender a diferenciar *cuánto es mucho y cuánto es suficiente.*

## La mala fórmula

Sé que este alimento del que voy a hablarle ha salvado millones de nuevas vidas en el planeta, pero también ha causado mucho daño. Es probable que lo haya bebido en los teteros durante sus primeros años de vida. Y si usted es madre o padre, seguro se lo dio a sus hijos siguiendo las recomendaciones del pediatra. No quiero alargar más este misterio, las siguientes líneas están dedicadas a la llamada leche de fórmula (y guarda una relación íntima con el apartado anterior).

Como lo decía al inicio, esta "fórmula" les garantizó la supervivencia a los bebés de las mamás que no pudieron lactar, y eso es maravilloso. Sin embargo, sus ingredientes no son ninguna maravilla. Antes de revisarlos detenidamente, recordemos la riqueza de la leche materna. Esta contiene lactosa, que está compuesta por dos azúcares simples, la glucosa y la galactosa. La primera aportará la energía para las células del bebé, la segunda contribuirá con el desarrollo cerebral, neurológico e inmune. En este líquido vital hallaremos proteínas que incluyen diversas combinaciones de aminoácidos, carbohidratos en forma de oligosacáridos, que se comportan como los prebióticos de los que hablamos en el apartado de las fibras, y un equilibrio envidiable de grasas saturadas (como las del coco, que no tapan arterias), monoinsaturadas (como las del aguacate o los olivos) y poliinsaturadas, como los ácidos grasos omega 3. Adicionalmente, aporta vitaminas, minerales y factores inmunes. Esa sería la inigualable "etiqueta" nutricional de la leche de nuestras madres.

Ahora revisemos la composición de una conocida leche de fórmula genérica. Pero creo que no le había contado esto...

**Así como en algunas películas nos presentan el reparto por orden de aparición, la ley de etiquetado exige que los componentes**

**de un producto estén listados de mayor a menor concentración. El primero siempre será el ingrediente dominante. Lea siempre dicha información.**

Aquí están los componentes de este lácteo en polvo. Los voy a nombrar tal como aparecen en el empaque.

1. **Maltodextrina**, un carbohidrato dulce e innecesario que ayuda a espesar el alimento y le da una enorme carga de dextrosa inflamatoria. Es azúcar con otro nombre.
2. **Aceites vegetales**, como el de girasol, alto en ácido oleico, y el de soya. En otras palabras, lípidos inflamatorios, ricos en omega 6, ideales para preparar papitas fritas.
3. **Aceite de coco**, un buen ingrediente, aunque es minoritario en la receta, y es el que aporta las grasas saturadas.
4. **Proteínas de suero de leche parcialmente hidrolizadas**, también conocidas como *whey*.
5. **Sacarosa**, ¡azúcar! Adictiva, inflamatoria e innecesaria. Y recuerde que ya teníamos algo similar a la dama blanca en el primer ingrediente de la lista. Estos cinco componentes representan el 99 % de esta leche de fórmula.
6. **Los demás integrantes de la receta** son "adornos en dosis espirituales" que se ven muy bonitos en las etiquetas. Algunos de ellos salen en grandes letras en el empaque. ¿Son necesarios? Por supuesto, pero son adornos. Los voy a listar todos. Si no le interesa entrar en detalles, lea solo los ingredientes en negritas. Para el daño que hacen los primeros, estos últimos no aportan.

- **Minerales:** fosfato de potasio, fosfato tricálcico, citrato de calcio, cloruro de potasio, cloruro de sodio, cloruro de magnesio, hidróxido de potasio, citrato de sodio, hidróxido de calcio, sulfato ferroso, sulfato de zinc, citrato de potasio, sulfato de cobre, sulfato de manganeso, yoduro de potasio, selenito de sodio.

- **Fructooligosacáridos (FOS)**, fibra soluble.
- **Aceite del hongo *Mortierella alpina***, fuente de ácido araquidónico (el primer paso para la inflamación en el cuerpo).
- **Variadas vitaminas:** ácido ascórbico, ascorbato de sodio, palmitato de ascorbilo, vitamina E, niacinamida, D-pantotenato de calcio, palmitato de vitamina A, riboflavina, clorhidrato de tiamina, clorhidrato de piridoxina, ácido fólico, vitamina K1, D-biotina, vitamina D3, vitamina B12.
- **El final de la lista**: Oligosacárido 2 fucosil-lactosa (leche), DHA del aceite de *Crypthecodinium cohnii* (una microalga), L-fenilalanina, cloruro de colina, nucleótidos (5'-monofosfato de citidina, 5'-monofosfato de uridina disódica, 5'-monofosfato de guanosina disódica, 5'-monofosfato de adenosina), L-histidina, taurina, mio-inositol, L-carnitina.

Esta es la tabla nutricional de aquel producto.

**Análisis aproximado**

| NUTRIENTES | UNIDADES | POR 100 G | POR 100 KCAL |
|---|---|---|---|
| Energía | Kcal (Kj) | 510 (2132) | 100 (418) |
| Proteínas | g | 11,7 | 2,3 |
| Grasas totales | g | 27,5 | 5,4 |
| Ácidos grasos saturados | g | 8,5 | 1,7 |
| Ácido linoleico | g | 4,3 | 0,84 |
| Ácido α-linolénico | g | 0,42 | 0,08 |
| Ácido araquidónico (AA) | mg | 105 | 20,6 |
| Ácido cocosahexaenoico (dha) | mg | 53,0 | 10,4 |

| NUTRIENTES | UNIDADES | POR 100 G | POR 100 KCAL |
|---|---|---|---|
| Carbohidratos disponibles | g | 53,0 | 10,4 |
| Azúcares totales* | g | 11,2 | 2,2 |
| Lactosa | g | 1,5 | 0,29 |
| Fibra dietaria total | g | 1,5 | 0,29 |
| Fibra soluble | g | 1,5 | 0,29 |
| Frutooligosacáridos (FOS) | g | 1,4 | 0,26 |
| *Oligosacárido 2'fucosil-lactosa (2'-FL) | mg | 150 | 29,4 |
| Fibra insoluble | g | 0,00 | 0,00 |
| Humedad | g | 2,6 | 0,51 |
| Carnitina | mg | 9,8 | 1,9 |
| Taurina | mg | 33,9 | 6,6 |
| Colina | mg | 60,9 | 11,9 |
| Inositol | mg | 26,3 | 5,2 |

**Una aclaración:** técnicamente la *maltodextrina* no será considerada como dama blanca porque en su composición solo tiene dextrosa; aparecerá como "otros carbohidratos". Para que el azúcar salga con su nombre propio en las etiquetas debe estar compuesta por glucosa y fructosa. ¿Y cuánta de ella hay en este envase? Casi 12 gramos (¡tres cucharaditas de sacarosa!), por cada 100 gramos de producto. Una dosis infame para un recién nacido.

Si revisó con atención todos los componentes, le agradezco el esfuerzo. Era una lectura tediosa, lo sé. Patxo, mi editor y amigo de siempre, me dijo que casi se duerme leyéndola. Insistí en incluirla para mostrarle a usted, a él, a todos los que vean este libro, que esta fórmula debería ser reinventada. Le doy un nuevo ejemplo, más breve. Revisando otra de esas leches hallé que contenía algunas "joyas" como las siguientes: aceite de palma, aceite de soya, de coco y de girasol, polidextrosa y jarabe de glucosa. Aquí le dejo la tabla nutricional del producto. Y le pongo una tarea, busque el contenido de azúcar. Tómese su tiempo.

| PROPORCIONAL 2000 KJ/100 G Y LOS SIGUIENTES NUTRIENTES | POR 100 KCAL | POR 100G DE POLVO | POR 100 ML DE PRODUCTO RECONSTITUIDO |
|---|---|---|---|
| Contenido energético, kcal | 100 | 480 | 68 |
| Contenido energético, kJ | 420 | 2000 | 280 |
| Proteína*, g | 3,1 | 15,2 | 2,1 |
| Grasa, g | 4,8 | 23 | 3,2 |
| Ácido linoléico, mg | 770 | 3700 | 520 |
| Ácido α-linolénico, mg | 98 | 470 | 57 |
| Ácido araquidónico (ARA), mg | 38 | 183 | 26 |
| Ácido Docosahexaenoico (dha), mg | 18,9 | 91 | 12,9 |
| Carbohidratos, g | 11,6 | 56 | 7,9 |
| Galacto-oligosacáridos, g | 0,41 | 2 | 0,28 |
| Polidextrosa, g | 0,35 | 1,7 | 0,24 |
| Biotina, μg | 2,9 | 13,9 | 2 |
| Ácido fólico, μg | 13 | 64 | 9,1 |
| Niacina, μg | 1000 | 4900 | 700 |
| Ácido pantoténico, μg | 500 | 2400 | 340 |
| Riboflavina, μg | 150 | 730 | 103 |
| Tiamina HCI, μg | 102 | 500 | 71 |
| Vitamina A, UI | 300 | 1470 | 210 |
| Vitamina B12, μg | 0,3 | 1,47 | 0,21 |
| Vitamina B6, μg | 120 | 570 | 81 |
| Vitamina D, UI | 60 | 290 | 41 |
| Vitamina E, UI | 3,3 | 15,9 | 2,2 |
| Vitamina K, μg | 14,8 | 71 | 10 |
| Vitamina C, mg | 20 | 98 | 13,9 |
| Calcio, mg | 106 | 510 | 72 |
| Hierro, mg | 1,76 | 8,4 | 1,19 |

¿Lo encontró? Está ahí, donde dice *carbohidratos*. ¡Qué belleza! Cada 100 gramos de este alimento en polvo contienen 56 gramos de azúcar. Dicho tarro viene en una presentación de 1000 gramos (un kilo). No necesitará la *sugar calculator* para saber que en él hay 560 gramos de dama blanca. ¿Y esto es lo que supuestamente debe tomar un niño para crecer sano y fuerte?

## Una nueva opción

Dicha fórmula no tiene parecido alguno con la leche materna. Es una bebida inflamatoria, con mucha azúcar, decenas de adornos y pocas virtudes nutricionales. Es una mezcla altamente adictiva que embriaga a los recién nacidos. Esta sobredosis azucarada los hará querer más y más. Después de que los pequeños conozcan el sabor dulce será muy difícil sacarlo de sus vidas. ¿Qué van a preferir, el pecho de sus madres o la dulzura de su tetero? Y cuando empiecen a crecer, ¿querrán agua o más bebidas con azúcar?

Si esta fórmula salva vidas con esta pobre composición, ¿se imagina los beneficios que podría tener un alimento para bebés que sí cumpliera con los requerimientos alimentarios y respetara su salud? ¿Por qué las empresas más poderosas del planeta, las que cuentan con millones de dólares y todos los adelantos científicos, no la fabrican? ¿Por qué tenemos que darles una sustancia adictiva a nuestros pequeños?

Todos nosotros, los que somos padres, intentamos brindarles lo mejor a nuestros hijos. Cuando las madres no pueden lactar (por diversas razones, físicas o mentales, o las dos) mis colegas pediatras, con todo su conocimiento y buena intención, les recomiendan alguna leche de fórmula para sus recién nacidos. Las mamás y los papás se las darán a sus bebés con todo el amor del mundo, aunque la mayoría ignora su composición. Hoy, tristemente, no existe otra solución alimentaria infantil que esté aprobada y recomendada sin miramientos por la ciencia y la industria, para estos casos. Yo conozco algunas propuestas novedosas, pero aún son vistas con recelo.

Si usted es madre, no pudo darle el pecho a su hijo y está leyendo este libro poco después de prepararle el tetero, no se sienta culpable, estoy seguro de que usted y su pareja están haciéndolo muy bien. Lo alimentan como nos han enseñado. Esta fórmula es la solución que tenemos hoy, centenares de millones de niños crecieron con ella y se han convertido en grandes médicos, futbolistas, arquitectos o astronautas. Solo le pido que alcemos la voz juntos, que trabajemos unidos con el fin de buscar o crear nuevas opciones, ¡y exigirlas!, para nutrir mejor, con ingredientes saludables, a los bebés que no recibieron el alimento más completo del mundo: la leche materna.

—Yo soy uno de aquellos niños, doc; un "bebé fórmula", y aquí sigo.

—Claro que sí, usted y muchos más, aquí *seguimos*. Inclúyame en esa lista.

—¡Incluso gané varios trofeos de atletismo en el cole!

—Lo felicito, rayo veloz. Una pregunta: ¿era muy alérgico en su infancia?

—Sí, alergias varias y frecuentes. ¿Por el tarro azucarado, doc?

—Es muy probable. ¿Y luego le dieron yogurcitos de colores?

—De todos los colores, y también malteadas con polvitos coloridos.

–Azúcar y la vaca Lola. Ese es el lío, después del tarro, que es un ultraprocesado, vienen otros "ultras" en vasitos. La infancia se convierte en una dulce borrachera.

—Y mi mamá creía que mi dieta era la más saludable.

—La mía pensaba lo mismo. Y ella y la suya nos daban aquellos alimentos con la mejor intención, se supone que la leche de colores y con azúcar era sana y nos daba energía.

—Quiero pedirle disculpas a mi páncreas y a mi insulina.

—¡Y al intestino, y al cerebro; a todo el organismo!

—Han trabajado sin parar desde mi niñez.

—Es el momento de ayudarlos a descansar, para eso está *CoMo*.

## ¡Guácala!

En *El milagro antiestrés* (2020) le conté que mi esposa tuvo una pequeña crisis poco después del nacimiento de Luciano. Durante un tiempo no pudo lactar. Los dos, como padres responsables de un bebé que apenas crecía, empezamos a explorar otras buenas opciones para nutrirlo. El tarro lleno de fórmula azucarada era la última-última opción. Yo estaba seguro de que sería un período de transición: la Mona solo necesitaba un poco de tiempo, un poco de calma. Cuando bajara el estrés físico y mental que estaba viviendo debido al parto, a los cambios hormonales, a las nuevas responsabilidades y a sus propias expectativas y exigencias como madre, cuando se reconciliara con ella misma, yo sabía que volvería a lactar. Mientras eso sucedía necesitábamos un plan b.

Invertí horas fabricándolo. ¿Qué preparación podría darle a mi pequeño Luciano sin ponerlo en riesgo? ¿Cómo emular esas grasas saturadas, monoinsaturadas y poliinsaturadas de la leche materna? ¿En cuáles alimentos, que pudiera licuar, podría encontrar las fuentes correctas de aminoácidos? ¿Los vegetales me servirían para hallar las fibras y las vitaminas que requiere un recién nacido? Y la pregunta más importante: ¿Se tomaría la "pócima" que ideó su padre? La Mona seguía mis intentos con cierta incredulidad. Era apenas entendible.

Calculé las proteínas, los carbohidratos y las grasas que necesitaba mi hijo basado en su peso y su edad, estudié mucho, probé, revisé, incluso optimicé las fuentes lipídicas mejorando el aporte de omega 3. Sabía que este no era un "producto estéril" o "estandarizado", pero eso no me preocupaba, así contribuiría al crecimiento de su flora intestinal. Y no tuve que recurrir a los probióticos que vienen en las leches de fórmula que, entre otras cosas, sirven para nada porque en medio de esa mezcla son difuntos, están muertos, no cumplen su función.

Durante aquellas semanas sin leche materna, alimentamos a Luciano con muchísimo amor y con una especie de sopa que sabía a salmón con espinaca y arándanos.

—¡Qué crimen, doc! Pobre niño. ¿No le escupió esa *cosa*?

—No. ¿Y sabe por qué no?

—Porque el niño estaba hambriento y se hubiera tomado lo que sea.

—Se tomó la sopa de papá porque en ese momento de su vida era lo que necesitaba, nunca lloró desconsolado o hizo caras de "¡guácala! Aleje eso de mí, adulto demente. Quiero cerealito". Y porque no conocía...

—¡No conocía el azúcar!

—Luciano, se lo conté hace poco, la descubrió después de los dos años. Eso ayudó mucho.

—¿Y su esposa pudo amamantarlo después?

—Al cabo de unas semanas ya estaba en su pecho, recibiendo el mejor alimento del planeta, lleno de grasas saturadas.

—Usted pudo hacerlo porque tenía el conocimiento, a los demás nos toca el tarro.

Eso es falso. Yo no soy pediatra. Es cierto que desde hace años estudio muy de cerca la bioquímica de los alimentos, su estructura, su composición, su comportamiento en nuestro cuerpo, pero esto lo podrían poner en práctica muchas familias del mundo si les dieran una capacitación óptima para hacerlo. El alimento mencionado lo podría preparar usted, teniendo en cuenta las particularidades de su bebé, si un especialista adiestrado le dijera cómo.

—Listo, doc, patente la fórmula, yo lo ayudo a impulsar el producto y adiós al tarro con azúcar.

—¡Pare! Le conté mi experiencia, pero esto requiere de tiempo, miles de pruebas, patentes, comités de sabios, avales de la ciencia y de un grupo de personas decididas a querer cambiar el polvo dulce adictivo, por una solución más sana. Aunque no creo que a las grandes industrias les agrade la idea.

—Y seguro que si aprueban algo así, querrían ponerle maltodextrina.

—O dirían que no, que "guácala".

Mientras llega el feliz día en que podamos contar con un alimento infantil diferente a la leche de fórmula actual, no intente hacer la receta mencionada en su casa, siempre siga al pie de la letra las indicaciones de su pediatra, él o ella sabrá mejor que yo qué requieren sus hijos. La bebida que le preparé a Luciano fue pensada para él exclusivamente, para ese momento de su vida y de su historia; aprendí a prepararla basado en su edad, su estatura, sus requerimientos. Los de su bebé tal vez sean muy diferentes. Ojalá pueda darle leche materna. Todos mis colegas pediatras, basados en los estudios más recientes, me recuerdan que la gran mayoría de mujeres del mundo pueden lactar, es probable que experimenten duros momentos, como los que vivió mi esposa, pero, con un poco de paciencia, práctica y apoyo, podrán amamantar a sus críos.

Y quiero hacer una aclaración. Existe una sopa para infantes, creada por un doctor que lleva mi apellido; no somos ni hermanos, ni primos, ni amigos, ni parientes lejanos. Me parece interesante su búsqueda; sin embargo, no podría recomendarle que le dé ese producto a su bebé porque no conozco a fondo su preparación. ¡Y no soy pediatra! Pero celebro, lo repito, estas iniciativas. Se lo cuento para evitar cualquier tipo de confusión.

Y me queda por contarle la última creación de las multinacionales alimentarias. No les bastó con comercializar su fórmula para bebés; hace poco, ¡inventaron una para las mamás! Se la enseñaré hacia el final del libro, en un corto capítulo dedicado a la nutrición clínica. Por el momento, dejemos los tarros llenos de azúcar y hablemos de tigres, tucanes y elefantes. Es una buena historia.

## Las hojuelas del diablo

A finales del siglo XIX, en el reconocido Battle Creek Sanitarium, ubicado en Michigan, Estados Unidos, nacieron, por error, los cereales que se convertirían en el modelo de desayuno ideal de todo el planeta. El sanatorio, que había ganado fama como un epicentro de salud en el país, y que a lo largo de su historia contaría con visitantes tan influyentes como los empresarios Henry Ford y John D. Rockefeller, o la primera dama del país Eleonor Roosevelt, era dirigido por el excéntrico doctor John Harvey Kellogg (1852-1943). Él, un hombre muy conservador, miembro de la Iglesia Adventista del Séptimo Día y practicante del vegetarianismo, promovía un estilo de vida saludable al que llamó *biologic living*. Su propuesta era revolucionaria en esa época y tenía una buena intención, la de promover una sana manera de alimentarse. Cabe recordar que en aquellos días la afección más común de los estadounidenses era la dispepsia, un trastorno digestivo presente en buena parte de su población.

Kellogg era un médico difícil de definir. A través de prácticas como la hidroterapia, que utiliza diferentes fuentes de agua con fines curativos, intentaba impulsar los hábitos saludables en sus pacientes. Quizás de esa manera limpiaba los fantasmas de su propia infancia, plagada de enfermedades. Y así, de paso, alejaba a la humanidad del peor peligro conocido, de la plaga más nefasta que había existido jamás que, según él, era la *masturbación*. Como se lee al inicio del capítulo "Solitary Vice", de su conocido libro *Plain Facts for Old and Young* (1877), "si el comercio sexual ilícito es un pecado atroz (...) la masturbación es un crimen doblemente abominable (...) Es el más peligroso de todos los abusos sexuales porque es el más practicado". Habrá múltiples referencias sobre el tema en las 644 páginas que componen su texto.

A John Harvey le gustaba mucho escribir, pero no hallaba placer en el sexo. Sus biógrafos afirman que jamás tuvo relaciones íntimas con su esposa, la brillante dietista Ella Eaton Kellogg (1853-1920), que fue su pareja durante 41 años y con quien nunca compartió habitación. Sí tuvieron hijos, siete adoptados oficialmente, y varias decenas más que crecieron bajo su protección. El doctor detestaba el vinagre, la pimienta, el jengibre, la canela y, especialmente, la carne y el azúcar refinada, productos que, de acuerdo con sus creencias, despertaban el apetito sexual de los individuos. Él afirmaba que para aplacar las pasiones se debía llevar una dieta basada en granos y cereales. De hecho, durante un buen tiempo estuvo trabajando en un alimento que, como se lee en un artículo del diario español *El País* dedicado a su vida, acabara con "la fea costumbre masturbatoria".

Sin embargo, Kellogg no era un pionero en el tema. Décadas atrás el reverendo presbiteriano Sylvester Graham (1794-1851) había empezado su campaña contra esa misma costumbre diabólica que azotaba a la sociedad. Él creyó que podría alejar de este vicio, y de las prácticas sexuales, a los hombres y a las mujeres que comieran su recién inventada *Graham cracker*, una galleta endulzada con miel. ¿Tuvo éxito su idea? Podríamos decir que fue tan "eficaz" como la invención en la que trabajaba nuestro puritano médico.

En 1895 el doctor patentó su comida contra los deseos carnales: se trataba de una mezcla de hojuelas de trigo que, aunque resultaban difíciles de digerir, encontraron buena aceptación entre la gente. Pero fue un día de 1898 cuando él y su hermano menor Will Keith Kellogg encontraron la receta perfecta. Sucedió de manera inesperada. Por error tostaron el trigo que ya había sido cocido en los hornos, y al final obtuvieron unas finas y crujientes hojuelas de trigo. ¡El alimento antimasturbación había sido perfeccionado! A todos les encantó el nuevo producto. John Harvey, quien no tenía la mentalidad mercantilista de su hermano, incluso compartió la nueva receta de sus hojuelas tostadas en sus libros; él quería que se prepararan en todas las casas de mundo para acabar, de una buena vez, con el terrible onanismo.

Will, en cambio, de inmediato apreció el potencial comercial de aquel hallazgo. En 1906, con el aval de su hermano, fundó su propia compañía, que se convertiría en la gran líder del sector de los cereales. Y, aunque sabía que le costaría una batalla sin cuartel con John, entendió que aquellas hojuelas, de maíz en este caso, serían mejor apreciadas por los compradores si les añadía *azúcar*. ¡Dama blanca! Uno de los componentes más odiados por el doctor Kellogg, una incitadora de las conductas pecaminosas. La batalla fraternal comenzó. Hubo demandas y varios enfrentamientos legales. Los hermanos nunca se reconciliaron.

El controversial médico, que durante buena parte de su vida creyó que las personas de raza blanca eran superiores, física y mentalmente, a las de piel negra, murió el 14 de diciembre de 1943, a los 91 años. Su plan para frenar el onanismo fracasó. Décadas más tarde su cereal no masturbatorio se convertiría en un alimento adictivo e inflamatario. Su historia inspiró el filme *The Road to Wellville* (1994), dirigido por Alan Parker. Kellogg fue interpretado por el reciente ganador del Oscar a Mejor Actor, el británico Anthony Hopkins.

Will Keith se consolidó como uno de los empresarios más ricos del mundo. Era un hombre tímido, que siempre se sintió opacado por su hermano y cuya principal pasión fueron los caballos. Los últimos once años de su vida los vivió en penumbras: un glaucoma lo había dejado prácticamente ciego. Antes de morir donó la mayor parte de su fortuna, que ascendía a 50 millones de dólares, a la Fundación Kellogg. Falleció el 6 de octubre de 1951, a los 91 años, como el difunto John Harvey. Los productos azucarados y ultraprocesados creados por su empresa se compran en todo el planeta (y se acompañan con leche). De acuerdo con las cifras oficiales, las ventas de la compañía que fundó alcanzaron los 13 800 millones de dólares en el 2020.

## ¡Llévame contigo!

Los Kellogg fueron los principales impulsores de este rentable segmento de la industria alimentaria junto con Charles William Post (1854-1914), quien había sido paciente del Battle Creek Sanitarium y, sin mayores aspavientos, copió la idea, fundó la Postum Cereal y puso en marcha su producto estrella, Grape Nuts. Decenas de nuevos empresarios siguieron este camino. Y con esta explosión de cereales, de azúcar y grandes movidas publicitarias, se empezó a fortalecer la idea de que todos debíamos desayunar.

De acuerdo con algunos historiadores el *des-ayuno* o *breakfast*, que no significa otra cosa que "salir del ayuno" o "romper con el ayuno", es una invención moderna. En la Edad Media, por ejemplo, comer en las mañanas era una costumbre reprochable. Si alguien necesitaba calmar su hambre a esas horas del día era porque, seguramente, también tenía despiertos sus otros apetitos (los sexuales). La comida, ya lo ve, siempre ha estado muy ligada con las pasiones y el pecado.

Como lo explica la escritora Heather Arndt Anderson en su libro *Breakfast: A History* (2013), el café, el té, y especialmente el chocolate traídos del Nuevo Mundo, contribuyeron a que las élites europeas, e incluso la Iglesia católica, quisieran disfrutar de sus exóticos sabores al amanecer, poco después de salir de sus camas. "El líquido no rompe el ayuno", dijo el cardenal Francis Maria Brancaccio en 1662.

El momento decisivo para el *breakfast* llegó con la Revolución Industrial del siglo XIX. Los trabajadores de las nuevas fábricas, los empleados de las oficinas, debían comer en las mañanas para tener la fuerza y la "energía" que les asegurara un óptimo desempeño en su jornada laboral. El desayuno llegó a su máximo apogeo en los años cuarenta del siglo pasado con la insoportable popularidad de las cajas de cartón llenas de cereales.

W. H. Kellogg y su competidor C. W. Post fueron los principales impulsores de esta nueva costumbre. A través de sus grandes campañas de *marketing* posicionaron la frase "el desayuno es la comida más importante del día" (una falsa idea que ya analizamos en *El milagro metabólico*). Y con el uso de entrañables caricaturas, o mascotas, o personajes de historieta con aire de felino, elefante, tucán o gallo, conquistaron al público infantil. "Demuestra el tigre que eres...", se escuchaba en los comerciales televisivos que promocionaba uno de esos productos en los años ochenta.

Los publicistas y los encargados del mercadeo de estas multinacionales han sido muy hábiles para atraer la atención de los niños. ¿Conoce el truco? Usted llega al supermercado, levanta a su hijo, lo pone dentro del carrito de la compra y cuando va pasando por el pasillo de los cereales de repente lo sorprende mirando con éxtasis los colores, las mascotas, las letras y los dibujos incluidos en las cajas de los cereales. Ha habido algunos cambios. El elefantito obeso de hace varias décadas, ¡tan tierno que era!, es ahora un flaco espécimen con trompa; seguramente hizo la dieta de la papa. El tigre de mi época era menos atlético, el actual es más delgado y musculoso; ¿cómo podrá mantenerse así comiendo tanta azúcar? Mucho *crack*. Lo cierto es que todas esas bellas criaturas aguardan por su instante de contacto visual con los pequeños y, desde su espacio de cartón les piden, coquetos: "¡Llévame contigo!".

Y, si lo analiza bien, las cajas de los cereales están ubicadas de frente en las estanterías. Cabrían muchas más de ellas si las acomodaran como los libros en una biblioteca (con el lomo hacia afuera). Pero no, la idea es que se vean muy bien. Esa organización demanda una mayor inversión monetaria porque usan más espacio en los supermercados. Y ahora, observe bien la escena: ahí está su hija o su hijo mirando esos productos que sí, están ubicados, justamente, a la altura de sus curiosos ojos. Todo está calculado. La próxima vez que vaya al "súper", présteles atención a esos detalles. Como lo decía el papá de Betty, la fea, "el diablo es puerco". Doctor John Harvey: su invento contra el onanismo se convirtió en una causa de diabetes.

**El desayuno es una creación de la industria alimentaria para que incluyamos sus hojuelas, sus aritos de cereal, sus lácteos coloridos o *light*, sus jugos de caja, en nuestro menú desde las primeras horas de la mañana.**

Y además, qué considerados fueron los creadores de estos ultraprocesados; ¡si ya vienen listos para ser consumidos! No hay que pelarlos, cortarlos, hervirlos, hornearlos; nada, solo abrir el empaque, comerlos, sin "perder el tiempo" pensando qué cocinar. Conozco mucha gente que desayuna, almuerza y cena con estas cajitas. El tigre en la mañana, el elefante al mediodía, el tucán en la noche, con su buena dosis de leche, obviamente. ¿Qué pasará con su salud con el paso del tiempo?

Esta era la tercera y última parada antes de entrar al capítulo sobre cómo podemos balancear todos los macros, micros, grasas y *carbs* de los que hemos hablado. Si leyó atentamente habrá notado que estas tres secciones involucraban dos protagonistas principales. La primera, la peligrosa azúcar, la que abunda en las fiestas infantiles, o en los tarros de fórmula o en las hojuelas creadas en Michigan. Los segundos, nuestros hijos, sobrinos, nietos: nuestros niños. ¡No permitamos que desde sus primeros años vivan en una permanente borrachera de sacarosa o provocada por sus edulcorados parientes! Alejarlos de estos malos amigos les asegurará muchos años de salud.

Capítulo tres

# El balance

**Antes de comenzar** me gustaría que me dijera, muy sinceramente, cómo le ha ido con todo el proceso de erradicación de "ultras" y la incorporación de alimentos reales. Cuénteme en las siguientes líneas cuáles han sido los productos de los que casi no logra despedirse y por qué; póngame al tanto sobre los nuevos comestibles que le alegran el día. ¿Ya probó la leche de coco? ¿Ya cocinó con *ghee*? ¿Tiene dudas? Escriba lo que le nazca, puede poner: "Lo odio, Jaramillo; lo detesto, no sé qué estoy haciendo, solo espero que este libro de verdad me ayude a alimentarme mejor". No se guarde nada. Si quiere compartirlo conmigo y con el mundo, tómele una foto a esta página, publíquela en sus redes y no olvide incluirme, etiquetarme (@drcarlosjaramillo). Estaré pendiente de sus mensajes. Podría incluir dos imágenes de cómo lucen su alacena y su nevera por estos días de cambios. Adelante.

Muy bien, tras la terapia de liberación, sigamos con este capítulo que será vital para que usted comprenda cómo lograr que su menú sea una equilibrada fiesta saludable. Tenga en cuenta estas tres importantes recomendaciones que le he dado.

## 1–Qué no como

**Todos aquellos alimentos que no sean comida de verdad. Creo que la mayoría ya los dejó en aquellas bolsas. Fuera los ultraprocesados, los lácteos, los aceites vegetales, los productos repletos de azúcar, los que tienen demasiados nombres raros en las etiquetas. Adiós a la enfermedad, bienvenida la salud. Si quiere refrescar la memoria vuelva a la página 39.**

## 2–Qué no como siempre...

**...pero puedo comer de vez en cuando: los lácteos, el gluten, las harinas refinadas, el azúcar con todos sus nombres. Recuerde que**

**ninguno de ellos es necesario ni benéfico para el organismo. ¡Se vale un buen postre el fin de semana! Alimentarse bien no es un castigo.**

## 3–Qué como cuando como

**Alimentos reales, en su forma natural, o comestibles con un mínimo nivel de procesamiento. Ojalá buena parte de ellos sean orgánicos (si su economía se lo permite) y si por ahora no puede comprarlos, no pasa nada, usted ya sabe cuáles alimentos buscar. Mejor aún si son "locales".**

Todo lo que voy a contarle lo podrá poner en práctica sin importar su régimen alimentario; le servirá si ha elegido el veganismo, el vegetarianismo, el carnivorismo o si lleva una dieta omnívora. Le será útil si tiene una muy buena salud (y quiere seguir manteniéndola) o si busca mejorarla a través de su comida. Le ayudará siempre, a cualquier edad. El título de este capítulo tiene la palabra clave para lograrlo: *el balance.* Sin él no habrá red que amortigüe la caída hacia la inflamación crónica, la diabetes, los episodios cardiovasculares o el síndrome metabólico, entre otras afecciones. Usted enfermará si se entrega a los "ultras", pero también puede enfermarse consumiendo alimentos saludables y orgánicos. ¿Por qué? Por no saber cómo equilibrarlos en su menú.

Cada semana, en mi consulta, resuelvo decenas de interrogantes como los siguientes: Doctor, ¿por qué estoy subiendo de peso si ya dejé las harinas refinadas y solo como pan a base de harina de coco? ¿Por qué sigo ganando kilos si consumo menos *carbs* y les presto más atención a las proteínas y a las grasas saludables? ¿Por qué tengo acné, triglicéridos altos e hígado graso si ahora soy vegana? ¿Por qué si todos los productos de mi dieta son orgánicos aún mi salud no tiene una gran mejoría? Todos ellos los resuelvo con la misma respuesta: *Porque usted no está comiendo de una manera balanceada.* Y es el momento de hacerlo.

## A simple vista

Primero usemos nuestros ojos. Le muestro dos modelos de cómo debería verse un plato con el correcto equilibrio nutricional. En el primero incluiremos un 75 % de vegetales (que son los mejores carbohidratos) y un 25 % de fuentes proteínicas. En el segundo tendremos un 50 % de vegetales, un 25 % de otros carbohidratos (como el arroz o la papa, por ejemplo) y un 25 % de proteínas. Le dejo los gráficos que hizo nuestro equipo de diseño para que usted lo entienda mejor.

—Doc, pero ahí solo hay dos macronutrientes, ¿dónde están las grasas saludables?

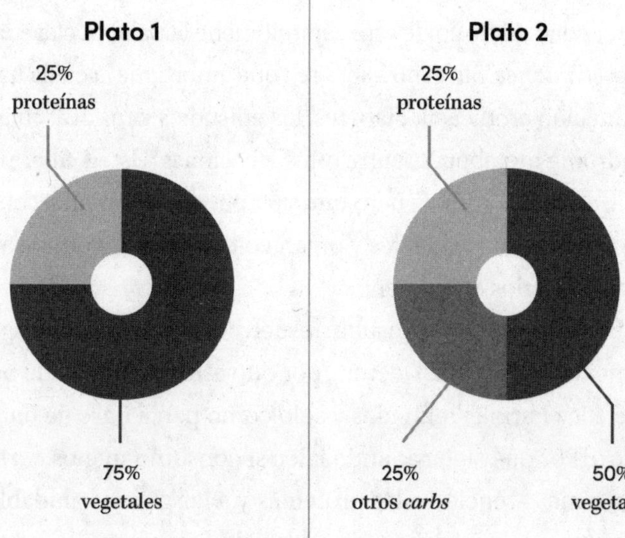

—¡Muy bien por notarlo! Mi sugerencia es que les agregue al menos dos fuentes de esos maravillosos lípidos a los vegetales.

—Vale. Les pondría aceite de oliva extravirgen y... no sé, ¿trozos de aguacate?

—Perfecto, o también podría sumarles algunos frutos secos.

—Ahí sí estarían todos los "macros".

—El trío completo y poderoso.

Las imágenes que acaba de ver, y que suelen compartirse en las redes sociales, son solo referencias, un punto de partida. En estos esquemas generales se olvidan, entre otros asuntos importantes, las particularidades de la persona que se consumirá ese plato: su altura, su peso, su edad, sus hábitos. Serán diferentes las porciones para mí, que mido 1,81 metros, que las de mi esposa, que mide 1,55 metros. Debemos comer de forma balanceada, pero debemos encargarnos de que nuestras raciones sean las necesarias para no generar una deficiencia alimentaria.

Para nutrirnos de la manera adecuada necesitamos más que un gráfico de PowerPoint: debemos agregarle ciencia. Los requerimientos alimenticios del tío que mide 1,70 metros, pesa 90 kilos, tiene 62 años y una cultivada barriga de cervecero serán distintos al de aquel primo que se entrena fuerte en el gimnasio, tiene la misma estatura, pesa 75 kilos y cumplirá 35 años. Podría seguir con las comparaciones, no creo que sean necesarias. Los gráficos nos dan una idea general, pero usted, su pareja, el tío barrigón, el primo musculitos, su novia la bailarina y todos los seres humanos debemos entender cuál es la dieta adecuada para cada uno; tenemos que convertirnos en los expertos de nuestra propia alimentación.

Y ahora quiero que comprenda que una cosa es el "panorama" de aquel plato, la forma en la que luce ante nuestros ojos, y otra bien distinta es la distribución o el conteo de macronutrientes que debería haber en él. Para mí, una buena proporción estaría conformada por un 20 % de proteínas, 40 % de grasas y 40 % de carbohidratos (le mostraré otro par de opciones en la página 239). Estos porcentajes no los podemos ver en las imágenes anteriores. Tampoco habrá un artilugio electrónico que le permita realizar ese cálculo exacto. Con el tiempo lo podrá hacer basado en su experiencia y sentido común.

Le doy otra explicación importante. Cada uno de los tres macros tiene su propio valor nutricional. Volvamos al primer gráfico. En ese plato reinan los vegetales, ocupan casi todo el espacio. Para nuestros ojos ellos son los que brindan los mayores aportes alimentarios, pero la vista engaña. La pequeña cantidad de grasas que les añadimos (los aguacates, el aceite de oliva extravirgen y quizás algunas nueces), aunque no tienen tanta visibilidad en la foto, sí contienen mucha riqueza nutricional. Al final, toda esa gigantesca selva vegetal tiene el mismo valor nutritivo que aquella moderada cantidad de grasas saludables. Son equivalentes. Utilizando las palabras de algún *coach* del positivismo: "¡El tamaño no importa! Lo que vale es lo que hay en el interior". Vamos a la práctica: ¿Cómo comenzamos el balance nutricional?

## Primero las *protes*

Paso número *uno*. Subraye lo siguiente. En serio, subráyelo. Con el fin de lograr un buen equilibrio de macronutrientes en cada comida y cada día, usted debe comenzar a "diseñar" su plato a partir de las proteínas. Ellas deben ser las primeras y sí podemos calcularlas sin recurrir a operaciones avanzadas o tablas de Excel programadas. Para evitarle el desgaste de mirar atrás, le actualizo el disco duro.

A. Recuerde que estaremos hablando de *proteína efectiva* (PE), es decir, la cantidad proteica real que tiene cada alimento.

B. Su aporte proteínico ideal lo construirá a partir de su estatura, su peso ideal (PI), su edad y sus hábitos.

C. El PI de un hombre, de acuerdo con los cálculos de la tía Bertha, saldrá de los dos últimos dígitos de su altura, es decir, si mide 1,80 metros, su PI será de 80 kilos. En el caso de una mujer usaríamos la misma fórmula, pero le restamos entre cinco y diez unidades; por lo tanto, si mide 1,70 metros, su peso ideal sería de 60 o 65 kilos. Es una aproximación, una medida práctica, no una verdad clínica o científica. Usamos este número para calcular la proteína efectiva. ¡Para nada más! El peso ideal, finalmente, *no existe.*

D. Si usted es un adulto de entre 18 y 50 años y se ejercita muy poco, o casi nada, debería consumir entre 0,8 y 1,0 gramos de proteína efectiva (PE) por cada kilo de su peso ideal (PI). Y, por cierto, debería ejercitarse un poco.

E. Los menores de edad, desde los 5 hasta los 18 años, las embarazadas y lactantes, los mayores de 50 años, las personas que se ejercitan con frecuencia (entre 18 y 50 años), deberían consumir 1,5 gramos de PE por cada kilo de su PI.

F. Los niños y las niñas menores de 5 años deberían consumir hasta 2,0 gramos de PE por cada kilo de su PI. Le recomiendo que lo hable con su pediatra.

G. Los entusiastas del gimnasio que están buscando ganar masa muscular y todos los practicantes de disciplinas como la halterofilia deben consumir hasta 1,7 gramos de PE por cada kilo de su PI. Una ingesta mayor suele ser inútil y puede ser peligrosa para el cuerpo.

H. Más allá de los números, que son importantes cuando hablamos de proteínas –se estima que un elevado porcentaje de la población mundial vive en diaria deficiencia proteínica–, será muy importante consumir alimentos que le brinden los diferentes perfiles de aminoácidos esenciales, los que no produce su cuerpo.

I. Teniendo en cuenta lo anterior, no caiga en el error aquel de "proteína es proteína". Se lo enseño con un ejemplo, al que llamo los fríjoles de cemento (porque así de pesados serán para su organismo. Supongamos que usted mide 1,80 metros, tiene 34 años y no hace mucho ejercicio. Sus requerimientos diarios de PE rondarían los 80 gramos. Y un buen amigo le dijo que 100 gramos de fríjoles (media taza) le aportarían entre 6,6 y 8 gramos de proteína efectiva. Usted es muy bueno en matemáticas y dividió 80 entre 6,6 y se dio cuenta de que necesitaba algo más de 12 porciones de fríjoles (¡seis tazas!) para lograr su meta diaria. Entonces comió de estos rojos granos todo el día. Y en la noche estaba orgulloso por haber cumplido su cometido. Y en la madrugada usted se retorcía en el baño echándome la culpa de su fenomenal indigestión y se sentía más pesado que una estatua de Botero.

Déjeme decirle que esa es la manera errada de lograr el aporte proteínico. ¿Por qué? Porque involucró solo una fuente, de manera exagerada, desequilibrada y algo suicida. Esta proteína vegetal le brindará algunos aminoácidos, ¿y los demás? ¿Dónde están los otros? Y tendrá usted un exceso de carbohidratos y fibra. Su sistema digestivo estará al borde del colapso. Supongo que esos frijolitos se los comió con unas buenas porciones de arroz, y así las *protes* quedaron diluidas entre tantos *carbs*. Doble error. Y añado algo más: ¡Qué manera más aburrida de comer! Alimentarse debe ser un acto para celebrar y honrar su cuerpo. No intente llegar a su "número proteico" con sobredosis desbalanceadas. Los fríjoles son geniales, pero debemos aprender a comerlos.

Dentro de algunas páginas hallará varias tablas útiles con la cantidad de proteínas, grasas, carbohidratos y hasta calorías que contienen varios de los alimentos más populares en nuestra mesa. Le servirán para llevar a cabo sus cálculos proteínicos. Si usted, su pareja, el tío con la redonda barrigota, el primo Vin Diesel y su flexible novia fanática de *Black Swan* comprenden que el primer pilar de la salud se construye a partir de la cantidad proteica que cada uno requiere, tendremos menos pacientes en los consultorios y más gente feliz en el mundo. ¿Alguna pregunta?

—Tengo una desde hace varios apartados. En las cajas de algunos productos ultraprocesados se lee la inscripción: "Alto en proteínas". ¿Qué significa eso?

—Que será necesario hacer un "chequeo proteico".

—¡Ay, doc! *Sugar calculator*, chequeo proteico, sumas, restas, ya no doy más.

—Relax, es un "truco" para saber cuándo un alimento es, verdaderamente, alto en proteínas.

—¿Cuál es el truco?

—Facilísimo, tome el número de proteínas por porción, multiplíquelo por 10 y compárelo contra la cifra de calorías por ración. Si es muy inferior, de ninguna manera es "alto en proteína". Revisemos un ejemplo real.

En el supermercado vi una caja de cereales "altos en proteína" (sí, de esa compañía que usted se imagina, no sé si ayuden contra el horrible onanismo). En la información nutricional se lee que 50 gramos de ese producto (que es la porción recomendada por el fabricante) aporta 10,6 gramos de proteína y cerca de 205 calorías. ¿Es un alto contenido proteico? Hagamos la operación que le propuse antes. Multipliquemos 10,6 (proteínas) por 10, eso nos da: 106. Y si comparamos esta cifra con las 205 calorías por porción la conclusión es...

—Que no puede ser un producto alto en proteínas, según su teoría, doc.

—En efecto. Tenemos 205 calorías contra nuestro cálculo "truco" de 106. El contenido proteico está diluido entre carbohidratos.

—¿Y eso también se lo enseñó la tía Bertha?

—No, lo aprendí de mis colegas Ted Naiman (*The P:E Diet*, 2020) y Benjamin Bickman (*Why We Get Sick*, 2020). Su pregunta me la hacen muy a menudo. Y este método funciona. Póngalo en práctica.

—¿Podemos hacer la operación con un producto real? ¿Con una carne, por ejemplo?

—Hagámosla.

Una pechuga de pollo de 100 gramos aportará 23 gramos de PE y 110 kilocalorías. Hagamos la multiplicación: 23 (proteínas) x 10=230. Comparemos esta robusta suma proteínica contra la medida de energía, 110 kcal. ¿Cuál gana? Este sí es un alimento "alto en proteínas".

Con el paso de los días usted podrá calcular al ojo, y con bastante exactitud, la cantidad proteínica que está consumiendo. Fantástico. Lo dije antes, aquí no importan las sumas o restas exactas, su cuerpo no lo va a demandar ante el juez de la creación porque rebasó por cuatro gramos la cantidad indicada. Lo importante es tener una referencia, una proporción aproximada. Comer es un placer, no una cita con el profe de aritmética.

El único nutriente que debe calcular, cada día, en cada comida, es la proteína. Su dieta se construye alrededor de ella. No necesita sumar, restar o multiplicar calorías –lo veremos en este capítulo–, ni carbohidratos, ni grasas, ni nada más. Calcule sus *protes* (el origen de su vida) y con esa información, dibuje su plato.

## Tablas nutricionales

Estas le ayudarán en su tarea de alimentarse de manera balanceada. Vuelva a ellas cuantas veces sea necesario. Incluyo sus amadas y mediáticas calorías, solo para que tenga la información. Estas no son importantes dentro de una alimentación pensada, consciente y equilibrada. Con el famosísimo déficit calórico tenemos una cuenta pendiente (lo hablaremos pronto). Sin más preámbulos conozca la información alimentaria básica de las carnes, los huevos, los pescados frescos y envasados, los mariscos, los quesos, las legumbres, los vegetales, los cereales, los frutos secos, el cacao y el chocolate. (De nada).

### Cantidad de proteínas, calorías, grasas y carbohidratos en las carnes

| CARNES | KCALORÍAS / 100 GR | PROTEÍNA | GRASAS | CARBOHIDRATOS |
|---|---|---|---|---|
| Bistec de ternera | 92 | 20,7 | 1 | 0,5 |
| Pechuga de pollo | 165 | 31 | 3,6 | 0 |
| Muslo de pollo | 109 | 13,5 | 5,7 | 0 |
| Lomo de res | 217 | 26,1 | 11,8 | 0 |
| Cabrito | 127 | 19,2 | 17 | 0,7 |
| Cerdo carne magra | 146 | 19,9 | 6,8 | 0 |
| Cerdo carne grasa | 398 | 14,5 | 37,3 | 0 |
| Ciervo | 120 | 20,3 | 3,7 | 0,6 |
| Codorniz | 162 | 25 | 6,8 | 0 |
| Conejo | 102-138 | 21,2 | 6,6 | 0 |
| Cordero lechal | 105 | 21 | 2,4 | 0 |
| Cordero (pierna) | 98 | 17,1 | 3,3 | 0 |
| Faisán | 144 | 24,3 | 5,2 | 0 |
| Hígado de cerdo | 141 | 22,8 | 4,8 | 1,5 |
| Hígado de vacuno | 129 | 21 | 4,4 | 0,9 |
| Jabalí | 107 | 21 | 2 | 0,4 |

| CARNES | KCALORÍAS / 100 GR | PROTEÍNA | GRASAS | CARBOHIDRATOS |
|---|---|---|---|---|
| Lacón | 361 | 19,2 | 31,6 | 0 |
| Liebre | 126 | 22,8 | 3,2 | 0 |
| Pato | 288 | 15,9 | 24,9 | 0 |
| Pavo pechuga | 134 | 22 | 4,9 | 0,4 |
| Pavo muslo | 186 | 30,9 | 11,2 | 0,4 |

## Cantidad de proteínas, calorías, grasas y carbohidratos en los huevos

| HUEVOS | KCALORÍAS /100 GR | PROTEÍNA | GRASAS | HIDRATOS DE CARBONO |
|---|---|---|---|---|
| Dos huevos enteros (100 gr) | 156 | 13 | 11,1 | 0 |
| Clara de huevo | 53 | 11 | 0,2 | 1 |
| Huevo de codorniz | 179 | 11,6 | 13,1 | 3,6 |
| Yema de huevo | 341 | 16 | 29,2 | 2 |

## Cantidad de proteínas, calorías, grasas y carbohidratos en pescados

| CARNE DE PESCADO | KCALORÍAS/ 100GR | PROTEÍNAS | GRASAS | CARBOHIDRATOS |
|---|---|---|---|---|
| Anguila | 264 | 11,8 | 23,7 | 0,1 |
| Arenque | 174 | 17,7 | 11,5 | 0 |
| Atún fresco | 158 | 21,5 | 8 | 0 |
| Bacalao | 122 | 29 | 0,7 | 0 |
| Boquerón | 96 | 16,8 | 2,6 | 1,5 |
| Caballa | 170 | 17 | 11,1 | 0 |
| Dorada | 80 | 19,8 | 1,2 | 0 |
| Gallo | 78 | 16,2 | 0,9 | 1,2 |
| Lenguado | 82 | 16,9 | 1,7 | 0,8 |
| Lubina | 82 | 16,6 | 1,5 | 0,6 |
| Lucio | 81 | 18 | 0,6 | 0 |
| Merluza | 71 | 17 | 0,3 | 0 |
| Mero | 80 | 17,9 | 0,7 | 0,6 |
| Pez espada | 109 | 16,9 | 4,2 | 1 |

| CARNE DE PESCADO | KCALORÍAS/ 100GR | PROTEÍNAS | GRASAS | CARBOHIDRATOS |
|---|---|---|---|---|
| Rodaballo | 81 | 16,3 | 1,3 | 1,2 |
| Salmón | 176 | 18,4 | 12 | 0 |
| Salmonete | 123 | 15,8 | 6,2 | 1,1 |
| Sardina | 124 | 15 | 4,4 | 1 |
| Sepia | 73 | 14 | 1,5 | 0,7 |
| Trucha | 96 | - | - | - |

## Cantidad de proteínas, calorías, grasas y carbohidratos en pescados envasados

| PESCADOS ENVASADOS | KCALORÍAS / 100 GR | PROTEÍNAS | GRASAS | CARBOHIDRATOS |
|---|---|---|---|---|
| Anchoas | 175 | 11,7 | 10 | - |
| Arenque en salmuera | 219 | 21 | 15 | - |
| Atún en aceite | 288 | 24,2 | 20,5 | - |
| Atún en agua | 127 | 28 | 0,8 | - |
| Caviar en lata | 262 | 26,9 | 15 | 3,3 |
| Sardinas en aceite | 238 | 23,4 | 13,2 | - |

## Cantidad de proteínas, calorías, grasas y carbohidratos en mariscos

| MARISCO | KCALORÍAS / 100 GR | PROTEÍNA | GRASAS | CARBOHIDRATOS |
|---|---|---|---|---|
| Almeja | 73 | 10,2 | 2,5 | 2,2 |
| Calamar | 68 | 12,6 | 1,7 | 0,7 |
| Gamba | 65 | 13,6 | 0,6 | 2,9 |
| Langosta | 88 | 16,2 | 1,9 | 0,5 |
| Langostino | 115 | 17,9 | 4,3 | - |
| Mejillones | 66 | 11,7 | 2,7 | 3,4 |
| Ostra | 44 | 5,8 | 0,5 | 3,5 |
| Pulpo | 57 | 10,6 | 1 | 1,4 |
| Vieira | 78 | 14,8 | 0,1 | 3,4 |

## Cantidad de proteínas, calorías, grasas y carbohidratos en los quesos

| QUESOS | KCALORÍAS /100 GR | PROTEÍNAS | GRASAS | CARBOHIDRATOS |
|---|---|---|---|---|
| Brie | 263 | 17 | 21 | 1,67 |
| Camembert | 301 | 20,5 | 25,7 | 0,9 |
| Cheddar | 381 | 25 | 31 | 0,5 |
| Edam | 306 | 26 | 22 | 1 |
| Emmental | 404 | 28,5 | 30,6 | 3,6 |
| Gruyère | 393 | 29 | 30 | 1,5 |
| Mozzarella | 245 | 19,9 | 16,1 | 4,9 |
| Parmesano | 374 | 36 | 25,6 | - |
| Queso de oveja | 380 | 28,2 | 29,5 | - |
| Requesón | 96 | 13,6 | 4 | 1,4 |
| Roquefort | 413 | 23 | 35 | 2 |
| Queso crema | 200 | 10 | 16,6 | 6,6 |
| Queso de cabra | 173 | 16 | 10,3 | 3,7 |
| Queso fresco | 307 | 24 | 23 | 1 |
| Queso fresco diet | 230 | 24 | 15 | 1 |
| Queso fundido untable | 285 | 10 | 25,9 | 2,9 |
| Queso petit Suisse | 165 | 7,5 | 13 | 3,5 |
| Queso provolone | 392 | 30,5 | 30 | - |
| Queso rallado | 427 | 42,5 | 28,5 | - |

## Cantidad de proteínas, calorías, grasas y carbohidratos en los cereales

| CEREALES | KCALORÍAS /100 GR | PROTEÍNAS | GRASAS | CARBOHIDRATOS |
|---|---|---|---|---|
| Arroz crudo | 362 | 7 | 0,6 | 87,6 |
| Arroz cocido | 123 | 2,2 | 0,3 | 27,9 |
| Arroz en paella de marisco | 222 | 8,6 | 11,6 | 21 |
| Arroz en paella valenciana | 182 | 7 | 7,7 | 21 |
| Avena salvado de | 383 | 17 | 8,8 | 58,9 |
| Cebada | 373 | 10,4 | 1,4 | 82,3 |
| Centeno | 350 | 9,4 | 1 | 76 |
| Copos de maíz | 372 | 7,6 | 1 | 85,2 |
| Harina de trigo | 345 | 11 | 0,7 | 73,6 |
| Harina integral de trigo | 321 | 11 | 1,9 | 69,7 |
| Harina de maíz | 358 | 8,7 | 2,7 | 79,8 |
| Galleta tipo María | 409 | 6,8 | 8,1 | 82,3 |
| Maíz | 363 | 9,2 | 3,8 | 73 |
| Pan blanco | 270 | 8,1 | 0,5 | 64 |

## Cantidad de proteínas, calorías, grasas y carbohidratos en los frutos secos

| FRUTOS SECOS | KCALORÍAS /100 GR | PROTEÍNAS | GRASAS | CARBOHIDRATOS |
|---|---|---|---|---|
| Almendra | 499 | 16 | 51,4 | 22 |
| Avellana | 625 | 13 | 62,9 | 10 |
| Marañón | 560 | 17,5 | 42 | 31,5 |
| Maní | 452 | 20,4 | 25,6 | 35 |
| Castaña | 349 | 4,7 | 3 | 89 |
| Ciruela pasa | 177 | 2,2 | 0,5 | 43,7 |
| Dátil seco | 256 | 2,7 | 0,6 | 63,1 |
| Higo seco | 270 | 3,5 | 2,7 | 66,6 |

| FRUTOS SECOS | KCALORÍAS /100 GR | PROTEÍNAS | GRASAS | CARBOHIDRATOS |
|---|---|---|---|---|
| Nuez | 670 | 15,6 | 63,3 | 11,2 |
| Piñón | 568 | 29,6 | 47,8 | 5 |
| Pistacho | 600 | 21 | 48 | 28 |
| Uva pasa | 301 | 1,9 | 0,6 | 72 |
| Pipas de girasol | 560 | 23 | 47,3 | 19,9 |
| Semillas de sésamo | 563 | 18,6 | 49,1 | 21,6 |

## Cantidad de proteínas, calorías, grasas y carbohidratos en los vegetales

| VEGETALES, HORTALIZAS Y LEGUMBRES | KCAL /100 GR | PROTEÍNAS | GRASAS | CARBOHIDRATOS |
|---|---|---|---|---|
| Acelga | 25 | 2,4 | 0,3 | 4,6 |
| Achicoria | 20 | 1,8 | 0,3 | 3,8 |
| Alfalfa, brotes de | 52 | 6 | 0,4 | 9,5 |
| Ajo | 124 | 6 | 0,1 | 26,3 |
| Alcachofa | 17 | 1,4 | 0,2 | 2,3 |
| Apio | 22 | 2,3 | 0,2 | 2,4 |
| Batata | 114 | 1,7 | 0,4 | 26,3 |
| Berenjena | 16 | 1,1 | 0,1 | 2,6 |
| Berro | 13,2 | 2,4 | 0,2 | 1,6 |
| Calabacín | 12 | 1,3 | 0,1 | 1,4 |
| Calabaza | 18 | 1,1 | 0,1 | 3,5 |
| Cardo | 10 | 0,6 | 0,1 | 1,7 |
| Cebolla | 24 | 1 | 0 | 5,2 |
| Col lombarda | 20 | 1,9 | 0,2 | 3,4 |
| Coles de Bruselas | 31 | 4,2 | 0,5 | 4,3 |
| Coliflor | 25 | 3,2 | 0,2 | 2,7 |
| Endibia | 20 | 1,7 | 0,1 | 4,1 |
| Escarola | 20 | 1,7 | 0,1 | 4,1 |
| Espárrago | 27 | 3,6 | 0,2 | 2,9 |
| Espinaca | 31 | 3,4 | 0,7 | 3 |
| Espinacas cocidas | 134 | 2,2 | 13 | 0,4 |
| Espinacas rehogadas | 51 | 2,9 | 4,3 | 0 |
| Guisantes frescos | 70 | 7 | 0,2 | 10,6 |

| VEGETALES, HORTALIZAS Y LEGUMBRES | KCAL /100 GR | PROTEÍNAS | GRASAS | CARBOHIDRATOS |
|---|---|---|---|---|
| Haba fresca | 52 | 4,1 | 0,8 | 7,7 |
| Hinojo | 16 | 0,5 | 0,3 | 3,2 |
| Hongos | 28 | 2,7 | 0,3 | 4,4 |
| Lechuga | 19 | 1,8 | 0,4 | 2,2 |
| Nabo | 16 | 1 | 0 | 3,3 |
| Palmito | 26 | 2,2 | 0,2 | 5,2 |
| Papa | 80 | 2,1 | 1 | 18 |
| Papa asada | 142 | 2,9 | 0,3 | 31,7 |
| Papas fritas a la española | 327 | 2 | 14,6 | 46,5 |
| Pure de papa | 98 | 1 | 7,4 | 6,7 |
| Papas guisadas | 89 | 0,7 | 3,5 | 13,7 |
| Pepino | 10,4 | 0,7 | 0,1 | 2 |
| Puerro | 26 | 2,1 | 0,1 | 6 |
| Rabanito | 16 | 0,6 | 0,1 | 8,2 |
| Remolacha | 42 | 1,5 | 0,1 | 8,2 |
| Repollo | 19 | 2,1 | 0,1 | 2,5 |
| Seta | 35 | 4,6 | 0,4 | 5,2 |
| Brotes de soya | 58 | 4,1 | 1,1 | 5,9 |
| Tomate | 30 | 6 | 0,5 | 0,7 |
| Trufa | 30 | 6 | 0,5 | 0,7 |
| Zanahoria | 37 | 1 | 0,2 | 7,8 |

## Cantidad de proteínas, calorías, grasas y carbohidratos en las legumbres

| LEGUMBRES SECAS | KCALORÍAS /100GR | PROTEÍNA | GRASAS | CARBOHIDRATOS |
|---|---|---|---|---|
| Alubias | 316 | 23 | 1,3 | 61 |
| Garbanzo | 338 | 21,8 | 4,9 | 54,3 |
| Garbanzos cocidos | 90 | 4 | 3,4 | 10 |
| Garbanzos fritos | 283 | 19 | 8,5 | 25,5 |
| Potaje de garbanzos | 101 | 3,4 | 4 | 12 |
| Arvejas secas | 304 | 21,7 | 2 | 53,6 |
| Haba seca | 304 | 27 | 2,4 | 46,5 |

| LEGUMBRES SECAS | KCALORÍAS /100GR | PROTEÍNA | GRASAS | CARBOHIDRATOS |
|---|---|---|---|---|
| Fríjoles blancos estofados | 113 | 3,7 | 6,4 | 10 |
| Fríjoles blancos guisados | 109 | 4 | 5 | 11 |
| Fríjoles blancos en puré | 176 | 4,5 | 8 | 21 |
| Fríjoles con arroz | 134 | 4 | 8 | 10,5 |
| Lenteja | 325 | 25 | 2,5 | 54 |
| Lentejas guisadas | 120 | 6,6 | 3,5 | 15,5 |
| Lentejas en puré | 64 | 3,3 | 2,6 | 6,8 |
| Soya, grano entero | 306 | 33,4 | 16,1 | 33,3 |

### Cantidad de proteínas, calorías, grasas y carbohidratos en el cacao

| CHOCOLATE Y CACAO | KCALORÍAS / 100 GR | PROTEÍNA | GRASAS | CARBOHIDRATOS |
|---|---|---|---|---|
| Chocolate | 564 | 8,9 | 37,9 | 50,8 |
| Chocolate blanco | 563 | 7,1 | 36,2 | 52,2 |
| Chocolate con leche | 542 | 6 | 33,5 | 54 |
| Chocolate amargo | 570 | 5,5 | 52,9 | 18 |
| Chocolate con almendras | 583 | 8 | 38,6 | 51 |
| Chocolate de taza | 471 | 5,4 | 32,1 | 58,9 |
| Polvo de cacao | 343 | 5,2 | 2,8 | 74,2 |

## ¡Armemos el plato!

Listo el paso número uno. Supongo que ha quedado claro. Usted sabe que todo comienza por las proteínas y tiene un listado enorme de productos donde puede hallarlas. Ahora debemos incorporar los carbohidratos y las grasas saludables en aquel plato. Y no le pediré que haga notables esfuerzos numéricos. Vamos a utilizar dos sentidos, el común y el de la vista.

Tratemos de construir platos que tengan, más o menos, alguno de estos tres parámetros nutricionales; ya le había mencionado uno (son solo aproximaciones, no se los tome muy a pecho):

A. 20 *% de proteínas,* 40 *% de grasas y* 40 *% de carbohidratos.*
B. 30 *% de proteínas,* 40 *% de grasas y* 30 *% de carbohidratos.*
C. 30 *% de proteínas,* 35 *% de grasas y* 35 *% de carbs.*

¡Es un cálculo relajado, sin precisión de cirujano! Nos sirve de *referencia,* eso es todo. Pero es importante que conozca estos tres esquemas porque conservan un equilibrio entre los macronutrientes que nos aportan estructura (las proteínas), que nos dan energía (los carbohidratos y las grasas) y que nos ayudan en la lucha contra la inflamación (las grasas, otra vez). Comer bien nos sana. Comer bien comienza por calcular cuántas proteínas necesitamos cada día. Comer bien no depende de los gráficos, los dibujos o los esquemas de los platos que hallamos en la mayoría de redes sociales.

Preparemos un plato con esas características, ¿le parece? Comencemos por el aporte proteínico, ¿lo tiene claro?

—Aún no. Han sido muchos cambios en pocas páginas, doc.

—Lo sé. Toneladas de información.

—Me deshice de los "ultras", compré *ghee,* mis huevos orgánicos vienen en camino, vi las tablas anteriores muy brevemente... como dice usted, ¿lo hacemos juntos?

—Hagámoslo. ¿Por dónde quiere comenzar?

—Por el desayuno.

—¿Cuánta proteína efectiva debe consumir cada día?

—80 gramos, doc, una por cada kilo de ese peso ideal propuesto por la tía Bertha.

Sin hacer derivadas, raíces cuadradas o maromas matemáticas, de esta manera podría lograr su aporte de *protes* (es una propuesta):

*Al desayuno:* **2 huevos (13 gramos de PE).**
*Al almuerzo:* **110 gramos de lomo de res (29 gramos de PE).**
*En la cena:* **100 gramos de pechuga de pollo (31 gramos de PE).**
*Total:* **80 gramos de PE. ¡Prueba superada!**

**Mañana puede intentar otro menú. Es importante que lo varíe.**

Le dejo aquí nuestro *Contrato Proteico*. Cópielo, péguelo, recórtelo, le ayudará en su misión.

A. Yo ______________________________

B. Requiero ________ gramos de proteína cada día (teniendo en cuenta mi altura, mi peso ideal, mi edad y mis hábitos).

C. Hoy las hallaré en alimentos como ______________ (Debo recordar incluir diferentes fuentes proteicas para lograr un balance de aminoácidos).

D. Mis *protes* del desayuno (si desayuno), provienen de ______________________________

E. Mis *protes* del almuerzo (si almuerzo), provienen de ______________________________

F. Mis *protes* de la cena (si ceno), provienen de ________ ______________________________

**Tres comidas al día, en una ventana de 12 horas (entre las 7:00 de la mañana y las 7:00 de la noche, por ejemplo), es más que suficiente. Si usted ha entrenado su cuerpo, y decide comer dos veces o una, porque conoce los beneficios del ayuno, no olvide que, igualmente, debe cumplir con TODO su requerimiento proteínico.**

Solucionado este proteico asunto. Ahora, por ejemplo, complementemos su almuerzo con carbohidratos y grasas saludables. ¡Es el momento de incorporar los vegetales! ¿A usted le parecen aburridas las ensaladas?

—¡Son tan insoportables como un discurso presidencial!

—¿Seguro? ¿Qué ensaladas prepara?

—Pues la típica: lechuga, tomate, un poco de zanahoria rallada, cebolla y vinagre blanco.

—Le doy la razón, esa es una ensalada "discurso presidencial".

—Mejor hagamos papitas fritas, doc.

—¡Qué obsesión! Cómaselas el fin de semana, pero hoy inventemos una ensalada "*thriller* de Hollywood".

—O pidamos una a domicilio...

—Olvídelo, será fácil y emocionante.

—La lechuga no es emocionante.

—¿Qué lechuga compra usted?

—Pues la única que existe, una verde e insípida que hace feliz a los conejos.

—Tome nota...

Comencemos por elegir *una base de vegetales*, de hortalizas de color verde oscuro que son más ricas, algunas son más fibrosas y tienen más densidad nutricional. Traiga espinaca, lechuga romana y rúgula. Vaya por un poco de kale (o col rizada), póngala algunos segundos al fuego con *ghee* o aceite de coco. Incorpórela a la base verde. ¿Vamos bien?

—Su ensalada parece el césped de una cancha de fútbol.

—Apenas empezamos.

*Agreguémosle color* a esa "cancha". Traiga tomates cherry o zanahorias, también podría saltearlos brevemente con un poquito de aceite de oliva (poco tiempo para no estropearlo), de coco o *ghee*, o meterlos al horno. Añada champiñones, o palmitos, pepino, *zucchini* (calabacín) o rábanos cortados en monedas.

¡Bienvenidos el brócoli, los espárragos, el aguacate! Y puede sumar algunos frutos secos. Las posibilidades son infinitas.

—Ya, por lo menos, no parece prado para alimentar ganado.

—Falta poco.

Le voy a contar qué hago yo para conservar el balance en mis ensaladas. Quizás este método le sirva. En un tazón, o *bowl*, pongo la "cancha de fútbol" (todos los verdes maravillosos, la base). En otro incluyo los demás ingredientes, pero cuido que sean cantidades similares (una proporción 1:1). No agrego 40 palmitos, 5 champiñones y un trocito de aguacate. Busco el equilibrio, a simple vista, entre ellos. Y, por supuesto, calculo que estos adicionales no queden perdidos, ocultos o ignorados sobre la base verde. Tampoco debería suceder lo contrario, que la "cancha de fútbol" quede tapada por esos otros productos. Equilibremos la ensalada para que tenga un mejor valor alimentario.

—¿Y cómo aderezo esta mezcla de prado y monedas?

—Con buenas grasas saludables.

Estas mejorarán la densidad nutricional de nuestra ensalada. Si se considera minimalista (o tiene algo de prisa o pereza) vierta un poco de su mejor aceite de oliva extravirgen, un chorrito de vinagre de sidra de manzana orgánico y un poquito de sal sobre esos vegetales. Si tiene más tiempo prepare una mayonesa casera. ¿Cómo hacerla? Necesitará un huevo, 160 mililitros de aceite de oliva y una cucharada de zumo de limón. Revuelva los ingredientes con una licuadora de mano vertical o con la de toda la vida. Cuando la mezcla este espesa, lo habrá conseguido. Esta es la receta básica, usted podrá preparar mayonesas con ajo o con mostaza, entre otras adiciones. Aquellos vegetales sabrán muy bien con cualquiera de ellas. También podría crear otros aderezos con mostaza y un poquito de vinagre de sidra y una pizca de sal. O inventar otras vinagretas a partir del *aceto* balsámico. Tendrá opciones ilimitadas.

**Recuerde que al final de *CoMo* lo estarán esperando las recetas y los consejos culinarios de dos amigas e increíbles cocineras, Denise Monroy (@denisemcook, en Instagram) y Stephanie Watteijne (@cookingwithstephie).**

—¿Puedo ponerle fruta a la ensalada?

—Sin exagerar y con gusto, sí.

A una base verde podría añadirles unos trozos de naranja, de mandarina o de mango, y un poco de queso manchego de cabra u oveja, o queso parmesano (del real, no de ese "tipo parmesano" que venden rallado), que se convierten en deliciosos condimentos. A mí me gusta combinar el amargo de la rúgula y la espinaca con algunos trozos de quesos curados y un poquito de sandía picada. O espinaca *baby* con aguacate y cortes de mango que no esté ni muy biche ni muy maduro; todos en la misma proporción.

Lograr ensaladas de película de Hollywood, o de cine de autor, depende de usted, de su interés, de su curiosidad, de su inventiva. Un día se puede comer los vegetales fríos, al siguiente los prepara al wok. Abra los ojos, hay muchas más lechugas (las moradas son muy ricas), hay decenas de verduras que usted ni mira en las plazas o en el súper. Valórelas. El sabor de cada una de ellas cambiará al usar diferentes vinagretas (confío en usted, sé que no va a comprar esas mezclas baratas que venden en el supermercado). Y recuerde que en los vegetales también hallará proteínas (en menor cantidad), vitaminas, minerales, y los imprescindibles y únicos fitonutrientes, que no se encuentran en las carnes.

En resumen, con todas esas alternativas puede acompañar sus 110 gramos de lomo de res, y así lograr un plato balanceado. Como se habrá dado cuenta, en ningún momento nos detuvimos a pensar: "Uy, aquí tengo 35 % de grasas, 35 % de carbohidratos y 30 % de proteínas". Sin embargo, en ese plato que acabamos de preparar, pensando en comer y no en sumar, hallaremos esas proporciones. Que disfrute su almuerzo, y luego su cena.

Antes de avanzar, le doy mi serenata: calcule bien, muy bien, la cantidad de proteínas que requiere; evite que se diluyan, que se conviertan en aderezos de sus gigantescas ensaladas. ¿Vale?

## Sin montañas

Cuando comienzo a trabajar con mis pacientes en su nueva forma equilibrada de alimentación y les explico todo lo que acabo de contarle a usted, siempre me encuentro con algunos de ellos que son fanáticos del Excel y que construyen sus platos como si se tratara de un *pie chart* (gráfico circular o diagrama de sectores) financiero. Lo proyectan, lo imprimen y me lo traen. Me dicen que ahí, en ese papel, está el dibujo de su plato. Me muestran que el 65 % lo componen los vegetales y el 25 % las proteínas, y que en el 10 % restante incluyen otros carbohidratos. Me leen su diario. Me recitan sus comidas. Y al final me dicen: "¡Pero estoy engordando! Su método, doctor, es un grave error".

Yo me preguntaba qué podría estar causando esa leve subida de peso en estos pacientes que, en general, llevaban vidas saludables. Pronto descubrí el enigma. A uno de ellos le pedí que me explicara en detalle cómo seleccionaba ese 10 % de "otros carbohidratos". Él, ceñido a la realidad de su gráfico, me mostró que ahí, en esa pequeña porción del plato incluía arroz. ¿Lo hacía todos los días? No. Bien. Seguí con el interrogatorio: ¿Seguro que no había más *carbs* en el menú? "Doctor, a veces sobre ese arroz pongo una pequeña tostada de plátano". Ah, ya veo. ¿Y algo más? "Pues de vez en cuando una papa chiquita". ¿Sobre el plátano y el arroz? "Sí, como una montañita". ¡Qué interesante! "Pero, están ahí, uno encima del otro, o apretaditos en ese sector específico del plato. Nunca atravieso esa frontera. Ocupan ese 10 %". Tuvimos una larga charla aquella tarde.

¡No haga montañitas de comida! ¡No piense su alimentación con la lógica de un *pie chart*! No se mienta a usted mismo. El arroz, con la tostada de plátano y la patata suman una gran cantidad de carbohidratos innecesarios. No importa si solo ocupan ese imaginario 10 % del plato. Esa es una "montañita" que arruina el balance de su dieta. Lo afirmé al inicio del capítulo: Una sana nutrición no se consigue tratando de copiar una foto, un gráfico o un esquema. Debemos comprender lo que hay en el interior de cada preparación. ¿Estamos de acuerdo?

—¿Eso significa que no puedo comer arroz nunca?

—Eso significa que no debe construir montañas de arroz y yuca y plátano. Sí, puede comer este cereal de vez en cuando y en pequeña cantidad. ¡No todos los días!

—¡Sin arroz o pan o papas es difícil sentir que uno está lleno!

*—No comemos para llenarnos. Comemos para darle la mejor información a nuestro cuerpo.*

—¿Y si quedo con hambre con tan solo ese lomito y la cancha de fútbol?

—Créame, un buen plato balanceado saciará su apetito.

Yo también comí ultraprocesados, pastelitos, paquetitos, triangulitos de megaqueso manchatripas, cereales del tigre antimasturbación y muchos de esos productos que usted metió en las bolsas de basura. Yo también creía que sin arroz u otros carbohidratos no quedaría lleno. Comencé mi propio proceso de curación a través de la sana alimentación cuando descubrí la medicina funcional y estudié en profundidad la bioquímica de los alimentos. Esos conocimientos y mis propios hallazgos me ayudaron a darme cuenta de que un menú equilibrado podría satisfacer mis necesidades y, además, me daba salud. Un buen aporte proteico contribuye con la saciedad, la correcta inclusión de grasas saludables sirve para el mismo fin, y un poquito de *otros carbs* (si llegan a ser necesarios) terminarán la misión.

Le he dicho que nuestra alimentación no debe ser una guerra ni un territorio excluyente. Por eso quiero hacer claridad en que los carbohidratos no son "malos", son necesarios. Lo malo es excedernos en su consumo. Lo terrible es no entender cuál es su papel dentro de un menú equilibrado, que deber ser liderado por las proteínas. Si usted lleva a la práctica lo que está leyendo en estas páginas, si comprende cuál es la dosis y la frecuencia de los macros y micros que conforman su dieta, seguro que se podrá comer su helado o su postre el fin de semana; estos serán parte de una nutrición coherente. Pero aleje y elimine todo aquello que *no* es comida.

–Pero dígame, doc, ¿cómo come usted?

—¿Cómo como?

—Sí, ¿cómo come?

—Querrá decir, cómo como cuando como. Porque a veces no como, aprecio las bondades del ayuno, se las cuento después.

—OK, ¿cómo come cuando come?

—De la siguiente manera y quedo muy satisfecho.

Regresemos al ejemplo del almuerzo. Primero me como las proteínas que necesito de acuerdo con mi estatura, mi peso ideal, mi edad y mis hábitos. Usted sabe bien que yo me ejercito duro, que me gusta levantar pesas y que además corro. Así que mis requerimientos proteicos son altos. Entonces comienzo con el lomito o el pollo o el salmón que necesita mi cuerpo. Luego paso a los vegetales: siempre consumo una porción generosísima de ellos y los complemento y aderezo con buenas grasas saludables. Como despacio, sin prisas. De manera consciente, respetuosa y agradecida. Y si después de los vegetales aún tengo algo de hambre, me pregunto si quiero un "poquito" de arroz, o una pequeña tostada de plátano, o una mínima porción de puré de papas, o de algún otro alimento que hayamos cocinado ese día en casa. Casi nunca los incluyo en el menú porque no me gustan mucho, pero a veces tengo un antojo y los pruebo. Ese, para mí, es el orden indicado. ¿Alguna duda?

—Y si no tengo ni arroz, ni patatas, ni plátano ni extras, pero me queda un poco más de pollo, carne o pescado, ¿podría comer más proteínas?

—Sí, un poco más de *protes* no le hará ningún daño. En este caso es mejor *más* que *menos*. No descuide su cuota, no caiga en carencias proteínicas. No enferme su cuerpo, no haga "déficit" de nada, la nutrición no es eso.

—¿Hay alguna cantidad límite para los vegetales?

—Coma cuantos quiera, variados, frescos; fríos o calientes, en sus tres momentos elegidos para alimentarse.

—¿Lo mismo para las grasas?

—No, las grasas son muy buenas, pero usted debe aprender a incluir las justas.

—¿Cómo sé cuánto es lo "justo"?

—Un puñado pequeño de frutos secos con medio aguacate Hass y dos cucharadas soperas de aceite de oliva es una justa medida.

—A mí me gusta servir el extravirgen desde la aceitera, ¿cómo hago el cálculo?

—Dibuje con ella dos círculos sobre la ensalada (dos vueltas), asegúrese de que salga un chorro delgado de aceite. Eso es lo "justo", al ojo.

Si usted construye montañitas de arroz, patata, plátano (dulce o verde) o pasta de trigo, o se excede con las grasas saludables, estará diluyendo la cantidad de proteínas que está comiendo. Le quitará el *power* a la carga proteica, que es la más importante. Este es un error muy común. Sucede, especialmente, en los desayunos. Vuelvo a lo que escucho en mi consultorio: "Doctor, estoy más sana que nunca. Dejé los cereales. Le metí proteína al desayuno: ¡me comí un huevo frito! *Yujuuuu*". Qué maravilla. Cuénteme qué más desayunó. "Una manzana verde, una granola orgánica, un tecito con lavanda y un pastelito de banano, sin gluten, endulzado con estevia". Vaya. Este es el típico caso de dilución de proteínas. Ella se comió un huevo, que le brindó 6,5 gramos de proteína efectiva. Un pequeño aporte que pierde su *power* en medio de la cantidad de carbohidratos que eligió. Todos los alimentos que seleccionó son "saludables", pero cayó en un desbalance. Como las fuentes energéticas exceden a las que brindan estructura, la insulina y sus amigos tendrán que trabajar mucho más. Por eso le decía página atrás que, aún eligiendo comida sana, podríamos enfermar o engordar, afectar nuestro metabolismo o crear una diabetes, entre otras consecuencias.

Ahora le pregunto, ¿cómo podríamos mejorar este desayuno? ¿Qué podríamos incluir para balancearlo mejor?

—Más proteínas, doc. ¿No?

—Va muy bien. ¿Cómo lo hace?

—Que sean dos huevos y no solo uno, por ejemplo.

—Y, dependiendo de la persona, podrían ser hasta tres.

—Yo quitaría el pastelito, por ejemplo. Y añadiría unos trocillos de queso de cabra; o simplemente huevos y fruta.

—Podría ser.

—¿Agregar algunos marañones ayudaría?

—Buena idea, pero quiero aclararle algo.

Si usted sumara 30 gramos de marañones en ese desayuno estaría agregando, especialmente, grasas saludables y carbohidratos; estos dos macronutrientes superan y doblan el contenido proteico de este fruto seco (conocido también como anacardo, cajú, nuez de la India o merey). ¿Es un buen alimento? Sí. ¿Es una gran fuente de proteínas? No. ¿Tiene algunas? Sí. ¿Ayuda a la sumatoria? Poco; aporta más lípidos buenos y *carbs*. Pero con los dos (o tres) huevos, el queso de cabra y un poco de pollo, o tajadas de salmón, o una buena proteína en polvo, fabricada por una marca que incluya ingredientes sanos –¡sin *whey*!–, quedaría muy balanceado este desayuno.

Eso era. No haga un Everest de carbohidratos, aunque solo ocupen el 10 % de su plato elaborado como un *pie chart.* Y, desde la primera comida del día, cumpla con sus requerimientos proteicos, no diluya el valor nutricional de las proteínas agregando todo tipo de harinas a sus comidas solo para quedar repleto, o exagerando con la cantidad de lípidos. Sáquele partido al *prote-power.*

## Flexibilidad metabólica

Alimentarse de esta manera, sabiendo cuántas *protes* necesita al día, preparando buenas ensaladas que le brinden fitonutrientes, fibra, vitaminas, minerales, y agregando las grasas saludables justas, le permitirá hallar el equilibrio. Le dará armonía a su cuerpo y de dicha forma usted podrá, de vez en cuando, darse ciertas licencias y comerse el postre que tanto anhela.

Dicho de otra forma, así tendría *flexibilidad metabólica,* que podría definirse como la capacidad del organismo para usar las fuentes energéticas que tenga disponibles; y para cambiar, si es necesario y sin mayores traumatismos, del "tanque" de combustible habitual al de reserva. El primer tanque contiene la gasolina aportada por los carbohidratos, que se consume con más rapidez; el segundo alberga un carburante de mayor duración, el producido por las grasas.

Cuando aprendemos a alimentarnos bien, en una ventana temporal de 12 horas o menos, y dejamos de lado los excesos de azúcares, harinas, "ultras" y demás enemigos, nuestro cuerpo descansará, no estará trabajando en la asimilación alimentaria todo el día, no habrá constantes subidas y bajadas de insulina. Y si a esto le sumamos las ventajas del ayuno –al que le presentaré en el próximo capítulo–, habremos dado un grandísimo paso hacia esa sensación de vitalidad positiva de la que le hablado.

Si usted es metabólicamente flexible podrá, sin líos, incluir hoy en su almuerzo ese arroz que tanto extraña, o esas dos bolitas de helado que desea el domingo, o tomarse un par de copas de vino, sabiendo que mañana volverá a su dieta habitual. Y aquí viene la maleta. ¿Me ha oído hablar de ella?

—Por ahora solo ha hablado de bolsas. ¿Ahora qué quiere que meta en esa maleta?

—Nada, es que la uso con frecuencia para dar este ejemplo.

Imagínese que se va de viaje para Londres, una ciudad en la que quizá quiera comprar un *blazer* nuevo en alguna de las tiendas de Paul Smith. Así que usted empacará todo lo que necesita para su estadía en la capital inglesa y dejará un espacio donde guardar esa deseada chaqueta. Si la adquiere, buenísimo, la incluirá en su equipaje sin problemas. Sin embargo, si su maleta estaba repleta desde su ciudad de origen, para que entre aquel *blazer*, o un par de zapatos nuevos, o incluso una postal británica, tendrá que hacer ciertas maromas y labores de fuerza bruta. Abrirá la valija, meterá lo que pueda y saltará sobre ella para intentar que cierre. ¿Cuál opción prefiere usted?

—¡Qué pregunta, doc! Pues la primera, es mejor tener espacio en la maleta.

—Eso, justamente, es lo que le permite la flexibilidad metabólica. Si usted se alimenta bien, su "maleta" no estará ahogada de glucosa y podrá incluir en ella aquel helado.

—De lo contrario, el helado o el arroz, o lo que sea, entrará "a la berrionda", a la fuerza.

—No podría explicarlo mejor.

¿Cómo está su maleta hoy? Si está llena, siga los consejos que le doy en *CoMo*: en unas cuantas semanas comenzará a tener espacio en ella. La flexibilidad metabólica también dependerá de la palabra clave que le enseñé: *el balance*, y de otro tema del que hablaremos más tarde, de la masa muscular; si tiene más músculo (un equipaje más grande) será más "flexible" en términos metabólicos.

## Se lo cuento: no cuente calorías

Contar las calorías se convirtió en un hábito enfermizo que ha sido promovido por las enormes multinacionales tecnológicas. El *Homo wifi supersapiens* se transformó en un contador de calorías y, para no fallar en su intento, ahora tiene al alcance de su mano, en su teléfono móvil de última generación –o enrollado a su muñeca, en forma de reloj inteligente– la salvación para llevar a cabo esta acalorada sumatoria. Los *devices* le muestran con "precisión" cuál es el contenido calórico de aquella fruta que está mordiendo, o le explican cuántas CAL ha perdido después de trotar con intensidad durante media hora, o de dar tres vueltas relámpago alrededor del comedor. Si usted pertenece a este tecnológico club, bienvenido a la cruda realidad.

Una caloría, y le voy a copiar la definición del diccionario, es una "unidad de energía equivalente a 4,185 julios". ¡Grandioso! ¿Y eso qué relación tiene con una alimentación saludable y equilibrada? ¿Y esos "julios" engordan? ¿Y aquellas CAL le aportan estructura o energía al organismo? No, las calorías son tan solo eso, una unidad de energía. No las culpe a ellas de su obesidad, de su enfermedad o de su dieta del hielo y el aire.

—Un momentito, doc, si no son importantes, ¿por qué en los empaques de los alimentos se lee que "los porcentajes de valores diarios están basados en una dieta de 2000 calorías"?

—¡Está leyendo las etiquetas!

—Sí, las estoy leyendo. Usted me pidió que lo hiciera, pero no me respondió.

—Esa medida la estableció la FDA, la Administración de Alimentos y Medicamentos de Estados Unidos, es una convención, una referencia que, sin embargo, no aplica para todas las personas.

—¿Por qué?

—Porque somos diferentes.

Esas 2000 calorías serán muy pocas para el alto y fornido primo Vin Diesel, que es joven, activo y no para de levantar pesas; sin embargo, serán demasiadas para la tía Bertha, que es bajita y lleva una vida más calmada. De otro lado, es un crimen que esa misma medida sirva de estándar para los alimentos de los menores de edad (como los yogures con toneladas de azúcar). Es una exageración. ¿O es que los requerimientos de mi hijo Luciano son similares a los del primo musculitos? No tiene lógica.

Contar calorías es una pérdida de tiempo. No hay una fórmula exacta para saber cuántas CAL entraron a su cuerpo y cuántas "quemó" cuando llevó a su perro Copito al parque. No importa lo que digan las aplicaciones de su móvil o su reloj inteligente. Nos basta una manzana para desmontar la teoría de los que juegan cada día con el famosos déficit calórico.

—Doc, aunque valoro lo que me ha enseñado, sea más humilde, usted no puede saber más que una *app* que fue creada con parámetros científicos y tecnológicos.

—Yo solo sé que nada sé, y cada día aprendo; y al siguiente desaprendo. Aún así, supero a su maquinita cuando hablamos de manzanas.

—¡Demuéstrelo!

—Se lo pruebo.

Ahí está su manzana. Supongamos que pesa 100 gramos y que no tiene cáscara. En esas condiciones esta sería, más o menos, su composición:

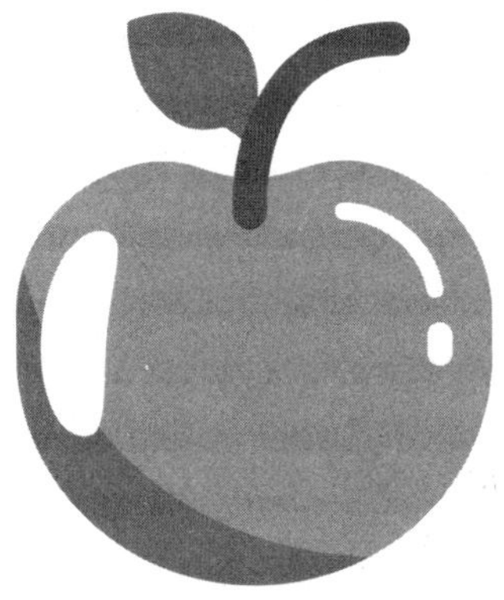

- **Agua:** 86 %
- **Proteína:** 0,3 gramos
- **Carbohidratos:** 13,8 gramos
- **Azúcar (fructosa):** 10,4 gramos
- **Fibra:** 2,4 gramos
- **Grasas:** 0,2 gramos
- **Calorias contenidas:** 52

Perfecto, *esta* deliciosa fruta le aportaría 52 calorías. Ahora volvamos a la cotidianidad. Ni usted ni nadie miden las manzanas en una pesa. Usted va al mercadillo local o al súper y compra rojas, otras verdes, unas amarillas. Tal vez hoy se comió una manzana roja, de esas que parecen salidas de la serie *Tierra de gigantes*, y le dio tres mordiscos y quedó satisfecho. ¿Cuántas calorías consumió según su aplicación? O, digamos que sí se la comió toda, pero dejó el corazón de la fruta. ¿Cuántas calorías consumió según su aplicación? O eligió una manzana criolla, que también es roja, aunque más pequeña, y el último mordisco lo dio su hija. ¿Cuántas calorías consumió según su aplicación?

—En la *app* dice "manzana", doc, no hay opciones para mordiscos, ni corazones ni variedades criollas.

—Manzana, 52 calorías, eso dice su aparato. Con o sin el corazón. O aunque solo le haya dado tres mordiscos.

Y lo mismo sucederá con el arroz, la papa, la yuca, el banano o una cucharada de mantequilla de marañones. A propósito, ¿cuál era el tamaño de aquella cucharada? ¿Era una porción a ras o similar al monte Fuji? ¿Y su aplicación podrá interpretarlo? No. En todo caso es un proceso inútil. No hay nada más inexacto que un conteo de calorías.

—No, doc, existe la ecuación de Harris-Benedict, lo contó una *influencer* en un *live* de Instagram.

–¿Y qué más dijo la *influencer*?

–Que era una medición muy exacta. Hasta nos dio el *link* de una página para obtener el cálculo calórico diario de acuerdo con esa fórmula.

—Mire, hay otras operaciones avanzadas que también le darán… un número.

—Por eso, buenísimo.

—No, todo lo que obtendrá es una cifra. Unos dígitos vacíos que no tienen relación alguna con el equilibrio en su dieta.

—Esas cifras sí son útiles, *señor* sabio Jaramillo. Permiten saber cuántas calorías llegan al cuerpo. Y si uno consume muchas, se engorda. Punto final. Eso lo sabe hasta su perro Maui.

—¡Eso es mentira!

Nadie debería construir su régimen alimentario tomando como base las calorías. Hay estudios científicos (decenas) que demuestran cómo una dieta equilibrada que incluye, por ejemplo, más grasas saludables (¡alto contenido calórico!) ayuda a adelgazar; o lo contrario, cómo un menú diminuto, con escasas CAL, puede contribuir a ganar peso. Nada depende de las calorías, todo depende del balance nutricional del que hemos hablado y de la frecuencia con la que comamos. Por eso el popular déficit calórico, que consiste en "quemar" más CAL que las consumidas, es una tarea sin sentido.

Si nuestro organismo funcionara como las matemáticas que explicaba el profe Arnulfo en el pizarrón, este método serviría, solo que no es así. Revisémoslo en cámara lenta.

## Desde el hipotálamo

Usted, el primo, la novia de este, el tío panzón y yo somos diferentes. Heredamos la información genética y la fisionomía de nuestros padres en un momento específico de sus vidas. Quizás usted llegó al mundo cuando ellos eran jóvenes y esbeltos, y por eso es delgado. Seis años después nació su hermano, al que siempre le han dicho "el gordo". No es casualidad. Cuando sus papás lo concibieron llevaban una vida más sedentaria, ellos tenían unos kilos de más y sus costumbres eran otras. En otras palabras, la información nutricional de sus viejos, en esos dos momentos tan particulares de sus vidas, afectaron sus genes y determinaron que sus hijos tuvieran contexturas distintas. Todos llegamos al mundo con esos datos que nos brindaron nuestros padres.

Esa es la información primaria. Pero la forma en la que nuestro organismo gasta y usa su energía dependerá de un eje fundamental, el conformado por el hipotálamo, la hipófisis y la tiroides. El primero, al que suelo llamar el presidente de la compañía, se halla en una pequeña región del cerebro y desde ahí manda todas las órdenes que deben seguir las hormonas. Él tiene una estrecha relación (emocional y física) con la glándula hipófisis, ubicada en la base craneal. Ella es la gerente de la empresa y les comunica a los demás miembros de la fábrica corporal las instrucciones dadas por el presidente. Y más abajo, en la base del cuello, se encuentra la tiroides, otra glándula que sería como la directora de recursos financieros del organismo. Ella regula el "gasto" que este realiza a diario.

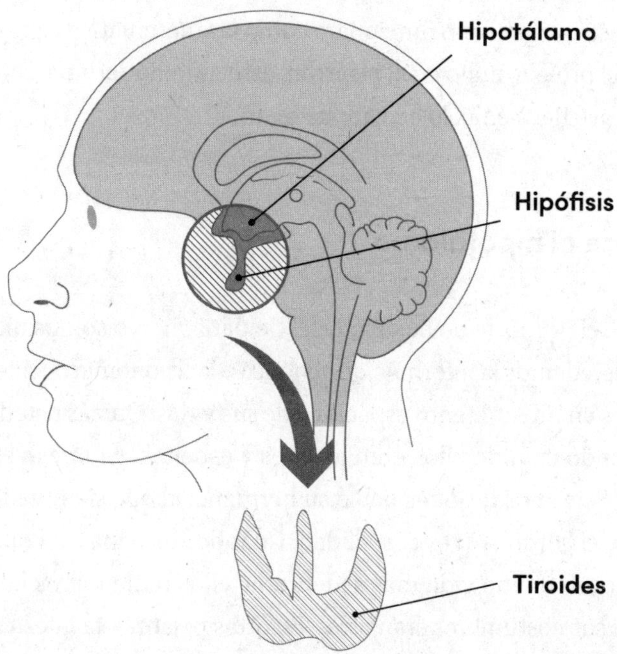


El hipotálamo determinará que usted sea más musculoso (como el primo), más gordito (como su hermano) o más flaco. Este presidente, a través de la gerente hipófisis, le da las señales necesarias para que la tiroides haga su trabajo y decida cuánta energía gastará el cuerpo o cuánta guardará. Un exagerado gasto producirá el hipertiroidismo; quienes lo padecen suelen tener taquicardias, sudan y se sienten exaltados todo el día. Un bajo gasto causará hipotiroidismo, condición que hará que las personas suban de peso, sientan cansancio, un frío intenso y pocas ganas de moverse.

El consumo de energía de nuestro cuerpo depende del eje que acabo de mencionar. El centro superior que determina el gasto energético está ahí arriba. Pero, allá abajo, también hay actores decisivos en esta historia. Uno de ellos es el páncreas que, dependiendo de la alimentación que hallamos elegido, producirá más o menos insulina. Y esa es una variable independiente pero complementaria para decidir el gasto de energía corporal.

## Las finanzas calóricas

Ahora que lo tiene claro, volvamos a su admirado *déficit calórico* que controla, además, a través de sus aplicaciones y su reloj inteligente. Estos le informan cuántas calorías ha perdido en su caminata matutina, en su trotada vespertina y en la noche apasionada que tuvo. Esos adelantos de la ciencia le darán un número, esa cifra en la que usted tanto confía. Así determinará su tasa metabólica basal: la totalidad de la energía que empleó su cuerpo en reposo (realizando funciones "invisibles" como la respiración o las labores internas de sus órganos), más la que usó en actividades físicas como las descritas antes.

Entonces usted ha descubierto que cada día gasta 2000 calorías, entre respirar, trabajar y ejercitarse. Y como quiere adelgazar un poco, evocando las matemáticas de Arnulfo, decide incluir solo 1500 calorías en su menú, guiado por sus *apps*. Tendrá un déficit de 500 CAL. Su cuerpo tendrá que gastar 500 calorías de grasa para compensar. Bajará de peso. Brutal. *Give me five, bro*. Su felicidad durará unas cuantas semanas. Este método no es exitoso en el largo plazo.

—¿Por qué, doc? Hasta aquí íbamos divinamente.

—Porque su cuerpo es muy sabio y se adapta rápidamente. Es como cuando a usted le bajan el sueldo.

—¡Ya me lo bajaron el mes pasado! ¡Otra vez, no!

—Es un ejemplo. ¿Y qué hizo cuando le bajaron el salario?

—Hicimos cuentas con mi pareja y reorganizamos nuestros gastos.

—¿Y pueden vivir con menos dinero?

—Sí, nos ha costado, más ahora que usted nos puso a comprar *ghee*, pero lo hemos logrado.

—Ante una baja calórica, nuestro cuerpo se "reorganiza" de la misma manera que lo hicieron usted y su pareja.

—Vive con menos sueldo calórico.

—En efecto.

Dentro de poco tiempo su cuerpo estará encantado de vivir con ese "sueldo" de 1500 calorías. El presidente hipotálamo y la directora de finanzas tiroides, después de varios comités ejecutivos, se encargaron de redistribuir su gasto energético. Ellos reorganizaron los presupuestos. Ahora su organismo funciona fenomenal con ese salario. Ahí surge el problema del que le hablo. Usted quería perder unos cuantos kilos más y se ha estancado. ¿Qué hará? Forzar otro déficit. Solo consumirá 1000 calorías. Al cabo de unas semanas volverá a enfrentarse con el mismo dilema. Decidirá ingerir tan solo 500 calorías, después serán 250, luego 100, hasta llegar al estado "espíritu divino", comiendo kale con dos gotas de agua (y sin poder adelgazar). Cada vez su cuerpo, con el trabajo del hipotálamo y la tiroides, encontrará la manera de equilibrar sus locuras. ¿Comprendes Méndez?

El déficit calórico es un fraude. Como lo afirma el doctor David Ludwig, pediatra de la Universidad de Harvard, en su libro *¡Siempre tengo hambre!* (*Always Hungry!*, 2016), este método está destinado a fracasar en el mundo real, ya que actúa sobre los síntomas, y no sobre la causa fundamental del problema. Tras unas semanas limitando el consumo de calorías, el cuerpo se revela y hace que sintamos hambre, cansancio y que tengamos la sensación constante de estar privándonos de algo.

Si el famoso déficit funcionara, yo no dedicaría mi tiempo a escribir textos como este; estaría dedicado al bonsái.

## El mago del déficit

Así suelo llamar al campesino colombiano. Él, que nos provee la comida que consumimos a diario, es un triste ejemplo (sin buscarlo) del déficit calórico más peligroso. Examinemos la dieta de un trabajador del campo de mi país. Desayunará un pan, o una arepa, con agua de panela –una bebida que proviene de la caña de azúcar–. A la media mañana se beberá una gaseosa y quizá se coma otra arepa. En su plato del almuerzo habrá papa, yuca, plátano, arroz y quizás un poquito de alguna proteína animal. Por la tarde, otra gaseosa. Y en la noche, seguramente, se comerá un huevo con otro pedazo de pan. Una feria de carbohidratos. Él come lo que puede. Pone en su mesa lo que produce y lo poco que alcanza a comprar. Es increíble que quienes nos alimentan vivan así. Un país más equitativo no lo permitiría.

Este campesino, durante todo el día trabajó la tierra, la aró, la sembró, de ella algo recogió; ordeñó vacas, se montó en su caballo para ir a comprar algunos víveres; levantó decenas de bultos pesados, subió la loma, la bajó, caminó para llevar y recoger a sus hijos en la escuela. Su jornada tiene una exigencia física inmensa. Las miles de calorías que gasta son muy superiores a las que ingiere, que quizás sumen 800. Es el gran mago del déficit calórico. ¿Y le sirve de algo? No.

Ese desequilibrio en su dieta, en la que escasean las proteínas y las grasas, y campea el azúcar, provocarán el excesivo estímulo de la insulina, del factor de crecimiento similar a la insulina, y aunque luzca flaco en apariencia, puede ser obeso, y corre el peligro de convertirse en diabético o hipertenso, y de padecer un episodio cardíaco o cerebrovascular. ¡Qué bueno que es el déficit calórico! La salud de nuestro organismo no depende de más o menos CAL. El cuerpo no entiende qué son las calorías, no le interesan. Si fueran realmente importantes seguramente en nuestras células habría algún sensor para ellas, pero, ¿sabe qué? No lo hay.

En cambio, sí tenemos sensores nutricionales como el IGF-1 (el factor de crecimiento similar a la insulina, que mencionamos en el párrafo anterior), que se activa principalmente por el consumo de carbohidratos; la AMP kinasa, que responde ante el estímulo de múltiples nutrientes como las catequinas del té verde, el resveratrol de la uva, el magnesio, algunos antioxidantes del café, e incluso la cafeína; y el mTOR, un sensor específico para las *protes*. Induciremos el crecimiento de este último cuando consumimos fuentes proteínicas o nos ejercitamos; también ayuda a la reparación de tejidos, de las membranas celulares, de todo el colectivo que conforma la estructura de nuestro cuerpo. Ninguno de los sensores nutricionales actúa o se inhibe por causa de las calorías.

## Levante la mano si...

Si todavía cree que el déficit calórico será la solución para su vida y es increíblemente exacto, contésteme esta pregunta. Supongamos que usted tuvo una buena y saludable ingesta proteínica. Más tarde saldrá a trotar una hora. ¿Cómo podría calcular cuántas calorías quemará, de esas *protes* que comió?

—Muy fácil, pongo la información en mis *apps* y luego hago las restas.

—Claro, ¡facilísimo! Cuénteme más.

—Digamos que me comí 180 gramos de pechuga de pollo, que me aportan, más o menos, 300 calorías. ¿Estoy mintiendo?

—No, está en lo cierto.

—Si salgo a correr una hora me las quito de encima.

—¿En serio?

—Claro, doc, suelo quemar entre 800 y 900 CAL cuando troto una hora. Las calorías de ese pollo ya se habrían ido de mi cuerpo.

—Tiene lógica...

—¡Se lo dije!

—Tiene lógica matemática, pero nuestro cuerpo no opera así.

Al ejercitarse su cuerpo recurre, de inmediato, al primer combustible, la glucosa. Cuando esta se acabe, pasará al segundo tanque, las reservas de grasa, que son enormes. Y el último tanque es el de los aminoácidos (las proteínas), pero para usarlo se requiere de varios procesos que resultan muy costosos para el organismo. Por lo tanto, en esa hora de ejercicio no se deshizo de las calorías aportadas por su pechuga de pollo. Una razón más para que, por favor, borre todas esas inútiles aplicaciones de su móvil y su *smartwatch*. Este método no funciona.

Y le diré algo más para cerrar el asunto: en todos los conversatorios, foros, seminarios y *summits* en los que participo, los expositores (incluido yo) solemos hacer esta petición: "Sinceramente, levanten la mano quienes hayan practicado el déficit calórico". Casi todo el auditorio la levanta. "Ahora, ¿a quiénes les falló el déficit calórico?". Y, de nuevo, la inmensa mayoría de los presentes llevan su mano al aire.

Volviendo sobre los estudios que le mencioné hace algunas páginas, en ellos se demostraba que, con el paso del tiempo, los grupos sometidos a la restricción calórica presentaban variadas complicaciones; primero, no bajaban de peso y sufrían de calambres –entre otros síntomas–, además de presentar deficiencias nutricionales. En cambio, las personas que tenían una dieta balanceada, alta en calorías, consumida en una ventana horaria más corta y con períodos más largos de ayuno, obtuvieron todos los beneficios para el control de su insulina, la adiposidad, la ganancia de masa muscular y de energía vital. El déficit en cuestión no sirve. ¡Es una catástrofe! Las calorías son una unidad de energía, tan solo eso. Un menú equilibrado no se construye sumando CAL.

**P.D.:** Las calorías tampoco le dan "calor" a su cuerpo. Esa costumbre de comerse una barra de chocolate rellena de caramelo (que ni siquiera era chocolate) para subir su temperatura corporal en invierno es una muy mala táctica. Es como querer prender el fuego de la chimenea usando, tan solo, los cuadernillos del periódico del día.

**P.D. 2:** Estamos a pocos segundos, a una vuelta de hoja, de conocer una de las herramientas más poderosas y efectivas para consolidar nuestra salud. Lástima que tantos especialistas la hayan demonizado y malinterpretado. ¿Quiere saber cuál es?

Capítulo cuatro

# El ayuno

**Desde la primera página de *CoMo*** soñaba con este apartado. El título quizá le cause calambres de horror, creerá que todos los capítulos anteriores han sido una trampa, que justo ahora se abrirá la compuerta de la verdad y que le pediré que saque otras bolsas para poner en ellas todos los comestibles que hay en su alacena y su nevera; y que llegó el momento de olvidarse de comer para dedicarse a otras labores más importantes, como extender su jornada laboral, ayudar a la economía del país o invertir en la bolsa. No se precipite. El *ayuno* no es una historia de terror ni un concurso para promover el hambre como forma de vida.

En las últimas décadas, para el inmenso placer de la industria alimentaria, muchos nutricionistas y profesionales de la salud han afirmado que todos los seres humanos deberíamos comer entre cinco y seis veces diarias para conservar la energía de nuestro cuerpo y prevenir la gastritis. Por fortuna, en este momento del texto usted sabe que esa es una creencia perversa, un hábito enfermizo y una costumbre peligrosa que afectará el comportamiento de la hormona reina, la insulina, que en medio de esa orgía jamás tendrá descanso. También le causará un enorme agobio a la leptina. Ella acusará el desgaste del festín constante y no sabrá cuándo enviar el mensaje de "es momento de parar la bacanal". Ese es el verdadero *estado de coma*. El médico se lo dice: "Coma, coma y coma". Y luego usted termina con un coma diabético en el hospital.

Desde hace años he propuesto que deberíamos seguir el sano ejemplo de nuestros abuelos, que se alimentaban tres veces al día. He dicho, también, que lo ideal sería desayunar, almorzar y cenar –en caso de que usted requiera tres comidas– en una ventana de 12 horas, de tal forma que si desayunó a las 7:00 de la mañana, debería estar cenando a las 7:00 de la noche. Su cuerpo, entonces, tendría medio día para ocuparse de otras labores diferentes al "estado de coma", y créame, lo agradecerá.

No hay un código universal o divino que nos indique cuántas veces deberíamos consumir alimentos. No lo necesitamos tampoco. Revisando la naturaleza de nuestro cuerpo entenderemos que a todos nos basta y nos sobra con tres momentos, o menos, de ingesta. Yo, por ejemplo, suelo comer dos veces al día (cuando como). La clave está en cumplir *siempre* con nuestros requerimientos nutricionales diarios, sin importar el número de comidas que hayamos elegido. En ellas debemos incluir la cantidad de proteína necesaria, las grasas saludables adecuadas y los carbohidratos indicados (los vegetales), con su carga de fitonutrientes, fibra y minerales. Así consolidamos una buena alimentación.

Años atrás yo también hice parte del club de los devoradores compulsivos. Siempre tenía un paquete de frutos secos o algún *snack* en el cajón de mi escritorio. Desayunaba una manzana verde con una gaseosa *light* y un cigarrillo. ¡Todo un *crack*! Comía varias veces al día para no perder mi gasolina y mi analítico cerebro médico. Solo cuando seguí el camino de la medicina funcional y estudié a fondo la bioquímica del cuerpo, entendí que yo era un muy mal ejemplo para mis pacientes. ¿Cómo pretendía llevarlos del lado de la salud si ni yo mismo comprendía como hallarla? ¿Por qué insistía en darle combustible a mi organismo cada dos horas? ¿Acaso me había convertido en un auto o en una moto? ¿Era posible sobrevivir en este mundo comiendo menos?

Fui resolviendo cada pregunta al cambiar mis hábitos. Me di cuenta de que estaba convirtiéndome en un adicto a la comida –una enfermedad muy común, madre de la diabetes, entre otras afecciones–. Llevaba alimentos a mi boca como un acto reflejo. Los "necesitaba", de la misma manera como un fumador "necesita" su cigarro para acompañar el café de la tarde. Al observar con pausa mis comportamientos, al hacerme responsable de mis elecciones, pude darme cuenta de que obraba como un autómata. Era como uno de esos perritos del buen Pavlov, y cada vez que sonaba mi campana, yo metía las manos al escritorio para comerme mis frutos secos. No quiero que a usted y a los suyos les pase lo mismo, por eso este capítulo significa tanto para mí.

## Los dos momentos

¿Qué sucederá con nuestra vida si comenzamos a comer menos veces en el día pero cumpliendo con todos los requerimientos nutricionales? ¿Tiene usted alguna idea?

—¡Que vamos a adelgazar, doc!

—Sí, eso puede pasar. ¿Qué más?

—Aunque parezca una tontería, si comiéramos menos veces, no tendríamos que lavar tantos platos, pasaríamos un menor tiempo en la cocina, y podríamos usarlo en otras actividades.

—No es una tontería. Lo que dice es muy cierto. ¿Qué otra ventaja podría tener?

—En estos duros tiempos, comer menos representaría un ahorro económico importante; ¿o estoy pensando demasiado en el dinero?

—Lo que dice es muy sensato. Deme otro motivo.

—Comer menos, desde un punto de vista sostenible y ecológico, sería una elección de vida más respetuosa con el planeta, sin polaridades carnívoras o vegetarianas.

—Verdad total. Pero ha olvidado la razón más importante.

—¿Cuál, doc?

—Comer de esta manera es un vuelo directo, y sin retorno, hacia una mejor salud. Y guarde en su memoria estas palabras…

**No ayunamos para comer menos.**
**Ayunamos para comer menos seguido.**

Dentro de la nutrición hay dos fases muy sencillas a las que poco les prestamos atención, la de ingesta (cuando nos alimentamos) y la de *no* ingesta (cuando no estamos comiendo). Ambas tienen la misma importancia. La primera, bien entendida, la utilizamos para darle la información y los nutrientes necesarios a cada célula de nuestro organismo. La segunda es un tiempo preciado, de calma y pausa, para que el cuerpo pueda asimilar y utilizar bien todos esos macros, micros y fitos, que llegaron a él.

Yo, como se lo decía hace poco, estoy convencido de que los humanos somos criaturas diurnas y deberíamos comer en un lapso de 12 horas, entre las 7:00 de la mañana y las 7:00 de la noche. Sé que mi afirmación le sonará algo extraña si vive en la península ibérica, donde se suele cenar muy tarde. Sin embargo, esta es una invitación para que entre el último momento de ingesta de su día y el primero de la jornada siguiente haya habido al menos 12 horas en las que sus mandíbulas no mordieron ni un minúsculo trocillo de pecanas.

Al principio puede parecerle un acto de heroicidad. Con el paso de las semanas, al notar los cambios en su cuerpo, se preguntará por qué no había hecho esto antes. Esta reorganización de su tiempo de ingesta y *no* ingesta le parecerá genial a la monarca insulina y a su prima la leptina. Por fin tendrán horarios decentes de trabajo. La autopista hacia el ayuno (o *fasting*) comienza por ese descanso de medio día para su organismo.

—Un momento, doc, a mí siempre me dijeron que esos períodos tan largos sin comer pueden causar una peligrosa bajada del azúcar en la sangre.

—Si 12 horas sin morder un *donut* le parecen mucho tiempo, usted ha sido víctima del "estado de coma" inventado por la industria alimentaria.

—Pero, ¿se baja el azúcar? ¿Puede producir desmayos?

—A veces nuestros antepasados pasaban días sin comer porque no encontraban animales para cazar, y su examen de glicemia era notable. No estaban consumiendo pastelitos todo el día.

—Dejemos atrás la prehistoria, vivimos de otra manera.

—Vivimos comiendo todo el día, cada tres horas, ¿para qué?

—Eso es lo que recomiendan muchos nutricionistas.

—Necesades. Si comer con tanta frecuencia fuera necesario, ¿por qué no nos desmayamos o nos morimos de noche cuando pasamos ocho horas durmiendo sin probar sus dichosas papitas fritas?

—Doc, comer es un placer. ¿Para qué abstenerse?

—Ayunar también es un placer, cuando ha aprendido y entendido por qué y para qué lo hace.

—Yo hasta podría dejar de cenar alguna vez, pero el desayuno no lo voy a sacrificar.

—¿Sabe qué es el desayuno?

—La comida de la mañana, la más importante del día, acompañada por el periódico matutino.

—Esa idea la desmontamos en mi primer libro, *El milagro metabólico* (2019).

El desayuno, que se convirtió en el mejor pretexto comercial para que consumiéramos los cereales del tigre o del tucán, con leche y un jugo de naranja, no significa otra cosa que salir del ayuno nocturno, dejarlo atrás, interrumpirlo (como lo dirían los anglosajones: *break the fast*). Por lo tanto, si su primera comida fuera al mediodía, aunque usted la llame almuerzo, técnicamente es un *des*–ayuno, está dejando de ayunar. Y, ya que estamos metidos en definiciones, ayunar no es sinónimo de huelga de hambre; se trata de comer con menor frecuencia pero incorporando *todos* los nutrientes que usted requiere diariamente dependiendo de su edad, su estatura, su peso ideal, la cantidad de ejercicio que practica y sus hábitos.

Si usted mide 1,80 metros y es un hombre sedentario, necesitará al menos 80 gramos de proteína efectiva (PE) al día, como lo hemos repasado en varios momentos de este texto. Si usted es mujer, mide 1,70 metros y se ejercita poco, precisaría entre 60 y 65 gramos de PE. Teniendo claros sus requerimientos proteínicos usted armará sus platos, sabiendo que en ellos, además, debe incluir una generosa porción de *carbs* (vegetales de todos los colores) y grasas saludables. Eso lo tiene claro, supongo. Con estas líneas solo intentaba refrescarle la memoria. Aquí viene lo nuevo. Atención, escríbalo en su *post-it* cerebral, no importa si usted tiene tres o dos, o incluso un solo momento de ingesta en el día; en ese número de comidas que haya elegido (tres, dos o una) deben estar incluidos *todos* los nutrientes que necesita. No sé si fui claro. No sé si, por el contrario, le parezca demasiado evidente. Lo escribiré como un tutor de kínder, basado en el ejemplo anterior. Si usted come tres veces al día debe darle a su cuerpo esos 80 gramos de proteína, y los vegetales y las grasas que demanda. Si usted come dos veces al día... ¿qué pasaría?

—Si le entendí, doc, en esas dos comidas debería obtener los mismos 80 gramos de proteína, y los vegetales y las grasas saludables acordes.

—Su capacidad es increíble. ¿Y si comiera solo una vez al día?

—Me daría la "pálida", doc.

—No, en serio...

—De acuerdo con su planteamiento, en esa comida tendría que asegurarle a mi organismo esa misma cantidad proteínica y los demás nutrientes.

—Exacto.

—¡Qué indigestión, doc! ¿Cómo lograr eso en una sola sentada? ¡Qué suplicio!

—Lo guiaré para conseguirlo, pero esa es una clase para alumnos avanzados; por ahora solo quería verificar que la idea principal está clara.

**Tres. Dos. Una. No importa el número de comidas que usted tenga en el día, lo que sí importa es que con ellas cumpla con todos sus requerimientos nutricionales. Comprenderlo será decisivo para comenzar a practicar el ayuno de manera segura y consciente.**

## Ejercicio sin mermelada

Entonces, con cariño y paciencia usted acostumbra a su cuerpo para comer, máximo, tres veces diarias, en un lapso de 12 horas. Esto le puede tomar un par de días o un par de semanas. No es una carrera contra el tiempo. Vaya a su ritmo. Cuando lo consiga empezará a notar los primeros grandes cambios en su cuerpo, ¡y en su mente! Sentirá una mayor lucidez. Y si decide extender aún más el tiempo sin comer, si cena a las 7:00 de la noche, pero al otro día desayuna a las 9:00 de la mañana, por ejemplo, fenomenal.

¿Qué ventajas ofrece el prolongar este período de no ingesta? Muchas. Detener el "estado de coma" ayudará a reparar cada una de sus células, contribuirá con el buen funcionamiento de las mitocondrias (las centrales energéticas de estas) y a la correcta producción de proteínas a nivel celular. Su organismo tendrá más tiempo para que todos sus órganos puedan restaurarse, relajarse y encontrar el equilibrio. Su insulina podrá tener largos momento de paz. La leptina tendrá vacaciones. Empezará a perder grasa. Se reducirán los niveles de colesterol y de azúcar en sangre. Su producción hormonal será la deseada. Sentirá que su vitalidad corporal se multiplica. Y si a esta ventana extendida de no comer le suma una rutina de ejercicios, bienvenido, bienvenida, al mundo feliz.

Cuando usted lleve unas semanas practicando el sano hábito de alimentarse en ese período de 12 horas (o menos), pase a la etapa siguiente, entrenarse antes de desayunar. ¿Cómo? Supongamos que se levantó a las 7:00 de la mañana, se miró al espejo y dijo: "Hoy es el día, quiero intentarlo". Dejó de lado esa torre de *pancakes* con mermelada que solía usar como gasolina antes de correr o ir al gimansio, y salió a trotar, o a pedalear o a levantar unos kilitos, confiando en su propia energía vital, sin haber comido.

—Y de esta manera el doctor Jaramillo se queda sin lectores...

—¿Por qué lo dice?

—Porque quienes lo leemos moriremos, agotados, pálidos y con escalofríos, en un gimnasio o en una carretera de algún lugar del mundo.

—¿Por no desayunar?

—Regla número uno: nunca ejercitarse sin haber desayunado, doc.

—Regla número uno, olvide esa regla. Cualquier ser humano que tenga buena salud, buenos hábitos y su metabolismo controlado, puede ejercitarse en ayuno sin mayores esfuerzos.

—¿Y ese ser humano de dónde sacará su energía?

—Primero, de la glucosa que todavía tiene en el cuerpo gracias a la comida del día anterior. Y cuando esta se acabe pasará a utilizar el segundo tanque de combustible, del que tanto hemos hablado aquí.

—¿Las grasas, doc?

—¡Las grasas! ¡Tremendo tanque!

—Como en la dieta keto, o *ceto-algo*, de la que habló antes.

Sí, esto se conoce como la cetoadaptación, un estado que le permite al cuerpo producir energía a partir de sus reservas lipídicas y se logra a través de mecanismos naturales o se puede inducir con la *dieta cetogénica* (*ketogenic diet*). Llevar al organismo a estos territorios le traerá múltiples beneficios a su salud mental, al sistema inmune y endocrino (entre otros), será una descarga energética para el cuerpo. Dicho régimen, en líneas generales, propone un consumo de 75 % de grasas, 20 % de proteínas y 5 % de *carbs*. Lo afirmé antes, y lo reafirmo: es una dieta interesante, que tiene sus cualidades, pero es difícil de mantener en el tiempo.

A mí me parece muy aburrida, es a todo o nada; ir a su restaurante favorito y no poder comerse aquel tiramisú que ama porque excede el límite de carbohidratos es una escena triste. Respeto a los *keto believers*, pero esas restricciones extremas no me apasionan. Yo estoy del lado de la flexibilidad metabólica, que ya discutimos; la que nos permite, gracias a una dieta balanceada, darnos ciertos permisos, como tomarnos una buena copa de vino o pedir la tarta de chocolate que había en la carta. Comer bien sí incluye los postres. Ahora, hay que saber cuándo y cómo incorporarlos al menú. Los regímenes alimentarios basados en el "no se puede", "eso está prohibido" o "la única posibilidad es esta" conducen a una esclavitud sin sentido.

**Quien entiende bien su alimentación sabe que en ella jamás habrá restricciones absolutas, y que dentro de una sana nutrición tienen cabida un dulce tiramisú o una tarta de chocolate. Quien le suma prohibiciones obsesivas a su menú, no comprende qué es comer sanamente.**

Antes del tiramisú hablábamos de la cetosis. Usted y yo podemos llegar a ella sin ser practicantes de la dieta cetogénica. Lograremos usar nuestra grasa como energía (la "quemaremos"), entrenando en ayuno, alargando el período de no ingesta de alimentos. Por eso, justamente, le sugería dar este nuevo paso cuando haya aprendido a comer tres veces al día, en una ventana de 12 horas, dejando descansar a su cuerpo las siguientes 12.

Salga, sin desayunar, ejercítese, quizás los primeros días sienta algo de temor, estará extrañando su gasolina de *pancakes* con mermelada. Al poco tiempo habrá comprendido que, si se nutre de manera equilibrada, como se lo propongo en *CoMo*, no hay nada qué temer. Y en medio del camino, mientras trota o monta su bicicleta, o en plena rutina de levantamiento, sentirá una gran comunión entre su cuerpo y su mente. Estará accediendo al casi inagotable poderío proveniente de su maravillosa grasa. Yo he corrido maratones sin desayunar. Levanto pesas en ayuno. Y sigo en pie, sin agotamiento o escalofríos, disfrutando del increíble regalo de la salud, y de este estado de vitalidad positiva.

—Bueno, doc, ¿pero puedo desayunar cuando llegue de entrenar?

—Eso dependerá de usted.

—Si depende de mí, querré comer.

—Quizá no.

—¿Cómo que no?

—Mire, cuando empiece a entrenarse de esa manera vivirá muchos cambios interiores. Estará más conectado con su ser y su alimentación. Y créame, muchas veces dirá: "Me siento bien, voy a hidratarme, pero no quiero comer ahora; esperaré al almuerzo".

—Ni en sueños, Jaramillo.

—Yo decía lo mismo varios años atrás, todo esto me parecía una locura. Hoy, en general, como solo dos veces al día.

De eso se trata el ayuno, de decidir de manera consciente, voluntaria, reposada, qué, por qué, cuántas veces y cómo comer. Cuando llegue este momento del que le he hablado, y usted crea que algunos días le bastaría con alimentarse dos veces, por favor, de inmediato, busque a un especialista que lo(a) asesore, lo(a) informe y lo(a) acompañe por las verdes praderas del ayuno intermitente. No crea en *bloggers* o *instagrammers*, acuda donde un profesional que conozca esta herramienta. Se encontrará, seguro, con médicos y nutricionistas que le aconsejarán olvidar esa "peligrosa" idea y regresar al modelo de comer cinco o seis veces diarias para que su motor humano no se funda. No desista. Es obvio que ellos no saben qué es el ayuno; no lo han practicado, no conocen sus bondades, les parece un hábito circense. Al final encontrará al especialista indicado. Es importante que alguien lo(a) asesore.

## ¿Una moda?

Por falta de guía, exceso de redes sociales y poca lectura atenta, se corrió la voz de que: 1) el ayuno funciona porque quienes lo practican entran en déficit calórico; 2) todos deberíamos ayunar porque es muy *cool* y está de moda, y 3) se ayuna para bajar de peso. Quienes se empeñan en promover esas tres razones seguro tienen un ayuno permanente de conocimiento. Las calorías, lo leyó usted hace algunas páginas, son solo una medida energética; saber cuántas consumimos o cuántas aniquilamos durante una maratón es irrelevante. Ayunar, o reducir la frecuencia con la que comemos nada tiene que ver con el déficit calórico. No se ayuna pensando en las CAL que le muestran su reloj.

Hasta los estudios que presentan al citado "déficit calórico" con resultados positivos revelan, al final, que las personas lograron sus objetivos porque estaban en ayuno. Y si revisamos las investigaciones que comparan los beneficios entre comer menos veces, incluyendo todos los nutrientes necesarios, y realizar una restricción calórica, las ventajas del primer método siempre serán mayores. Lo revisamos antes: nuestro cuerpo no tiene sensores para las calorías, pero sí tiene sensores nutricionales. Si el ayuno nos trae una saludable recompensa no es porque estemos consumiendo menos CAL –ellas no son relevantes–, es porque hemos dejado quietos, en reposo y en calma, a dichos sensores nutricionales.

De otro lado, ayunar no es una "moda", no es la dieta de la papa o de la flor de la canela, es una elección cuidadosa para mejorar su vida. Y, por último, no ayunamos con el fin de perder kilos; lo hacemos para ganar salud. Es cierto que durante el proceso podrá bajar de peso, pero esa no debe ser la principal motivación para elegir esta práctica. No se trata de un régimen para adelgazar. De hecho, para mí el ayuno es la sofisticación máxima dentro del universo de la nutrición. Téngalo en cuenta. Es entrar a las "grandes ligas" después de seguir un entrenamiento correcto. Para zambullirse en una piscina de seis metros de profundidad primero hay que aprender a nadar. Entre en las aguas del ayuno cuando sienta que su cuerpo está listo. No haga un clavado en esta alberca si tiene dudas y si no ha preparado a su organismo.

¿Quiénes no deberían intentar el ayuno? Se suele afirmar que quienes tienen problemas tiroideos o enfermedades autoinmunes nunca deberían hacerlo. No comparto esta apreciación. Lo primero que habría que entender es cuáles son las causas de dichas afecciones en cada persona –todos somos diferentes–, y a partir de ese diagnóstico se determinaría qué rumbo elegir. Por lo tanto, no se debería decir de manera categórica que quienes sufren de hipotiroidismo, por citar un caso, jamás podrán ayunar. Dependerá, siempre, de cada paciente y de la pericia de su especialista. Generalizar, cuando se habla del ayuno, no es la mejor opción.

Hay particularidades, claro. No deberían ayunar quienes tienen problemas con el cortisol, aquella hormona producida en las glándulas suprarrenales que se encarga de nuestra respuesta ante el estrés. ¿Por qué? Porque estarían causándole un estado de alerta permanente a su organismo. Mire, el ayuno funciona porque estresa ligeramente al cuerpo, lo induce a una respuesta de adaptación de la que hemos hablado mucho: cambiar de tanque de combustible, pasar de la energía de los carbohidratos a la producida por las grasas. Esta pequeña exigencia, en una persona que tiene el cortisol alterado y ha perdido su capacidad de responder ante el más mínimo estresor, podría convertirse en una angustia difícil de manejar en el peor de los incendios. Por eso hay gente que comienza a ayunar, reduce sus comidas, pero aún así engorda y se fatiga. Y el resultado produce una frustración enorme. "¡Maldito e inservible ayuno!", gritan algunos desesperados. El error fue haber intentado ayunar sin conocer (o reconocer) cómo estaban su mente y su cuerpo. Hago énfasis en lo escrito atrás: no se zambulla en la piscina si aún no sabe nadar. Recuerde las recomendaciones que le he dado.

El ayuno es una elección, una decisión científica, pacífica, consciente, coherente y lógica; con él podremos mejorar nuestra salud. Lo conseguiremos al acostumbrar a nuestro cuerpo a comer en un período de tiempo más corto, sin que le falte un solo nutriente, y al tener una fase de no ingesta más larga, que le dará más horas de reparación, regeneración y recuperación a cada una de nuestra células.

**Si esta práctica le causa angustia, estrés emocional, mal humor o le parece un esfuerzo sobrehumano es porque, sin duda, aún no ha llegado su momento de ayuno. Y, lo escribiré otra vez: primero aprendemos a comer, luego aprendemos a ayunar.**

## Ayuno corto, ayuno largo

Las siguientes definiciones no están descritas en *El manual científico y definitivo sobre cómo ayunar* –porque tampoco existe tal libro–; son el producto de mis reflexiones personales sobre el tema. Para mí, existen dos tipos de ayuno. El corto, que va desde las 12 hasta las 48 horas. El largo, que supera, por supuesto, esas 48 horas y puede durar varios días. Debo decirle que cuando usamos el ayuno, de manera terapéutica, con mis pacientes que ya nadan con los ojos cerrados en la piscina, jamás superamos la barrera de los cinco días o, máximo, una semana.

—¿Siete días sin comer, doc? ¡No tiene sentido! *Requiescat in pace*; R.I.P.

—Aguarde un poco, no serán siete días sin comer nada.

—¿Se puede comer? ¿No es un ayuno?

—Ayunar, se lo conté, es alimentarse con menos frecuencia. ¿Me deja seguir la explicación sin suponer que quiero provocarle la muerte por inanición?

—Continúe...

El ayuno corto más común, que suele ser de entre 16 y 18 horas, es el que algunos, con alma de canguros, denominan como "saltarse" una comida. Yo diría, simplemente, que las personas que lo practican eligen muy bien si dejarán de desayunar o de cenar. Si usted cenó ayer a las 7:00 de la noche, se levantó, entrenó, se hidrató, se dio cuenta de que no le apetecía desayunar y almorzó (o rompió el ayuno) a la 1:00 de la tarde, pues tuvo una ventana de no ingesta que duró 18 horas. Podría lograr lo mismo si desayunó, almorzó, dejó de lado de la cena y volvió a desayunar al día siguiente. Usted escoge. Quizás ya lleva un tiempo con esta rutina y decidió que era el momento de intentar ayunar durante 24 horas. Era un martes, y después de almorzar dijo: "Nos vemos el miércoles en el siguiente almuerzo". Muy bien, una sola comida al día, pero en ella debe cumplir con todos sus requerimientos nutricionales.

—Eso era lo que le preguntaba antes, doc. ¿Cómo lograr eso en una sola sentada? Si necesito 80 gramos de proteína efectiva diaria tendría que comerme un trozo de carne de 320 o 340 gramos en ese almuerzo. ¡No soy una fiera de la selva!

—Lo importante, en este caso, será el tiempo.

—¿El tiempo?

—No tiene que consumir todos los nutrientes necesarios en 20 minutos, pero podrá hacerlo en un lapso de una a dos horas.

—¿Dos horas, doc?

Le expliqué antes que cada vez que comemos la hormona reina se activa y en nuestro cuerpo habrá una subida, un "pico" de insulina, porque ella sale a cumplir con su trabajo. Pues bien, si usted almuerza en ese período de una a dos horas, con pausas, y se come todos sus requerimientos, su organismo lo interpretará como un solo "pico" de insulina, una sola comida. Ese es el límite temporal; si se pasa, y sigue devorando durante tres o cuatro horas, habrá rebasado la frontera.

Entonces, si piensa que mañana es el día y que solo almorzará, coma como lo haría cuando tiene un asado con sus amigos. Comienza con un poco de carne, se come unas nueces, toma un poco de líquido, y para. Luego sigue con una porción generosa de ensalada, que tenía aceite de oliva y aguacate –grasas saludables–. Conversa un rato. Se ríe. Se enoja. Hablan de sus ex. Se come otro poco de carne. Se alimenta sin atracones. Cumple con los macros, los micros y los fitos que necesita su cuerpo. ¡Y tiene entre una y *hasta* dos horas para hacerlo! Por eso decía que el tiempo es importante. Si continúa comiendo después de ese lapso, su organismo entenderá que no ha sido un solo momento de ingesta, creerá que está en una bacanal romana, que "esta fiesta no termina" y la insulina hará un pico tras otro. Nada más lejano a su objetivo inicial.

—¿Y eso por qué resulta benéfico, doctor?

—Creo que está molesto, solo me dice "doctor" cuando se enoja.

—Es que no comprendo. Este libro se llama *CoMo* y en él, supuestamente, celebramos el acto de comer; comer bien. Pero estamos en la zona del *NO CoMo*.

—Aprender a no comer, sin martirios ni torturas, es una parte vital de una buena alimentación.

—¿Qué ventajas puede tener que coma una sola vez en dos horas? ¿No podría comer dos veces y hacerlo, cada vez, en una hora? ¿No es lo mismo?

—No. En este caso la ventaja es que usted solo "encenderá" su motor digestivo y sus sensores nutricionales una vez ese día. ¡Una!

—¡Dos horas comiendo, doc!

—Un solo pico de insulina. Un solo instante de ingesta. Y 22 horas para que su organismo descanse y se concentre en otras labores.

—¿Qué obtengo a cambio?

—Los ayunos cortos contribuyen a la pérdida de peso, a reactivar la energía corporal, a nivelar el colesterol y los triglicéridos, a dejar atrás el hígado graso, a recuperar su buena memoria, a fortalecer sus articulaciones, a desinflamar su cuerpo, entre otras buenas recompensas. ¿Le vale con eso?

—Suena bien, doc, pero debería ser más fácil.

—Caminar nos parecía dificilísimo cuando éramos bebés. Después de intentarlo, de caernos y levantarnos, de practicar, se convirtió en rutina, en algo que hacemos sin pensar. Lo mismo pasa con el ayuno.

## Nada, es nada

Con frecuencia, cuando hablo con algunos de mis pacientes que han comenzado a ayunar, me sorprenden y divierten mucho sus propias interpretaciones sobre qué se puede comer y qué no, en los ayunos cortos. "Doctor, llevo una semana ayunando 18 horas, me estoy 'saltando' el desayuno", me dijo hace tiempo una de las personas a las que acompaño en este proceso. Me contó que estaba feliz y me explicó que "ya no desayuno, solo me como una manzanita por la mañana". Su comentario me hizo abrir los ojos como un personaje de caricatura. "Es una manzanita repequeñita, ¡tan chiquita que no puede ser considerada un desayuno! No es nada", agregó ella en su defensa.

Este episodio puso en *on* mi curiosidad médica. Comencé a indagar con más detalle sobre los ayunos de otros pacientes y descubrí que muchos caían en errores similares: no consumían una manzana enana, pero sí un "paquetito de frutos secos, diminuto, doctor" o "un huevito sin la yemita", y aún peor "una gaseosita *light*". En mi país usamos mucho los diminutivos. Estas conversaciones me comprobaron que el mensaje no había quedado claro, y no quiero que suceda lo mismo en estas páginas.

**Si usted eligió hacer ayuno, entonces no debe comer nada-nada en la mañana. Una "manzanita" o unos "marañoncitos", o un trocito de pan, lo sacan del ayuno. ¡No se haga trampas a usted mismo! Al final, nadie lo(a) está obligando a ayunar.**

Lo mismo agregaría en caso de que hubiese decidido prescindir de la cena.

No importa el tamaño de la fruta o si tan solo se comió una cucharada de granola a media mañana, o antes de irse a la cama, esas porciones minúsculas ponen en marcha sus sensores nutricionales y acaban con sus buenas intenciones. Mejor salgamos de dudas: ¿Qué alimentos interrumpen el ayuno? ¿Cuáles sí podría consumir?

Productos que echarán a perder sus intenciones de ayunar: cualquiera que tenga su palabra favorita, "calorías"; todos los que contengan carbohidratos, grasas o proteínas. También lo harán los endulzantes artificiales (le he dado una larga lista de ellos) que estimulen a la insulina, al factor de crecimiento similar a la insulina o al ácido úrico, entre estos el aspartame, el acesulfame k, la sucralosa, el xilitol, el maltitol o el eritritol. En otras palabras, la manzanita liliputiense no se puede consumir.

—¿Los líquidos sacan del ayuno, doc?

—Depende de cuáles.

—El agua sola no traerá problemas, ¿no?

—Tampoco los causará un vaso de agua con un pequeño chorro de limón o de vinagre de sidra de manzana.

—Los jugos, que usted detesta debido a su cantidad de fructosa, deben estar prohibidos también, ¿acerté?

—¡Nada de juguitos!

—¿Puedo servirme un café?

—Sí puede tomarse un café, pero no se exceda.

—¿Un tecito?

—Té negro, rojo, verde, blanco, azul; tómeselos sin problema. Obvio, ni una cucharadita de azúcar ni una de miel.

—¿Hay algún endulzante que no acabe con el ayuno?

—Los tres de siempre, *monk fruit* (o fruto del monje), la estevia y la alulosa, que no tienen incidencia alguna sobre la insulina ni el acido úrico.

—¿Podría beber agua de manzanilla? ¿Infusiones?

—Infusiones de hierbas, sí; mejor evite las que tengan frutas. En caso de que se trate de un litro de agua aromatizado con una rodaja de naranja, ¡no hay lío!

—¿Un whisky, un bourbon, un vodka?

—Algunos afirmarían que los "carbohidratos netos del whiskey o del vodka son igual a cero". Y yo les responderé: el etanol es un carbohidrato (¿y recuerda cómo afecta al hígado?). Por lo tanto, nada de alcohol.

Ayunamos porque así lo queremos y así lo planeamos. Si esta practica lo estresa y lo desmotiva es una señal de que este no es el momento propicio para que usted lo lleve a cabo. Podrá intentarlo después. No ayunamos para recibir *likes* en Internet. He visto decenas de *posts* en los que sus protagonistas se sienten héroes por haber extendido su momento de no ingesta hasta las 18 horas: "Increíble, ¡este ha sido el reto más difícil de mi vida! Me siento renovada, pero necesito 'coooomerrrr'. No sé si lo vuelva a intentar". Mejor que no lo intente, no ayunó para ganar salud; lo está haciendo porque tiene un gran apetito de notoriedad. En caso de que no lo haya leído bien, ayunar no es una moda.

## Los escalones

Con estas líneas correré el riesgo, y lo asumo, de parecerle muy repetitivo. Las incluyo en letras grandes para que, de ninguna manera, se le olvide qué debe tener en cuenta para comenzar a subir la escalera del ayuno. Iremos peldaño a peldaño.

## Primer escalón

**Usted, y todos los seres humanos, deberíamos ayunar. Pero antes de practicar el ayuno tenemos que convertirnos en especialistas de nuestra propia nutrición y saber cómo llevar una dieta equilibrada.**

---

## Segundo escalón

**Acostumbre a su cuerpo a comer tres veces al día, como lo hacían nuestros abuelos, en una ventana de 12 horas, y permita que su organismo descanse las siguientes 12 horas; que tenga una etapa tranquila de no ingesta.**

---

## Tercer escalón

**Cuando se haya habituado a esta rutina notará cambios sustanciales en su cuerpo y en su mente. Querrá alargar su período sin comer y, como se lo he sugerido, será un buen momento para ejercitarse sin desayunar.**

---

## Cuarto escalón

**Entrenar en ayuno le ayudará a consumir la glucosa acumulada en su organismo y, cuando esta se agote, usted usará el poderío de su segundo y más confiable tanque de combustible: las grasas. Le describí antes los beneficios de este cambio de "gasolina".**

## Quinto escalón

**Después de un tiempo, al sentirse lleno de energía y lucidez, usted se preguntará, de manera consciente: ¿Y qué pasa si hoy solo como dos veces? En ese instante debe buscar a un especialista que lo acompañe para realizar el ayuno intermitente de manera segura y plena. No lo intente sin asesoría.**

---

## Sexto escalón

**Con este respaldo usted podrá comenzar sus ayunos cortos. Obsérvese. ¿Está cómodo con la nueva rutina? ¿Ha sentido los beneficios? Si esta elección le está causando un estrés difícil de controlar debería hacer una pausa, recobrar la calma, e intentarlo después.**

## El "Método Jaramillo"

Si todo va bien, si ha ascendido por los anteriores escalones, se ha sentido a gusto, si ha empezado a familiarizarse con los ayunos cortos de 18 horas y quiere intentar uno de 24 horas, le daré una gran noticia: es posible llevarlo a cabo comiendo dos veces al día. ¿Cómo? Siguiendo el único, estratégico y flexible "Método Jaramillo". Tranquilo, no voy a venderle un curso o a pedirle que se matricule en un seminario *online* para que pueda acceder a él. Se lo describo de inmediato. Esta es la rutina que sigo y sí, la inventé yo, y quiero compartirla con usted ahora que está listo para subir el próximo escalón.

—¿Ayunar durante 24 horas comiendo dos veces? ¡Eso es imposible, doc!

—Téngame fe, ¡se puede!

—¿Cómo? ¿Aumentándoles las horas a los días? ¿Imaginando un universo paralelo o invocando el campo cuántico del que habló en su libro pasado?

—No hay que imaginar nada. Le contaré cómo me alimento cada semana para que lo comprenda mejor. Comenzamos en la jornada dominical.

## Domingo (sin cenar)

Este día desayuno y almuerzo con mi familia, pero no ceno. De hecho, desde hace años he dejado de cenar los domingos. No me hace falta esta comida. Por supuesto, me encargo de consumir todos mis requerimientos nutricionales en esos dos momentos en los que me alimento.

## Lunes (almorzar y cenar)

Me levanto, medito, me ejercito, atiendo a mis pacientes, y mi primera comida es el almuerzo. ¡Completé 24 horas de ayuno! Más tarde cenaré. Ahí están los dos momentos de ingesta del día.

## Martes (desayunar y almorzar)

Hoy sí desayuno y, al igual que el domingo, también almorzaré, pero no cenaré. Es el día de "volver a empezar".

## Miércoles (almorzar y cenar)

Seguiré la rutina del lunes, no voy a desayunar, comeré hasta el almuerzo y también cenaré. Este día habré logrado otro ayuno de 24 horas, comiendo dos veces.

## Jueves (desayunar y almorzar)

Repito el guion del martes, vuelvo a comenzar, desayuno, almuerzo, nada de cena. Refuerzo lo que le he dicho muchas veces en este capítulo: en esas comidas me encargo de que estén presentes todas las proteínas, los carbohidratos, las grasas saludables y los micronutrientes que necesita mi cuerpo.

## Viernes (almorzar y cenar)

De nuevo, no desayunaré, esperaré hasta la hora del almuerzo, luego cenaré; y así completo *tres* ayunos de 24 horas en la semana.

—¿Y el sábado, doc? ¿Agua con limón?

—El sábado lo tomo como venga. Si tengo ganas de desayunar, lo hago. Es posible que salgamos a almorzar, y seguro que nos comeremos un buen postre con mi esposa la Mona y mi hijo Luciano.

—Dígame que también se comería una pizza o unas papitas fritas.

—No soy fanático de las papas, pero sí, es posible que nos comamos una buena pizza ese día. ¿Por qué no?

—¡Gluten, lácteos, azúcar! ¡Gracias, doc! ¡Usted también es humano!

—Se lo he contado muchas veces a lo largo de estas páginas: si llevamos una dieta equilibrada, podremos darnos estas licencias.

—Licencias necesarias y liberadoras. ¡Helado de fresa!

—El helado que quiera, sin exagerar. Sin culparse. Sin hablar de "pecado gastronómico", de "trampa" o de *cheat meal*. Disfrute. Al día siguiente usted y yo volvemos a nuestra dieta habitual.

—¡Que vivan los sábados!

—Y si está practicando el ayuno, porque lo ha elegido, porque ha subido uno a uno los escalones, y quiere probar el "Método Jaramillo", con el que puede lograr tres ayunos de 24 horas en la semana (con dos comidas diarias), ya sabe qué hacer al llegar el domingo.

—Desayuno y almuerzo; adiós cena.

—Debe ser su elección, debe estar convencido, debe saber bien qué está haciendo, ¿vale?

Y, si el sábado decide no desayunar y esperar hasta el almuerzo, a los períodos de no ingesta anteriores súmeles otro ayuno de 18 horas. Usted toma las decisiones. No pierda el foco, tenga siempre presente que ha abrazado esta práctica para ganar salud, no lo haga por "competir" o para subir más historias o *posts* en las redes sociales. Ayunar no es un acto de exhibicionismo mediático. Es todo lo contrario, un momento de intimidad, de respeto con nuestro cuerpo y de inmenso aprendizaje. ¿Entendido el "Método Jaramillo"? Practíquelo.

## ¡Yo tengo el poder!

En la acera de enfrente se encuentran los ayunos largos, los que superan las 48 horas. Pueden durar días o semanas. Conozco gente que ha ayunado durante meses y su salud es increíble. ¿Qué beneficios tendría prolongar esta práctica por tanto tiempo? No caben en este párrafo, pero mencionaré unos cuantos. Al "apagar" nuestros sensores nutricionales durante un período extenso, el organismo comienza a activar variados mecanismos compensatorios de adaptación. Notará un considerable aumento de su energía vital. Adentro de usted ocurrirán procesos asombrosos de reparación celular e inmunológica, y de producción de células madre, entre otros pequeños prodigios.

Son muchas sus ventajas, sin embargo; el ayuno largo solo debe llevarse a cabo con el dedicado acompañamiento de un especialista; no lo intente sin asesoría, su salud estaría en riesgo. Ayunar durante varios días, sin la correcta supervisión, puede provocar que una mujer tenga trastornos en su período menstrual, o lo pierda, y podría causarle infertilidad; también propiciaría desórdenes en el cortisol y es posible que conduzca a la sarcopenia (disminución de la masa muscular y de la fortaleza corporal). No todas las personas están preparadas para asumir este reto. Tal vez usted crea que después de haber realizado ayunos de 24 horas está listo para unos más extensos. No es así de fácil, lo reitero, háblelo primero con su doctor.

No voy a darle instrucciones muy precisas sobre cómo llevar a cabo el ayuno largo porque no quiero convertirme en un mal consejero. Cuando se comienzan a conocer las virtudes de esta práctica uno quiere dar nuevos pasos y a veces se desoyen las advertencias. Confío en usted, valoro todos los cambios que ha puesto en marcha, y quiero cuidarlo; si desea aprender cómo ayunar de esta forma, hágalo en el consultorio del especialista, ¿le parece?

Le contaré, claro, algunas generalidades. La manera más fácil de llevar a cabo el ayuno largo la describió el biólogo italiano Valter Longo, autor de *The Longevity Diet* (2016), y la denominó "la mímica del ayuno". Se trata de entender que durante esos días usted comerá poquísimo, y tendrá que ser muy selectivo sobre qué tipo de sensores nutricionales pondrá a trabajar o mantendrá en descanso. Es muy importante que el mTOR (lo mencionamos en el apartado de las calorías), que se activa con la ingesta de proteínas, esté durmiendo una siesta permanente durante este período.

Al inicio del ayuno prolongado usted debe tener muy claro qué va a ingerir durante ese lapso. El modelo nutricional que adopte desde el comienzo será el que lo acompañe todos esos días. Se alimentará de una manera muy sencilla, básica y austera. Yo elijo algunos carbohidratos provenientes de los vegetales, me gusta incorporar las grasas saturadas del coco, las monoinsaturadas del aceite de oliva y el aguacate, y las poliinsaturadas provenientes del omega 3. ¿Cuánto? Una cucharada sopera de cada uno. También será muy importante consumir sal en esa ventana alimentaria; o magnesio, preferiblemente en sus presentaciones de citrato o glicinato. Puede beber agua sola o con un chorrito de limón. No se exceda; si añade mucho de este fruto cítrico habrá incluido fructosa en su líquido e interrumpirá el ayuno. También podrá tomar té, café o infusiones –le di instrucciones líneas atrás–. Lo que no debe consumir de ninguna manera son fuentes proteínicas que despierten de su letargo al sensor nutricional mTOR. Por eso no puede comer nueces (contienen *protes*), o huevos o granos. El ayuno largo es más exigente y también muy agradecido. Al quinto día sus beneficios se multiplican.

Yo lo he practicado muchas veces, y he seguido ejercitándome como siempre, llevo mi vida normal, atiendo en mi consultorio, juego con mi hijo, salgo con mi esposa, corro con Maui, todo sigue su curso. Son días de una gran conexión interior y de responsabilidad ante la elección que he tomado. He podido acompañar a varios de mis pacientes en estos ayunos; como se lo dije anteriormente, lo hacemos por razones terapéuticas. De hecho, ayunar de manera prolongada es una buena herramienta en la batalla contra el cáncer. Puede que le parezca una apreciación disparatada, pero la hago basado en los estudios sobre el tema, y en el trabajo que he realizado con personas afectadas por esta enfermedad. Se ha demostrado que la ruta de los factores de crecimiento de los sensores mTOR, y del PI3K, que se deriva del estímulo por la hiperinsulemia, tienen una injerencia importante en el surgimiento de las afecciones cancerígenas.

Y ahora, otra historia. Tiene como protagonistas al P53, a los doctores Jaime Guevara-Aguirre y Valter Longo, y al Ecuador. Hace una década, en la revista académica *Science Translational Medicine* se publicó un estudio científico que llamó la atención de los medios informativos de todo el mundo. La noticia provenía de la provincia de Loja, al sur del país ecuatoriano, donde un centenar de habitantes sufren del síndrome de Laron, o enanismo tipo Laron, porque sus cuerpos son incapaces de producir la hormona de crecimiento. Sin embargo, esa particularidad genética, que los condena a tener muy baja estatura, les da una ventaja sobre los demás habitantes del planeta: en esta comunidad no existen el cáncer o la diabetes, como lo documentaron Guevara-Aguirre y Longo. Ese fue un gran hallazgo. Si este pequeño grupo de personas no puede producir hormona de crecimiento, tampoco tiene la capacidad de inducir aquella vía derivada de la insulina, la del estímulo celular P53, una "vía" que dejamos en reposo cuando se realiza el ayuno prolongado, y por eso ayuda en la prevención o la mejoría del cáncer.

Yo no soy un practicante habitual del ayuno largo, lo llevo a cabo tres veces en el año, y puedo decirle que después de hacerlo me siento como el protagonista de la serie animada *He-Man*, que gritaba al inicio de cada capítulo: "¡Por el poder de Grayskull! ¡Yo tengo el poder!". El cambio es increíble. Es una herramienta realmente poderosa que podrá usar a su favor cuando llegue el momento, cuando usted y su especialista lo decidan.

Esta vez, antes de zambullirse a la piscina, debe conocer muy bien todos los estilos de natación y ser diestro en apnea. No intente ayunar durante cinco o siete días de un solo envión. Avance lentamente. Quizás hoy hizo un ayuno de 24 horas y se sintió bien. Luego ayunó dos días y el resultado fue positivo. Después fueron tres. Así irá acostumbrando a su cuerpo. Escalón por escalón. Sin angustias. Si nota que esta rutina le está causando mucho estrés, pare. Revíselo con su médico. Es probable que aún no esté listo para los ayunos extendidos, o que no sean los más convenientes para su salud en este momento específico de su vida; quédese entonces con los cortos. Podrá volver a intentarlo después.

## Ayunar de nosotros mismos

Estoy convencido de que todos los seres humanos deberíamos ayunar, y también sé que cada uno de nosotros hallará el momento indicado para hacerlo. Puede que su vecina haya comenzado ayer (bien por ella), y que su primo el musculitos lo haga mañana (felicítelo de mi parte), y que la tía Bertha haya prometido que lo intentará el "próximo mes" (lleva un año diciéndolo). Usted no se apresure, concéntrese en su proceso particular, revise los escalones del ayuno, sígalos uno a uno y cuando se sienta seguro, ¡adelante!

**Ayunar es fundamental para nuestra salud, respeta y honra nuestra biología, nos llena de vitalidad, aclara nuestra mente, fortalece el sistema inmunológico, renueva las células, le da un respiro a toda nuestra "maquinaria" (sus beneficios los he repetido en varias páginas), e incluso ayuda a nuestra economía.**

Pero el ayuno no se trata, solamente, de comer con menos frecuencia; también lo podemos aplicar en otras esferas de nuestra de vida. Y desde estas páginas le mando un pasaporte VIP para que lo haga. Deberíamos hacer un ayuno de esos pensamientos crónicos que crean emociones negativas y nos impulsan a fabricar decenas de creencias falsas sobre la realidad ("nunca lo lograré, nací para perder, la vida es así, nada cambiará, la tragedia me rodea..."). Deberíamos parar la ingesta permanente del odio, la ira, el dolor y la arrogancia que suelen ser los platillos favoritos en el bufet ofrecido por el ego. Deberíamos ayunar del miedo y la desesperanza; deberíamos ayunar de nosotros mismos.

—Control de tierra llamando al doc Jaramillo. ¿Está por ahí, doctor? ¿En qué planeta se encuentra?

—¿Le parece una petición muy extraña y marciana?

—¿Cuántos vinos lleva?

—Ninguno. Es una propuesta muy sincera. Deberíamos ayunar de nosotros mismos.

—¡Y luego meternos en bolsas de basura! Doc, ¿qué trata de decirme?

—Esto es lo que trato de decirle...

Así como dedica un par de días al año a revisar su clóset y a decidir qué ropa donará, cuáles medias se van a la basura y cuántas camisas seguirán ahí colgadas, aparte un tiempo para observarse, para revisar cómo está el armario de sus pensamientos, sus sentimientos y sus emociones. Quizás este sea el mejor momento para detener el banquete de ideas oscuras que usted devora cada día. Ayuno mental, espiritual, energético; ayuno desde nuestro ser más profundo. ¿Es esta una idea extraterrestre? Es una oportunidad para despojarse de la imagen que usted ha creado de sí mismo y abrazar a quien realmente es. Si le interesa el tema, le recomiendo el libro *Deja de ser tú* (2012), del doctor Joe Dispenza, o *El milagro antiestrés* (2020), escrito por un médico funcional colombiano al que le gustan las disertaciones marcianas.

Nos falta poco para terminar este apartado y dejar atrás este tema que me apasiona tanto. Sé que se quedan por fuera muchas explicaciones, detalles, evidencias, estudios y aportes personales –podría escribir un par de libros al respecto–, pero le dejo las nociones básicas. Prometo que le daré un panorama más profundo sobre esta práctica en próximas publicaciones. ¿Tiene alguna pregunta o seguimos avanzando?

—Doc, estoy en los primeros escalones. He empezado a ayunar y no ha sido la tortura que imaginaba. Sin embargo...

—¿Ha tenido algún problema?

—Me he sentido un poco más débil, ¿es normal?

—¿Se siente como si estuviera resfriado?

—Sí. Y tengo algunos dolores musculares.

—¿Congestión nasal?

—Muchos mocos, doc.

—No hay nada qué temer. Suele pasarle a mucha gente.

A esta sensación de debilidad, acompañada por los aparentes síntomas de un resfrío (¡no es covid!), se le conoce como la *keto flu* (la gripe keto); así la han bautizado quienes practican la dieta cetogénica. Se puede remediar fácilmente bebiendo un poco de agua con sal, y mejor aún si toma magnesio (en cápsulas o en polvo). ¿Por qué se produce? Porque durante el ayuno, por el reclutamiento del cortisol –la hormona que regula el estrés–, aumenta la eliminación renal del sodio. Esta provoca los síntomas anteriores. Al corregirla su cuerpo vuelve a tener tono vascular, se regula la presión arterial, la frecuencia cardíaca retorna a su normalidad, y todos tan contentos. No se preocupe, sucede con mucha frecuencia. No es peligroso. Es una reacción típica del organismo cuando está empezando este proceso, y es muy fácil de remediar. Pasará. ¡Me alegra que esté subiendo los escalones!

## Volver a conectarse

Al escribir o al hablar sobre el ayuno en las redes sociales, y en diversas plataformas o medios *online*, suelo recibir duras críticas. Hay un puñado de "fieles" contradictores que me enjuician porque, según ellos, estoy dando un pésimo ejemplo, estoy desinformando, incitando a quienes me siguen a que dejen de comer y, lo peor, estoy promoviendo la anorexia. Cuando leo estos comentarios, muchos de ellos rabiosos, recuerdo las palabras de mi amigo Uribe DJ, con quien grabamos el video *podcast Vitalidad Positiva*, que puede ver en mi canal de YouTube. Él afirma que "estamos en el mundo de la anulación". Un mundo que funciona así: *A* no comparte lo que dice *B*. *A* dice tener la razón (aunque no la tenga). *A* critica con fiereza a *B* porque no piensan igual. *A* solo acepta como válidas su postura y su visión ante la vida, y quiere imponerlas a toda costa. Por eso

*A* intenta silenciar, borrar, descalificar, anular, los planteamientos de *B*. Interesante, la era de la anulación. Los políticos, por ejemplo, son expertos en ese campo. Y muchos *influencers* también.

Como se lo he explicado, hablo del ayuno con precaución y conocimiento porque lo vivo desde hace años, porque conozco sus bondades y además he visto los beneficios que les ha traído a muchos de mis pacientes. Ayunar no es promover la anorexia, y eso quiero que quede clarísimo. El ayuno es una *elección*; usted decide, de manera serena, voluntaria y responsable comer con menos frecuencia para ganar salud. La anorexia es un *trastorno* de la conducta alimentaria que surge cuando una persona, por temor a subir de peso, deja de comer. Evidentemente son universos muy diferentes.

Hoy, los trastornos de la conducta alimentaria se definen a partir de sus consecuencias: una joven dejó de comer porque lucha a toda costa contra un posible aumento de peso (anorexia), otra vomita después de consumir sus alimentos o usa laxantes para expulsarlos de su cuerpo (bulimia); un chico cuenta cada caloría que se come, con la ayuda de sus aplicaciones electrónicas, en su obsesivo afán por alimentarse "bien" (ortorexia). Y, centrados en las consecuencias, olvidamos indagar en el origen de cada una de estas conductas.

Cuando repasamos los pilares de la salud, en la introducción de este libro, le dije que era muy importante revisar cómo nos relacionamos con nosotros mismos, con los demás y con lo que comemos. Y, para mí, ese es el pilar que se ha derrumbado al interior de las personas que sufren tales trastornos. Si usted ha perdido la conexión consigo mismo, si no sabe cómo relacionarse con su propio ser, con sus emociones, con sus pensamientos y el entorno; si es incapaz de reconocer quién es, quién ha sido y quién quiere ser, dentro de usted habrá solo vacío e incertidumbre. Será como una clavija eléctrica que han desconectado del tomacorriente. Un *off* permanente.

Lo que nos define como personas, lo que nos diferencia a usted y a mí, es la forma de relacionarnos con nosotros mismos. A partir de ella construiremos las relaciones con la gente que amamos, con nuestra familia, nuestros amigos, el señor de la tienda de la esquina, el contador que se encarga de su declaración de renta, la vecina del segundo piso y, también, la relación con los alimentos que llegan a nuestra mesa cada día. Si nuestra clavija eléctrica de dos o tres patas está a diez metros del conector de la pared, no lograremos poner en marcha nuestros "circuitos", no habrá conexión interior y sin esta no habrá conexión con el exterior (el entorno, los demás, su comida).

Cómo lo describía antes, y esta es mi visión sobre el tema –que no anula las demás apreciaciones sobre el mismo–, los trastornos de la conducta alimentaria más comunes son tres: la anorexia, la bulimia y la ortorexia.

La primera surge cuando una persona le teme a la comida, cree que cualquier bocado le traerá kilos de más y la conducirá a la obesidad. Es una fantasía que tiene sus raíces en lo que acabo de describirle. María (elegí un nombre al azar) no quiere comer, no entiende cómo (o por qué) hacerlo, no se relaciona de manera adecuada con sus alimentos porque, y este es el origen del trastorno, no tiene una buena relación con ella misma, con sus pensamientos, con sus emociones, con su entorno; está desconectada de su tomacorriente, y hasta que logre enchufarse (aceptarse, amarse, escucharse) nuevamente, estará atrapada en la creencia de que no comer la apartará de su mayor terror: engordar. Obvio, estoy resumiendo en un párrafo una conducta que psicólogos, psiquiatras y pacientes han descrito en extensos volúmenes y textos. Pero esta es la idea principal que, espero, no olvide. Y, revíselo, este trastorno no tiene relación alguna con el ayuno, que elegimos y practicamos muy conectados con nuestro ser.

La bulimia, que ha hecho muy visible la cuarta temporada de la serie *The Crown* –Lady Di la sufría–, se origina por la misma razón.

Nohra (otro nombre al azar) come de manera compulsiva, vive de atracón en atracón, y luego siente una gran culpa; por eso vomita o busca laxantes que le ayuden a evacuar su exagerada ingesta, o tal vez se ejercite hasta desfallecer tratando de conseguir el mismo resultado. ¿De dónde surgió este comportamiento? Le parecerá un *copy-paste* del párrafo pasado, de la mala relación que ha tenido consigo misma, con su entorno, con sus emociones... y con su manera de alimentarse.

El tercero de estos trastornos es la ortorexia que, desde mi punto de vista, es uno de los más complejos y peligrosos. Qué paradójico que se llame así. Si nos remitiéramos a su etimología creeríamos que se trata de un saludable estilo de vida, porque *orthos*, en griego, significa correcto. El término, en este caso, podría ser definido como el "apetito correcto", o una manera "correcta" de alimentarse. Sin embargo, la ortorexia nerviosa, descrita por primera vez en 1997 por el doctor Steven Bratman, quien ahondó en el tema en su libro *Health Food Junkies* (2000), se resume como la "preocupación excesiva por comer de manera saludable".

Cada día, y con exagerada frecuencia, Sergio (o ponga usted el nombre que prefiera) revisa en su reloj inteligente cuántas calorías ha "quemado" y las compara con las estadísticas de otras aplicaciones que guarda en su móvil. Si antes de dormir nota que le faltan 25 CAL para cumplir su meta, saltará de la cama y empezará una breve rutina de cardio para sacárselas de encima. Al desayuno hará cálculos, sumatorias, restas y maromas porque debe ajustarse al ideal calórico de sus *apps*. Para el almuerzo lleva una gramera con la que podrá saber cuánto pesa exactamente el solomillo que se comerá. Durante la cena, en uno de los mejores restaurantes de la ciudad, decidió no probar la ensalada porque las espinacas no tenían la certificación de orgánicas. Sergio come pero no celebra su comida. No aprecia los sabores, es como un inspector que vigila cada trozo que ingiere y, como tiene de su lado los números de las aplicaciones, las medidas de la gramera, la precisión de su báscula y sigue los consejos de las estrellas de la nutrición en Instagram, cree que nadie se alimenta mejor que él. Esa, justamente, es su mayor debilidad. Nunca aceptará que ha desarrollado una obsesión por comer "sanamente".

**Sergio olvidó que cada plato se disfruta, que el bienestar se agradece, que la salud es una fiesta y no una tabla numérica o un listado de reglas severas.**

Hay una línea muy delgada, una frontera muy fácil y riesgosa de rebasar, entre alimentarse de manera sana y equilibrada y convertir esta sabia elección en un estado obsesivo. Sergio sufre a diario para cumplir con su esquema autoimpuesto de nutrición. Si a usted, como a él, el preciado acto de comer se le ha convertido en un momento de sufrimiento y "control de calidad", por favor revise su actitud. Y no busque en el menú las razones de su hábito compulsivo, trate de hallarlos en su interior, haga una profunda exploración de cómo están sus relaciones consigo mismo, con las personas que lo rodean, con lo que siente cada día; obsérvese bien. Si sufre al comer, por favor, pida ayuda.

Para mí, quien practica de manera obsesiva el régimen alimentario de su elección: la dieta keto, el carnivorismo, el vegetarianismo, el veganismo, el crudiveganismo, el que sea, está cruzando la frontera y acercándose a la ortorexia. Y lo que he notado en mi consulta es que muchas personas (jóvenes, especialmente), además de ir en busca de la dieta "correcta" y "perfecta", trasladan esa obsesión a otros ámbitos de su existencia. Sueñan con un ficticio "ortobienestar" y una imposible "ortovida" repleta de "ortorreglas". Buscan la salud o la felicidad afuera; olvidan que todo comienza desde adentro.

Me pregunto (y le pregunto), después de analizar estos comportamientos: ¿No le parece que reducir la anorexia, la bulimia y la ortorexia a un cajón, a una categoría llamada "trastornos de la conducta alimentaria", es olvidar cuál es su origen para centrarse tan solo en las consecuencias? Si usted y yo no entendemos cómo alimentarnos, si tenemos una mala relación con nuestra comida, no es por causa del olor, o el color o la textura de la coliflor al vapor que acompaña al plato que tenemos en la mesa; el origen de esa conducta está en el interior de cada uno de nosotros. Con la asesoría y el apoyo necesarios podremos volver a conectar la clavija en el tomacorriente. Lo sé porque he tenido el privilegio de acompañar a decenas de mis pacientes en este proceso. Reconectarse suele ser como volver a abrir los ojos, ganar una vida nueva.

## ¿A quién creerle?

Para despedirnos del ayuno, un capítulo que espero le haya resultado grato de leer (yo disfruté mucho escribiéndolo), me parece pertinente cerrar con algunas aclaraciones, reiteraciones (le advertí que prefiero repetirme a dejar ideas sueltas) y consejos finales.

1. **Elecciones coherentes:** En la medicina puede suceder lo que a veces pasa en el mundo del derecho cuando dos abogados, el defensor y el acusador, invocan la misma ley, pero la interpretan de una manera diferente. El primero argumentará que, con base en aquel artículo, decreto o estatuto, su defendido es inocente y debe ser dejado en libertad. Quien acusa, basado en esas mismas normas, pedirá prisión perpetua para el sindicado, porque, desde su punto de vista, la ley así lo impone. En el campo médico, dos especialistas pueden

tener posturas sutilmente distintas o totalmente opuestas, a partir de su "ley", que son las evidencias científicas, que las hay de todo tipo, que provienen de diversas fuentes y algunas, tristemente, se fabrican a la medida de los intereses de ciertas multinacionales que pagan o ayudan a financiar tales investigaciones.

Se lo cuento porque hallará decenas de "fuentes", que están al alcance de un clic, con informaciones diferentes o confusas, sobre el ayuno, el discutido déficit calórico, los diversos regímenes alimentarios o cada uno de los temas discutidos aquí. Puedo decirle que todas las líneas que han quedado impresas en este libro están basadas en el conocimiento que he adquirido en estos 15 años de práctica médica (10 de ellos dedicado a la medicina funcional), en el aprendizaje que he tenido con mis pacientes y en mis innumerables lecturas. No me apena decir que soy un *nerd*, devoro estudios, libros y artículos, sobre todas las temáticas que desarrollo en *CoMo*, y leo sin prejuicios. Reviso lo que dice el doctor H sobre "las bondades de comer seis veces al día" y lo que asegura el doctor K sobre "la gran tontería de la ingesta interminable". Me gusta examinar esas posturas opuestas y antagónicas. Y, si es el caso, me parece genial desaprender, reaprender y decir, con humildad: "Esto era lo que pensaba ayer, pero hoy lo veo de otra manera". Escribo cariñosa y cuidadosamente sobre lo que he aprendido, y se lo comparto, pero no pretendo que usted siga al pie de la letra todo lo que le propongo; usted decide, usted elegirá lo que le dé más coherencia a su vida, lo que más resuene en su interior.

2. **Estamos de acuerdo:** Le he dejado clara mi postura sobre el conteo de calorías, me parece una necedad. Pero quiero regresar al tema del déficit calórico, que suma miles de dedicados

practicantes. Este se logra comiendo menos y/o ejercitándose más. Dejar de comer para bajar el número de CAL que llegan a su cuerpo me parece innecesario; sin embargo, los profetas de dicho déficit tienen toda la razón cuando nos invitan a "entrenar más". En eso estamos totalmente de acuerdo. Solo recuerde que no realizamos una rutina de ejercicios para librarnos de las calorías, lo hacemos porque es benéfica para el organismo. Lo hablaremos dentro de poco, en un capítulo dedicado enteramente a esta materia.

Nuestra salud depende en un 80 % de la alimentación que hayamos elegido y en un 20 % del ejercicio que hagamos. Si usted lleva una dieta equilibrada y se ejercita muy poco o casi nada, seguro podrá tener un cuerpo sano (al menos durante un tiempo). Si usted entrena como *Rocky* Balboa, pero se come las hamburguesas que promociona un famoso payaso, lleva a su mesa ultraprocesados, lácteos, frituras, pastelillos y todos aquellos productos que deberían estar en bolsas de basura, poco está contribuyendo a su vitalidad positiva. Esta es otra de mis frases habituales:

**Ninguna rutina de ejercicios, por más exigente que sea, compensará el daño que usted le causa a su cuerpo cuando, día tras día, se alimenta mal.**

—Bueno, doc, pero usted dice que si como de forma equilibrada, si cumplo con ese 80 %, ya voy bien. ¿Para qué meterle tanto ejercicio a esta ecuación?

—Eso mismo me lo preguntan muchos pacientes que se resisten a entrenar o a la más leve rutina de cardio.

—¿Y cuál es su respuesta?

—Que no basta con perfeccionar su manera de comer; ese 80 % necesita, definitivamente, del otro 20 %: el ejercicio.

—Aún no me da una razón convincente…

—Esta le sonará más que convincente: llegará un punto en que comer bien no será suficiente para su cuerpo. Él necesitará acción, esfuerzo, dedicación y algo de sudor.

—Doc, negociemos, ¡tiene que haber otra forma!

—La que yo conozco, la que da mejores resultados, es prestarle un cien por ciento de atención a aquel 80 % (su alimentación), y dedicarle cien por ciento de su voluntad al restante 20 % (entrenarse).

—No quiero correr, no quiero levantar pesas, no quiero montarme en una bicicleta, ¡quiero papitas fritas!

—Esa misma pataleta la han hecho muchos de mis pacientes que antes solo caminaban para sacar cervezas de la nevera y hoy corren maratones en ayunas o van con una sonrisa al gimnasio. Su salud es inmejorable, ¿y sabe qué?

—¿Qué?

—Todos ellos son muy felices. La buena salud es felicidad. "Entrenar más", en eso sí tienen razón los defensores del déficit calórico.

3. **Otra vez:** Repitamos. Los contadores de calorías afirman que el ayuno funciona porque durante este se genera su sobrevalorado déficit. Repitamos. Ese no es el fin de ayunar. Esta práctica trae buenos resultados porque en los períodos de no ingesta dejamos en reposo nuestros sensores nutricionales. Las investigaciones sobre el tema no tenían en cuenta que los pacientes que habían obtenido buenos resultados con el déficit calórico era porque estaban ayunando. De todas maneras, son pocos los estudios que han analizado y comparado, de manera juiciosa, los beneficios ofrecidos por el déficit y el ayuno. Es cierto que en el 2021 se publicó uno, muy ambiguo, en el que se cotejan los resultados entre dos grupos de personas: al primero le restringieron las CAL; al segundo le pidieron que se alimentara menos seguido pero, y ahí echaron todo

a perder, en sus momentos de ingesta este colectivo comió entre un 150 y un 200 % más de sus requerimientos nutricionales. Fue una comparación desafortunada.

¡Queda mucho por entender y aprender en este ámbito! Yo continuaré indagando al respecto. Sigo convencido de que los sensores nutricionales y las hormonas desempeñan un papel fascinante en este relato. Eso es lo que enseño, pongo en práctica en mi vida y trabajo con quienes acuden a mi consultorio.

4. **En compañía:** Todas las rutinas de ayuno que mencioné debe analizarlas con el especialista que conozca su caso y sus antecedentes. Su médico de confianza sabrá darle, mejor que nadie, las indicaciones y contraindicaciones pertinentes. Y sobre el "Método Jaramillo" solo me resta agregar que lo uso de ejemplo para ilustrar cómo puede realizar ayunos de 24 horas comiendo dos veces al día. De dicha forma, también, sacará de la rutina a su organismo. La idea es que el ayuno no sea repetitivo e igual cada día, así evitará que su cuerpo se acostumbre o, peor aún, que se estrese de manera permanente elevando el cortisol y la adrenalina. Saber ayunar es tan importante como saber alimentarse. Es un verdadero arte. El arte y la ciencia de *no comer*.

5. **El efecto termogénico:** Quienes suman y restan calorías suelen tenerlo muy en cuenta. Hace referencia a la cantidad de calor que el cuerpo genera para digerir, absorber y metabolizar la comida, o al "gasto" que realiza el organismo cuando recibe alimento. Las proteínas requieren más energía corporal para ser asimiladas que los carbohidratos, y los menos demandantes son los lípidos. Lo incluyo como un anexo de cultura general, así sus amistades "cuentacolorías" no lo tomarán por

sorpresa. Esto se lo expliqué, de otra manera, en el capítulo dedicado a comprender sus requerimientos proteínicos diarios a partir de su edad, su peso, sus rutinas, su actividad física y su género. El balance entre las *protes*, los *carbs* y las grasas saludables es fundamental (se lo repito).

## La pista escondida

No sé cuál sea su edad, pero en mi época de adolescente los jóvenes fanáticos de la música íbamos a las tiendas de discos a comprar los últimos trabajos de nuestras bandas favoritas. Queríamos regresar pronto a casa para escuchar el álbum con los amigos que compartían esa pasión. La condición era no hablar. Solo oír. A veces, cuando se había terminado la última canción, notábamos que el CD no se detenía, en la pantalla digital del dispositivo seguían sumándose los segundos e incluso los minutos; y de repente, después de un silencio extendido, emergía de la nada un tema inesperado, una pista escondida (o *hidden track*) que nos sorprendía y se convertía en un milagro compartido. Había canciones ocultas en los discos de Prince, Pearl Jam, Pink Floyd o Green Day, entre otros. Y, como técnicamente el episodio del ayuno ya terminó, le presento la pista escondida del capítulo.

## La crononutrición

Este es un concepto que no podía dejar por fuera de este libro, y tenía que estar aquí, justo aquí, como *hidden track*. Comencemos por recordar que todos los órganos y sistemas de nuestro cuerpo son como los empleados de una gran terminal aérea que nunca se detiene. Siempre habrá alguien trabajando, de lo contrario, ni los pasajeros, ni los pilotos ni los aviones podrían llegar al destino correcto y cumplir con su itinerario. Habrá operarios para el turno de la mañana, algunos se desempeñarán mejor en las tardes y otros se sentirán plenos en las jornadas nocturnas. Lo mismo sucede en nuestro organismo. Le doy algunos ejemplos: al cortisol, la hormona que controla el estrés, le gusta trabajar durante el día; el hígado se desintoxicará tranquilo después de la medianoche, cuando usted duerme; el intestino preferiría ser evacuado temprano en la mañana. Así, en condiciones ideales, debería funcionar nuestra maquinaria humana. Pero, debido a los malos hábitos, a las extendidas juntas laborales, a la falta de ejercicio, a la alimentación sin pausa y a deshoras, el reloj biológico de nuestro cuerpo pierde toda su armonía. Los operarios laboran sin pausa y en turnos inapropiados.

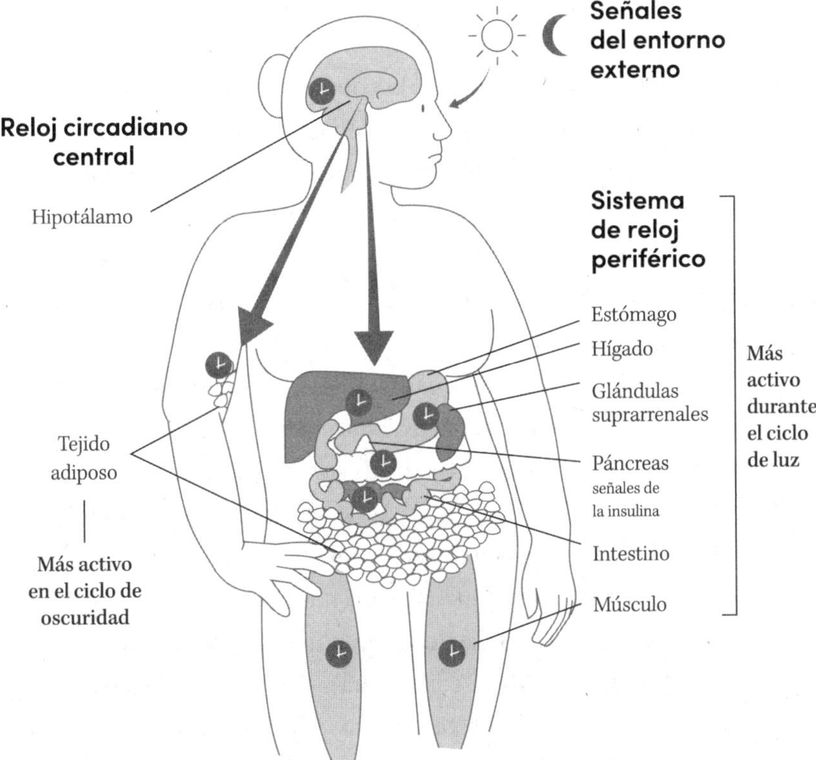

La *crononutrición* tiene una estrecha relación con el ciclo circadiano. Esta nos enseña cuáles podrían ser los mejores espacios del día para consumir determinados alimentos, y cómo estos, dependiendo de la franja horaria en que sean ingeridos, afectarán nuestra bioquímica y nuestra fisiología corporal. Se trata, entonces, de elegir los nutrientes correctos, en el momento correcto, para conservar el correcto equilibrio de las funciones orgánicas.

Con las siguientes indicaciones "crononutricionales" resolveré algunos de los interrogantes alimentarios que escucho con más frecuencia, entre ellos: "Doc, ¿es cierto que cenar engorda?". Más adelante se lo cuento. "Es un crimen comer carbohidratos después del mediodía, ¿no?". Ya se lo explico. "¿Qué macronutrientes deberían tener mayor protagonismo en el desayuno?". Comencemos por esta pregunta.

a) El desayuno, así lo definimos antes, es la primera comida del día, sin importar a qué hora la consume. Como su cuerpo llevará varias horas sin comer, le recomiendo comenzar por las proteínas; de esta manera, desde el punto de vista hormonal, estará preparando mejor a su organismo para continuar la jornada. Si desayuna "postrecitos" y pastelitos, desde la mañana estará dándole trabajo extra a todos esos operarios que mencioné antes.
b) Es mentira que esté "terminantemente prohibido" consumir carbohidratos después del mediodía. Lo puede hacer si mantiene un buen balance en todas sus comidas. Sin embargo, la crononutrición nos aconseja que, si va a incluir *carbs*, trate de que la mayor ingesta de estos se realice en las mañanas y coma una cantidad pequeña en las noches.
c) Su última comida del día debería ser más alta en proteína y grasas saludables que en carbohidratos. Los estudios recientes demuestran que de esta manera será menor la elevación

de azúcar en sangre, y su insulina no tendrá un tortuoso final de jornada.

d) Si cena tarde en la noche y se va a dormir de inmediato, ganará grasa corporal, no importa si se alimenta como los dioses del Olimpo. Lo ideal, para evitar esta situación, sería cenar unas seis o siete horas antes de su "hora media de sueño".

—¡Pare ahí, doc! Ese es un concepto nuevo. En castellano, por favor.

—Si usted duerme ocho horas, de 10:00 de la noche a 6:00 de la mañana, su hora media de sueño la alcanzará a las 2:00 de la madrugada (llevaría cuatro horas dormido). ¿Le gusta mi castellano hasta aquí?

—Vamos bien, pero explique lo siguiente porque me parece confuso.

—Está claro que las 2:00 de la mañana es su hora media de sueño. Al restarle seis o siete horas tendremos el momento ideal o "límite" de la noche, para que usted cene. ¿Me ayuda con el cálculo?

—Serían las 7:00 o las 8:00 de la noche, doc. ¿No debería comer después de esas horas?

—Lo ideal sería que no rebasara esa frontera, en caso de que sus horarios se ajusten al ejemplo que le di.

—¿Y si esa noche tuve una cena romántica en un restaurante y comí hasta más tarde?

—Por amor todo se vale. Mañana vuelva a su rutina y ya está.

e) Dicho de otra manera más fácil, y recordando los planteamientos de *CoMo*: aliméntese en una ventana de 12 horas. Intente siempre comer de día. Desayune a las 8:00 de la mañana (o más tarde), y cene a las 8:00 de la noche (ese será el límite nocturno).

f) Recuerde que también puede tener dos o tres momentos de ingesta en una ventana temporal inferior a esas 12 horas

–cumpliendo con todos sus requerimientos nutricionales–, y así su organismo y sus sensores nutricionales tendrán un mayor tiempo de descanso.

g) Si su menú de la noche incluye alimentos altos en carbohidratos, estará tomando una mala elección, elevará su insulina, descontrolará su cortisol, tendrá un efecto no deseado sobre la oxidación de lípidos, la utilización de la energía y sobre la glucosa, por supuesto.

Capítulo cinco

# Zona de promesas

**En las redes sociales,** en los comerciales de televisión o en las secciones de salud de los noticieros, en las piezas promocionales que se activan de repente en internet, o en los diarios y revistas (en forma de avisos o "artículos especiales"), encontramos con frecuencia las nuevas tendencias y supuestas maravillas que nos regalarán la salud eterna. Tienen el aval de alguna reconocida estrella de Hollywood, cuentan con la bendición de algún *influencer* o, como lo dirá el periodista de turno, "están de moda en Europa".

Millones de personas que se niegan a ejercitarse, a cambiar sus hábitos alimentarios, a revisar su forma de vivir, estarán dispuestas a consumir, a probar, a comprar e inyectarse estas promesas de bienestar que, al cabo de las semanas, descubrirán que fueron solo eso, promesas. Las almas sin escrúpulos del mercadeo más bajo y sucio harán lo que sea para venderle un producto, popularizar sus batidos y sus dietas, obtendrán el dinero que buscaban y usted, si cayó en la trampa, habrá perdido su tiempo y su inversión creyendo en El Dorado saludable del siglo XXI. La salud, la buena salud, la construímos usted y yo cada día, con una buena alimentación y algo de sudor y ejercicio en el gimnasio, en las pistas, en los parques, en el campo o incluso en su casa. Esa no es una promesa, esa es una realidad.

Sin embargo, muchos eligen los atajos hacia la tierra prometida. Hoy, uno de los más populares son los famosísimos jugos, batidos, sueros, dietas o terapias *detox*. La palabreja, de gran arraigo en el mundo *cool* del bienestar, significa "desintoxicación" o "desintoxicar" al cuerpo. La cantante Beyoncé contó en varias entrevistas que ella tiene su propio régimen *detox*. Durante 10 días solo toma ciertos líquidos, su cuerpo mágicamente se limpia y ella entonces siente que renace. Anne Hathaway, ganadora del Óscar a mejor actriz de reparto por su papel en *Les Misérables* (2012), ha dicho que su *detox* favorito es una "limonada" que promociona el buen David Kirsch. Su colega Gwyneth Paltrow, creadora de productos tan alucinantes como un repelente de vampiros psíquicos –con lo que eso signifique–, también ha hecho público su interés en los *detox* de una semana (pero ella, al menos, se ejercita cada día). Decenas de famosos han contado en sus entrevistas que las rutinas *detox* son milagrosas. Y quienes los admiran seguirán su ejemplo porque, aunque no necesiten esas bebidas o esas rutinas, quieren ser como Beyoncé, como Anne o como Gwyneth. Es la zona de promesas.

—¿Los *detox* son malos, doc?

—Lo malo es que se hayan convertido en una moda. Pero bien empleados serán muy útiles.

—Mi hermana sufre del colon y varios amigos le dijeron que un *detox* le ayudaría a mejorar su intestino.

—Supongo que no le habrán contado que la mejor manera de solucionar ese problema es alimentándose bien.

—Sí, se lo dije yo, pero se enojó. Me respondió que modificar sus hábitos alimentarios le tomará mucho tiempo, en cambio el *detox* es más rápido.

—¿Cómo se llama su hermana?

—Sara, doc.

—Pues estas líneas son para Sara.

Aunque la "desintoxicación" es un proceso real y provechoso para el organismo, cada uno de nosotros (Sara, usted, el primo musculitos, yo) debemos saber por qué, para qué, con qué, cuándo y en qué parte del cuerpo comenzar esa labor. Hay desintoxicaciones intestinales, renales, hepáticas, neuronales, a nivel linfático, y podría continuar la lista hasta agotar varias hojas; ¿cuál es esa que, supuestamente, necesitamos? En el caso de su hermana se pensaría que la zona a trabajar es la intestinal. Bueno. Lea esto primero.

En varios momentos de *CoMo* hemos recordado que una de las grandes barreras protectoras del organismo es el intestino. Si él funciona bien será capaz de asimilar los nutrientes que requerimos y evitará la entrada de toxinas, moléculas y sustancias que nada tienen que hacer en nuestro interior. En cambio, si esta gran muralla, que actúa como un enorme colador, está afectada y permeada –debido a la errada alimentación y a los malos hábitos–, los visitantes inesperados y peligrosos tendrán su propio túnel para entrar en el organismo. El tamiz intestinal no los puede detener.

¿Sabe qué pasaría si usted, por sugerencia de sus amigos, va donde un "artista" de la desintoxicación para comenzar un *detox* hepático, pero tiene el intestino permeable?

—No lo sé, doc, pero no suena nada bien.

—Sería un error tremendo.

Sí. Le explico, brevemente, todo el proceso. La comida que ingerimos seguirá una larga ruta al interior del organismo. Después de superar varias etapas el alimento llega al intestino delgado y se encontrará con un primer "peaje" de revisión y selección. Se les dará vía libre, hacia el hígado, a los nutrientes que el cuerpo necesita; las sustancias perjudiciales tendrán que tomar otro desvío. En el hígado se activarán otras dos fases de "revisión y limpieza" de moléculas –en realidad son tres, pero no quiero alargarme–, que se encargarán de los restos de medicamentos, toxinas, alimentos, hormonas, que hayan arribado a la zona. A las sustancias benéficas se les sellará el pasaporte y se les permitirá el viaje hacia el corazón y los demás órganos.

Ahora, dicha travesía será fantástica si su gran barrera intestinal funciona de buena manera. Si realiza el proceso de filtrado correcto. De lo contrario, su cuerpo sufrirá. Cuando el hígado empiece a deshacerse de las sustancias tóxicas innecesarias, ¿sabe a dónde las enviará? Al intestino. Como el suyo está permeado y ha perdido la capacidad de detener la llegada de las toxinas, pues volverá a asimilar toda esa "basura" proveniente de la vía hepática, hará una recirculación tóxica –en la que puede haber contaminantes ambientales, alimentarios, hormonas mal procesadas, entre otros– y podría presentar complicaciones. En ese caso el anhelado *detox* no ocurrirá.

Esto es, a grandes rasgos, lo que puede suceder cuando se toma una decisión a la ligera. Jamás se debe comenzar una "limpieza" del hígado sin antes haber corregido las falencias del intestino. Muchos colegas dicen que "¡Un *detox* no le cae mal a nadie!". No estoy de acuerdo, un *detox* innecesario sí que puede provocar serios daños. Si quiere saber de qué se trata, de verdad, el "*detox* hepático", se lo dejo en el siguiente gráfico.

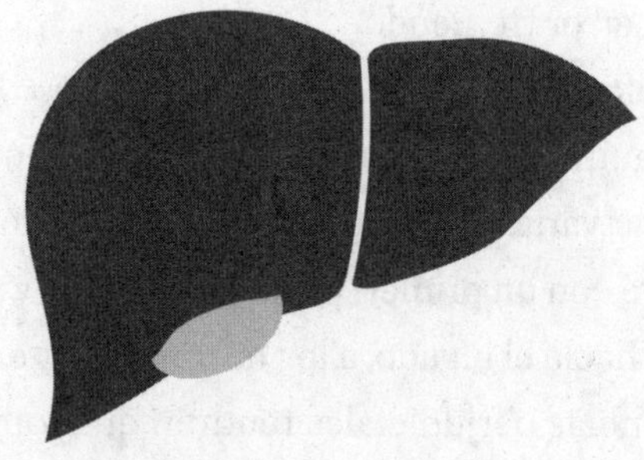

## *Detox* hepático

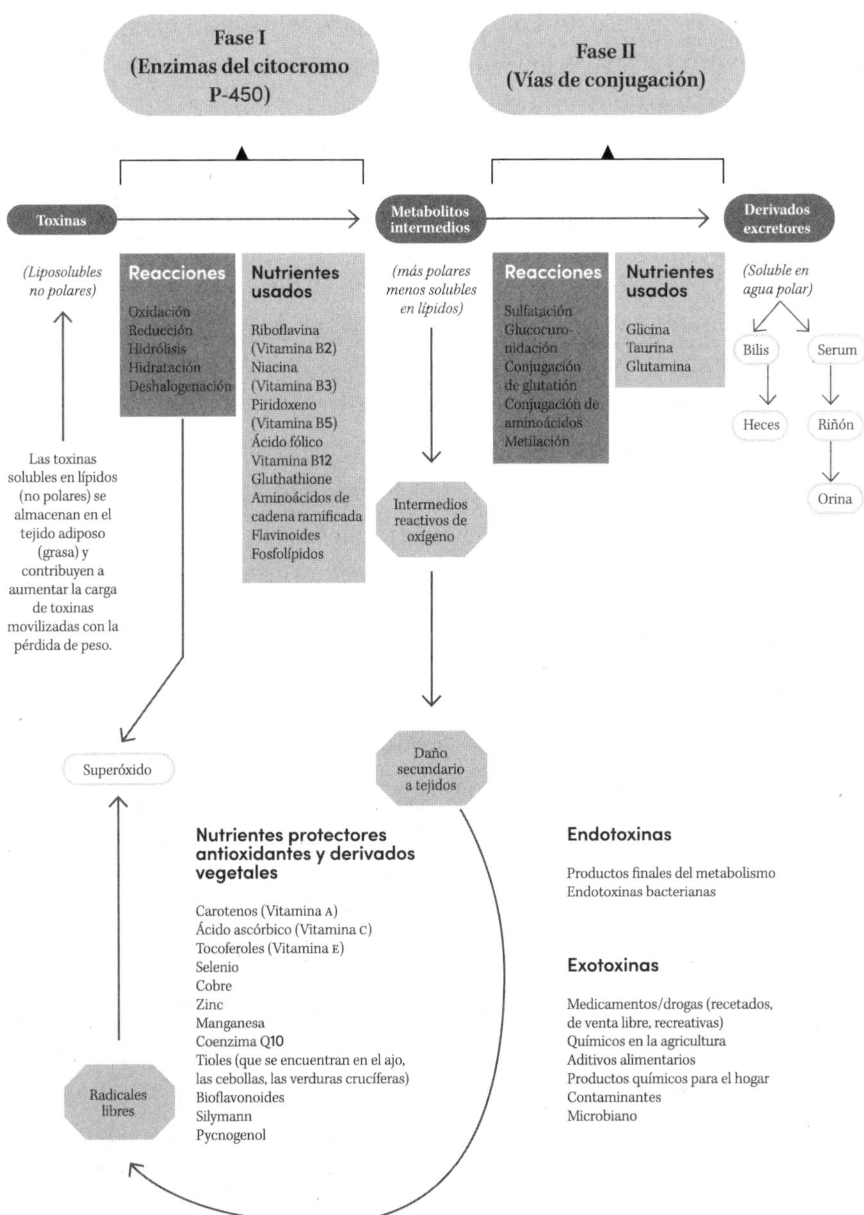
Fase I
(Enzimas del citocromo P-450)
Fase II
(Vías de conjugación)
Toxinas
Metabolitos intermedios
Derivados excretores
(Liposolubles no polares)
Reacciones
Oxidación
Reducción
Hidrólisis
Hidratación
Deshalogenación
Nutrientes usados
Riboflavina (Vitamina B2)
Niacina (Vitamina B3)
Piridoxeno (Vitamina B5)
Ácido fólico
Vitamina B12
Gluthathione
Aminoácidos de cadena ramificada
Flavinoides
Fosfolípidos
(más polares menos solubles en lípidos)
Reacciones
Sulfatación
Glucocuro-nidación
Conjugación de glutatión
Conjugación de aminoácidos
Metilación
Nutrientes usados
Glicina
Taurina
Glutamina
(Soluble en agua polar)
Bilis
Serum
Heces
Riñón
Orina
Las toxinas solubles en lípidos (no polares) se almacenan en el tejido adiposo (grasa) y contribuyen a aumentar la carga de toxinas movilizadas con la pérdida de peso.
Intermedios reactivos de oxígeno
Daño secundario a tejidos
Superóxido
Radicales libres
Nutrientes protectores antioxidantes y derivados vegetales
Carotenos (Vitamina A)
Ácido ascórbico (Vitamina C)
Tocoferoles (Vitamina E)
Selenio
Cobre
Zinc
Manganesa
Coenzima Q10
Tioles (que se encuentran en el ajo, las cebollas, las verduras crucíferas)
Bioflavonoides
Silymann
Pycnogenol
Endotoxinas
Productos finales del metabolismo
Endotoxinas bacterianas
Exotoxinas
Medicamentos/drogas (recetados, de venta libre, recreativas)
Químicos en la agricultura
Aditivos alimentarios
Productos químicos para el hogar
Contaminantes
Microbiano

## ¿Por el bien del colon?

Volviendo al caso de Sara, uno de los procedimientos más comunes para realizar una limpieza del intestino es la colonterapia. Aunque esta puede funcionar, no siempre será el mejor método para llevar el organismo hacia un *detox*. Regresaré a los relatos de mis pacientes. Algunos me han contado que, con el ánimo de limpiar su colon, han bebido algunos tés con "poderes mágicos" o tomado ciertas cápsulas laxantes que les producen unas diarreas imparables durante varios días; una experiencia que ellos describen como una "impresionante desintoxicación. Después de eso, doctor, mi intestino ha vuelto a su adolescencia". Yo los miro sorprendido y les explico que en realidad no hubo una "impresionante desintoxicación", quizás no desintoxicaron nada, una diarrea inducida es solo eso, una diarrea, no un *detox*. Es cierto que aquella descarga laxativa pudo haber ayudado a algunas personas a remover algo de materia fecal crónica acumulada, pero poco más.

Tengo mis reservas hacia las ilustres colonterapias, yo no las formulo. He visto, con preocupación, cómo en ciertos lugares las ofrecen en paquetes o en sospechosos combos que incluyen: "La permanente, keratina, masaje y colonterapia". Vale, estoy exagerando un poquito; sé que usted comprende el mensaje. Para una hidroterapia de colon, por ejemplo, se inserta una cánula de doble vía a través del recto del paciente. De un lado se le inyectará agua, con poca presión; por el otro lado de la cánula se supone que saldrán todas esas toxinas acumuladas en el intestino. Atención, además de esas sustancias tóxicas se podría estar removiendo, también, su flora intestinal. Y esa flora, mire usted, sí que estaba cumpliendo una labor de desintoxicación porque ayuda a eliminar, por quelación, a intrusos como el arsénico o el plomo –lo vimos en el apartado de los metales pesados–. Sin dichas bacterias, ¿quién realizará esa función? En ese caso su limpieza de colon arrasó por igual con toxinas y su microbiota. Por eso es aconsejable que, para evitar tal desenlace, quienes se sometan a este procedimiento tomen probióticos.

No estoy diciendo que la colonterapia sea mala, incorrecta o desacertada, solo estoy proponiéndole que, si su médico se la recomendó, tanto usted como él sepan muy bien por qué, para qué y en qué momento la van a realizar, y eviten una posible disbiosis, es decir, un desequilibrio en la flora bacteriana. Tenga a los amigos probióticos a su alcance.

Hay otra idea errada que cobró fuerza y se convirtió en la nueva "colon-promesa" saludable de los años recientes: usted y Sara habrán oído de ellos: los enemas de café. De hecho, la propia Gwyneth Paltrow los recomienda –y los vende; no sé si se los aplique–. No tienen nada de novedosos, formaban parte de la terapia que inventó el doctor alemán Max B. Gerson a principios del siglo pasado, con la que pretendía curar el cáncer. En internet hay decenas de videos de los frecuentes practicantes y defensores de dichos enemas. En ellos explican sus ventajas (se exagera, se promete) y se enseña cómo llevar a cabo el procedimiento que, a grandes rasgos, consiste en introducir café líquido por la vía rectal y mantenerlo en su cuerpo entre 15 y 20 minutos, para después evacuarlo.

No me voy a pronunciar a favor o en contra, solo quiero aclararle que con esa técnica no corregirá sus problemas intestinales. Si la eligió para tal fin, se equivocó de "zona". Ella, en realidad, puede contribuir a la desintoxicación hepática; aunque poco hará por su colon. Así funciona: la cafeína será asimilada por la mucosa del recto, donde se hallan las populares venas hemorroidales. Estas tienen un drenaje especial que permitirá que dicha sustancia llegue al hígado y pueda activar una enzima indispensable, la glutatión S-transferasa y peroxidasa, que mejorará la producción del glutatión. Así contribuirá con la labor antioxidante y colaborará con la esperada desintoxicación, ¡del hígado, no del intestino! Y usted entonces dirá... dígalo.

—Pues, doc, finalmente esos enemas sí sirven, actúan en otra zona del cuerpo, pero ayudan.

—Pueden ayudar, claro. Ese no es el punto.

—¿Cuál es el punto?

—Que estos métodos no son estrictamente necesarios, ni los mejores. Yo los he formulado contadas veces y en casos muy puntuales.

—¿En qué otras opciones se podría confiar?

—En una que hemos discutido muchísimo: llevar una alimentación equilibrada, sin dejar de lado su entrenamiento físico. ¡Esta combinación es el enema más confiable!

Le diré esto, a usted, a Sara y a todas las personas que buscan una solución rápida, eficaz y casi milagrosa para desintoxicar su organismo:

**El mejor *detox* de todos los que conozco, el más eficiente, el que nunca falla, es parar el *intox* (la intoxicación). Y eso lo conseguimos cuando nos convertimos en expertos de nuestra propia nutrición.**

## Los líquidos mágicos

Suelen llamarse jugos verdes; aunque también hay batidos. Ocupan otro lugar importante en la zona de promesas. Algunos se supone que son *detox*, y existen para producirle esas terribles diarreas sin sentido de las que hablamos antes. Diarrea no es sinónimo de desintoxicación. Evítelos. Muchas personas comienzan a beberlos y a prepararlos con el ánimo de adelgazar. La tía Bertha lo intentó, a pesar de mi advertencia: "Gracielita me dijo que si me tomaba el juguito verde un minuto después de levantarme, tendría cambios asombrosos, mijo". ¿Cuál fue el resultado? No bajó una sola libra.

Tampoco necesitaba hacerlo: su peso, desde hace dos libros, es el indicado. No hay comidas, bebidas o pociones adelgazantes. Sí existen los equilibrios nutricionales, que ayudan al balance hormonal y nos marcan la ruta hacia nuestro peso adecuado.

Un jugo verde es, en esencia, una mezcla de agua con diversos vegetales y algunas adiciones (sal, magnesio, vinagre de sidra de manzana, entre otros), pero muchos de sus consumidores, que declaran que eso de tomarse una ensalada licuada no produce placer alguno, les añaden frutas a sus bebidas (las manzanas verdes suelen ser las favoritas) para que tengan un sabor más dulce y agradable. Sumarle esa dañina fructosa suelta licuada a la preparación es arruinar su condición de "saludable". Este disparate es muy frecuente. Bertha cayó en aquel fallo, se tomaba su brebaje verde atiborrado de zumo de piña. La única fruta que podríamos agregarles a estos jugos, sin dañar sus atributos, es el limón. Un pequeño chorrito, nada más.

El neoyorquino Anthony William, conocido mundialmente como el *Medical Medium*, es uno de los promotores más visibles de estas bebidas. No es doctor, pero sus libros se venden sin parar, tiene más de tres millones de seguidores en Instagram, apareció como invitado en el programa *Keeping Up with the Kardashians*, su poderío mediático es inmenso; ah, olvidaba contarle que, además, Anthony se puede comunicar con los espíritus del más allá (eso es lo que dice). Revise los medios impresos de mayor prestigio: ahí siempre habrá algún artículo que lo tilda de mentiroso, embaucador o peligroso influenciador. Y aquí, entre usted y yo, ha llegado el momento de otra confesión. Yo he leído sus libros. No era broma lo que le conté antes; así como leo los textos científicos más recientes, me interesan estos tipos a los que todos tildan de sospechosos.

Me parece excesivo tildarlo de charlatán porque haya popularizado el jugo de apio, por ejemplo. También podrían ser excesivas todas las bondades que él le atribuye a esta bebida, por supuesto.

Pero no creo que sea "peligroso". Es más, promover esta manera de alimentarse basada en plantas es interesante, solo que en este momento no contamos con evidencias ni estudios determinantes para confirmar si eso que propone es del todo cierto. Lo que sí me parece riesgoso y triste es convertir sus teorías en una moda. Si usted sigue al *Medical Medium* porque cree que uno de sus consejos nutricionales le cambiará la vida, o toma su bebida de apio con la esperanza de que desaparezcan sus kilos de más, su corazón rejuvenezca, se sane para siempre su tiroides y su inteligencia se multiplique, por favor vuelva a la primera página y reinicie la lectura de *CoMo*. La magia la hace usted.

Los jugos verdes no son la cura milagrosa para su hígado, sus riñones o su alma adicta a los *donuts*. Los jugos verdes son... ¡jugos verdes! Nada más. Nada menos. Yo los tomo (nunca les añado fruta). Hago mis propias combinaciones. Y a veces se convierten en buenos salvavidas. Le habrá pasado, al igual que a mí, que llega tarde del trabajo, siente el agotamiento, quiere sus vegetales, pero no tiene el ánimo para preparar (o masticar) una ensalada. Bueno, ¿qué tal si nos la tomamos? Yo suelo tener en la nevera un poco de jugo de apio al que le puedo agregar espinaca, un poquito de limón, un chorro corto de vinagre de sidra de manzana, sal al gusto; a la licuadora, y listo. Obvio, usted puede incorporar más ingredientes o preparar la receta de su agrado. Las bases para hacer esas mezclas se las he dado en los capítulos pasados. Use su intuición.

¿Me tomo ese jugo para curarme del herpes, como propone el señor William? No, no tengo ni he tenido esa enfermedad. ¿Me lo bebo porque así lo dijo el *Medical Medium*? No, lo hago porque me fascina y porque le estoy dando una bebida muy saludable a mi cuerpo. Más allá de lo que él diga, sabemos que la base de nuestra alimentación deben ser los vegetales, ¡bebámoslos hasta el fondo!

—¿Puedo agregarle aguacate, doc?

—Claro, si a usted le gusta así, adelante.

—¿Y rúgula?

—Sí; mi editor, Patxo, les pone rúgula y pimienta a sus jugos verdes.

—¿Qué más podría adicionar?

—El jengibre funciona de maravilla, yo lo incluyo.

—¿Se vale una proteína en polvo?

—Se vale, asegúrese de que sea una buena *prote*. Y vuelvo a activar la alarma de los impedimentos porque yo trabajo como director científico de una compañía que produce proteínas en polvo; ¡compre la que a usted más le guste!

—Ese jugo suena potente.

—Lo es, en ese caso está convirtiendo un plato de comida en una bebida. De vez en cuando viene bien.

—Doc, ¿y usted cuela el jugo?

—A veces. Cuando lo hago soy completamente consciente de que perderé la fibra de esos vegetales, pero tendré la riqueza de sus vitaminas, minerales y fitonutrientes. En otras ocasiones no lo cuelo. Me gusta variar.

—¿Los jugos verdes rompen el ayuno?

—Muy buena pregunta. Sí, lo sacarán del ayuno.

—¿Por qué?

—Porque tienen carbohidratos (vegetales) que pondrán a trabajar su insulina, activan el factor de crecimiento similar a la insulina y despiertan los sensores nutricionales.

**No se tome un jugo verde para intentar perder peso; no se lo tome como castigo, tampoco para sentirse tan *cool* como el (o la) *influencer* de turno. Prepare el suyo con los vegetales que más le gusten (sin frutas), y disfrute de una buena y sana decisión.**

## H.N.U. (Hidratación Natural Urgente)

Esta es la tercera vez que mencionaremos la diarrea en este apartado. Hay batidos *detox* que la causan –no tiene sentido consumirlos–, y hay buenos jugos verdes que ayudarán a rehidratar su cuerpo después de estar sentado durante horas en el baño por culpa de aquella fallida faena de desintoxicación.

Sé que desde su infancia le han recomendado que lo mejor para estas situaciones es tomar esos sueros de brillantes colores que venden en las farmacias o en los supermercados. A mí no me parece la solución más inteligente: estas bebidas están llenas de dextrosa, un carbohidrato simple muy usado en los productos industriales, que puede causarle un pico de insulina. Revise la tabla nutricional del envase y entenderá todo (hablaremos más del tema en el capítulo de la nutrición deportiva). En cambio, una simple preparación verde, puede brindarle una rehidratación natural.

*Le doy esta receta simple:* parta los tallos de un apio en pequeños pedazos y viértalos en un litro de agua –mejor si es filtrada–. Agregue una pizca de sal, un poquito de magnesio en polvo –si lo tiene en casa–; también puede añadir un chorrito de limón. Encienda la licuadora. ¡Rehidrátese sin dextrosa! No la necesitará para reponer la glucosa que perdió entrenando. No tendrá una hipoglicemia. No le dará "la pálida", se lo aseguro.

Nuestra sana hidratación no depende de esas bebidas "deportivas" que hacen alusión a un lagarto, que están plagadas de azúcar (glucosa y fructosa), y cuentan con algunas sales minerales. Al final, tienen las mismas dudosas bondades de la gaseosa que destapa la felicidad, solo varía su color. Tremenda estafa. Podrían ser un gran complemento de los deportistas, si dentro de ellas no hubiera "osas" (dextrosa, glucosa, sacarosa), ni endulzantes ni colorantes artificiales.

## El bien germina allá

En los últimos años ha cobrado fuerza la inclusión de los germinados, o brotes (*sprouts*, en inglés), en el menú diario de las familias. Seguro que los ha visto en las tiendas orgánicas y, cada vez más, en los supermercados tradicionales. Los brotes, para explicarlo en palabras muy simples, son como plantas "recién nacidas", muy jóvenes, que se obtienen a partir de la germinación de las semillas. Han crecido, usualmente, en un medio húmedo, en un período muy corto de tiempo (entre dos y siete días), y suelen tener una altura de entre dos y cinco centímetros.

Estas plantitas bebés tienen una mayor riqueza proteínica que los vegetales tradicionales; se dice que su contenido de aminoácidos esenciales es superior al de estos últimos. Son ricas en vitaminas B9 (folato), C y K, y una buena fuente de magnesio, manganeso y fósforo. Son fáciles de digerir, podrían tener beneficios para el corazón y ayudarían al control de la insulina. En su contra hay algunos estudios que advierten que, debido al ambiente en el que crecen, podrían ser foco de bacterias como la salmonela.

Los germinados tienen una entrañable relación con una bebida que dio a conocer la estadounidense de origen lituano Ann Wigmore (1909-1994), reconocida impulsora de la *raw food* (o alimentación viva); se trata del "rejuvelac", también llamado agua enzimática. Su elaboración es sencilla, solo se necesitan agua y algunos granos de trigo (o quinoa) germinados. En YouTube hay un simpático video en el que, décadas atrás, la propia Ann explica cómo preparar su creación, que es una buena fuente de probióticos y, dice la leyenda, "rejuvenece" a quienes lo toman. Pero, ¿se dio cuenta de dónde provienen sus cualidades? ¡De los pequeños brotes! Y claro, estos pueden hacer parte de su alimentación, pero no les otorgue poderes especiales; su poderío lo sentirá al incluirlos dentro de un menú equilibrado donde estén presentes todos sus macros y sus micros.

—Además de usarlos para preparar el rejuvelac, ¿puedo incluir esos brotes en mis jugos verdes?

—Sí, pero mejor no incluya los germinados de alfalfa.

—¿Por qué, doc? ¡Son los más fáciles de conseguir!

—Al parecer, y lo repito, "al parecer", de acuerdo con lo que he leído, estos brotes contienen una toxina que *aparentemente* puede tener potencial cancerígeno.

—"Al parecer", "aparentemente", ¿no tiene pruebas más claras?

—No. A pesar de todo, y ante la duda, yo nos los incluyo en mi dieta y tampoco se los recomiendo a mis pacientes. Pero hay un universo de germinados esperando por usted.

## El té verde y sus catequinas

La riqueza de esta bebida derivada de la *Camellia sinensis* (la planta de té) es vasta; si la describiéramos en detalle, si retomáramos sus miles de años de historia e hiciéramos un viaje por India, China, la antigua Birmania, Japón, Tailandia o Vietnam, este libro estaría llegando a la imprenta en el 2040. Solo le dedicaré unas breves líneas. Me interesa que, si en este momento está bebiendo o pensando en prepararse un noble y humeante té verde, sepa que cada amargo sorbo será beneficioso para su organismo.

En esta bebida abundan unos fitonutrientes, pertenecientes a la familia de los flavonoides, llamados catequinas. ¿Por qué las destacamos? Por su notable papel antioxidante. Entre ellas encontramos a la epicatequina, la epigalatocatequina, el galato de epicatenina y el galato de epigalocatenina. La última, especialmente, tiene un gran potencial antiinflamatorio y ayudaría a prevenir los cánceres de mama, de hígado, pulmones, esófago y estómago, entre otros.

Las catequinas, de acuerdo con otros estudios, son eficientes en la batalla contra variadas bacterias y ciertos virus, como el de la influenza. Entonces, si en realidad quiere una buena y segura "bebida verde", elija este té. Si usted tiene problemas de ansiedad o estrés, le aconsejo que lo incorpore en su dieta con el aval de su especialista; el té verde contiene cafeína, en baja cantidad, pero es uno de sus componentes. Y la cafeína es una muy mala amiga de los organismos estresados; se lo explico mejor en un par de páginas.

—Usted ha hecho ciertas confesiones, doc. Aquí va una mía: ¡no entiendo el té verde! Su sabor me confunde, ¿a usted le gusta?

—Es rico, pero debe adquirir uno de buena calidad, eso cambia todo. Y respetar la temperatura del agua (entre 70 y 80 grados Celsius) y el tiempo de infusión: con tres minutos bastará.

—¿Cada cuánto lo toma?

—Me confieso yo, otra vez; casi nunca lo consumo.

—¿Por qué, doc?

—Porque es de las pocas bebidas que me producen gastritis.

—¿A usted también le da gastritis? ¿Y el jugo de limón con vinagre de sidra de manzana no lo protege? ¿No es ese su escudo?

—Digamos que los tés, en general, no solo el verde, son mi kriptonita. Pero en mi casa siempre tengo algunos muy buenos, para mis invitados.

—Bueno, Clark Kent, conclusiones: ¿Le doy otra oportunidad al té verde?

—Désela. Conózcalo, compréndalo y aproveche sus catequinas.

## Las "agüitas aromáticas"

Así se suele llamar a las infusiones en mi país. Las abuelas, la tía Bertha, nuestras parejas y hasta el primo musculitos creen con firmeza que cualquier "agüita aromática" es sanadora y saludable. En principio, deberían serlo. La realidad nos depara ingratas sorpresas. Una infusión es, básicamente, la bebida que obtenemos después de llevar ciertas hierbas aromáticas, o el mismo té, al agua hirviendo. Y es una preparación típica de la zona de promesas. Se supone que curan desde el dolor de cabeza hasta el mal de amores; que limpian el hígado y el espíritu, aunque a veces solo sirvan para dejarnos los dientes amarillos.

Soy defensor de las infusiones con esas adorables plantas adaptógenas, tan utilizadas, desde hace siglos, en la medicina ayurvédica de la India, o en los tratamientos médicos de la China. Muchas de ellas serán vitales para regular nuestro sistema de adaptación al estrés, entre ellas la ashwagandha, la rhodiola, el ginseng, el eleutero o la schisandra. También podría infusionar algunos hongos, como el reishi (o *Ganoderma lucidum*), con fines relajantes o para darle un refuerzo al sistema inmune. Asimismo, al mezclar los botánicos adecuados, entre ellos el orégano, el tomillo y la citronela, tendremos una bebida caliente antimicrobiana que le caerá como una lluvia apacible al intestino. Una infusión de cúrcuma será un coctel desinflamatorio para el cuerpo. Hay decenas de combinaciones, algunas incluyen los populares aceites esenciales, y son reparadoras.

Tal vez el principal problema con las infusiones sea ese, el de las posibilidades infinitas; el creer que al mezclar adaptógenas con cidrón, jengibre, cardamomo, canela y unas gotas de aceite esencial de lavanda, se obtendrá una cura para la depresión, por ejemplo. Espero que aún guarde, en algún lugar de su memoria, lo que le expliqué sobre las sinergias nutricionales. Añadir más ingredientes al agua caliente, sumar más hierbas, hongos, minerales o condimentos, no garantizará que su bebida le traiga mayores recompensas. Se debe comprender cuáles de ellas se potencian entre sí, y cuáles no pueden jugar en equipo.

Aún tengo grabada en mi cabeza la conversación que sostuve con un amigo en los peores momentos de la reciente pandemia. Con la llegada del covid-19 el concepto de "inflamación crónica" aparecía sin descanso en las noticias. Todas las personas con las que hablaba buscaban soluciones naturales para "desinflamar" sus organismos en llamas. En mis videos y en muchos escritos he hablado de las capacidades antiinflamatorias de la cúrcuma y del jengibre, y por esos días recibí la llamada de mi amigo que me dijo: "Carlos, esa tal cúrcuma no sirve de nada, no desinflama nada, nada, nada".

Me contó que llevaba varias semanas tomándosela sin falta en una infusión y lo único que había conseguido era perder la paciencia. "Todos los días preparo mi agua de cúrcuma, limón y jengibre, ¡y no siento los cambios!". Le pedí que me repitiera los ingredientes de su infusión. "Cúrcuma, limón y jengibre, ¿estás sordo?". Ahí estaba la razón de su fracaso. Estos tres jamás serán buenos amigos. El segundo aniquila los curcuminoides de la primera; y el tercero, los remata. Cada uno, aparte, solo, cumple su función específica; unidos, son un tridente que sabe bien pero no sana "nada". Mi amigo preparó un "agüita" que servía para dejarle los dientes amarillos. Se requiere de cierto conocimiento para mezclar los componentes y conseguir que sean más poderosos en compañía.

—¿La cúrcuma no debería ser pareja del limón?

—No. La deja indefensa. Le quita sus atributos. Eso mismo pasaría si se mezclara con vitamina C, vinagre de sidra de manzana o cualquier ácido.

—¿La cúrcuma tampoco debería "juntarse" con el jengibre?

—Juntos saben bien, pero se pierden las capacidades antiinflamatorias de la cúrcuma.

—Pero, doc, el jengibre y el limón sí son grandes colegas, ¿o no?

—Son amigazos. Pero sin cúrcuma de por medio.

—¿Con cuál otro ingrediente podrían hacer un trío eficaz?

—Limón, jengibre y... magnesio, por ejemplo. *The Three Amigos*. ¡Grandiosa infusión!

Juntos se complementan muy bien. Uno de los principales componentes del jengibre es el gingerol, que tiene cualidades antioxidantes y antiinflamatorias. Él es un buen compañero del limón, un cítrico que ayudará a estabilizar el ácido del estómago; y ellos dos, con el refuerzo de un mineral como el magnesio, que es "todo terreno" (cumple más de 400 funciones en el cuerpo), contribuirá a regular la función gástrica, entre otras bondades. Esa infusión es sana, útil, muy rica y también será apreciada por su nariz.

Esto es fascinante: si usted aspira los vapores de esta bebida, mientras está caliente, podrá tener una asimilación por las vías respiratorias. Los tres amigos entrarán por las fosas nasales, recorrerán el oscuro pasadizo, llegarán hasta el fondo, donde esta el hueso esfenoides, el que alberga la glándula hipófisis. De dicha forma los vapores de nuestra infusión podrán entrar al tejido neurológico y desde ahí se producirían diversos efectos hormonales o hipofisarios. Esta es una ruta muy poderosa, y es la que aprovechan, justamente, los aceites esenciales.

Las infusiones, bien preparadas, con los ingredientes apropiados, no serán una promesa, cumplirán como la mejor de las medicinas. Lea, busque, consulte fuentes fiables, pida consejo cuando no esté seguro de cómo funcionarán ciertas combinaciones. No todos los ingredientes que se vierten en el agua hirviendo le darán buenos resultados.

## Cambiar la vida en 21 días

Hay pocas (pequeñas) cosas que me enfadan. Tonterías, como que alguien le lance la pelota a Maui y caiga justo en medio de las plantas que he estado cuidando durante días. Mi veloz pastor australiano se lanzará frenético a buscar la bola en el patio interior de la casa y, mientras la encuentra, cometerá un "planticidio". Habrá víctimas del reino vegetal. Y yo me llevaré las manos a la cabeza y contaré hasta diez. Tonterías. Escenas de la vida cotidiana. Recobraré la calma pronto. No sucede lo mismo cuando veo en las redes sociales, o en las revistas, o en las secciones promocionales de los telediarios, a algún "especialista" que nos invita a seguir una dieta de 21 días para adelgazar, o ganar masa muscular, o transformar por completo nuestra vida. Esta promesa sí que me enoja; esta promesa sí que hará daño.

¿Por qué se habla de 21 días? Tendremos que volver a llamar a escena a Ivan Petrovich Pavlov (1849-1936), y a sus perros, y rebobinar la película. Desde 1898 el investigador ruso intentaba hallar la respuesta a un interrogante recurrente: ¿Qué provocaba la secreción de saliva en estos animales? Sabía, claro, que cuando tenían su comida a la vista, se produciría esta reacción. Pero el fisiólogo notó que la salivación también ocurría cuando los caninos veían a la persona que solía llevarles su alimento. Él se preguntaba si mediante un estímulo cualquiera, repetido en el tiempo, podría conseguir que los perros secretaran saliva como si estuvieran en frente de su almuerzo.

Lo consiguió. La mayoría de relatos nos cuentan sobre su famoso experimento de la campana (que, de acuerdo con varios investigadores, también podía tratarse de un metrónomo, o una bocina, o un pito; pero la historia popularizó la campana). Cada día, antes de alimentar a sus canes, la hacía sonar. Estos asociaron aquel sonido con el momento de comer. Al cabo de un tiempo, cuando oían la campana, y aunque no hubiese alimento cerca, los perros salivaban. Les había creado un reflejo condicionado. ¡Por puro aprendizaje asociativo! Aquí quedarían sentadas las bases de la corriente psicológica conocida como conductismo. Y, rayos y centellas, Batman, ¿cuál es la relación entre esta vieja historia y los regímenes de los que estamos hablando? Una enorme: Pavlov, ganador del premio Nobel en 1904, descubrió que bastaban 21 días para que sus canes desarrollaran aquel reflejo condicionado.

Las dietas de los 21 días para tener el cuerpo de Irina Shayk o ser tan sensual como Margot Robbie, el reto de los 21 días para el "reseteo" metabólico, los entrenamientos de 21 días para ser el clon de Cristiano Ronaldo, el menú de los 21 días recomendado por el

Dr. Oz... todas estas promesas tienen como telón de fondo a los perritos de Pavlov. Después de tres semanas de repetir una "rutina" (de escuchar la campana a diario), se habrá creado un hábito.

Usted, que siempre dijo que no sería capaz de levantarse a trotar a las 6:00 de la mañana, pero lo hizo sin falta durante 21 días, ¡fantástico!: lo podrá seguir haciendo como acto reflejo. Y me convertiré en su más ferviente admirador si, al terminar esas tres semanas, continúa con ese impulso deportivo. Lo que me aterra, y por eso digo que estas prácticas me provocan cierta ira, es que no le expliquen a la gente que esos 21 días sin azúcar o sin papitas fritas, 21 días de sudar más o de intentar ser una mejor persona son el inicio del verdadero cambio. Eso no lo cuentan. El día 21 *no* es el final. Es apenas el comienzo. Se creó un hábito. Siga adelante y entonces sí que notará los beneficios.

La gran mayoría de practicantes de estas promesas volverán a sus malos hábitos al día 22. O intentarán otra "rutina 21". O no harán nada más por su organismo y su espíritu los restantes 344 días del año. ¿De verdad cree que bastan 21 días para darle salud a su cuerpo? ¿Será que 21 días corregirán las malas decisiones alimentarias que ha tomado durante décadas? ¿Esos 21 días borrarán el estrés que lo acompaña desde hace años? Usted sabe muy bien la respuesta. En 21 días lograremos salivar cuando suene la campana, eso es todo.

Su salud, su vitalidad, su paz, las crea o las desdibuja en cada nueva jornada. Es un reto que supera las tres semanas, es un desafío continuo, prolongado y constante. Una mejor vida se construye en el largo plazo, un día a la vez, paso a paso, lentamente, sin obsesiones, sin afanes, viendo a nuestro perro cometer un "planticidio" en el patio interior de la casa. Escape de esas prácticas de 21 días.

Si en realidad quiere aprender cómo crear buenas rutinas de vida, le recomiendo que ponga en práctica las enseñanzas del libro *El poder de los hábitos* (2012), de Charles Duhigg.

## El café, tercer acto

No tenía planeado escribir, otra vez, de esta bebida estimulante que forma parte de la identidad colombiana y que se toma sin descanso en el planeta. De acuerdo con los estimados de la International Coffee Organization, cada día se consumen 1400 millones de tazas de café en el mundo; una cifra considerable. A este grano patrio le he dedicado varios apartados en mis libros anteriores. Pensé que había sido suficiente, me equivoqué. Las conversaciones que sostengo en cada consulta con mis pacientes me convencieron de que el siguiente repaso será importante. En esas charlas predominan estos interrogantes y afirmaciones: "Doctor, ¿debo dejar el café?", "Doctor, ¿puedo volver al café?", "Doctor, ¿el café da gastritis?", "Mire, doctor, si usted me quita el café me quita la vida".

Este oscuro líquido tiene claras virtudes, cuenta con útiles antioxidantes, como los polifenoles y los ácidos hidroxicinámicos, que contribuyen en la batalla diaria contra la inflamación crónica. Es una buena fuente de grasas saludables y contiene vitaminas B5, B3, B2, B1 y un poco de potasio y manganeso. Algunos estudios afirman que ayudaría a reducir el riesgo de desarrollar la diabetes tipo 2 y que podría ser bueno para el hígado; sin embargo, en él navega un componente que lo hace vigorosamente único (para la mayoría de las personas), pero, al mismo tiempo, tristemente molesto (para muchos consumidores): ¡la cafeína!

Usted lo habrá experimentado: al tomarse un *espresso* o un americano siente que se llena de energía, una luz inesperada ilumina sus ideas, la pereza queda atrás. Por esa razón millones de terrícolas lo usan como su dopaje favorito para ganar ánimo en la mañana, para no dormirse, para resistir las jornadas laborales o para estudiar con ojos bien abiertos y no fallar en los exámenes del día siguiente. La cafeína es la responsable de dar ese impulso, ese pequeño empujón anímico, aunque en algunas personas puede provocar hasta ataques de pánico. ¿Le puedo hacer un par de preguntas?

—Adelante, doc.

—¿A usted el café lo estimula demasiado?

—Sí, me activa. Me tomo un café largo y cargado, y me siento como una moto de carreras, doc. ¿Eso está bien o es malo?

—¿Por qué se lo toma así?

—Para estar lúcido y rápido; mi trabajo es duro y mi jefe es muy intenso.

—¿Le produce gastritis?

—No, doc; lo tomo solo algunos días. Pero a Héctor, mi dupla en la agencia, si le causa una gastritis de los mil demonios.

—¿Se lo prohibieron?

—Le dijeron que lo suspendiera. Pero él sigue aferrado a sus cinco cafés diarios y después, para compensar, se toma esas medicinas terminadas en "azol", de las que usted ha hablado.

—Dígale a Héctor que, por favor, termine con esa costumbre. Si quiere preservar a su dupla laboral asegúrese de que lea los dos siguientes párrafos.

El estómago, lo dijimos anteriormente, debe conservar su acidez con el fin de cumplir sus labores sin dolores, ardores o sobresaltos. Tristemente, por la insensatez humana, las malas costumbres, la absurda alimentación basada en la "dieta americana", los excesos de café y de bebidas alcohólicas, las afecciones estomacales siguen en aumento. Una de las principales es la gastritis, que sucede cuando la mucosa gástrica, que debería recubrir perfectamente al estómago, acusa un desgaste. Si no hay suficiente moco protector dentro de este órgano, el cafecito de la mañana irritará el tejido estomacal. El del mediodía provocará más daño, y el de la tarde completará el crimen. Si su dupla se toma esas medicinas, que buscan "alcalinizar" la zona afectada, estará apagando el gran incendio con una regadera de jardinería.

Quizás sienta que el ardor remite, pero su estómago seguirá siendo una zona erosionada y débil. Sin dar más rodeos, Héctor tiene que dejar de tomar café, debe ir donde un médico que lo ayude a recuperar la *acidez* estomacal y, cuando lo haya conseguido, siguiendo los consejos de su doctor, podrá reincorporar, poco a poco, esta bebida en su dieta. Ese es mi primer consejo: cualquier persona que tenga gastritis o que sienta que el café se la causa, debe interrumpir su consumo y hablarlo con su doctor. ¿Seguimos con el interrogatorio?

—*Avanti*, doc.

—Usted me decía que su café largo y cargado le da la velocidad de una moto de carreras, pero, ¿siente que el corazón le palpita como la batería de una canción de *speed metal* después de tomárselo?

—No, me siento con más energía, pero mi corazón se comporta bien.

—¿Se ha sentido alterado, confundido o ha tenido alucinaciones después de beber su café?

—Hasta ahora no, doc.

—¿Le produce insomnio?

—Me pone alerta, pero me deja dormir.

—Esas son buenas señales. ¿Ha estado muy estresado últimamente?

—Mi nivel de estrés ha bajado en las semanas recientes; noto que los cambios en mi dieta y en mis hábitos han ayudado, al menos eso es lo que creo.

—Seguro que sí. Me alegra saberlo.

Usted es afortunado. Miles de personas sí tienen taquicardias, se sienten algo desorientadas, notan que su ansiedad crece e incluso pueden tener un ataque de pánico después de beberse un café como el suyo, o incluso uno más pequeño, porque sus organismos no soportan la más leve descarga de cafeína. Todas ellas han perdido su capacidad de adaptación al estrés debido a diversas razones, mentales y físicas. Por eso explotan después de probar esta oscura infusión. Y todas ellas deberían dejar de lado el café, al menos hasta que su estrés disminuya. ¿Cómo se produjo este caos interior? Siga leyendo.

## Hola, Rex

En *El milagro antiestrés* (2020) le expliqué en detalle la composición de nuestro sistema nervioso. Aquí solo haré unas menciones específicas a una de sus principales ramificaciones, el sistema nervioso autónomo (o autonómico), que para mí es el verdadero "jefe" de toda nuestra red sensorial y emocional. Él realiza muchas funciones silenciosas, importantísimas y poco visibles, como regular la presión sanguínea, los latidos del corazón, la digestión, el metabolismo, entre otras.

El sistema nervioso autónomo, a su vez, tiene dos divisiones: los sistemas nerviosos simpático y parasimpático. El primero es el que activa nuestro famoso mecanismo de defensa o huida (*fight or flight*) cuando estamos ante un peligro real –unos secuestradores han raptado el avión que nos llevaba a Túnez– o inventado –nos ataca *ese* tiranosaurio rex del que hablé mucho en el libro pasado–. En el cerebro se enciende un operativo de alarma que inicia en el hipotálamo, sigue en la hipófisis y llega a las glándulas suprarrenales –se llaman así porque están ubicadas en la parte superior de los riñones–. Estas liberarán una hormona llamada adrenalina que pondrá en marcha el operativo de emergencia: las pupilas se dilatan, se aumenta la frecuencia cardíaca y sube la presión arterial. De esta manera usted podrá correr tan rápido como el delantero francés Kylian Mbappé y evitará ser el plato principal de la cena del tiranosaurio rex. Tras la intervención de la adrenalina, procedente de las mismas glándulas suprarrenales, saldrá a trabajar el cortisol (la hormona que regula el estrés), el "bombero" que intentará devolverle la calma a nuestro organismo. La adrenalina nos patea el trasero para que huyamos, el cortisol nos habla al oído: "Todo está bien, ya pasó".

Por su parte, el sistema nervioso parasimpático se encarga de labores más tranquilas, se ocupa de todos los estados de relajación y reparación (incluido nuestro sueño), de la producción de glándulas y enzimas digestivas, de los movimientos peristálticos (que comienzan en el esófago), de reducir la frecuencia cardíaca, entre otras labores. Los dos se complementan. El simpático nos alerta, es el encargado de nuestra respuesta ante el estrés; el parasimpático se encarga de repararnos; buena parte de su trabajo la cumple cuando dormimos. Entre ellos dos debe existir una armonía, un equilibrio; cuando este se rompe, sentiremos que hemos perdido el control de nuestra mente y de nuestro cuerpo.

Por favor, no borre de su mente este recuento, le pediré que lo recuerde cuando, más adelante, hablemos de un nutriente maravilloso, la colina. Si el resumen sirvió, habrá notado la importante labor de la adrenalina y el cortisol en todo ese mecanismo de defensa y huida. Volvamos al café y juntemos las historias.

## Prender el motor

El *espresso*, el americano, el *macchiato*, son bebidas muy ricas, aunque muchos se las toman sin disfrutarlas, y solo las usan para encender su batería.

—Eso dice mi jefe, doc.

—¿Qué dice?

—"Sin café no me prendo".

—¿Y bebe muchos cafés?

—Toma *espresso* tras *espresso* para mantenerse en pie. Si le faltan es como un muerto en vida.

—¿Y por qué toma *espressos*?

—Porque son los más "fuertes" y son pura cafeína.

—Aquí, entre usted y yo, eso es mentira. El *espresso* tiene un sabor muy robusto, pero es la preparación que contiene menos cafeína.

—¡No le creo! Siempre pensé lo contrario.

—Habrá más cafeína en un "americano" o en una taza de café negro convencional.

—¡Pobre jefe, ha vivido engañado!

—Volviendo al tema, ¿cómo se siente el buen hombre después de sus *espressos*?

—Pues es como un muerto en vida, doc, pero con un poco más de energía.

—Conozco el caso.

En general, quienes necesitan esta bebida para "prenderse" todo el tiempo tienen desórdenes en el comportamiento de su cortisol. Debido a la vida que llevan, y a sus malos hábitos, esta hormona del estrés, que debería trabajar de día y descansar de noche, estará asumiendo turnos que no le corresponden. De dicha forma, nunca cumplirá bien su labor de ayudar a la calma del organismo.

Y revisemos este círculo poco virtuoso. Su jefe llega temprano en la mañana, adormilado, se toma sus tres *espressos*. La cafeína que bebió activará su adrenalina. Esta dejará una señal para que el cortisol, que ya está agotado, salga a laborar más tarde. Luego su jefe se toma otra seguidilla de *espressos*. Y se repite el ciclo. Adrenalina. Cortisol. Un nuevo café. Además, en aquel proceso se producirá más insulina. Su jefe muerto en vida puede colapsar en cualquier momento porque el verdadero "jefe", el sistema nervioso autónomo, afronta un peligroso desequilibrio. Su decisión más sensata sería dejar el café y trabajar con un especialista que lo ayude a recobrar aquel balance esencial.

Otras personas viven una pesadilla diferente con esta bebida estimulante. Como lo mencioné hace algunos párrafos, se toman un par de sorbos y de inmediato serán transportadas al mundo de la taquicardia, la angustia, las alucinaciones y la confusión; su ansiedad se incrementará y es posible que tengan un episodio de pánico. ¿Cuál fue la razón? Esa leve descarga de cafeína hizo un llamado a la adrenalina. La adrenalina activó la sirena de defensa o huida. Esta sirena le indicará al cuerpo que hay un peligro (el tiranosaurio rex se aproxima) y que debe escapar de la amenaza. Así se producen los síntomas anteriores. Fue un episodio inventado, no es real, no hay una bestia primitiva cerca.

¿La culpa la tuvo la cafeína? De ninguna manera. El problema es que todas estas personas, debido a las razones de siempre (malos hábitos, pobre alimentación, creencias limitantes, poco ejercicio, exceso de trabajo, exposición a radiaciones y contaminantes) perdieron el equilibrio del "jefe": no hay un balance adecuado entre sus sistemas nerviosos simpático y parasimpático, no son capaces de responder ante el más mínimo estresor. La cafeína fue un detonante, pero no la causa verdadera de esta situación. La cafeína puso en evidencia que algo anda mal. Pero claro, en estas condiciones, ninguna de ellas debería tomar café. Mi consejo sería el mismo: pedir ayuda a su doctor de confianza, trabajar en la restauración del "jefe" autónomo, y poco a poco, si los episodios molestos no se repiten, ir reincorporando el café a sus vidas. Hagamos este listado a manera de resumen.

## No deberían tomar café...

1. **Quienes sientan que este no les provoca el más mínimo estímulo.**

2. **Todas las personas que sufren de gastritis.**

3. **Quienes se lo toman para "prenderse".**

4. **Quienes sienten taquicardias, alucinaciones o ansiedad al beberlo.**

5. **Todos aquellos que hayan perdido la capacidad de responder adecuadamente ante el estrés, debido a un desequilibrio en el "jefe", el sistema nervioso autónomo.**

**En general, todas las personas que "necesitan" el café para vivir son, justamente, las que deberían dejarlo (al menos por un tiempo). ¡No será para siempre! Al recobrar su equilibrio, podrán reincorporarlo a su menú.**

El café se convirtió en la poción mágica de la energía eterna. Otra mentira de la zona de promesas. Deje de lado esa idea. Si su salud está bien, si leyó el listado anterior y no se identifica con ninguna de esas tipologías, disfrute de su café, es una bebida magnífica. A mí me encanta. No compre siempre el mismo, busque nuevas variedades, aprenda a prepararlo de diversas maneras. Le recomiendo beberlo en las horas de la mañana, hasta el mediodía, para evitar picos innecesarios de adrenalina y cortisol. Después de esa hora, pásese al descafeinado, hay unos muy ricos. Yo prefiero aquellos cafés a los que se les ha extraído la cafeína por el proceso de "lavado". No será difícil hallarlos.

Capítulo seis

# Pasar el examen

**Otro de los pasos importantes** para convertirse en el arquitecto de su propia salud es aprender a interpretar esas cifras que aparecen en los resultados de sus chequeos médicos de rigor, en los que abundan los "mg/dl", "ng/ml" o "uUI/ml". Cada hoja parece contener un mensaje cifrado que solo pueden descodificar los doctores y que atemoriza a los pacientes.

En este capítulo le daré las claves para descifrar ese código secreto –en realidad no hay secreto alguno, pero así suena más interesante–; y le presentaré las pruebas que no pueden faltar jamás, en sus revisiones generales. Aprender a leer estos exámenes le servirá a su propia labor de autogestión. Lea bien: dije "autogestión", no "autodiagnóstico" o "automanejo"; busque siempre la asesoría del internista o del profesional que mejor conozca su historia clínica.

Por cierto, ¿cuándo fue la última vez que le hicieron esas pruebas de control? ¿Hace un año? ¿Hace seis meses? ¿El siglo pasado? Tómeselo en serio; si lleva a su máquina de cuatro ruedas a la revisión obligatoria en el taller, lleve a su máquina de huesos y músculos a los chequeos correspondientes. No se confíe.

## 1–"Vaya mídase el azúcar"

La frase es de la tía Bertha, se la dice con frecuencia al tío Pepe, quien ve los partidos de fútbol entre pastelitos y galletas, y siempre está en el límite de la prediabetes. Al ver sus excesos, Bertha le grita constantemente: "Mijo, vaya donde el doctor y mídase el azúcar". Ella lo dice así, pero en realidad le está pidiendo que se practique los exámenes de rutina y, por supuesto, que le midan la glucosa en sangre; esa es la prueba de la glicemia, o glucemia. Una de las infaltables.

Con ella se sabrá, obviamente, cómo se está comportando dicha molécula en su torrente sanguíneo y, a partir de ese resultado, se puede intuir cómo se encuentra la glucosa en el resto del cuerpo. Porque, y cabe la aclaración, ella puede hallarse en otras zonas del organismo. En los diabéticos, prediabéticos y personas con obesidad, por ejemplo, el nivel de glucosa alojada dentro de las células (intracelular) será mayor al registrado en sangre.

¿Cómo medirla? Una de las mejores formas es tomar una muestra de sangre en ayuno, darle al paciente una carga de glucosa (de entre 50 y 75 mililitros), esperar dos horas y hacer otra toma. Esa es la muy famosa "glicemia pre y post". Seguro que la conoce, aún recordará el color y el sabor ultradulce de ese líquido que le pidieron que bebiera. "Si siente algún mareo me avisa", le habrá dicho la bacterióloga.

—Uy, doc, claro que recuerdo esa "carga". ¡Es demasiado dulce!

—Es como tomarse, en menos de diez minutos, dos o tres gaseosas de esas que destapan la felicidad. ¿Y tuvo mareos?

—En alguna ocasión. Las últimas las he soportado bien. ¿Por qué usan esas cargas de glucosa y no comida real?

—Se equivoca, algunas veces se hace la medición después de un desayuno.

—¿No sería mejor así?

—Tal vez, pero también sería más complicado de controlar. La carga es siempre la misma.

—La misma cosa horrible, doc.

—Como quiera; es la misma. Es un estándar. Un patrón. Fue la que tomó en el examen de hace seis meses, o en el del 2018. Así es más fácil comparar esas pruebas.

—¿Cuál es el problema del desayuno? Me chuzan en ayuno. Luego como algo rico y me chuzan otra vez a las dos horas.

—Pero tendría usted que comer ese *mismo* desayuno cada vez que le hagan la prueba, para tener un patrón de comparación. Y eso no va a suceder.

—No nos libraremos de la terrible carga de glucosa.

—Es la referencia más precisa.

Ahora, si usted tiene el tiempo y la paciencia, y quiere conocer en detalle el comportamiento de su glicemia, le pediría que la primera toma fuera en ayuno, la segunda a la media hora, la tercera al cumplirse una hora, la cuarta a la hora y media, la quinta a las dos horas y la sexta a las tres horas.

—¿Seis chuzones, doc? Solo tengo dos brazos.

—Tiene razón, olvidé contarle que en estos casos le dejarían un catéter puesto, y solo lo pincharían una vez.

—¿Y para qué hacer esa medición tan larga?

—Nos daría pistas mucho más precisas de cómo está su glucosa. Es un caso excepcional, sería una medición buenísima. De todas maneras, con la glicemia pre y post nos basta.

## 2–La insulina

El mejor complemento para la anterior prueba es conocer los niveles de la "reina". Aún no entiendo por qué muchos médicos subestiman este examen. Si queremos revisar cómo se comporta nuestra glicemia, ¿por qué no nos interesaría saber el comportamiento de la insulina? El azúcar en sangre, finalmente, dependerá del manejo que le dé dicha hormona. Cuando ella se descontrola, se despeluca y se desordena, vendrán la obesidad, la *pre* y la diabetes, la ansiedad para comer, la subida de los triglicéridos, el síndrome de ovarios poliquísticos, el hígado graso. ¿No son suficientes razones para conocer sus niveles? Por si no quedó claro, lo digo con otras palabras: la glicemia es un "resultado", y ese "resultado" depende de la insulina y de su comportamiento en el cuerpo.

En este caso yo sería muy feliz si usted se la midiera en ayuno, a la media hora, a la hora, a la hora y media, a las dos horas y a las tres horas. Tendríamos tremenda información porque, como estamos revisando una actividad hormonal, cada persona tendrá un comportamiento diferente. Obvio, sé que requiere de tiempo y dinero; no es un examen que aprueben la mayoría de seguros o entidades prestadoras del servicio de salud (al menos en mi país). De lo contrario, con la insulina en ayuno (pre) y dos horas después de la carga aquella (post) puede ser suficiente.

Hay cierto debate sobre cuáles son los niveles indicados de la insulina. En los laboratorios convencionales se acepta como normal de 0,3 uUI/ml a 24 uUI/ml, pero no se especifica si los valores son en ayuno, después de la carga de glucosa o después de un desayuno. Esa información es muy relevante porque estamos midiendo una hormona cuyo comportamiento depende de la alimentación que ha recibido; es un sensor nutricional. Es crucial conocer los detalles.

Para mí, los niveles adecuados de la insulina en ayuno estarían por debajo de 5 uUI/ml y, tras la carga de glucosa, no deberían ser mayores de 25 o 30 uUI/ml. Estos cálculos los hicimos mi equipo y yo basados en un gran artículo de la doctora Catherine Crofts, publicado en la revista *Diabetes Research and Clinical Practice*, en el 2016. Desarrollamos un modelo matemático, apoyados en los cálculos que allí se proponen, que nos permite hacer una curva muy fiable para demostrar que los niveles de insulina serán muy distintos si se miden en ayuno, después de desayunar o con posterioridad a una carga de glucosa. Es un procedimiento apenas obvio para entender el comportamiento de esta hormona que es un sensor nutricional, ¿no le parece?

Los rangos aceptados hoy son demasiado permisivos, resultan riesgosos porque no diferencian entre un paciente y otro. Es tan simple como esto: si una persona tiene su insulina en ayuno en 15 uUI/ml, tendrá tres veces más riesgo de desarrollar una diabetes que otra que tiene su "reina" en 5 uUI/ml; se entiende que esta enfermedad, que provoca millones de muertes anuales, se ocasiona por la resistencia a la insulina, y por esa razón se eleva el azúcar en la sangre. Dicho de otra manera, la elevación de la glucosa en el torrente sanguíneo es la consecuencia. Y, como médicos, no podemos seguir trabajando sobre las consecuencias, debemos tener en cuenta las causas.

Algunos especialistas se muestran reacios a mandar esta prueba. Usted, pídala. Si su médico en realidad se interesa por su salud y su bienestar, la ordenará. Y tendrá más pistas, valiosas pistas, para examinar mejor su caso.

## 3–El perfil lipídico

Sucedió hace tiempo. Era una mañana tranquila en mi consultorio y llegó uno de mis pacientes con cara de haber sido derrotado en la guerra. Se sentó frente a mí, los hombros caídos, encorvado, la mirada perdida. Me contó que traía sus exámenes de control y que él sabía, de antemano, que eran malas noticias. "Gracias por todo, doctor", me dijo. ¿Gracias de qué?, le pregunté. "Gracias por sus enseñanzas. No hay más que hablar. Me queda poco tiempo". Debo admitir que temí lo peor. Le pedí sus pruebas, las revisé rápido y no vi nada increíblemente trágico. Pero él tomó una de las páginas, señaló con el dedo una cifra y me dijo: "Dígame, sinceramente, ¿cuánto me queda? ¿Un mes? ¿Dos?".

Mi paciente aún está vivo, y se siente mejor que nunca. Creyó que estaba gravísimo porque la medición del colesterol total, de su perfil lipídico, marcaba 203 mg/dl; y en la hoja decía que estaba en "riesgo" si superaba los 200 mg/dl. Riesgo moderado, para ser exactos. Su caso fue uno de los que me motivó a redactar estas líneas. No se asuste con los números de esta prueba, que incluye los triglicéridos, el colesterol HDL, las fracciones VLDL y LDL, y el colesterol total; mejor, aprenda a interpretarlos.

**Los triglicéridos:** Su cuerpo es sabio y estratégico. Él guardará en forma de grasa todos los excesos de carbohidratos que usted incluyó en su dieta por cuenta de los panes, los *donuts*, las papitas fritas, los pastelillos, los cereales de caja, entre otras "bellezas". Esta grasa la podrá utilizar después como fuente de energía, en caso de que, por ejemplo, no encontrara alimento disponible en los próximos días. Estos lípidos, que se guardan en el hígado, en la sangre y los que se convierten en michelines, gorditos o *love handles* son los triglicéridos.

De acuerdo con los tradicionales exámenes de laboratorio, los suyos tendrán un nivel de referencia "normal" si son menores o iguales a 150 mg/dl. Yo prefiero que mis pacientes estén en un rango inferior a 100 mg/dl, aunque nunca les pediría que sus triglicéridos marcaran 30 mg/dl. Vuelvo a las anécdotas. Una de las personas que atiendo llegó a mi consultorio con una enorme sonrisa, haciendo la

V de la victoria, y agregó: "Doc, felicíteme, tengo los triglicéridos en 20 mg/dl". Lejos de felicitarla le pedí que comiera un poco más de carbohidratos porque esos niveles eran muy bajos y poco favorables. Los triglicéridos son importantísimos para el funcionamiento de nuestras células; su deficiencia comenzará a genera rigidez celular.

Invoco una de las palabras claves de este libro: "equilibrio". No busquemos los extremos. No se trata de una competencia por alejarse al máximo, hacia abajo o hacia arriba, de los valores de referencia incluidos en las pruebas de laboratorio. Lo ideal es buscar un punto medio. Se tiene la creencia de que "entre más bajito" sea el número de la medición (en cualquiera de los exámenes) se estará más saludable. ¡Falso!

**Colesterol total:** Es el resultado de la sumatoria entre el LDL (el supuesto "colesterol malo"), el HDL ("el bueno") y el VLDL; sin embargo, ninguno de ellos es colesterol; son un trío de proteínas transportadoras de ese colesterol. Estas pruebas requieren que su especialista las interprete; no solo con la ayuda de los números que aparecen en una hoja: debe hacerlo teniendo en cuenta *su* caso y sus particularidades, de lo contrario podría dejar algunos cabos sueltos. Le dejo otro dato: hoy, las guías internacionales demuestran que el colesterol total no es un predictor de riesgo cardiovascular.

Retomemos algunos conceptos desarrollados antes. El colesterol de nuestro cuerpo no es, únicamente, la consecuencia o el resultado del colesterol que consumimos en algunos alimentos. Este, en su mayoría, se produce en nuestro hígado (hasta tres gramos diarios, una cantidad que equivale al contenido de colesterol contenido en 12 o 15 huevos), y será llevado a las células del cuerpo con la ayuda de los tres "vehículos" mencionados: el LDL, el HDL y el VLDL.

El LDL (lipoproteínas de baja densidad), o el *sheriff* oscuro, del que hablamos en el apartado dedicado al aceite de coco, es como un bus que recoge el colesterol en el hígado, lo lleva hacia las células de los distintos órganos que lo requieran, y una vez allí cumplirá la función que le corresponda; quizá deba ayudar al control de la inflamación o reforzar las membranas celulares. También será importante en la producción hormonal. La labor del colesterol es decisiva en la generación de las hormonas esteroideas, como el "bombero" cortisol, la aldosterona, la pregnenolona, la progesterona, los tres estrógenos (el estradiol, el estriol y la estrona), la testosterona, la androstenediona, o la dehidroepiandrosterona (DHEA). ¿Quién lo transporta? El villano de la película, el LDL, que de "malo" nada tiene. Es el mejor de los buses del organismo.

Y mire este giro en la trama. Cuando usted lleva una mala dieta y una vida descuidada, y permite que su cuerpo se inflame, su colesterol no será movilizado por el buen bus del LDL; lo transportará un vehículo alterno, la LPA (lipoproteína A), una furgoneta en malas condiciones que soltará partículas oxidadas a lo largo de su trayecto.

Del HDL (lipoproteínas de alta densidad), el *sheriff* salvador del condado, siempre nos han hablado bien debido a su labor de "reciclaje". En sus vagones recolecta los excedentes de colesterol presentes en los tejidos y los lleva hacia el hígado para que este los pueda eliminar o reciclar. Se dice que es el "bueno" porque estaría limpiando el organismo de aquel temido colesterol.

La conclusión es que no hay un héroe y un malhechor, tanto el uno como el otro pueden ser "malos" o "buenos". Durante décadas nuestros especialistas nos han pedido que intentemos mantener elevados los niveles del HDL, porque así estaríamos a salvo y lejos de un episodio cardiovascular. Una recomendación que hoy no deberíamos tomarnos tan a pecho. Ningún estudio ha podido demostrar que los altos rangos del *sheriff* salvador sirvan como protectores o prevengan este tipo de incidentes. En la orilla contraria tampoco habría razones para creer, sin temor a dudas, que la elevación del LDL (el *sheriff* oscuro) es la culpable del taponamiento de las arterias. Las investigaciones demuestran que sí hay una *correlación*, más no una *causalidad* directa. No se podría acusar a esta lipoproteína de baja densidad, que es una transportadora del cortisol, de provocar tales obstrucciones.

**"Particularidades":** ¿Qué causaría esos taponamientos arteriales? Un aumento en la cantidad del colesterol que se produce y una disminución en la cantidad que se recicla, porque se acumula. Pero ahí no acaba todo. Debe ocurrir un cambio en la naturaleza de las *partículas* –¡hace rato no las mencionábamos!– de ese LDL, debido a la oxidación producida por la inflamación sostenida en el tiempo.

Lo hablamos un puñado de páginas atrás. Tanto el LDL como el HDL tienen partículas grandes, las "buenas", las que no deberían preocuparnos; y unas pequeñas, minúsculas, patológicas, que se oxidan fácilmente y pueden liberar factores inflamatorios y cúmulos de colesterol sobre una arteria afectada. Estas últimas suelen producirse por la resistencia crónica a la insulina y comenzarán a adherirse al interior de las paredes arteriales –inflamadas por esta alteración–; allí formarán la placa de ateroma, que penetra las capas de la arteria y las "empuja" hacia adentro. He ahí el taponamiento.

¿Fue por culpa del LDL? No. Hubo una variación en sus partículas. Es entendible que medio siglo atrás lo quisieran poner tras las rejas por sus crímenes cardiovasculares; en esos años aún no había evidencias que demostraran lo contrario. En el 2021, con la lipidología y el conocimiento de nuestro lado, podemos luchar por su inocencia. No es una necedad o una ocurrencia mía. ¿De qué depende que nuestras partículas sean grandes o minúsculas? Del nivel de inflamación y oxidación crónicas que usted, el tío Pepe, la novia del primo musculitos y yo tengamos.

Le doy cuatro consejos que le servirán para recordar este asunto: 1) revise la cantidad de colesterol que produce, 2) sabrá que este contiene partículas pequeñas si su cuerpo sufre de inflamación,

3) esta última será la causante del daño arterial y 4) hay que controlar la oxidación del colesterol.

Continuaremos con el tema. Por ahora le dejo algunos gráficos que le ayudarán a entender mejor lo que le he contado sobre las *partículas*. El primero le parecerá familiar, lo vio antes; quise refrescarle la memoria. Los tres siguientes son nuevos. A veces las imágenes son las comunicadoras más eficientes.

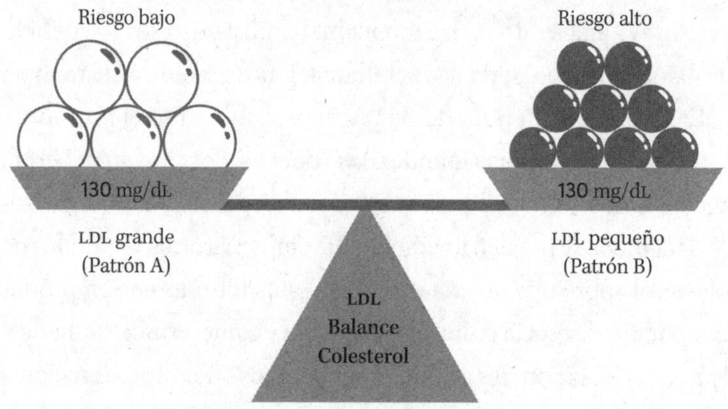


**Partículas de lipoproteínas frente a colesterol**

Cada paciente tiene el mismo colesterol LDL de 125 mg/dl (3,25 mmol/l). María corre el mayor riesgo de tener un evento cardiovascular porque sus partículas del *sheriff* oscuro son las más pequeñas y tiene muchas partículas de lipoproteína del LDL

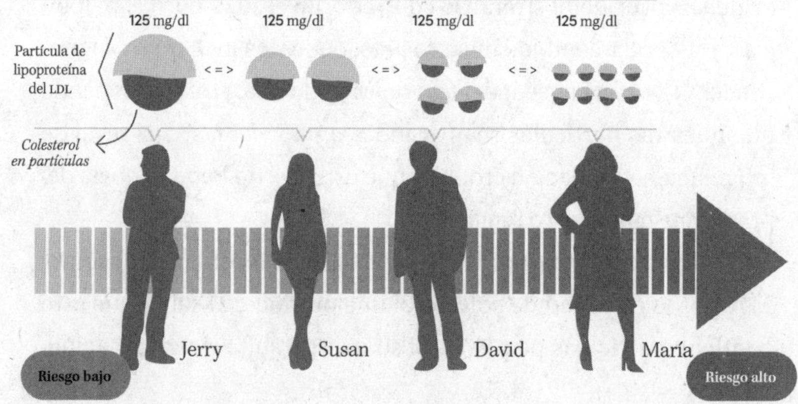

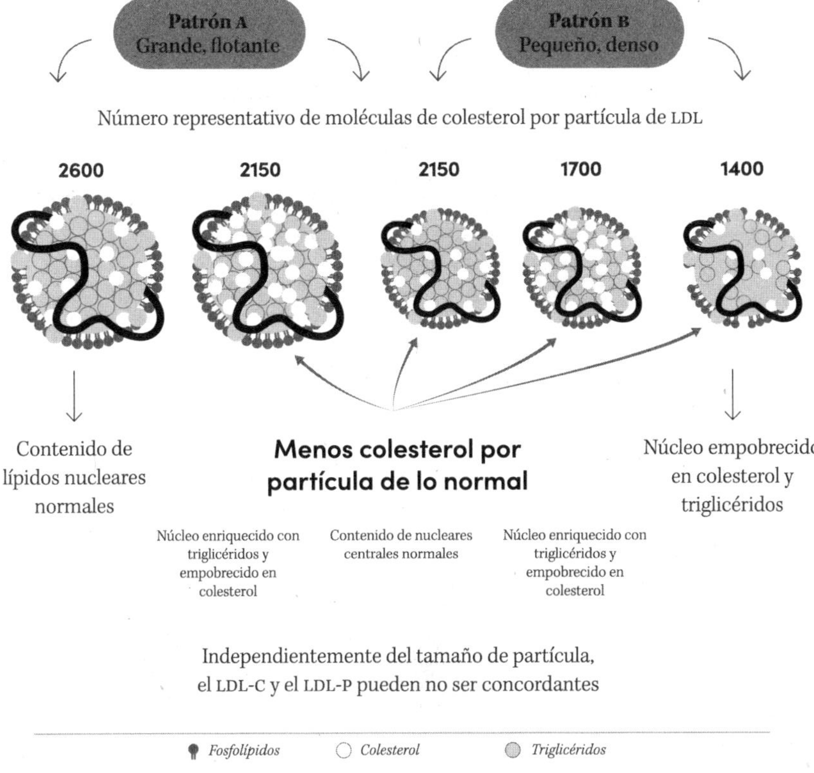


**El mensaje es claro (y esperanzador): No todas las personas que tengan elevados los valores de su LDL sufrirán un infarto. Para analizar de manera acertada este indicador habrá que revisar el historial de cada paciente. Y tener en cuenta otros factores, como los que le presento enseguida.**

**La menopausia:** En las mujeres el colesterol puede elevarse al llegar a esta etapa de su vida. Sus ovarios dejarán de producir estrógenos y progesterona (dos hormonas esteroideas que mencionamos hace poco). Al notar estos cambios, el hígado asume que debe aumentar su producción de materia prima, el colesterol, para la creación

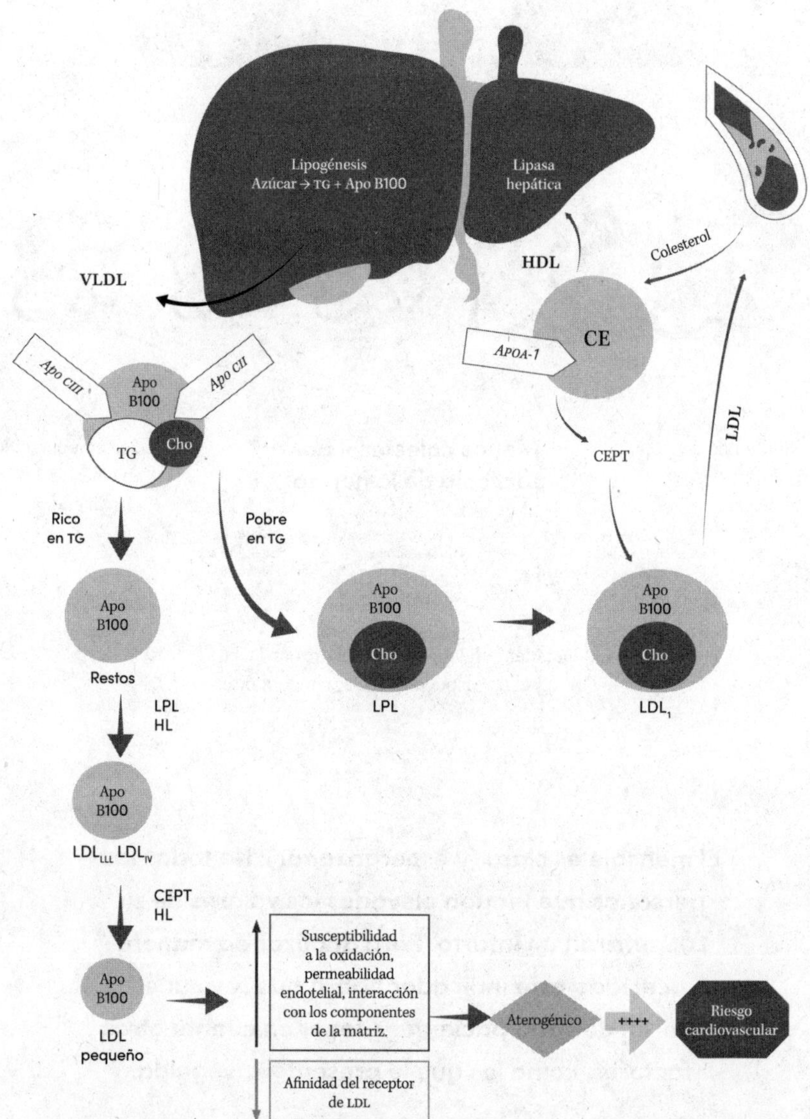


Talebi, S., Bagherniya, M., Atkin, S.L. *et al.* Los efectos beneficiosos de los nutracéuticos y los productos naturales sobre los niveles de LDL densos pequeños, el número de partículas de LDL y el tamaño de las partículas de LDL: Una revisión clínica. *Lipids Health Dis 19*, 66 (2020).https://doi.org/10.1186/s12944-020-01250-6

hormonal, que está en descenso. Por tal razón es muy normal que en los exámenes de las pacientes menopáusicas haya una subida del colesterol total, especialmente del LDL. Un incremento que, en una persona que lleve una vida *CoMo*, no tendrá riesgo alguno.

**Las infecciones crónicas:** Producidas por virus, parásitos o bacterias, son otras habituales causantes del aumento en el LDL y el HDL. El organismo sabe que los dos *sheriffs* tienen propiedades antimicrobianas y, si afronta un ataque de las milicias víricas o de las "bichoguerrillas", intentará subir sus niveles para que ayuden en la confrontación, aunque poco puedan hacer. Por descuido, esta última condición suele dejarse de lado en el análisis del perfil lipídico. Es importante tenerla presente.

**Su historia:** Todos los especialistas deberían revisar el perfil lipídico de sus pacientes teniendo a mano, y fresco en la memoria, su historial médico. Estas pruebas, más que una revisión de números, demandan un atento análisis personal. La lectura rápida, descuidada, de los rangos establecidos, de los valores de referencia, terminará en una prescripción de estatinas para todos aquellos que tengan el colesterol por encima de las cifras sugeridas en el papel.

En la gran mayoría de los casos, estos fármacos son innecesarios. Y, aunque a lo largo de los años se hayan presentado nuevas versiones del medicamento, nunca han logrado prevenir ni disminuir el riesgo de un episodio cardiovascular. Si el tema le despierta curiosidad, le recomiendo el libro del cardiólogo británico Aseem Malhotra, *A Statin Free Life*, que acaba de ser publicado en el Reino Unido. Léalo y saque sus conclusiones.

Y si su doctor, tras un chequeo supersónico le dice: "Te mandaré estatinas", usted, que es un paciente aplicado, le dirá: "Perdóname, pero discúlpame –como repetía aquel personaje de *Yo soy Betty, la fea*–; ¿me lo podría explicar con más detalle, por favor?". Quizás le replique: "No me diga que ha estado leyendo al farsante del Jaramillo". Y sí.

**Una guerra inútil:** Esta avanzada médica por disminuir los niveles del "enemigo" a como dé lugar, a fuerza de estatinas para Bertha, para Pepe, para usted, para mí, y sin revisiones particulares, ha propiciado varios desastres. Si no contamos con suficiente colesterol, el cerebro y las células del organismo se quedarán sin nutrientes, no habrá sustrato para fabricar hormonas, se pone en riesgo nuestra salud. Por supuesto, algunos pacientes tendrán que ser intervenidos y necesitarán medicinas. Es innegable que los resultados de sus exámenes son muy importantes, y que esas cifras serán valiosas para realizar su diagnóstico. Y es verdad, también, que, como médicos, lo podríamos hacer mejor; deberíamos prestarles más atención a los detalles.

—¡A las partículas, doc!

—Exactamente.

—Mil páginas atrás explicó cómo saber si se tienen buenas o malas *partículas*; me da algo de flojera regresar, ¿me lo explica?

—¿Tan largo le ha parecido el libro?

—Largo sí es. Pero ahí sigo, firme, buscando el "equilibrio".

—Se lo vuelvo a explicar. La primera opción, que es la más cara y está disponible en algunos países, es hacerse un perfil avanzado de lípidos o de partículas de lípidos.

—*Next*, doc.

—La segunda opción, que es la que suelo aconsejar más, es revisar los indicadores secundarios. ¿Los olvidó?

—Tengo vagos recuerdos.

—Mire, si hay una relación de uno a uno, o máximo de uno a dos, entre los niveles del HDL (el "bueno") y los triglicéridos, punto a su favor. ¿Continuamos?

—Vale. Ya empiezo a recordar. Si mi *sheriff* salvador es de 65 mg/dl y mis triglicéridos de 65 mg/dl (o 66, o una cifra cercana), o inferiores a 130, que sería el doble, es un indicador alentador.

—Los números son lo suyo. Otra buena noticia la tendrá si la relación entre el colesterol total y el HDL está, máximo, entre 1 y 5. ¡Que no supere ese margen!

—Sé que había otro indicador secundario que involucraba a la insulina, doc. ¿Estoy en lo cierto?

—Lo sabía, de algo tendría que acordarse. Si los niveles de su insulina en ayuno son menores o iguales a 5 uUI/ml y, después de la carga de glucosa son inferiores o iguales a 25, o máximo a 30 uUI/ml –ese es el rango que sugiero–, otro O.K. para usted.

**Interpretar las cifras:** No se asuste si, por ejemplo, su HDL está en 80 mg/dl y sus triglicéridos en 60 mg/dl, y entre ellos no existe esa precisa relación uno a uno (en este caso sería de 1:0,8) –basta con que los rangos sean cercanos–. Buscar la exactitud en estas mediciones solo le causará una preocupación innecesaria. Y no se estrese si sus triglicéridos superan la barrera de los 100 mg/dl (el límite), y marcaron, supongamos, 110 mg/dl. Ese numerito solo, aislado, no dice nada. Será elocuente cuando lo comparemos con el HDL que, supongamos, marcó 80 mg/dl. Tendríamos una proporción adecuada; lo importante es que no supere una relación de uno a dos.

Por último, divida el nivel de su colesterol total, digamos que lo tiene en 180 mg/dl, entre la cifra del HDL, que había marcado 80 mg/dl (es una suposición; hágalo con sus valores reales). Esta operación le dará la *ratio del colesterol*, otro valor importante de tener en cuenta. En este caso sería de 2,25. Maravilloso. De acuerdo con la American Heart Association (AHA), si dicha relación es inferior a cinco, puede decirse otra vez, en voz alta, "¡Bien hecho, tigre!". Las mediciones que superen el límite señalado por la asociación sí pueden ser patológicas.

**A fondo:** Si usted quiere ser aún más detallista, examinar de manera profunda su colesterol y descartar cualquier sorpresa adicional, le vendría bien revisar la Apo B (o Apo B100), una apolipoproteína que tiene una cercana relación con el LDL y el HDL. Esta es una prueba complementaria a los estudios de inflamación y le indicaría qué tanto riesgo cardiovascular afronta. A los pacientes que tengan este marcador aumentado sí se les recomienda el uso de las estatinas.

**Sí se puede:** Controlar el colesterol es posible; dependerá, en buena medida, de sus elecciones, de la alimentación que lleve a su cuerpo, de sus hábitos. Para cumplir con esta tarea, incluya en su menú buenas fuentes de omega 3, niacina (o vitamina B3), arroz de levadura roja, buenas fibras prebióticas, polvo de bergamota y probióticos; y libérese de las harinas refinadas y las grasas trans. Le daré más recomendaciones nutricionales al respecto en el siguiente segmento del libro. ¡No olvide moverse! Haga ejercicios que involucren pesas e intervalos. Son recomendaciones generales, no existe la "fórmula única" para mejorar todos los casos, es distinto lo que sucede en el organismo de una mujer que ha llegado a la menopausia y en el de una persona que sufre de inflamación crónica. No creo en las guías médicas que nos alientan a recetarles estatinas a todos los pacientes que presenten un colesterol total de 200 mg/dl, o un LDL superior a 130 mg/dl. Creo en *su* caso, en cada situación particular.

No culpe a su tatarabuelo, no diga que el colesterol alto es una herencia maldita; piense, mejor, en qué está haciendo para remediarlo. Si esta patología tiene que ver, definitivamente, con sus orígenes familiares, y así lo ha constatado su médico, reduzca el consumo de lípidos en general, y minimice –más no suspenda– la ingesta de grasas saturadas; estas son muy necesarias. Y deje en paz la memoria del tatarabuelo, trabaje en su mejoría.

**Dudosas recomendaciones:** Un buen número de especialistas cree que todas las grasas poliinsaturadas (PUFA, por su sigla en inglés), o los omegas, para que nos entendamos mejor, son iguales porque aumentan al heroico HDL y reducen al maléfico LDL. Habría que hacer una diferenciación. Los omega 6, por ejemplo, serán veneno o elíxir, dependiendo de su proveniencia. Los que contienen los aceites de canola, soya o girasol, los más recomendados incluso por ciertos cardiólogos, son la piedra inicial de una inflamación. En cambio, los que hallamos en las almendras y el aceite de borraja sí son saludables. De todas maneras, si tiene que elegir a un integrante de los omegas, que sea el que lleva la casaca número tres.

—¿Y su amado aceite de coco, doc?

—Volvemos al tema. Es una buena elección, en su justa medida.

—¿Y por qué, a pesar de todo lo que ha dicho, mucha gente le teme?

—Lo satanizan porque aumenta los niveles de LDL y HDL; lo que no explican, porque no lo saben, o porque no quieren, es que no aumenta las partículas dañinas. ¡Eso usted sí que lo sabe!

Ante estos temas que despiertan tantas inquietudes y miedos en nuestros pacientes, los médicos deberíamos hallar respuestas más claras, tratamientos más adecuados. Todo dependerá de nuestra orientación. De un lado estarán los doctores e investigadores, algo obtusos y tercos, que solo se fían de los niveles que recomienda la academia. Si esos rangos son superiores o inferiores, la solución será "tómate esta pastilla". Adiós. "Adelita, dígale al siguiente paciente que siga".

En otra zona bien diferente, una que yo tampoco comparto, viven los colegas practicantes del *keto*, quienes permiten que las personas que atienden, también aficionadas a las rutinas cetogénicas, marchen por la vida con el LDL en 400 mg/dl. Claro, beben café con aceite de coco, se cepillan los dientes con mantequilla, y aunque no presenten inflamación crónica, sus hábitos alimentarios me parecen poco balanceados. Como se lo acabo de decir, el aceite de coco está muy bien, pero en una medida razonable. El mejor ejemplo de equilibrio lipídico lo encontramos en la leche materna, donde conviven las grasas saturadas, poliinsaturadas y monoinsaturadas, todas en su adecuada medida; en su dosis precisa. De dicha forma equilibrada deberíamos vivir.

La medicina que más me interesa, la que yo practico, está lejana de esas dos posturas. Me siento más cómodo en un punto intermedio, me siento mejor pensando en cada paciente como un sistema biológico único e irrepetible; cada cual puede tener elevaciones en su colesterol por una o por varias razones. Tal vez su mejor tratamiento sea modificar su menú, quizás le sugiera un cambio en sus rutinas y un poco de sudor y acción deportiva; puede que, además, sea necesario recetarle algún suplemento, o incluso un fármaco; o todas las anteriores. Pero sé que si voy a prescribir unas píldoras revisaré a fondo su caso para hallar los valores adecuados de sus dosis. He aprendido que podré acompañar a mis pacientes hacia su sanación si conozco sus historias. La salud depende más de ese aprendizaje, de ese intercambio, que de unas tristes cifras escritas en un papel.

Digámosle adiós al perfil lipídico recordando que la causa del taponamiento de las arterias, que desencadena las fallas cardiovasculares, no la hallará en los niveles del colesterol total, o de los *sheriffs*. Hay que indagar un poco más. Y añadiré lo siguiente en voz alta:

**Las estadísticas científicas demuestran que el 50 % de los pacientes que sufren infartos presentan colesteroles "normales".**

## 4–La ferritina

Esta es una prueba que cobró mucha importancia entre los pacientes que resultaron positivos para covid-19. La tía Bertha, aunque solo salía de casa para caminar con las vecinas en el parque, con su mascarilla muy bien puesta y guardando las distancias, se contagió. No tuvo mayores complicaciones, pero Lupe, su gran amiga del colegio, sí. El médico le mandó a hacerse unos exámenes. Ella se los leyó a la tía. La tía, por supuesto, me llamó (algo histérica). "Carlitos, ya sé los resultados de Lupita. Tiene altísima una tal *fetirrina*". La "ferritina", tía, le respondí. "Lo que sea, mijo, está altísima. ¿Se va a morir? ¡Todo por culpa de ese bicharraco asqueroso!".

La ferritina es una proteína que se halla en la sangre, se encuentra en mayores concentraciones en el hígado, dentro de las células hepáticas (los hepatocitos), y también de unas células inmunológicas (conocidas como reticuloendoteliales). Se encarga de almacenar el hierro en nuestro cuerpo, y de liberarlo cuando sea necesario. Los especialistas ordenan su medición con diversos fines. En el caso de Lupe, quien al sexto día de la enfermedad tenía los niveles de ferritina cerca de 700 ng/ml (los rangos normales, en una mujer, no deberían superar los 250 ng/ml), su doctor intentaba conocer el grado de inflamación o de infección crónica que había en su interior. El "bicho" este, el SARS-CoV-2, pone en muchos aprietos al cuerpo, lo inflama, lo patea, lo maltrata. Por eso los contagiados presentan un incremento en los valores de esta proteína.

Sin embargo, los rangos elevados de ferritina también están relacionados con la aparición de enfermedades autoinmunes como la artritis reumatoide (o reumatoidea), afecciones como el cáncer (linfomas, leucemia) o diabetes tipo 2, entre otras. La ferritina de Lupe, para felicidad de todos, cuatro semanas después estaba en niveles normales. Ella y la tía, dos sobrevivientes del covid-19, ya tienen la doble dosis de sus vacunas, han vuelto a caminar en el parque y a todas las personas que escuchan toser les dicen: "Hágase revisar la *fetirrina*".

Ahora examinemos qué puede estar sucediendo si los pacientes tienen bajos niveles de ferritina. Podría pensarse, primero, que presentan deficiencia de hierro (una observación: los valores altos, en cambio, no señalarían necesariamente un exceso de este nutriente). Cualquier sangrado, como el del periodo menstrual en las mujeres, o el producido por un evento gastrointestinal crónico, provocan una baja en esta proteína. Aquellas personas que han perdido la sana acidez estomacal por el consumo prolongado de antiácidos como todos los terminados en "prazol", o de la sospechosa ranitidina (que podría ser cancerígena), alteran su ferritina y no pueden asimilar el hierro de manera adecuada.

A su vez, esta es un indicador importante para el diagnóstico de la anemia, que se presenta cuando hay una disminución de glóbulos rojos en el torrente sanguíneo. Al cuadro hemático, que seguramente mostrará unos niveles bajos de hemoglobina y hematocritos, lo complementará el chequeo de la ferritina.

—¿Cuáles serían los valores de referencia ideales para esta proteína, doc?

—Para las mujeres estaría bien entre 50 y 250 ng/ml; para los hombres, entre 50 y 400 ng/ml. Cualquier medición que esté muy por debajo, o por encima, de esas proporciones, requiere de un estudio cuidadoso de su especialista.

—Uf, entonces Lupe la tenía elevadísima.

—Muy elevada, es cierto. Pero al mes, cuando el sacudón del "bicho" pasó, bajó su inflamación crónica y por ende su nivel de ferritina.

—Doc, ¿hay alguna seña física, específica, visible, que pueda indicarnos que algo "raro" está sucediendo con nuestra ferritina?

—Muy buena su pregunta; sí. La caída del pelo es una seña física muy asociada a la deficiencia de ferritina. Tranquilo, antes de que lo pregunte, la mía está bien.

## 5–Los electrolitos

En sus exámenes de autoconocimiento nutricional no debería faltar un buen chequeo a ciertos minerales que denominamos "electrolitos". Los principales son el sodio, el potasio, el cloro, el calcio, el magnesio y el cobre; y puede incluir el selenio y el zinc. El cuerpo los suele gestionar muy bien. Y, si el valor de alguno de ellos se altera de manera considerable, usted se enterará de inmediato. Una baja en el potasio le provocará molestias cardiacas. Una subida del sodio lo llevará al hospital. De todas maneras, son condiciones clínicas muy poco frecuentes: debe haber antes alguna patología asociada.

Uno de los electrolitos que más captura mi atención es el magnesio (sí, ese que está involucrado en más de 400 funciones bioquímicas del organismo), del que usted ya sabe las señas básicas. Yo casi nunca les mando a medir los niveles de este nutriente a mis pacientes. Me parece una revisión inútil porque el examen en sangre siempre les saldrá "normal". Aunque en 80 de cada 100 casos esto sea una mentira.

Se lo explico: el organismo es extremadamente celoso con su magnesio. Lo cuida como Tío Rico McPato cuida su oro. Los mayores "yacimientos" internos de este mineral se encuentran en los huesos y en los músculos. Y el organismo, sin importar si las reservas de este electrolito son bajas o altas, mantendrá la misma cantidad en el torrente sanguíneo, que equivale a menos del 1 % de todo el magnesio corporal. Es decir, aunque usted forme parte del 80 % de la población mundial que presenta deficiencias de este nutriente, la prueba en sangre le dirá a su médico que no hay rastros de esa falencia.

Si, como indican los estudios, a ocho de cada diez de sus colegas humanos les falta el magnesio, es muy probable que a usted también. Y si tiene síntomas como dolores corporales frecuentes, cansancio, palpitaciones, falta de sueño y de concentración o calambres (por citar algunos), y tiene malos hábitos, come como autómata y sin respeto hacia su cuerpo, es el momento de incorporarlo a su dieta. Y debe hacerlo porque su máquina corporal, a diario, usará *todo* el magnesio que tiene disponible. Si cuenta con poco sufrirá las consecuencias; si sus provisiones son las necesarias, gozará de ellas. La dosis normal de este electrolito varía entre 300 y 500 miligramos al día.

Una persona sana no correrá peligro alguno si se suplementa con las medidas indicadas antes. Nunca tendrá elevaciones sospechosas de este elemento en su torrente sanguíneo. Y si un día, por error, tomara un poco más de la cantidad necesaria, su cuerpo se encargaría de deshacerse del exceso (quizás en forma de diarrea). Los altos niveles de magnesio en sangre, conocidos como hipermagnesemia, solo suelen presentarse en personas con enfermedades renales crónicas. Los rangos de este nutriente suben porque no puede ser expulsado a través de la orina. Son casos muy puntuales.

Esas son las razones por las que no les mando a medir el magnesio a mis pacientes; pero sí les pido sus exámenes de todos los demás electrolitos: sodio, potasio, cloro, calcio y cobre; y añado el selenio y el zinc cuando quiero evaluar las funciones de su sistema inmune, de la tiroides, o me interesa conocer a fondo el porqué de sus alteraciones crónicas en la piel, el pelo o las uñas.

## 6–Proteínas totales y diferenciales

Aunque esta prueba no le dará un panorama inequívoco de su estado nutricional, sí será muy útil para establecer si tiene deficiencias proteínicas. Esto lo sabrá, especialmente, con la medición de la albúmina, la proteína más abundante del organismo. Si ella presenta rangos bajos, sus reservas proteicas necesitarán una recarga. Las proteínas son indispensables, son la manifestación por excelencia de que nuestras células están vivas y en buen estado. Hay que cuidarlas.

## 7–La leptina

Esta hormona, gran amiga de la insulina, se produce en el tejido adiposo, se activa cada vez que comemos y es la encargada de mandarle al cerebro la señal de saciedad ("¡Basta ya, ha sido suficiente!"). Los valores excesivamente altos de leptina se hallan principalmente en los pacientes con obesidad y sobrepeso, que han generado resistencia a esta hormona. Es un examen que puede resultar útil en determinados casos; yo poco lo pido, porque me centro más en el análisis de la "reina". Finalmente, la resistencia a la leptina es consecuencia de la resistencia a la insulina.

## 8–La tiroides

Es un tesoro para el cuerpo y una glándula implicada en las diversas funciones orgánicas. Ella administra nuestras finanzas corporales, determina cuánto gastaremos (en las funciones vitales) y cuántos recursos guardará; y está involucrada en la síntesis del crecimiento y la multiplicación celular (si a usted no le crecen ni el pelo ni las uñas, revise su tiroides). Todas las células del cuerpo tienen receptores para la hormona tiroidea. Vale la pena examinarla bien porque algunas de sus alteraciones pueden ser el resultado de una deficiencia de nutrientes. Estos desórdenes son habituales en las personas que llevan una dieta basada en gomitas de dulce con gaseosas y postrecitos. Pídale a su especialista que, además de incluir el habitual chequeo de la TSH (la hormona estimulante de la tiroides), le mida la T3 libre y la T4 libre. Tenga en cuenta esa palabra: "libre". La medición "total" resultará útil en condiciones muy puntuales.

## 9–Vitamina B12

Siempre será una gran idea medir los rangos de este nutriente, también conocido como cobalamina. Varias enfermedades crónicas podrían surgir debido a su deficiencia en el organismo. Un médico con la pericia necesaria siempre podrá encontrar los nexos entre el descenso de esta fuente vitamínica y la aparición de tales afecciones.

Si usted lleva una dieta totalmente basada en plantas, o está pensando dejar las proteínas animales y pasarse del lado del veganismo, preste mucha atención. Es habitual que quienes practican este régimen y no llevan un menú equilibrado, tengan bajos sus niveles de B12, una vitamina esencial para evitar la anemia, para mantener el buen ánimo y alejar la depresión, para el sano funcionamiento del cerebro, entre otros beneficios. Esta falencia, que en algunos veganos puede ser crónica, se corregirá fácilmente con los suplementos alimentarios indicados (¡formulados por el especialista que conozca su caso!). Yo suelo ordenar formas orales de metilcobalamina o de adenosilcobalamina. Evite la cianocobalamina. Ese "ciano" del inicio indica que es proveniente del cianuro, y además tendrían que inyectárselo en su preciado trasero. ¿Cianuro por Detroit? Mejor no.

En caso de que usted, que hoy come carne, pollo, pescado y huevos, decida cambiar su dieta y comenzar, por convicción y elección (no por moda), una vida vegana, tenga presente que...

—Ya sé lo que va a decir, doc.

—¿Qué diré?

—Obvio, que desde el primer día de la nueva dieta vegana incluya el suplemento indicado de vitamina B12.

—¿Usted está seguro de eso?

—¡Es apenas lógico!

—Parece lógico, pero no lo es.

—¿Cómo que no, doc?

—Deme un par de líneas y se lo cuento.

Si durante la mayoría de su vida ha incluido las proteínas animales en su alimentación (que son las más ricas en este nutriente), su cuerpo tendrá reservas de cobalamina por un *largo* tiempo. Por lo tanto, si mañana comenzara su régimen basado estrictamente en plantas, sus provisiones de B12 podrían seguir intactas entre tres y cinco años más. ¡No tendría que comprar suplementos de inmediato! No es necesario. Le recomendaría que cada año revisara sus niveles de esta vitamina y, junto con su doctor, decidan la estrategia a seguir.

## 10–Vitamina D

Ese es su nombre "comercial", porque en realidad es una hormona que tenemos en el organismo y a la que podemos activar con la exposición de la piel al sol. Si está leyendo este libro en un día soleado, anímese, vaya a la playa, a la piscina, salga a la terraza de su casa, quítese la ropa, aproveche esa energía solar. No servirá de nada si lleva un traje que cubre toda su anatomía y solo expone sus orejas ante los rayos del astro rey. ¡Nudistas al ataque!

La vitamina D cumple muchas funciones, ayuda en el manejo del calcio, les da un refuerzo a las defensas –por eso, al igual que la ferritina, ha sido tan popular en esta época de pandemia–, sirve para la iniciación de la señal intestinal de la insulina y contribuye con el metabolismo. La podemos hallar en el pescado, en las carnes, en algunos vegetales y nueces; sin embargo, si no contamos con los niveles de magnesio apropiados y nuestro estómago no tiene la acidez adecuada, no seremos capaces de asimilarla.

Si tiene bajos los niveles de este nutriente seguramente deberá tomar suplementos que lo contengan. ¿Cuál sería la dosis adecuada? Hay afiebradas discusiones al respecto. Algunos doctores recetan menos de mil unidades al día; otros medican 50 000 unidades diarias. Yo creo que suministrar medidas tan altas puede provocar que el cuerpo suprima la producción de esta vitamina. Le sugeriría que, de acuerdo con el grado de su deficiencia, tome una dosis de entre mil y cinco mil unidades diarias (máximo), siempre con el acompañamiento de su especialista.

Revise los resultados del examen; si sus niveles de este micronutriente en sangre se encuentran entre 50 y 100, estupendo. Si supera la centena, no se aterrorice, no se intoxicará fatalmente, suspenda la suplementación durante un tiempo y luego baje la dosis (en caso de que la esté tomando). Por supuesto, todo lo hará con la ayuda de su doctor.

## El momento del autoexamen

**Pongamos en práctica lo aprendido. Le dejo esta tabla con los valores de referencia tradicionales de cada una de las pruebas propuestas, e incluyo los rangos que suelo sugerirles a mis pacientes. Le pediré que escriba los resultados de sus exámenes más recientes y luego los compare con los que se practique cuando esté llevando a cabo su vida** *CoMo*. **Son solo números, lo sé, pero servirán para sacar conclusiones sobre su estado de salud.**

**Nota:** Recuerde los consejos que le di para revisar de manera correcta su perfil lipídico: comparar el HDL con respecto a los triglicéridos y el colesterol total, sacar el *ratio* del colesterol y revisar su insulina. En el siguiente apartado le comparto algunos consejos que lo ayudarán a mejorar estos exámenes.

| Prueba | Valores de referencia habituales | Valores que le sugiero | Su medición más reciente (si la tiene) | Su medición después de practicar con CoMo |
|---|---|---|---|---|
| Glicemia pre y post | 65-99 | Pre:75-85<br>Post: 80-120 | | |
| Insulina pre y post | Basal<br>2.6 a 24.9 | Pre: 2-5<br>Post: 25-30 | | |
| Triglicéridos | 0-149 | 50-100 | | |
| Colesterol total | 100-199 | Hombres:<br>150 – 220<br>Mujeres:<br>150–230 | | |
| LDL | 0-99 | 0-140 | | |
| HDL | >39 | 55-85 | | |
| Ferritina | 15-150 | 30-100 | | |
| Electrolitos | Sodio: 134-144<br>Potasio: 3.5-5.2<br>Cobre: 72-166<br>Cloro: 97-108<br>Calcio: 8.7-10.2<br>Zinc: 56-134 | Sodio: 135–140<br>Potasio: 4.0-4.5<br>Cobre: 81-157<br>Cloro: 100–106<br>Calcio: 9.2-10.1<br>Zinc: 64-126 | Sodio:<br>Potasio:<br>Cobre:<br>Cloro:<br>Calcio:<br>Zinc: | Sodio:<br>Potasio:<br>Cobre:<br>Cloro:<br>Calcio:<br>Zinc: |
| Proteínas | 6.0-8.5 | 6.9 – 7.4 | | |
| Tiroides | TSH: 0.45-4.50<br>T3 libre: 2.0-4.4<br>T4 libre:0.8-1.77 | TSH: 0.5 – 2.0<br>T3 libre: 2.5–4.0<br>T4 libre: 1.0–1.5 | TSH:<br>T3 libre:<br>T4 libre: | TSH:<br>T3 libre:<br>T4 libre: |
| Vitaminas | B12: 211-949<br>D (calcitriol):<br>20-79.3 | B12: 450– 2000<br>D (calcitriol):<br>19.9–79.3 | B12:<br>D (calcitriol): | B12:<br>D (calcitriol): |

## Nutrientes para sanar

Los minerales, las vitaminas, los adaptógenos, los fitonutrientes, ciertos aminoácidos, solos o en conjunto, serán las mejores medicinas para corregir las disfunciones que comienzan a tomarse nuestro cuerpo por culpa de la mala alimentación, del estrés, de la vida "sofá+Netflix" y de todos esos hábitos perjudiciales que he descrito tantas veces. ¿Cómo sanar nuestra tiroides? ¿Cómo darle una nueva vida a nuestro intestino (sin enemas, ni demencias *detox*) y al cerebro? ¿Cómo fortalecer los batallones del sistema inmunológico? Apréndalo en tres, dos, uno...

## A) Curar la tiroides

El mal funcionamiento de la tiroides puede estar ligado a una deficiencia nutricional. Y no hablo solo del déficit de yodo, asociado con el hipotiroidismo, o con el bocio, una afección caracterizada por el aumento del tamaño de la tiroides que, afortunadamente, es poco común en este siglo. El descenso mundial de esta anomalía se debe a la inclusión, por ley, del yodo en la sal de mesa.

Un par de palabras antes de comenzar el listado. No olvide que la hormona tiroidea, a la que mencionaré muchas veces en estos párrafos, es fundamental para cada una de las labores que llevamos a cabo en la vida. Todas nuestras células tienen receptores que esperan sus órdenes para entrar en acción. Casi nada, ¿no? Su producción se verá potenciada por el **zinc**, el **hierro** y el **selenio**; este último, además, protege la tiroides contra el estrés. La **vitamina D** contribuye a la regulación de dicha hormona, y el **magnesio** es fundamental porque la ayudará a cumplir sus tareas a nivel celular.

Un adaptógeno como la **ashwagandha** le dará un calmado abrazo a la tiroides para reducir los efectos del estrés, un enemigo que puede causar una disminución en su función (hipotiroidismo). Y bienvenida la **tirosina**, un aminoácido no esencial que es clave en la formación de la hormona tiroidea.

## B) El ácido del estómago

Debe estar agotado con mi "serenata" sobre la acidez de este órgano, pero lo repetiré hasta que me tome en serio. ¡Luchemos para que nuestro estómago se mantenga ácido! Solo así podrá cumplir bien sus labores. Tratar de alcalinizarlo es un acto delictivo. ¿Cómo conservarlo en forma? Tomando agua con limón y un chorrito de vinagre de sidra de manzana, e incluyendo vegetales y plantas de rico sabor amargo como el kale, las espinacas, los rábanos o las algas; consumiendo algunos fermentos como el chucrut o *sauerkraut* (o col lactofermentada); todos ellos ayudarán a la buena relación estomacal con la vesícula y a la producción de bilis. En caso de que tenga inflamación o episodios de gastritis y reflujo, póngale aloe vera a su agua con limón, licúela, y beba su espumosa bebida desinflamatoria.

## C) Rescatar la gran muralla intestinal

Un nutriente vital para la reparación del intestino delgado es un aminoácido que aprecio mucho, la glutamina. Ella contribuye a corregir la permeabilidad intestinal causada por los excesos de gluten, el uso crónico de antiácidos o las cirugías gastrointestinales severas. La podemos encontrar en la carne, el huevo, los pescados o la soya, pero disfrutaremos de toda su riqueza y sus cualidades en el concentrado de caldo de hueso de pollo. Este es el campeón.

Cuidaremos la salud del colon a través de la ingesta adecuada de **fibras solubles e insolubles**, con las **grasas saludables**, especialmente las provenientes del **omega 3**, y con **nutrientes para la flora intestinal** (la microbiota), que pueden ser aportados por ciertos carbohidratos. Algunos fermentos como la kombucha, el chucrut, el *kimchi* o el kéfir contribuirán también al equilibrio de la microbiota.

Y en este momento es importante hacer una aclaración. Aunque todos los anteriores fermentos contengan **probióticos** –geniales para el intestino–, es difícil saber qué tipo de colonias bacterianas crecerán gracias a sus aportes. Por eso no podemos considerar a estas bebidas como una solución "terapéutica". Si usted quiere recuperar su flora intestinal de la manera adecuada, si busca incorporar las colonias bacterianas que su organismo demanda, hágalo de la mano de su especialista, quien podrá decirle qué probióticos comprar (ojalá en cápsulas y no en polvo); no serán calcinados por el ácido del estómago y sí llegarán a su destino. Esa sería una manera "terapéutica", incorporando conocimiento y ciencia.

## D) Apoyo para las defensas

Los soldados del sistema inmunológico están desplegados en los diferentes flancos de nuestro organismo. Pero hay una zona donde se concentran sus labores de inteligencia y sus operativos: el intestino; en él se aloja el 70 % del tejido linfoide (pieza principal de nuestras defensas). Por eso debemos cuidarlo tanto.

La **bromelina**, una enzima que suele ser muy apreciada por sus labores digestivas, puede ser una gran ayuda inmunológica (dependiendo de la dosis que se suministre); como lo serán la **vitamina D**, el **betaglucano 1.3/1.6**, derivado del hongo ***Ganoderma lucidum***; o algunas algas como la **espirulina** y la **clorela**, que contribuirán con la estabilidad de las defensas.

Especias como la **pimienta**, el **jengibre** y la **cúrcuma** son un refuerzo para los batallones del sistema inmune por sus cualidades antiinflamatorias, inmunomoduladoras y anticancerígenas. El multifacético **magnesio** también hará su contribución: intervendrá en muchas labores de señalización y acción inmunológica. Por su parte, la **equinácea**, el **ajo** (con su ácido gálico y su alicina), las **catequinas**

**del té verde**, algunos minerales como el **zinc**, todos los **antioxidantes** (que combaten la inflamación) y el omega 3 (asegúrese de que este certificado y libre de mercurio) son otro refuerzo para los pelotones.

## E) Latir, fluir, vivir

Para la buena salud de su corazón y de su circulación le recomiendo que siempre invite a su mesa a los vegetales de color verde profundo: le aportarán antioxidantes y la imprescindible fibra; de hecho, usted y yo, y todos nuestros parientes *sapiens*, deberíamos consumir entre 30 y 50 gramos de ella cada día. ¿Lo está haciendo? Espero que sí.

Tenga en casa variados **frutos rojos** porque, gracias a las cualidades de uno de sus fitonutrientes, el **resveratrol**, controlarán nuestra presión sanguínea. El **aguacate**, una excelente fuente de grasas monoinsaturadas, también debe estar muy cerca de todas las opciones verdes y rojas anteriores. Servirá como antiinflamatorio y ayudará a mejorar las partículas de colesterol. Por su contenido de **potasio** y **magnesio**, dos minerales que suelen escasear en la anatomía de los terrícolas, dará una mano en la reducción y el mantenimiento de la sana presión arterial.

El **omega 3** de las **semillas de linaza**, o de pescados grasos como el **salmón** y el **atún**, junto con algunas nueces –ricas en grasa, fibra, magnesio, cobre y manganeso– son bocados contra el descontrol del colesterol, la inflamación crónica y el taponamiento arterial. Quizá no lo sepa, pero cuando se come un buen **chocolate oscuro**, le estará dando a su cuerpo **magnesio** y **flavonol**. El segundo es un antioxidante, un fitonutriente perteneciente a la familia de los flavonoides, y es un alivio para sus arterias.

Otros alimentos benéficos para el bienestar del rey de los latidos, y para la circulación, son los **fríjoles** y la **avena**, por su cantidad de fibra y por contener al betaglucano 1.4; las **semillas** de **chía, girasol** y **cáñamo** (estas últimas contienen **arginina**, un aminoácido que tiene propiedades antiinflamatorias), y el **ajo**, con su ácido gálico. Otros fitonutrientes que deben tenerse en cuenta son el licopeno (presente en el tomate) y la quercetina (la hallaremos en algunas frutas y verduras).

Cuando le pedí que comprara un buen **aceite de oliva** lo hice pensando en su equilibrio alimentario y en la salud de su corazón. Sus **ácidos grasos monoinsaturados** cuentan con notables capacidades antiinflamatorias; por eso se hace obligatoria (y placentera) su presencia diaria en el menú. Y termino con unos nobles chicos que he mencionado desde la primera línea de este segmento, los **antioxidantes** –que también se encuentran en el aceite que acabamos de mencionar–. Destaco, a manera de ejemplo, a las catequinas del té verde, que regulan las partículas del colesterol y la presión arterial.

## F) Grasa para la torre de control

Lo discutimos antes: gran parte de nuestro cerebro, ese preciado órgano que le permite leer este libro, ver cada línea, procesarla, entenderla, mientras mastica *eso* que tiene en la boca –espero que sean frutos secos y no triangulitos de color radioactivo con sabor a megaqueso–, está compuesto por grasa. Y todo el tejido neuronal también está cubierto por una capa lípida, la mielina. Las grasas nos permiten estar vivos y conscientes; si incluimos las mejores en nuestra dieta, las más saludables (aceite de oliva, frutos secos, omega 3, aguacate, entre otros), le daremos vigor y claridad a nuestra torre de control.

Un par de grasas específicas, que se deben sumar a las anteriores, son el **ácido caprílico** (c8), el mejor triglicérido de cadena media que tiene el **aceite de coco** (que también se puede aislar por métodos naturales), y la **fosfatidilserina**, un fosfolípido que se encuentra naturalmente en el cerebro, y que se puede ingerir como suplemento (hasta 100 miligramos al día). Obviamente, no pueden ni deben faltar los **antioxidantes**, entre ellos el resveratrol, componente fundamental del **vino tinto** (se lo prometí, le contaré más de él hacia el final de *CoMo*).

Hay otros dos nutrientes, terminados en "ina", que serán un alivio cerebral. El primero es la **creatina**, un aminoácido que se halla en el cerebro y en los músculos. La consumimos al comer carne o huevos, o se puede obtener en forma de suplemento nutricional; la mayoría de sus compradores la utilizan para ganar masa muscular. De acuerdo con los estudios recientes, una ingesta de entre 1,5 y 4,5 gramos de creatina será muy benéfica para el órgano que aquí nos ocupa. El otro nutriente esencial para el cerebro es la **colina**, que permite la formación de la acetilcolina, un neurotransmisor vital para nuestra memoria, nuestra atención y nuestro sueño, entre otras funciones (no hemos acabado con ella, la retomo de inmediato, en el apartado que va a comenzar a leer).

## G) ¿Estrés? ¡Colina! (y magnesio)

Bendita colina. Se la presenté en mi libro pasado, *El milagro antiestrés*, en la página 188, para ser exactos. Captó mi interés hace muchos años. La formulo todos los días. No es una vitamina, aunque muchos suelen incluirla en este grupo; si analizamos su composición, es una sal. Y, como se lo acababa de explicar, sin ella no tendríamos acetilcolina. Participa en la síntesis del ADN, en la renovación de los tejidos y la desintoxicación corporal, cuida el sistema inmune y será nuestra más fiel compañera para la recuperación del cuerpo y la mente después de enfrentar jornadas estresantes o sufrir de estrés crónico.

El estrés no es la maldición de su vida. En pequeñas dosis siempre será bueno. ¿Qué sería de los deportistas olímpicos, de los músicos antes de saltar al escenario, de los escritores que están a punto de entregar su nueva novela, sin un poco de él? El estrés, en sorbos cortos, nos da una "patadita" para salir a escena, para intentar nuevos caminos y alternativas, para levantarnos de la cama. El problema surge cuando este se convierte en una pesadilla repetitiva. Esa es la gran señal de que el "jefe" del organismo, el sistema nervioso autónomo (o autonómico), ha perdido su equilibrio. Aquí abajo le dejo un gráfico explicativo para avivar su memoria (y le pido que intente recordar lo que hablamos en el segmento dedicado al café).

Cuando los dos sistemas nerviosos que lo componen, el simpático y el parasimpático, sufren un desbalance, cada día se encenderá su mecanismo de defensa o huida; desde el inicio de la mañana se sentirá perseguido por un terrible tiranosaurio rex, que solo vive en su mente. Su cortisol llevará una vida desordenada. El estrés crónico habrá llegado. Para salir de él tendrá a su disposición muchas herramientas: la principal está dentro de usted –si no sabe de qué le habló, revise *El milagro antiestrés*—; y otra muy importante la hallará en los alimentos y nutrientes que incorpore a su vida.

Adaptógenos como la **aswhagandha,** el **eleutero,** la **rhodiola** o la **schisandra**, siempre recetados por su especialista, le ayudarán a recobrar el funcionamiento del simpático (el que activa la alarma de "huye por tu vida"). La **colina** trabajará del otro lado, en el territorio del parasimpático, encargado de la reparación y la recuperación del organismo. Alimentos como el huevo, el salmón, los hígados de pollo y res, son buenas fuentes de este nutriente. Sin embargo, en pacientes muy afectados por el estrés se recomienda su uso en dosis terapéuticas, en cápsulas o en polvo. Revise bien qué tipo de colina contienen sus píldoras o *sachets*. El bitartrato tendrá una pobre asimilación corporal (esa fue una manera elegante de decirle que sirve para muy poco); las dos presentaciones más eficientes y benéficas son la **citicolina** y la **alfa GPC colina** (o alfa-glicerofosforilcolina); estas sí las aprovechará su organismo.

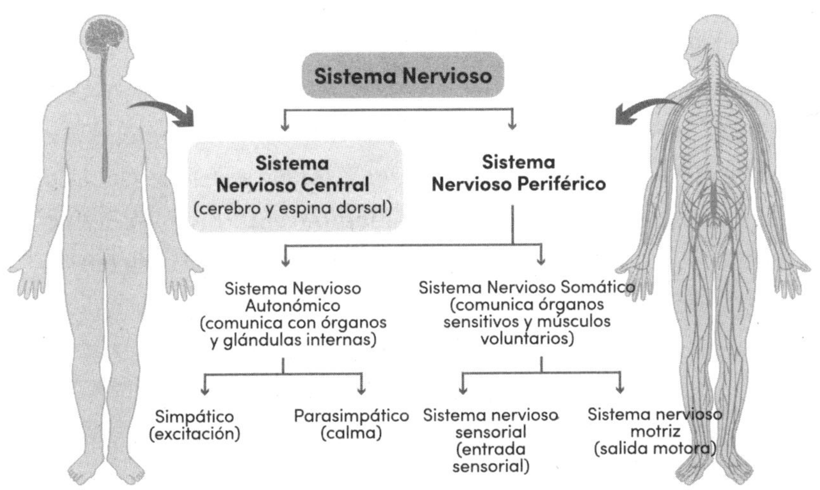


El mejor compañero de la colina, en su trabajo para restaurar nuestro sistema de adaptación al estrés, será el "capitán" **magnesio**, en sus presentaciones de **citrato** (es el más versátil y potencia diversas funciones del cuerpo); **treonato,** cuyo terreno favorito es la mente, y **glicinato**, que se comporta mejor a nivel neurológico. Estos dos nutrientes, además, le permitirán recuperar el sueño o dormir mejor. Busque la orientación de un profesional capacitado para entender cómo incorporarlos a su rutina. No pude evitarlo, sé que ya lo escribí, lo reescribo: si sufre de estrés crónico, aléjese, por favor, de la cafeína.

## H) Padres e hijos

Tal vez, mientras usted lee este libro está pensando en ser madre o ser padre. Si lleva una alimentación responsable, como la que le propongo, estará dándole una gran información a su cuerpo y, esa será que la que herede su bebé. El macronutriente más importante para una buena salud reproductiva es la proteína (el principio y la estructura de la vida), en su medida justa y necesaria. Usted sabe cómo calcularla.

Las mujeres que quieren ser mamás deben prestarles atención a sus fuentes de **hierro** y consumir **ácido fólico**, preferiblemente en forma de **folato** (mejor aún si es **L5 metiltetrahidrofolato**). El **zinc** mejorará la calidad del esperma en los hombres. Y que no falten los **ácidos grasos omega 3,** la**s vitaminas E, D** y **C**; y algunos antioxidantes como la **coenzima Q10** o la **superóxido dismutasa (SOD)**. Si quiere indagar a fondo sobre el tema, le recomiendo el libro de mi amigo, el pediatra Héctor Mendoza, *Enséñales a comer para toda la vida* (2021).

## I) Equilibrar la insulina

Si ha tenido problemas para la concepción de su hijo, si el diagnóstico es una infertilidad que muy probablemente esté provocando la resistencia a la insulina, hallará muchas respuestas en *El milagro metabólico*. Aquí le puedo recomendar que dentro de su menú incluya especias como la canela, o suplementos de vanadio, ácido alfalipoico, resveratrol, centella asiática, berberina o pignogenol.

Capítulo siete

# Una alimentación basada en plantas

**En las décadas recientes,** en todo el mundo, ha crecido de manera asombrosa el interés por la alimentación basada en plantas. Esa es una pequeña muestra de que a los humanos aún nos queda algo de sensatez e inteligencia. Muchas personas abrazan este cambio con el fin de mejorar su salud, otras lo intentan porque están comenzando una transformación interior; algunas lo hacen, simplemente, porque el estudio analítico de sus redes sociales demostró que entre sus seguidores hay un altísimo porcentaje de veganos; será entonces una oportunidad para ganar más *likes* o promocionar productos afines a sus *followers*. Cada una tiene sus razones y motivaciones.

Las próximas líneas se las vamos a dedicar a la alimentación basada en plantas, a la que también llamaremos por sus iniciales, ABeP. Sin embargo, si usted es un inspirado carnívoro, no escape de este capítulo; la información que incluyo aquí le resultará de gran interés para mejorar su nutrición y su conocimiento. Yo adoro esta dieta, y cuando hablo de dieta hago referencia a cómo usted, la tía Bertha, el primo musculitos y todo nuestro reparto –me incluyo– controlamos o regulamos el tipo de alimentos que ingerimos, con un fin específico. La practico cada día. Y es la base de mi bienestar.

—¡Por Dios! ¡Está mintiendo, doc!

—¿Por qué?

—Porque usted come huevos, carne, pollo y pescado. Durante todo el libro lo ha dicho.

—¿Y si yo como huevos, carne, pollo y pescado no puedo llevar una alimentación *basada* en plantas?

—Pues no, doc. Una cosa es un brócoli y otra bien distinta es un filete. Los que llevan una ABeP se llaman vegetarianos o veganos.

—Su apreciación es muy válida, pero es *errónea.*

—¿Cómo? ¿Será que no sé diferenciar entre una zanahoria y un salmón? A veces se pasa, doc.

—Su confusión es muy común. ¿Me da un par de párrafos para explicarme?

—Hágale, justifique lo inexplicable.

—Es más simple de lo que parece.

Comencemos por aclarar qué es una "alimentación *basada* en plantas". Obvio, es una dieta –en el amplio sentido de la palabra– en la que *predominan* los vegetales, los cereales, las frutas, las hojas, las semillas, las nueces, las raíces, los hongos, las algas, y todos sus familiares. Predominan, más no son las únicas fuentes nutricionales posibles.

—Trampa, doc.

—¿Trampa?

—Claro. Entonces yo podría decir que hoy, un día en el que comí más ensalada, estoy llevando una ABeP. ¡Qué disparate!

—Sí, eso es un total disparate. Continúo.

Sé que a usted y a la mayoría de las personas les fascinan las etiquetas, los sellos y las definiciones exactas. Prefiero escapar de esos fanatismos. Digamos que dentro de los practicantes de la alimentación basada en plantas hallaremos diferentes acercamientos. De un lado están los vegetarianos, que excluyen de su menú cualquier producto que provenga de un animal muerto; algunos de ellos sí comen huevos (ovovegetarianos), otros además toman leche (lactovegeterianos) y muchos disfrutan de la miel.

Del otro encontramos a quienes eligieron el veganismo que, como me han explicado muchos de mis pacientes, en unas charlas muy emotivas, más que un régimen alimentario es una postura ética, una manera de vivir, una elección que a veces se toma sin pensar siquiera en la palabra "saludable". A través de ella expresan su respeto hacia la tierra y hacia los animales. Los veganos no consumen ningún derivado proveniente de estos últimos (ni leche, ni huevos, ni miel), tampoco tendrán pieles de tigre en sus roperos o zapatos de cuero de cocodrilo. Es una opción muy bonita y respetable, aunque también cuenta con algunos practicantes extremistas, a los que poco comprendo.

Tristemente, también he atendido casos de pacientes que hallaron en el veganismo y el vegetarianismo la guarida perfecta para esconder sus trastornos de la conducta alimentaria. Por eso le pido que revise bien sus decisiones. Que se pregunte cuáles son las razones de fondo para tomar *esa* o *aquella* ruta alimentaria. Si su motivación es muy clara, ¡adelante! Conviértase en la campeona o el campeón mundial de la ABeP. Estoy aquí para darle una mano, hagámoslo juntos.

Y antes de avanzar, vuelvo a lo que le dije en el segundo capítulo: todos los regímenes alimentarios tienen sus ventajas y desventajas. Las personas que los practican, apoyadas en las evidencias históricas que prefieran, en los autores que seleccionen o los documentales aprobados por su "grupo" y sus creencias, dirán que su elección dietaria es mejor que la de los demás. Algunos, en nombre de las habas, o del caldo de hueso de pollo, pelearán hasta el final para demostrar que tienen razón. Todos, desde su perspectiva, la tienen.

No convirtamos el acto de comer en un campo de batalla, de divisiones, de radicalismos y señalamientos. Carnívoros, omnívoros, veganos, vegetarianos, devoradores del espíritu invisible o del aire con limón, podemos convivir en paz, sin actitudes sectarias, sin llamarnos "asesino devorador de hamburguesas y sangre" o "subnormal cabeza de habichuela". Respetar y aceptar las elecciones de quien come en la mesa de al lado nos hace mejores personas. Y nos permite compartir nuestros vegetales en paz.

¡Vegetarianos y veganos! Por supuesto que son los más claros exponentes de la alimentación basada en plantas. Pero hay omnívoros que también llevamos una ABeP. Yo le conté cómo suelo comer. Primero, la proteína, y luego una ración muy generosa de vegetales, con sus buenas grasas saludables. ¿Quiere porcentajes? Si usted pudiera ver mi plato notaría que, en general, las ensaladas ocupan el 50 %. Aunque, si le hubiera tomado una foto ayer a ese plato, habría visto que las plantas representaban el 70 %. Y quizás mañana sean la totalidad de mi menú (le hablo de porcentajes "al ojo"). Porque hay días en los que *solo* consumo productos provenientes de la tierra y no ingiero fuentes animales. ¿Ahora entiende por qué alguien que come huevos, pescado, carne y pollo puede mantener una dieta basada en plantas? Usted, al terminar el libro y al aplicar todo lo que hemos hablado, seguramente también formará parte del club de la ABeP. Desde las primeras páginas fui honesto; insisto en que el pilar de la alimentación de *todos* los seres humanos, sin distinciones de régimen, deben ser los vegetales.

—Le valgo su explicación, aunque...

—Sí, dígalo.

—Aunque a un vegetariano o a un vegano esta postura le parecería como ser del Real Madrid y del Barcelona al mismo tiempo.

—O como ser fan de Marvel y de DC Comics, sin elegir un bando. Lo comprendo. A mí las etiquetas poco me interesan. En mi mesa, en la de mi familia, conviven alegremente el salmón y las verduras.

## Las zonas azules y los gladiadores

Varios libros y audiovisuales han despertado en la gente la curiosidad por la alimentación basada en plantas. Uno de ellos es *El secreto de las zonas azules* (*The Blue Zones,* 2008), escrito por Dan Buettner, un experimentado explorador de National Geographic. Las zonas azules son los cinco lugares del mundo donde viven los grupos poblacionales más longevos del planeta. Se hallan en la Barbaglia, una región de la isla italiana de Cerdeña; Loma Linda, en California; la península de Nicoya, en Costa Rica, y las la islas de Okinawa e Icaria, en Japón y Grecia, respectivamente. ¿Sabe cuál es una de las principales características de quienes pueblan dichos territorios? ¡Que su alimentación está basada en plantas! (Y que tienen un muy buen manejo del estrés).

En *El estudio de China* (*The China Study,* 2004), un libro fundamental para los interesados en la nutrición sana, el bioquímico estadounidense T. Collin Campbell revela los detalles de sus largos años investigando las costumbres alimentarias de diversas regiones del gigante asiático. En ellas predominaban las dietas basadas en productos locales y en plantas, por supuesto. Este menú, alejado de la tradición occidental y de la típica dieta estadounidense, contribuía a la salud de sus ciudadanos, quienes, en general, vivían lejos del peligro del cáncer, la diabetes o las afecciones cardiovasculares.

Ese texto es una pequeña gema. En sus páginas deja en evidencia que una pobre alimentación, basada en ultraprocesados y basura similar, es la mejor forma para cavar nuestra propia tumba. Después de una primera lectura muchos analistas anotaron que la gran conclusión del estudio era que el exceso de proteínas animales producía cáncer. Posteriores revisiones, más atentas y centradas, llevan la discusión hacia otra acera, y ponen a la estimulación permanente de la insulina entre sus principales sospechosas. Si quiere entenderlo usted mismo, lea los hallazgos del doctor Campbell.

Hay otros títulos que pueden ser interesantes; uno de ellos es *Comer para no morir* (*How Not to Die*, 2015), del doctor Michael Greger, en el que se habla de las bondades de una ABeP. Pero le recomiendo leerlo con la guardia arriba: algunos de sus postulados son, por lo menos, dignos de sospecha. No es mi libro de cabecera y, lo digo abiertamente, no soy un *fan* ni del autor ni de sus ideas.

Y del lado audiovisual, el documental que desató la fiebre por este tipo de regímenes libres de carne, especialmente en las redes sociales, fue *The Game Changers* (2018), producido por James Cameron (*Titanic*), Arnold *Terminator* Schwarzenegger y la estrella de las artes marciales Jackie Chan. Durante semanas, en dichas plataformas se podían leer comentarios como "Después de ver esta 'peli' abrí los ojos, desde hoy seré totalmente vegano".

Es un documental muy bien hecho, de fácil digestión, buena factura y su premisa es increíblemente atrayente: los deportistas de alto rendimiento tendrán un mayor desempeño si abandonan cualquier tipo de proteína animal y solo eligen alimentos basados en plantas. Suena muy bien, pero varios de sus enunciados son difíciles de creer. Afirmar, por ejemplo, que la mantequilla de maní tiene la misma cantidad de proteína que los huevos o la carne es un descuido peligroso. Proponer que los gladiadores romanos eran así de fuertes gracias a los granos y los vegetales que consumían es otra aseveración discutible. Es cierto que, básicamente, llevaban una alimentación basada en plantas. ¿Qué más podían exigir? Ellos vivían como esclavos. Siempre les darían la comida más barata, como los fríjoles o la cebada; esta última la utilizaban para engordar, para generar grasa protectora en su cuerpo.

No era una elección, no discutían con su entrenador personal: "Oye, tú, dame más frijolitos para obtener más aminoácidos y así destruir a mi oponente". Comían lo que podían. Y, si revisamos atentamente el historial de James Cameron, el principal productor de *The Game Changers,* descubriremos que tenía muchos intereses personales para llevar a cabo esta cinta. Lo primero: es un activista del veganismo. Lo segundo: él fundó la empresa Verdient Foods, que procesa proteínas vegetales orgánicas y en el 2020 fue vendida a la compañía Ingredion. Chris Kresser, en su extenso análisis de la película, dice que esta es una "pura y simple propaganda a favor del veganismo". Usted saque sus propias conclusiones, no se quede con mi versión.

Documentales como este, que seguramente tienen las mejores intenciones, se convierten en una trampa para los espectadores no enterados, que mañana, de manera apresurada, sin saber cuáles pueden ser las consecuencias, decidirán cambiar su régimen alimentario. No lo harán por una recomendación médica, ni por un aviso de su organismo, ni por razones éticas o ecológicas; lo harán porque quieren tener el cuerpo de aquellos gladiadores romanos. Si usted lo pensó, si leyó lo suficiente, si hizo las preguntas correctas, si cree que está listo para dar el paso hacia un régimen vegano, como lo afirmé antes, hágalo, yo lo acompañaré en su nuevo periplo.

## Las galletas de Lucy

Desmontemos el principal mito. Ni el vegetarianismo, ni el veganismo le garantizarán tener una mejor salud. Conozco decenas de omnívoros muy saludables y vitales; y decenas de veganos y vegetarianos muy enfermos. También me sé la historia al contrario. Tenga en cuenta que cualquiera de estos tres regímenes puede ser maravilloso, si sabemos cómo equilibrarlos; o pueden arrastrarnos a la sala de un hospital, si no entendemos cómo hacerlo. Se lo digo con el conocimiento de mi lado: yo practiqué el vegetarianismo durante seis años y tuve un increíble aprendizaje.

Perfecto. Usted eligió de manera voluntaria, informada y consciente que se alimentará únicamente con productos provenientes de la tierra: su dieta estará *totalmente* basada en plantas. Buena elección. Esta zona azul de *CoMo* la escribí pensando en usted (y en los suyos, que seguramente siguen su ejemplo). Uno de los descuidos recurrentes de una dieta vegetariana o vegana **es excederse en los carbohidratos para propiciar, sin querer, un déficit proteínico**. El siguiente era el menú de una de mis pacientes, la llamaremos Lucy, quien decía: "Lo mío es la vida saludable, doc; lejos de los animalitos muertos". Dígame si le parece un ejemplo a seguir.

Al comenzar el día desayunaba una granola dulce (sin miel), con leche de almendras, jugo de naranja y unas tostadas. A la media mañana, en el trabajo, paraba para buscar unas galletas y las acompañaba con un café dulce de máquina. Uno de sus almuerzos típicos incluía sopa de plátano con arroz, algo de quinua, fríjoles rojos, ensalada verde y jugo de mango. Su merienda solía ser otro café dulce de máquina con más galletas. En la cena se tomaba otra sopa, algunas veces incluía esas papitas fritas que tanto le gustan, un poco de quinua que sobró del almuerzo, una ensalada verde y una fruta de postre. La dieta de Lucy era vegana, tenía una buena cantidad de fibra, pero, ¿era "saludable"?

—Cumplía con lo que ella buscaba, doc, nada de animalitos muertos. Aunque comía demasiadas veces, ¿no?

—¿Cuántas?

—Cinco veces al día. Estaba activando su insulina todo el tiempo.

—¿Y que solía incluir con demasiada frecuencia?

—Azúcar, doc; y juguitos, que son más "azúcar".

—Una fructosa que no beneficia a nadie. ¿Qué más notó?

—No soy especialista, pero creo que su alimentación es muy baja en *protes*.

—Muy buena observación, es bajísima en *protes*. Y altísima en carbohidratos. ¿Y dónde están las grasas saludables?

La alimentación de Lucy, que juntos transformaríamos de manera significativa –sin incluir, jamás, animalitos muertos–, era totalmente desequilibrada y tristemente similar al menú que muchos comensales de la ABeP siguen. ¿Cómo logramos el cambio? Volviendo a la raíz. Recordando que todos los habitantes de este planeta, sin distinción de régimen alimentario, debemos darle a nuestro cuerpo *todos* los requerimientos nutricionales que demanda. Que nunca le falten los macros, los micros y los fitos, y en las mismas proporciones que mencionamos en detalle a lo largo del capítulo tres. Ese pilar alimenticio aplica para usted, para la vecina del segundo, la tía Bertha, para mi paciente vegana y para mí. Si desea detenerse en este punto, regresar a ese apartado, actualizar su disco duro y volver, vaya, hágalo. Aquí seguiré esperando por usted.

¿Volvió? ¿Nunca se fue? Continuemos. Las principales fuentes de carbohidratos deben ser, sin duda, los vegetales de todos los colores sobre una base de hortalizas verdes oscuras, fibrosas y llenas de micronutrientes. Las grasas saludables las puede hallar en los aceites de coco, oliva o aguacate, en todas las nueces y semillas, también en el cacao, y en el aguacate solo. De vez en cuando, dependiendo de su apetito y como complemento, podría incluir un poco de papa, yuca, plátano –que puede convertir en almidones resistentes–, o quinua, por nombrar algunas posibilidades. Insisto: esto aplica para practicantes del vegetarianismo, el veganismo o el omnivorismo. No hay mayores cambios. Las advertencias sobre el consumo de azúcar o harinas refinadas son iguales; la sugerencia de comer, máximo tres veces al día, en una ventana de 12 horas tampoco varía. Va en voz alta.

**La alimentación de un omnívoro, un vegetariano o un vegano es la misma en todo. Lo único que cambia es la fuente de proteína. Punto.**

Sí, la gran diferencia, y este es el asunto crucial, la encontramos en las fuentes proteicas. Hago énfasis en esa idea, serán diferentes las *fuentes*, el origen de aquellas proteínas (una vaca, para unos; los granos que brotaron de un cultivo, para otros), pero la *cantidad* proteínica necesaria para cumplir con los requerimientos nutricionales es igual para todos. Por lo tanto, si usted es un hombre que mide 1,80 metros, es menor de 50 años y lleva una vida sedentaria, tendrá que consumir cerca de 80 gramos de proteína efectiva (PE) al día –¿cómo llegamos a esos cálculos? Regrese a la página 134–. Da igual si usted es vegano, crudivegano o el conde Drácula. Lucy, una mujer que medía 1,70 metros, tenía 28 años y no se ejercitaba mucho, demandaba entre 60 y 65 gramos de PE a diario. Le pregunto, a ver si fui claro: Si Lucy hubiese llevado una dieta carnívora, ¿cuál habría sido la cantidad de *protes* que requería?

—La misma, doc; entre 60 y 65 gramos.

—¿Seguro?

—Segurísimo. Y también sé hacer los cálculos con una Lucy deportista o mayor de 50 años.

—No se sobreactúe; le pongo un 10 ya mismo.

Quienes lo comprenden tendrán todo a su favor para llevar una equilibrada alimentación *totalmente* basada en plantas. Desde mi punto de vista, en ese proteico detalle radica el arte de practicar el vegetarianismo y el veganismo de una manera consciente, responsable y sabia. Para los omnívoros siempre será más fácil: las fuentes animales contienen más proteínas; una pechuga de pollo les dará cerca de 30 gramos de PE. Los veganos y los vegetarianos tendrán que hacerlo de una manera mucho más cuidadosa, deberán recurrir a variados productos y aprender a mezclarlos para no caer en sobredosis de carbohidratos o insuficiencias nutricionales. Es un arte, de verdad, por eso admiro tanto a quienes lo han conseguido.

## Las 21 columnas

Las proteínas son las encargadas de darle la estructura a nuestro organismo, ellas conforman el gran muro de poder que nos mantiene vivos, un muro compuesto por aminoácidos. Ahora quiero que se imagine esa enorme muralla. Su estructura está compuesta por 21 columnas, todas unidas entre sí (los 21 aminoácidos existentes). Cada una de ellas tiene un color diferente, verde, azul, rojo, naranja, rosa, violeta, amarillo; 21 colores que no se repiten.

## El muro proteico multicolor

**Será más fácil si lo dibujamos y lo pintamos. Aquí le dejo el esquema para que usted, en un ejercicio de *mindfulness*, llene de diferentes colores cada columna (no puede repetir ninguno). Traiga lápices de variadas tonalidades, o marcadores, lo que usted prefiera.**

| 1 | 2 | 3 | 4 | 5 | 6 | 7 | 8 | 9 | 10 | 11 | 12 | 13 | 14 | 15 | 16 | 17 | 18 | 19 | 20 | 21 |
|---|---|---|---|---|---|---|---|---|---|---|---|---|---|---|---|---|---|---|---|---|
| | | | | | | | | | | | | | | | | | | | | |

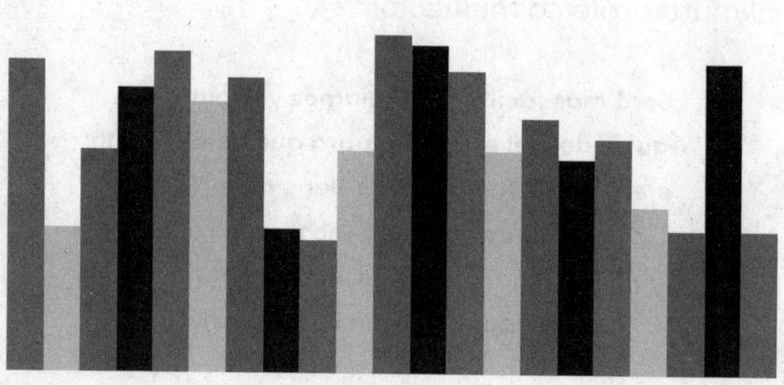

Volvamos al muro. Cada una de esas columnas representa un aminoácido (entre esenciales y no esenciales) que requieren nuestras células, tejidos, órganos y sistemas para cumplir con sus funciones de la manera indicada. Esta gran muralla será casi imposible de derribar, o de escalar, si sus 21 pilares están completos, desde la base hasta su máxima altura; si no tienen grietas. Si una, o varias de las columnas, la verde, la amarilla, la rosada, la azul, tienen una elevación inferior, debilitará el muro. Le dejo este gráfico para que comprenda, sin líos, a qué me refiero.

Si en nuestro muro proteínico tenemos unas columnas totalmente construidas y (coloreadas), algunas a medio terminar y otras que tan solo han comenzado a erigirse, nuestro organismo estará en desbalance. Esa falla en la muralla es muy común en las dietas de las personas que llevan una alimentación totalmente basada en plantas. Y sucede porque, aunque muchas de ellas cumplan con la *cantidad* diaria de proteínas que requieren, las están obteniendo de una o dos fuentes básicas (la soya y las lentejas, por ejemplo), que no les aportan toda la variedad y el espectro de aminoácidos que espera el cuerpo. Por lo tanto, solo algunas de sus columnas estarán construidas y coloreadas, mientras, las otras seguirán en obras. El muro será muy débil.

Lograr la cantidad proteínica apropiada es una de las tareas; conseguirla de diversas fuentes vegetales que añadan otros aminoácidos (columnas) al cuerpo es el gran objetivo. Retornemos al ejemplo de Lucy, quien necesita entre 60 y 65 gramos de PE cada día. Alguien le dijo que en una taza de 100 gramos de fríjoles crudos hallaría cerca de 22 gramos de proteína. Ella, con base en las matemáticas del colegio, resolvió pronto su problema. Se comería tres tazas de esos granos a lo largo de la jornada. "Así le doy gusto al Jaramillo ese, y logro cerca de 66 gramos de PE". No funcionó. La aritmética de la nutrición no suma ni resta de esa manera tan simple.

Es probable que una taza (o 100 gramos) de fríjoles crudos contenga esa cantidad de proteína, ¡pero nadie los consume así! Al cocinarlos le darán de comer a tres o cuatro personas, por eso su aporte será de entre 6 y 9 gramos de PE. Nadie le contó a Lucy que el porcentaje proteínico de un alimento crudo es diferente al que tendrá tras la cocción. Le faltó información. Le fallaron los cálculos. Luego, cuando entendió su error, creyó que bastaría con comer más fríjoles, muchos más. Que esa ingesta desbordada de granos le ayudaría a alcanzar su meta numérica de *protes*, pero su muro flaqueó, solo un par de columnas se vieron fortalecidas. Y consiguió, a la vez, una sobredosis de carbohidratos –el fríjol es, principalmente, un carbohidrato–.

—Entonces, doc, ¿cómo construir nuestro muro proteico si elegimos una alimentación vegana o vegetariana? ¡Soluciones!

—Cumpliendo con la *cantidad* de proteínas, pero también con el amplio espectro de aminoácidos.

—De esa forma habría buenas columnas en todas las zonas del muro, ¿no?

—Exacto. ¿Miramos un ejemplo práctico?

—Eso es lo que necesitamos.

—Supongamos que Lucy, o usted, si decide asumir una dieta totalmente basada en plantas, buscan obtener 30 gramos de proteína efectiva en el almuerzo.

—¡Y de fuentes variadas, doc! Por el bien del muro.

—Y de fuentes variadas, claro. Hagámoslo al "ojímetro".

¿Cómo sería ese almuerzo? Digamos que en un cuarto del plato podría haber una porción de lentejas que aportan 9 gramos de PE. Junto a ellas, una adición de edamame (vainas de soya) cocido al vapor, con los que sumaría otros 10 gramos de PE. Agregue un poco de arroz –¡no una montaña!–, que le daría un estupendo complemento de aminoácidos y una cantidad pequeña de *protes*, cerca de 2 gramos de PE. Traiga unos buenos champiñones, o los hongos de su preferencia; sume 3 gramos de PE. Pongámosle algo de verde al plato, bienvenidos los brócolis y las espinacas; entre ambos agregaríamos 6 gramos de PE. Y terminemos con un puñado de almendras partidas, 3 gramos más de PE.

Si saca la calculadora, habríamos obtenido 33 gramos de proteína efectiva. Estas cuentas nunca serán exactas, son un cálculo aproximado. Lo interesante es que en este plato hemos reunido las cualidades que buscábamos: la *cantidad* proteínica necesaria, la *variedad* de aminoácidos y, además, es un almuerzo delicioso sin animalitos muertos. Obvio, nos faltaría añadir un estupendo aceite de oliva, adicionar un poco de aguacate; detalles finales. Esta es una preparación muy sencilla que tiene una *alta complejidad nutricional.* Quien se toma en serio su alimentación basada en plantas piensa sus comidas de esa forma. Quien no la comprende a fondo, seguirá almorzando fríjoles con arroz y sopa de patacón, y muchas de las 21 columnas de su muro proteico jamás terminarán de levantarse.

Para facilitarle sus cálculos proteínicos, que solo requieren un poco de sentido común, recupero estas tablas que contienen valiosa información sobre variadas fuentes del mundo vegetal. Le servirán para construir un menú rico y balanceado.

**Cantidad de proteínas, calorías, grasas y carbohidratos en los vegetales**

| VEGETALES, HORTALIZAS Y LEGUMBRES | KCAL / 100 GR | PROTEÍNAS | GRASAS | CARBOHIDRATOS |
|---|---|---|---|---|
| Acelga | 25 | 2,4 | 0,3 | 4,6 |
| Achicoria | 20 | 1,8 | 0,3 | 3,8 |
| Alfalfa, brotes de | 52 | 6 | 0,4 | 9,5 |
| Ajo | 124 | 6 | 0,1 | 26,3 |
| Alcachofa | 17 | 1,4 | 0,2 | 2,3 |
| Apio | 22 | 2,3 | 0,2 | 2,4 |
| Batata | 114 | 1,7 | 0,4 | 26,3 |

| | | | | |
|---|---|---|---|---|
| Berenjena | 16 | 1,1 | 0,1 | 2,6 |
| Berro | 13,2 | 2,4 | 0,2 | 1,6 |
| Calabacín | 12 | 1,3 | 0,1 | 1,4 |
| Calabaza | 18 | 1,1 | 0,1 | 3,5 |
| Cardo | 10 | 0,6 | 0,1 | 1,7 |
| Cebolla | 24 | 1 | 0 | 5,2 |
| Col lombarda | 20 | 1,9 | 0,2 | 3,4 |
| Coles de Bruselas | 31 | 4,2 | 0,5 | 4,3 |
| Coliflor | 25 | 3,2 | 0,2 | 2,7 |
| Endibia | 20 | 1,7 | 0,1 | 4,1 |
| Escarola | 20 | 1,7 | 0,1 | 4,1 |
| Espárrago | 27 | 3,6 | 0,2 | 2,9 |
| Espinaca | 31 | 3,4 | 0,7 | 3 |
| Espinacas cocidas | 134 | 2,2 | 13 | 0,4 |
| Espinacas rehogadas | 51 | 2,9 | 4,3 | 0 |
| Guisantes frescos | 70 | 7 | 0,2 | 10,6 |
| Haba fresca | 52 | 4,1 | 0,8 | 7,7 |
| Hinojo | 16 | 0,5 | 0,3 | 3,2 |
| Hongos | 28 | 2,7 | 0,3 | 4,4 |
| Lechuga | 19 | 1,8 | 0,4 | 2,2 |
| Nabo | 16 | 1 | 0 | 3,3 |
| Palmito | 26 | 2,2 | 0,2 | 5,2 |
| Papa | 80 | 2,1 | 1 | 18 |
| Papa asada | 142 | 2,9 | 0,3 | 31,7 |
| Papas fritas a la española | 327 | 2 | 14,6 | 46,5 |
| Pure de papa | 98 | 1 | 7,4 | 6,7 |
| Papas guisadas | 89 | 0,7 | 3,5 | 13,7 |
| Pepino | 10,4 | 0,7 | 0,1 | 2 |
| Puerro | 26 | 2,1 | 0,1 | 6 |
| Rabanito | 16 | 0,6 | 0,1 | 8,2 |
| Remolacha | 42 | 1,5 | 0,1 | 8,2 |
| Repollo | 19 | 2,1 | 0,1 | 2,5 |
| Seta | 35 | 4,6 | 0,4 | 5,2 |
| Brotes de soya | 58 | 4,1 | 1,1 | 5,9 |
| Tomate | 30 | 6 | 0,5 | 0,7 |
| Trufa | 30 | 6 | 0,5 | 0,7 |
| Zanahoria | 37 | 1 | 0,2 | 7,8 |

## Cantidad de proteínas, calorías, grasas y carbohidratos en las legumbres

| LEGUMBRES SECAS | KCALORÍAS / 100GR | PROTEÍNA | GRASAS | CARBO-HIDRATOS |
|---|---|---|---|---|
| Alubias crudas | 316 | 23 | 1,3 | 61 |
| Garbanzo crudo | 338 | 21,8 | 4,9 | 54,3 |
| Garbanzos cocidos | 90 | 4 | 3,4 | 10 |
| Garbanzos fritos | 283 | 19 | 8,5 | 25,5 |
| Potaje de garbanzos | 101 | 3,4 | 4 | 12 |
| Arvejas secas | 304 | 21,7 | 2 | 53,6 |
| Haba seca | 304 | 27 | 2,4 | 46,5 |
| Fríjoles blancos estofados | 113 | 3,7 | 6,4 | 10 |
| Fríjoles blancos guisados | 109 | 4 | 5 | 11 |
| Fríjoles blancos en puré | 176 | 4,5 | 8 | 21 |
| Fríjoles con arroz | 134 | 4 | 8 | 10,5 |
| Lenteja cruda | 325 | 25 | 2,5 | 54 |
| Lentejas guisadas | 120 | 6,6 | 3,5 | 15,5 |
| Lentejas en puré | 64 | 3,3 | 2,6 | 6,8 |
| Soya, grano entero | 306 | 33,4 | 16,1 | 33,3 |

## Cantidad de proteínas, calorías, grasas y carbohidratos en los cereales

| CEREALES | KCALORÍAS /100 GR | PROTEÍNAS | GRASAS | CARBO-HIDRATOS |
|---|---|---|---|---|
| Arroz crudo | 362 | 7 | 0,6 | 87,6 |
| Arroz cocido | 123 | 2,2 | 0,3 | 27,9 |
| Arroz en paella de marisco | 222 | 8,6 | 11,6 | 21 |
| Arroz en paella valenciana | 182 | 7 | 7,7 | 21 |

| | | | | |
|---|---|---|---|---|
| Avena, salvado de | 383 | 17 | 8,8 | 58,9 |
| Cebada | 373 | 10,4 | 1,4 | 82,3 |
| Centeno | 350 | 9,4 | 1 | 76 |
| Copos de maíz | 372 | 7,6 | 1 | 85,2 |
| Harina de trigo | 345 | 11 | 0,7 | 73,6 |
| Harina integral de trigo | 321 | 11 | 1,9 | 69,7 |
| Harina de maíz | 358 | 8,7 | 2,7 | 79,8 |
| Galleta tipo María | 409 | 6,8 | 8,1 | 82,3 |
| Maíz | 363 | 9,2 | 3,8 | 73 |
| Pan blanco | 270 | 8,1 | 0,5 | 64 |

## Cantidad de proteínas, calorías, grasas y carbohidratos en los frutos secos

| FRUTOS SECOS | KCALORÍAS / 100 GR | PROTEÍNAS | GRASAS | CARBO-HIDRATOS |
|---|---|---|---|---|
| Almendra | 499 | 16 | 51,4 | 22 |
| Avellana | 625 | 13 | 62,9 | 10 |
| Marañón | 560 | 17,5 | 42 | 31,5 |
| Maní | 452 | 20,4 | 25,6 | 35 |
| Castaña | 349 | 4,7 | 3 | 89 |
| Ciruela pasa | 177 | 2,2 | 0,5 | 43,7 |
| Dátil seco | 256 | 2,7 | 0,6 | 63,1 |
| Higo seco | 270 | 3,5 | 2,7 | 66,6 |
| Nuez | 670 | 15,6 | 63,3 | 11,2 |
| Piñón | 568 | 29,6 | 47,8 | 5 |
| Pistacho | 600 | 21 | 48 | 28 |
| Uva pasa | 301 | 1,9 | 0,6 | 72 |
| Pipas de girasol | 560 | 23 | 47,3 | 19,9 |
| Semillas de sésamo | 563 | 18,6 | 49,1 | 21,6 |

Sé que no podrá llevar este libro a todas partes, pero podría tomarles fotos a estas tablas, guardarlas en su móvil y tenerlas siempre con usted. Si olvida hacerlo, le doy otra opción: visite la página www.nutritionix.com, donde podrá ver en detalle la composición nutricional de cada alimento.

## ¿Alto en proteína?

No basta con tener buenas intenciones. Se necesita la información adecuada. Si usted es practicante del veganismo o el vegetarianismo le pido que vuelva a leer las anteriores frases. A veces, con el noble propósito de sumar más proteínas a su dieta, quienes siguen estos regímenes terminan consumiendo una cantidad innecesaria de carbohidratos. De esta forma la buena idea se convierte en un desatino alimentario. Lo describí en el ejemplo de Lucy y sus tazas de fríjoles. Sucede todo el tiempo, conozco decenas de historias similares. No quiero que a usted le pase lo mismo.

Si llena su plato de promontorios de garbanzos, cordilleras de lentejas y cerros de alubias, aunque logre su "dosis" de PE, el aporte proteínico se estará diluyendo en medio de los valles de carbohidratos. Los granos son una buena opción proteica, es cierto, pero no son fuentes vegetales *altas en proteína*. Hay que diferenciar estas dos características. Aclaremos esta apreciación llamando al escenario a las calorías, en las que usted confía tanto. En este caso sí que serán útiles. Ya hicimos cálculos como este en secciones anteriores. Lo actualizo. Si queremos saber si un producto es "alto" en proteína basta con multiplicar su cantidad proteínica por diez (10) y compararlo contra sus calorías. Si el resultado es inferior al número de *cal*, es porque aquel comestible, de ninguna manera, cuenta con un alto contenido proteico y la mayoría de su aporte calórico proviene de carbohidratos o grasas. Si sucede lo contrario y el producto de la operación supera a las calorías, ¡muy bien! Esas *cal* muy seguramente provienen de las *protes*.

Veamos un ejemplo. Una taza, o 100 gramos, de fríjoles contiene más o menos 7 gramos de PE y 127 calorías. Realicemos la operación propuesta. Multiplicamos la proteína efectiva (7) por 10. El resultado es 70. Y ahora lo comparamos con el valor de las calorías. Tendríamos 70 contra 127. Hay una gran diferencia entre la primera cifra y la segunda; conclusión: los fríjoles no son *altos* en proteína. Son, ante todo, carbohidratos. Si usted consume cinco tazas de fríjoles para completar 40 gramos de PE al mismo tiempo, habrá ingerido un mar de *carbs*. Y en esa marea se "diluyen" las proteínas. La buena intención (sumar más *protes*) se quedó en eso.

—Supongo que no sucederá lo mismo con la quinua, doc.

—¿Por qué?

—Mis amigos veganos la devoran todo el día, dicen que tiene más proteínas que cualquier vaca muerta.

—Sus amigos no han hecho la simple operación de la que hablamos.

—¿Se equivocan?

—Y por mucho.

La quinua, o quinoa, que algunos definen como un "pseudocereal" y otros consideran una semilla, es muy rica, y claro que tiene proteínas. Pero no es una fuente de alto aporte proteico. Cien gramos de quinua cocida contienen, aproximadamente, 4 gramos de PE y 111 calorías. Después de multiplicar por 10, tendríamos 40 contra 111. Conclusión: este producto no puede ser alto en proteína. Pero sí es alto en carbohidratos.

—Entonces, ¿es una mala idea incluirla en el menú vegano, doc?

—De ninguna manera, ¡siempre será una buena idea invitar a la quinua a su mesa! Al igual que a los frijoles o a las lentejas. Me encantan.

—¿Pero no acaba de hacerles mala propaganda a los granos?

—Solo le demostraba que *no* son alimentos altos en proteínas.

—Aunque la quinua tiene *protes*; sí que las tiene, 4 PE, usted lo dijo.

—Las tiene. Y ayudarán a su sumatoria de proteínas y a complementar el espectro de aminoácidos.

—¿Cuál es el lado malo? No lo veo, doc.

—Comerlas en demasía pensando que ellas "salvarán" sus requerimientos proteínicos del día.

—Ya, pasaría lo mismo que contó en el ejemplo de los fríjoles. Mis amigos creen que consumen muchas *quinua-protes*, pero en realidad están teniendo una borrachera de *carbs*.

—¡Eso mismo!

Yo prefiero combinar y complementar mis platos basados en plantas con vegetales y semillas que, si bien no tienen mucha proteína, guardan una buena relación con el contenido de carbohidratos; le hablo del brócoli, los hongos, las almendras –que además tienen grasas incluidas–, ciertas algas, la espinaca, el edamame. Analicemos un par de ellos.

Cien gramos de brócoli contienen 3 gramos de PE, 7 gramos de carbohidratos y solo 35 calorías. Si realizamos nuestra operación de *protes* vs. *cals*, el resultado final sería de 30 contra 35, es una proporción muy buena. Si examinamos la espinaca tendríamos 3 gramos de PE, 3,8 gramos de carbohidratos y 31 calorías (30 contra 10), estupendo. Popeye era un tipo muy sabio. Y mire el caso tan particular del edamame –las vainas de soya al vapor–: cien gramos de este contienen 12 gramos de PE, 8 gramos de carbohidratos y 121 calorías; es decir, 120 contra 121, por eso es una gran elección alimentaria.

Sé que a usted le gusta la pasta. Hay unos magníficos espaguetis de edamame, que solo contienen 8 gramos de carbohidratos, cerca de 40 gramos de proteínas y tienen una textura magnífica. En mi casa no faltan. Advierto, sin embargo, que al ser la soya una de las semillas con mayores manipulaciones genéticas en el mundo, es preferible consumirla orgánica en todas sus presentaciones (la mayoría de pastas de las que le hablo cumplen con este requisito).

## Polvo de *protes*

Admiración total, eso es lo que siento por todos aquellos que se convirtieron en maestras y maestros de su propia alimentación basada en plantas. Construir un menú vegano o vegetariano que no descuide los requerimientos proteínicos, que incorpore la diversidad de aminoácidos, que incluya los *carbs* correctos y encuentre la armonía con las apropiadas grasas saludables es como componer una sinfonía cada día. Requiere muchísimo interés y muchísima sabiduría. En estas breves líneas tiene usted la partitura principal para crear su propio menú verde y consciente.

Sé que habrá días en los que el cansancio o las obligaciones laborales lo apartarán, especialmente, de su meta proteica. Para esas ocasiones podría contar con un buen suplemento proteínico en polvo. Estos tienen sus ventajas: será fácil saber cuánta cantidad de *protes* está consumiendo, son rápidos de preparar, y mucho de ellos son muy ricos (no todos). Y, por tercera vez, enciendo las alarmas y declaro un conflicto de intereses porque yo trabajo como director científico en la compañía Savvy, que produce una proteína vegana en polvo. Decidí darle este consejo, no para convertirlo en un comprador de esta marca, usted elija la opción que más le guste, pero, por favor, tenga en cuenta las siguientes recomendaciones:

1. Lea bien los componentes. Busque unas proteínas limpias, sin azúcares, sin químicos industriales, sin ultraprocesados.
2. No compre aquellas que tengan una única opción proteínica (solo soya, o solo arroz, por ejemplo), elija las que incluyan, por lo menos, tres fuentes. Muchas mezclas apropiadas van

a incluir arvejas, habas, cáñamo, lenteja, semillas de calabaza, entre otras.

3. Si las proteínas provienen de diversas fuentes, le ayudarán a cumplir con el perfil completo de aminoácidos; ¡fuertes columnas para su muro!
4. Tómese sus proteínas vegetales porque le gustan, no las beba como un castigo. Investigue, pruebe, indague. Encuentre el sabor y la mezcla que le brinde un grato momento.

## Posibles deficiencias

Aunque lo escribí hace poco, bien vale la pena un "no olvide que...". Si este capítulo le ha servido para confirmar su decisión de llevar una dieta totalmente basada en plantas, le sugiero que pida sus exámenes de chequeo nutricional. Es muy común que quienes siguen este régimen presenten deficiencias de vitamina B12 o cobalamina. Si usted es omnívoro, se ha alimentado bien y decide comenzar su nuevo régimen la próxima semana, aún no necesitará suplementos que contengan este micronutriente. Su cuerpo, en condiciones normales, tendrá reservas de B12 entre tres y cinco años. En caso de que presente problemas gástricos y su estómago no tenga las condiciones de acidez necesarias, ese abastecimiento se gastará más rápido. Pida la asesoría de su médico. Y por nada del mundo se vaya a inyectar la infame cianocobalamina, que contiene cianuro. Cuando llegue la ocasión y necesite su suplemento, asegúrese de que venga en forma de metilcobalamina o adenosilcobalamina.

Con el paso del tiempo podría también tener bajos los niveles de creatina y de vitamina D. La primera deficiencia la solucionará fácilmente con un suplemento que contenga dicho aminoácido en su manera más pura. La creatina contribuirá con la función de los músculos, el desempeño físico y el buen estado de su memoria.

La carencia de vitamina D se solucionará sin percances con una suplementación que la incluya y con un refuerzo de magnesio; le di más instrucciones en el capítulo anterior (¡tome baños de sol con poca ropa!).

Y no olvide su omega 3, tan importante para el cerebro. Sé que no consume ni salmón ni atún; nada de nervios, este lo conseguirá en las semillas de linaza y en las algas; de ellas obtendrá las dos formas principales de ácidos grasos que lo componen el EPA y el DHA. Por último, no le tema a una posible deficiencia de hierro; es un miedo que han tenido muchos de mis pacientes. La mejor solución para vencer ese temor es recordar las fuentes disponibles de este nutriente.

### Fuentes alimenticias de hierro, sin animalitos muertos

Miligramos (mg) por 100 gramos de porción comestible (100 gramos = 3½ oz)

100,0 Kelp
17,3 Levadura de cerveza
16,1 Melaza Blackstrap
14,9 Salvado de trigo
11,2 Semillas de calabaza y calabaza
9,4 Germen de trigo
7,1 Semillas de girasol
6,8 Mijo
6,2 Perejil
4,7 Almendras
3,9 Ciruelas pasas secas
3,8 Marañones
3,5 Uvas pasas
3,4 Alcachofa de Jerusalén
3,4 Nueces de Brasil
3,3 Hojas de remolacha
3,2 Acelgas
3,1 Hojas de diente de león
3,1 Nuez inglesa
3,0 Dátiles
2,7 Fríjoles secos cocidos
2,4 Semillas de sésamo, peladas
1,3 Alcachofa
1,3 Brotes de fríjol mungo
1,1 Brócoli
1,1 Grosellas
1,1 Pan integral
1,1 Coliflor
1,0 Fresas
1,0 Espárragos
0,9 Moras
0,8 Repollo rojo
0,8 Calabaza
0,8 Champiñones
0,7 Banano
0,7 Remolacha
0,7 Zanahoria
0,7 Berenjena
0,7 Batata
0,6 Aguacate
0,6 Brevas
0,6 Papa
0,6 Maíz
0,5 Nectarina

2,4 Nueces pecanas
2,1 Lentejas
2,1 Maní
1,9 Tofu
1,8 Arvejas verdes
1,6 Arroz integral
1,6 Aceitunas maduras
0,5 Sandía
0,5 Calabaza de invierno
0,5 Arroz integral, cocido
0,5 Tomate
0,4 Naranja
0,4 Cerezas
0,4 Calabaza de verano
0,3 Papaya
0,3 Apio
0,3 Manzana

## Carnes que no son carne

Seguro que le ha pasado. Usted busca unos zapatos cómodos para correr, los de su marca favorita, y se encuentra con un vendedor que le asegura tener unos "igualitos", ¡y a menor precio! La propuesta suena tentadora. Usted los ve, son idénticos a los que buscaba. La suela, los cordones, el peso, los logos, la caja que los contiene, todo parece en orden, y cuestan mucho menos. Decide comprarlos. Camino a casa se mira en el espejo retrovisor del auto y se siente muy astuto. Consiguió lo que quería. Ahorró dinero. Al día siguiente, sale a trotar. Antes de completar el primer kilómetro algo sucede, le duelen los tobillos, no se siente cómodo. Dos mil metros más tarde la suela de la zapatilla izquierda se despega. Y la derecha no luce en muy buenas condiciones. Su gran compra fue una gran estafa. Parecía ser *eso* que usted conocía, pero no lo era.

Eso mismo sucede con las últimas invenciones de la industria alimentaria. Ante la creciente demanda de productos basados en plantas, muchas marcas han creado carnes que parecen carnes, pero no lo son; quesos que parecen quesos, pero tampoco lo son; y hace poco leí que existe una impresora 3D que elabora filetes con un ultraprocesado vegetal –parecen sacados del universo de *Los Picapiedra*–. No hablaré de los segundos, aunque la mayoría son "quesos" de plástico, tristes ultraprocesados, que no como y nunca recomendaré consumir.

De las tales carnes sí que hablaré. El vendedor le dirá que aquella creación de color rosa es una sana salchicha vegetal, o que esa pieza redondeada de color café es "igualita" a una hamburguesa, "¡pero sin pedazos de animalito muerto!". Antes de comprarlas, antes de comérselas, déjeme hacerle un listado de los ingredientes que suelen contener: agua, aislado de proteína de guisante (*es decir, una proteína incompleta*), aceite de canola (*un ultraprocesado transgénico lleno de* BHA, *hexanos y* TBHQ), aceite de coco *refinado* (*la versión venenosa de esta buena grasa saturada*).

Además, incluye un 2 %, o menos, de los siguientes componentes (el resto ya no aporta nada): celulosa de bambú, metilcelulosa, almidón de patata, sabor natural, maltodextrina (*¡tan bella, ella, no podía faltar!*), extracto de levadura, sal, aceite de girasol (*otro ultraprocesado lleno de* BHA, *hexanos y* TBHQ), glicerina vegetal, levadura seca, goma arábiga, extracto de cítricos (para proteger la "calidad"), ácido ascórbico, extracto de jugo de remolacha y achiato (*estos tres últimos para mantener el color*), ácido acético, ácido succínico y almidón alimenticio modificado.

¿Cree, entonces, que comerse esa carne que *no* es carne merece la pena? ¿Será buena información para su cuerpo? Todas estas creaciones industriales son trozos de enfermedad que esperan ser devorados por incautos. En su composición no hay nada saludable. Prepárese, mejor, una buena hamburguesa de lentejas o de fríjoles. Son muy sabrosas.

—Pero no saben a carne, doc.

—¿Por qué debería saber a carne una hamburguesa de *lentejas*?

—¡Es una hamburguesa, doc!

—Es otro tipo de hamburguesa. ¿Y por qué busca el sabor de la carne si está decidido a llevar una alimentación totalmente basada en plantas?

—A veces se apodera de mí el espíritu de las cavernas. Flaqueo. Es duro.

—Piénselo muy bien: si esta es la opción alimentaria que usted quiere seguir, no debe causarle ningún tipo de martirio.

Tome la elección que prefiera, pero jamás incluya estas carnes falsas. Parecen ser *eso* que usted conocía, pero no lo son. Si usted se alimenta de mentiras, no espere que su cuerpo tenga una salud de verdad. Esos eran los puntos básicos que quería tratar en este apartado. No sé si le quede algún interrogante.

—Sí, doc, ¿y qué pasó con Lucy?

—Se convirtió en una especialista de su propia alimentación. No hay quién derribe su muro. Es una "maestra". Nos podría dar lecciones a usted y a mí.

—Ya que estamos tan veganos, le pido permiso para ir por mis papitas fritas.

—No me pida permiso, vaya por ellas; ¡qué obsesión la suya! E incluya una hamburguesa de lentejas.

—Vale, doc. Mañana vuelvo a mi menú *CoMo*, sin *fries*.

—¡Provecho!

Capítulo ocho

# Qué comer y qué beber, antes, durante y después de ejercitarse

**Nos gusta el deporte.** El primo musculitos se emociona al levantar pesas. A la tía Bertha, aunque no lo crea, le fascinaba trotar, e incluso participó en varias competencias en su época universitaria (hoy camina con sus amigas). Quizá lo suyo sea montar en bicicleta, patinar o jugar al fútbol, mientras su pareja prefiera alguna rutina de alto impacto. Yo, como se lo conté antes, he pasado por diversas etapas: he practicado artes marciales mixtas, he recorrido centenares de kilómetros corriendo como Forrest Gump, y desde hace años me entreno duro, con peso y bandas de resistencia, para seguir desarrollando mi masa muscular –¡es vital hacerlo! Se lo explicaré muy pronto–.

Todos los que nos ejercitamos de manera regular debemos elegir las fuentes alimentarias apropiadas, por respeto y gratitud hacia nuestro cuerpo. Y en caso de que usted siga en el sofá, creyendo que los partidos que juega en la consola de videojuegos se cuentan como deporte, le pido algo: "¡Mueva ese trasero ya mismo!".

Para facilitarle la comprensión de la nutrición deportiva, le presentaré sus grandes ramas. La primera se ocupa de los deportes de alto rendimiento y extensa duración; es el universo de las rutinas cardiovasculares de largo aliento, las maratones, las competencias ciclísticas, los triatlones, entre otras. La segunda se centra en los entrenamientos combinados, que mezclan fuerza y resistencia (pesas, gimnasio, *crossfit*, entre otros), y la tercera tiene su núcleo de interés en las prácticas dedicadas al desarrollo o el hiperdesarrollo muscular, con Hulk y todos sus amigos. Vamos a hablar de ellas, de una manera práctica, en las próximas páginas.

—No deje el fútbol por fuera, doc.

—Ni el baloncesto ni el voleibol. Las siguientes recomendaciones servirán, finalmente, para todas las almas deportistas.

—Lo de las pesas, doc, sí que me da pereza.

—¿Por qué?

—Yo no quiero ser como el primo musculitos, lo mío es el toque-toque, el tiquitaca, los goles y la ovación de la tribuna.

—¿Y cómo es la rutina deportiva de los futbolistas?

—Corren, saltan, patean, hacen taquitos, gritan gol y compran autos deportivos de última gama.

—Hacen todo lo anterior, pero además levantan pesas.

—No, doc, se les dañarían las articulaciones si se ejercitan así.

—Todo lo contrario, así refuerzan su cuerpo.

—Quizás así lo haga Cristiano Ronaldo o Sergio Ramos, que viven mostrando sus abdominales.

–Lo hacen todos. Sé de qué le hablo, algunos de mis pacientes son futbolistas de primer nivel, ¡y tienen rutinas de peso!

—¿Y Messi?

—Él y los basquetbolistas, los voleibolistas, los tenistas, el *quaterback* de fútbol americano o el corredor de Fórmula 1, todos, levantan pesas. En unas paginitas hablaremos del tema.

—¿Y usted cómo se entrena, doc?

## Así lo hago yo

Comienzo temprano en la mañana; sin embargo, no hay una última palabra, una verdad científica que no admita reparos sobre cuál es el momento más apropiado para ejercitarse. Algunos prefieren la luz diurna; otros, la oscuridad de la noche. Yo elijo la primera opción. Este es mi método. El día anterior, si ceno, lo habré hecho a las 7:00 de la noche. Como siempre: primero mi proteína, luego los vegetales y las grasas saludables. No devoro pastas, ni arroz, ni panes, ni barritas energéticas azucaradas para cargar el tanque de gasolina. Sigo la misma tranquila rutina de quien lleva una vida *CoMo*. Al levantarme, a las 6:00 de la mañana, mi cuerpo llevará once horas de ayuno. Tal vez medite un poco, haga un calentamiento, y arranco con mis ejercicios. En ayuno puro y saludable comienzo a levantar. Le doy duro a los "fierros" o me voy a trotar. Gracias a la dieta que he mantenido durante tantos años –lejos de los *croissants*, los juguitos, los cerealitos de caja y los roscones de guayaba–, al ejercitarme mi cuerpo consumirá muy rápidamente la glucosa que le queda y pasará al segundo tanque de energía que son los lípidos. Esa es la real y mejor manera de "quemar" grasa.

Por eso, varias páginas atrás le decía que, si llevamos la alimentación adecuada, si tenemos una flexibilidad metabólica (que nos permita comernos un helado de vez en cuando), con la ayuda del ayuno y el ejercicio podemos llegar al estado de "cetosis" (usar las grasas como fuente energética), sin practicar un estricto régimen *keto*. Obvio, esto no lo conseguirá en un par de semanas, verá los resultados después de varios meses de acostumbrar a su cuerpo a esta nueva rutina.

Entrenar en la mañana, en ayuno, tiene muchos beneficios metabólicos: mejora la regulación de la insulina, la utilización de la adrenalina y el cortisol, que en ese momento del día estarán en su horario más apreciado; la producción de la hormona de crecimiento, tanto para la reparación de tejidos después del ejercicio, como para la renovación del músculo; también será un alivio para la ansiedad y ayudará a mantener los niveles de energía del organismo. Todas estas razones, y muchas más, me animan para entrenarme de esa forma cada mañana. Además, me siento muy motivado, alegre y lleno de energía después de hacerlo. Si usted practica en ayuno y se marea, o siente que su vida se acerca al último suspiro, suspenda de inmediato su actividad y lea todas las indicaciones que dimos en el apartado dedicado al tema. Es probable que aún no esté listo.

Así entreno yo. Quizás su realidad sea otra. Es posible que su profesión le exija llegar muy temprano al trabajo y no le dé tiempo ni de respirar. Busque entonces un espacio en la noche; le recomiendo practicar después de cenar o de la última comida del día. El fin de semana puede intentarlo en el horario diurno. No importa la hora, siempre será un buen momento para hacer deporte.

Le resumo todo en este párrafo. A mí me gusta ejercitarme en la mañana. Lo hago en ayuno, sin ningún esfuerzo, porque a lo largo de los años he acostumbrado mi cuerpo a este tipo de entrenamiento. He corrido maratones y levantado muchos kilos de peso sin probar bocado. Nunca me desmayé sobre el asfalto cuando se terminó la gasolina de mi primer tanque (la glucosa), siempre pude continuar porque confiaba en el combustible de mi segunda reserva energética, la mejor de todas: la grasa –y así, además, la "quemaba"–. Entrenar de esta forma no consumió mis músculos, no secó mi sangre, no paralizó mi cerebro; todo lo contrario, me trajo muchos beneficios metabólicos. Pero el gran soporte que me permite ejercitarme de esta manera, a diario, es la alimentación que he elegido; la razón y el corazón del libro que tiene en sus manos.

## La "glucobsesión"

Algunos de los relatos más aterradores de mi vida se los he escuchado a varios deportistas olímpicos y estrellas del fútbol mundial con los que he podido trabajar. Me dijeron que tiempo atrás, cuando las Olimpiadas eran patrocinadas por las hamburguesas de los arcos dorados, todos los atletas podían consumir sus "delicias" gratis durante el certamen. Varios de ellos me contaron sobre los lineamientos nutricionales que debían seguir incluso semanas antes de las competiciones. Su menú consistía, básicamente, de pasta, arroz y avena. De estos alimentos, de acuerdo con sus asesores, saldría la "energía" necesaria para que pudieran resistir sus demandantes jornadas de atletismo, ciclismo, o las decenas de partidos que disputarían. Debían comerlos sin descanso, de lo contrario, la llama de su cuerpo se apagaría. Mientras oía las historias no podía ocultar mi cara de espanto. "¿Le pasa algo, doc?", me preguntaban. Yo sonreía, guardaba silencio y seguía oyendo. Me parecía increíble que a los deportistas de primer nivel les taladraran el cerebro con la vieja historia del "tanquecito" de gasolina. Su régimen se prestaba para un estribillo de reguetón "Come tu glucosa / que está bien sabrosa / Si gastas tu glucosa / Ay, qué mala cosa / Repone tu glucosa / la vida es hermosa". Consumir, gastar, reponer.

Todos los días, los cuerpos de estos grandes atletas están recurriendo tan solo al primer tanque de combustible. Dependen de la glucosa y entran en pánico cuando esta se agota. Sí, cuando se compite de una manera tan intensa es obvio que se necesita la glucoamiga para lograr los objetivos, pero excederse en su consumo traerá sus consecuencias, incluso para los deportistas de élite. Uno de ellos me decía: "Doctor, a pesar de que entreno cinco horas diarias, me queda un poquito de grasa que debo bajar, y no lo consigo. No importa cuanto corra, no lo logro". Yo le dije lo mismo que le he explicado a usted: ni mil maratones podrán compensar el daño que provoca una mala alimentación. En su caso, era tal la cascada de glucosa que recibía su organismo, que terminaba convertida en lípidos.

¿Recuerda el proceso? El 80 % de la glucosa que nos aportan los alimentos, en este caso el arroz, la pasta, la avena, y toda esa comida tan "atlética", les darán energía a nuestras células. ¡A correr, a ganar! El otro 20 % se guarda en forma de glucógeno en el hígado y en los músculos. Es una reserva energética que podremos utilizar más tarde. Sin embargo, cuando se presenta una marejada de glucosa, el hígado no podrá controlarla, se verá desbordado, y el exceso se exportará en forma de lípidos a nuestros tejidos. Esa era la grasa, muy poca, pero grasa, de la que nuestro deportista no podía deshacerse. ¿La razón? La glucolocura deportiva. Su mala alimentación, secundada por los asesores, provocaba este resultado.

Quería contarle estas historias antes de entrar en la pista del entrenamiento cardiovascular, o *cardio*, de medio o largo aliento, para señalarle el gran enemigo del deportista principiante, semiprofesional, profesional, olímpico, mundial y espacial: el exceso de glucosa que, como lo leyó, está avalado por muchos especialistas de la nutrición. De acuerdo con sus indicaciones deberíamos llenarnos de carbohidratos (y no hablo de vegetales) antes de salir a caminar, correr, trotar, montar en bicicleta, jugar al fútbol o a la pelota vasca. Durante el ejercicio, afirman estos consejeros, deberíamos tener a mano aquellas bebidas deportivas que ya hemos analizado, que son hiperazucaradas, y contienen sabores y colorantes artificiales, o consumir esos geles energizantes de miel, panela, sacarosa o hasta fructosa, para aportarle más gasolina al organismo.

¿Sabe de qué le hablo? Están contenidos en unos alargados sobrecitos que exprimen y succionan los jugadores de fútbol cuando llega el tiempo suplementario, los usan los atletas en las maratones, los triatletas en sus competencias o, por supuesto, los ciclistas en los *giros* o los *tours*. ¡Son terribles! Algunos de ellos contienen cafeína. Otros prometen, textual, "energía inmediata y explosiva". Claro, después de chupar ese empaque el cuerpo hará "¡Pum! ¡Cataplum!".

Aquí no termina la descarga azucarada; después del ejercicio, dicen los gurús de la glucosa, habría que rehidratarse con esas mismas bebidas de colores –que en realidad deshidratan–, y volver a comer pastas, arroz y avena para que podamos recobrar la vida. Nuestro cuerpo, de acuerdo con esos especialistas de la nutrición deportiva, es como un frágil auto viejo que necesita gasolina cada cinco kilómetros o de lo contrario se apagará. Qué poco entienden el funcionamiento de nuestro "motor" corporal. Qué visión tan limitada, tan pobre y peligrosa.

Sin embargo, hay miles de personas que van a justificar esa visión. Acá hay dos formas de verlo y eso dependerá de lo que usted decida. El primero es el modelo de vivir de glucosa (energía barata y rápida). El segundo es enseñarle a su cuerpo a usar ambas energías, la de la glucosa y la de los lípidos. Si usted solo desea ver la historia desde la glucosa, el almacenamiento de glucógeno, este capitulo no es para usted. Pero, si quiere conocer una postura diferente, lo invito a leerlo.

## Un buen hábito, un mal hábito

Lo primero que le pediré, si practica el *cardio* de largo aliento, es dejar de lado la idea de que necesita un exceso de glucosa para poder resistir las exigencias de su ejercicio. Lea esto con ojos bien abiertos. Supongamos que usted es un entusiasta del deporte. Pertenece al club de Forrest Gump. Trota dos o tres veces por semana, recorre entre 10 y 15 kilómetros en cada salida, o en la banda trotadora de su casa. En una de sus revistas deportivas favoritas leyó que sus grandes ídolos atléticos consumen una gran cantidad de *carbs* en su dieta para nivelar la energía de su cuerpo. En un comercial de YouTube vio a una conocida figura del deporte nacional tomando una bebida de colores rehidratante que, según el narrador de la propaganda, tiene el balance óptimo de electrolitos, glucosa y agua. Y su mejor amiga, fanática del *running*, le contó que antes y después de correr se tomaba, "infaltablemente", un termo de jugo de naranja.

Todas esas informaciones le parecieron razonables, muy saludables y usted las incorporó a su vida. Comenzó una dieta muy alta en carbohidratos, compró más naranjas para hacer juguito atlético, y cuando corre no abandona la bebida de colores para tomar durante y después del ejercicio. Usted cree que está cuidando muy bien su cuerpo, que le está dando lo que necesita. Un par de meses después se realiza el chequeo general de la mitad del año, lleva los exámenes donde su internista de siempre, quien hace una mueca de espanto y le pregunta: "¿Y tú no corrías? ¿Dejaste el deporte? ¡Estás prediabético y tienes hígado graso y los triglicéridos elevados!".

Esta escena se vive con demasiada frecuencia en los consultorios médicos. Aficionados al deporte, de todas las edades, descubren que están al borde de la diabetes por su errada alimentación. Ese es el mejor ejemplo de cómo castigar un buen hábito, el ejercicio, con un mal hábito, consumir megatoneladas de glucosa. Repitamos.

**El deporte, por más exigente que sea, y aunque se practique en jornadas imposibles, jamás podrá compensar el daño que le provoca al organismo, a diario, una mala alimentación. Ni mil maratones, ni la vuelta al mundo en bicicleta, podrían equilibrar tal desastre.**

Y basta ya con la tradición del "juguito" de naranja para hidratarse o usar como "gasolina". Esa fructosa contenida en aquel líquido amarillo no será utilizada por el cuerpo como fuente de energía, se irá en viaje directo al hígado, que se sorprenderá con su presencia repentina, no podrá almacenarla y la exportará como grasa. Los jugos de fruta no son la ayuda que busca, ni para hidratarse, ni para llenar de combustible su primer tanque.

## Amiga grasa

Si usted no es un profesional del deporte –que requiere un entrenamiento y una dieta personalizados–, si es un entusiasta del *running*, si corre 10 kilómetros, medias maratones o incluso maratones, pero no piensa competir por una medalla de oro en los Juegos Olímpicos, le aconsejaría que acostumbrara a su cuerpo a entrenar en ayuno. Puede subir uno a uno, lentamente, los escalones de los que hablamos en el capítulo dedicado a él. Si le resulta muy difícil salir sin desayunar, le parece descabellado o simplemente no quiere intentarlo –es una opción muy respetable–, entonces busque buenas fuentes alimenticias. No consuma los cereales del tigre o del tucán. No necesita barritas energéticas ni geles. Nada de juguitos. Si va a correr durante una hora, o un par de horas, a un ritmo constante y no frenético, selle su amistad con las grasas saludables y úselas como sus nutrientes esenciales.

—¿Y qué, doc? ¿Me como un aguacate y le pongo aceite de oliva antes de salir a correr? Sus consejos son algo rarillos.

—Me faltaba hacer algunas aclaraciones, especialmente si va a tener jornadas largas de entrenamiento.

—Hágalas, porque entre la glucosa y esto de las grasas, no sé qué decir.

—Le doy un ejemplo. Podría prepararse un batido de proteínas que contenga, además, una o dos cucharadas de crema de macadamia.

—¿Crema de macadamia?

—Es una muy buena fuente de grasas saludables. ¡Eso sí que es gasolina, y de la mejor!

—¿Cómo preparo ese batido?

—Use leche de coco, o de almendras, agregue las proteínas en polvo de su elección, las que le gusten, con animalitos o sin ellos, pero que sean buenas y no contengan *whey*.

—¿Siguiente paso?

—Me sentí en un programa televisivo de recetas. El siguiente paso es agregar las cucharadas de crema de macadamia.

—¿Un poquito de miel?

—Nah, nada de miel. Encienda la licuadora, beba y a correr.

—¿Y qué solución le podríamos dar a mi hermana Sara? Ella es incansable en su bicicleta, los fines de semana, con su grupo, hace recorridos larguísimos.

—Se lo cuento aquí abajo.

Si Sara sale a pedalear un domingo temprano le diría lo mismo, que lo haga sin comer (si ya ha ido subiendo los escalones del ayuno). Que no consuma bebidas de colores que la van a deshidratar, ni geles "explosivos", que la llenarán de glucosa. Sé que en cierto momento de la ruta ella y sus amigos tendrán alguna "parada técnica" en algún local de la carretera. Ahí podría desayunar un par de huevos revueltos, que son buena fuente proteínica y aportan grasas, y una manzana (un poco de *carbs*), como complemento. Dos o tres huevos y una fruta, pero no dos o tres frutas y un huevo. Las proteínas jamás las va a utilizar como "gasolina", pero con ellas les estará brindado aminoácidos estructurales a su muro, para poder usarlos después.

En caso de que Sara no quiera parar a desayunar y prefiera llevar algo para consumir en la ruta, que aliste un batido de proteínas como el que acabamos de describir. Usted se lo podría preparar. Y que lleve algunos frutos secos (macadamias, almendras, pistachos) para la jornada. Como lo habrá notado, aquí estamos usando las grasas como fuente de energía. Tal vez mis planteamientos, libres de líquidos coloridos y de los zumos, le parezcan salidos de una galaxia paralela; sin embargo, detrás de ellos hay fuertes bases. Yo mismo pongo en práctica lo que le estoy contando, también lo han hechos mis amigos, mis familiares y mis pacientes. Ninguno ha perecido por falta de "azúcar". Si este tema le resulta cautivante, complemente estas líneas con el libro *The Art and Science of Low Carbohydrate Performance* (2012), de Jeff Volek y Stephen Phinney. Le advierto que es un poco técnico, tiene muchísimas mediciones y detalles fisiológicos, pero es un texto que vale la pena. Y aclaro que yo no promuevo ninguna tendencia *low carb* (baja en carbohidratos); los *carbs*, en su justa medida, equilibran nuestra dieta.

Algunos de mis pacientes, los que prefieren desayunar antes de correr o pedalear, me han dicho que los primeros días, al cambiar sus cereales y trozos de pan con mermelada por las grasas saludables, se sintieron más pesados y lentos. Gritaron mi nombre a lo largo de su ruta con tono poco amistoso. Poco después ya se habían habituado. Varios me contaron que se sentían más rápidos con el empuje de la glucosa. A pesar de todo, insistieron y lograron excelentes resultados con la energía proveniente de los lípidos. Es cierto, el papel periódico se prende más rápido que la madera, y al final, ¿cuál nos brindará un mejor y más duradero fuego? Yo elijo la segunda, siempre.

## ¿Hidratarse o deshidratarse?

Si quiere ser presa de la deshidratación, no lo dude: busque glucosa proveniente de todas esas bebidas o mezclas gelatinosas que han sido mencionadas. Y si pretende lograrlo de manera épica, entonces no olvide incluir ese líquido oscuro que destapa la felicidad, con agua carbonatada, que contiene tres elementos que lo llevarán al culmen de la deshidratación: cafeína –que además incrementará sus ganas de orinar–, alto contenido de sodio y mucha azúcar. Esa combinación despertará sus ansias por beber una tras otra, sin saciar su sed. Para complementar su deshidratación, puede tomarse una de esas latas llenas de guaraná, dama blanca, taurina y no sé cuántas barbaridades más; lo dejará al borde del ataque cardíaco. Aún no comprendo cómo la empresa productora de uno de esos famosos líquidos energizantes tiene su propio equipo de F-1. Vaya, hace años las tabacaleras tuvieron que retirar sus patrocinios de estas competencias por fabricar cigarrillos nocivos para la salud, ¿será que esta bebida que da alas es muy saludable? ¿Qué relación puede tener el deporte con un producto así? (Dinero, dinero y más dinero).

Sé que usted sabrá elegir bien. Solo estaba señalando, con el dedo muy extendido, a los principales falsos amigos de quienes se ejercitan. Concentrémonos, mejor, en cómo hidratarnos bien. El líquido más saludable que existe es el agua, es buenísima, pero sola no nos ayudará mucho en esta misión de rehidratarnos.

Hagamos un repaso fisiológico. El agua en nuestro cuerpo debe hallarse, de manera equilibrada, en tres compartimientos: el intravascular, el intersticial (entre las células) y el intracelular (dentro de las células). Que los fluidos corporales se muevan a través de las membranas celulares y ocupen estos tres espacios decisivos dependerá de varios factores, entre ellos, la concentración de electrolitos, la cantidad de proteína o de glucosa, y las presiones, especialmente, en el espacio vascular. Pero es usual que cuando falta agua en alguno de los compartimientos, uno la movilice hacia el otro para asegurar el balance requerido. Cuando perdemos líquido y electrolitos, dicha estabilidad se verá comprometida. Y el balance no lo conseguiremos tomando agua solita, ¡y menos bebidas con altos niveles de azúcar!, que evitarán el fluir del líquido y lo mantendrán, tan solo, en el espacio vascular o incluso retardando su paso desde el mismo intestino al vascular como lo muestran algunos estudios (y provocarán más sed). La rehidratación se conseguirá cuando llevemos el agua hacia los tres compartimientos y esto, en muchas ocasiones, dependerá de las sales que contenga la bebida que elijamos. Es cierto que la glucosa (no el azúcar) puede ser un vehículo que ayude a que los electrolitos fluyan mas rápido desde el intestino hacia el espacio vascular. Yo no lo uso porque no es necesario mientras el equilibrio de electrolitos sea el adecuado, pero digamos que una concentración baja y moderada podría ser útil como vehículo. Lo que no es correcto es una megacarga de glucosa, porque en lugar de contribuir va a hacer más lento el flujo hacia la sangre. El siguiente gráfico le permitirá entender mejor las anteriores líneas.

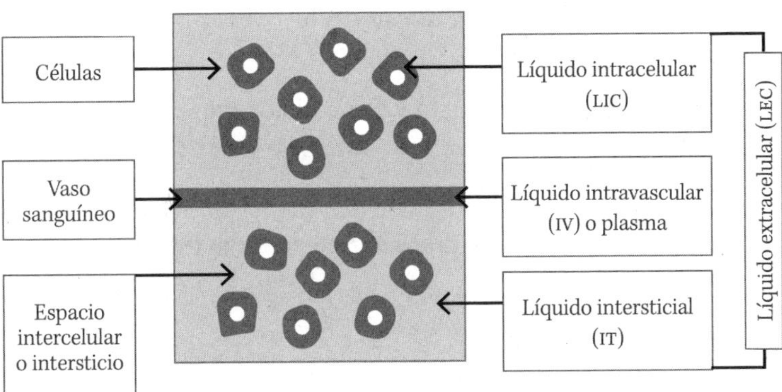


Una rutina de *cardio* prolongado nos hará perder una buena cantidad de minerales necesarios para el cuerpo. Para recuperarlos se los podemos añadir a nuestra buena agua.

—¿Qué minerales serían esos?

—Cloro y sodio, para comenzar.

—¿Y qué, tendré que comprar un suplemento especial traído de la Polinesia que los contenga?

—Cloro y sodio. Cloruro de sodio. ¿Le suena un polvo blanco llamado sal? Usted decide si la trae de la Polinesia o de la tienda de la esquina.

—¡Sal, claro! ¿Cuánta?

—La punta de una cucharadita disuelta en medio o en un litro de agua.

—¿Qué más añado?

—Magnesio y potasio. Hay combinaciones en polvo disponibles en el mercado; de nuevo, elija la que a usted más le guste.

—¿Cuál sería la medida?

—En ese caso siga las instrucciones brindadas por la marca que haya comprado.

—Doc, un momento. Aquí tengo una de esas conocidas bebidas de colores que usted tanto critica.

—¿Se la va a tomar?

—Estoy leyendo la etiqueta y tiene varios minerales que usted sí recomienda.

—¿Y miró la cantidad de azúcar que contienen los 591 mililitros de esa colorida bebida? ¡36 gramos! Son como nueve cucharaditas de sacarosa.

—*Glup-glup-glup*

—¿Qué es lo que suena?

—La bebida de colores cayendo a través del desagüe del fregadero, doc. Me quedo con el agua pura, el cloro, el sodio, el magnesio y el potasio.

—Y si quiere agregar un poco de zinc, perfecto.

—¿Y es *totalmente* necesario?

—No, este sería la cereza del pastel, pero no es imprescindible. Con los anteriores bastará. Hidratación pura.

—Doc, perdón ser tan insistente, pero hay quienes reiteran que recomiendan estas bebidas basados también en estudios.

—Es cierto. Hace poco un gremio de colegas se manifestó acerca de mi opinión sobre las bebidas deportivas basándose justamente en que es recomendado que estas tengan una concentración de glucosa del 3 %, basándose en las descripciones de autores como Rehrer (2001). Reitero que poner algo de glucosa puede ser una herramienta para favorecer la difusión de electrolitos y quizás en una proporción del 3 al 5 % sea bueno, pero analicemos algunas de las bebidas más comunes que son las de la marca de los *gators* y la de la misma empresa que crea la gaseosa que destapa la felicidad. Son unas bebidas de aproximadamente 20 onzas con un contenido de azúcar (compuesta por glucosa que podría aportar y fructosa que como ya he reiterado es innecesaria) de 36 gramos por envase (o sea 13 %) con sus electrolitos, sabor y color artificiales. Tremendo ultraprocesado.

Dichos colegas atribuyen que la UEFA y muchos deportistas favorecen el uso de estas bebidas. Pero parece que no se han dado cuenta de que la UEFA es patrocinada por estas marcas, lo mismo que los deportistas. Este tema tiene mucha tela por cortar porque hay quienes dicen que este aporte de glucosa y electrolitros sí puede ser útil para la hidratación en deportistas de superalto rendimiento después de varias horas de entrenamiento.

Está perfecto si estas personas que asesoran deportistas profesionales quieren ver el cuerpo como una máquina quemadora de glucosa a la que hay que reponérsela cada vez que se pierde y a partir de su experiencia profesional no desean cambiar su óptica. En ese caso se trata de un tema de conceptos. Lo que no entiendo es qué hace un niño de 10 años tomando este tipo de bebidas después de jugar fútbol. Estas bebidas se clasifican en isotónicas, hipotónicas o hipertónicas de acuerdo con la concentración de glucosa según los aportes de Singleton (2016), Bonetti (2010) y Maughan (2016). Ahí lo relevante es tener en cuenta las evidencias que demuestran la relación que tienen estas bebidas con la obesidad en niños y adolescentes por su altísimo contenido de azúcar innecesario, como demuestra el artículo de Schneider con la Universidad de Augusta en la revista *Pediatrics* (2011). El instituto T.H. Chan de Harvard también clasifica estas bebidas como un riesgo para el desarrollo de la diabetes cuando son consumidas por personas que no las necesitan. La razón para esto no es nueva y se la he venido diciendo en este libro y en los anteriores también: no conocemos las dosis de azúcar en las cosas que consumimos a diario y vivimos embriagados.

La verdad es que cuando miramos más de cerca, son muy pocos quienes las consumen de manera frecuente y realmente las necesitan. Por eso me parece imperativo reiterar que personas que hacen ejercicios cortos, levantan pesas, practican yoga, o realizan cualquier deporte de intensidad moderada o por una duración de menos de una hora y media no se benefician con este tipo de bebidas. Con solo tomar agua lograrán la hidratación que necesitan. Incluso beber agua de coco será ideal, pues tiene buenos electrolitos.

—Doc, no entiendo ¿entonces sí se pueden tomar o no?

—Espéreme, le sigo contando.

Hay estudios que dicen que un atleta de muy alto rendimiento puede requerir la ingesta de hasta 30 gramos de carbohidratos durante una sesión de ejercicio intenso. Pero se refiere a carbohidratos y no necesariamente a azúcar. Insisto que esto implica considerar a la glucosa como único combustible del cuerpo, porque al ingerir estas bebidas azucaradas no le permito al organismo entrar en cetoadaptación natural. Si vamos al caso puntual de un megadeportista –un maratonista, por ejemplo– este podrá tomar sin problema este tipo de bebidas si lo hace en entrenamientos específicos, diluido y sin excesos. El problema que tengo es que estos productos los venden en cualquier tienda y los compra cualquier persona para cualquier entrenamiento y a cualquier edad.

Insisto, si usted va al gimnasio, monta bicicleta o corre por una hora, o juega fútbol o baloncesto, no requiere estas bebidas. Seguramente sí agua con electrolitos, pero no esa avalancha de azúcar. Usted elige qué combustible le quiere dar a su cuerpo. La energía barata y rápida del azúcar o la larga, benéfica y duradera de la cetoadaptación. Usted elige ser un quemador eterno de glucosa o de grasa. Grandes personalidades del deporte, como el ciclista Chris Froome, desde hace mucho tiempo entrenan completamente en cetosis, por ejemplo. El tema es que las industrias de bebidas dan fondos a grandes asociaciones y estudios que justifican solo la asimilación por la glucosa y la reposición de glucógeno, sin ver los beneficios de la inducción natural de la cetosis, la inducción de gluconeogénesis o usar su grasa para convertirla en glucosa. Es decir, quemar grasa. Y por otro lado recuerde que su cuerpo en condiciones normales alberga aproximadamente 400 gramos de glucosa repartidos ¼ a nivel hepático y ¾ a nivel muscular. Es decir, en condiciones normales tiene energía para un buen rato. Una se consume más con ejercicio y la otra más con ayuno.

Entonces hay varios puntos de vista y perdóneme ser reiterativo, pero con este tema no quiero ser ligero:

—No se preocupe, doc, siga adelante que yo estoy atento.

—Ok, perfecto.

1. A usted le puede parecer lógico y genial ver el tema desde la óptica de que la reposición de glucosa es necesaria para la energía y la única fuente para lograrlo es consumir glucosa o azúcar. Entonces será usted un eterno quemador de glucosa. Esa no es la visión del metabolismo que yo recomiendo, pero lo importante es que usted sepa con que combustible anda.

2. Si quiere leer buena evidencia científica sobre todo este tema le recomiendo el artículo del *British Medical Journal* escrito por Deborah Cohen en el 2012 llamado "The Truth About Sports Drinks" (La verdad sobre las bebidas deportivas), donde evidencia las débiles pruebas de su eficacia y su relación clara con una industria que la provee de fondos para este tipo de estudios. También lo invito a que lea el artículo del *Obesity Journal* de julio de 2014 sobre la relación entre las bebidas deportivas y el aumento de peso en adolescentes. Por su parte, la Universidad de Berkeley menciona en sus estudios que estas bebidas contribuyen con la obesidad infantil y también las relacionan con la desmineralización dental.
3. Si queremos insistir en que estas bebidas son útiles para algunos atletas de muy alto rendimiento y después de horas de entrenamiento, entonces es imperativo que dejen de venderlas como un producto libre y para el consumo popular. La mayoría de las personas no necesitan hidratación llena de azúcar que solo va a dañar los resultados de su entrenamiento y por ende su metabolismo.
4. Si usted elige cambiar su metabolismo por cetoadaptación natural, ayuno y ejercicio, beber glucosa lo sacará del ayuno. Un buen equilibrio de electrolitos lo puede ayudar a rehidratarse y a tener también una buena difusión de estos por el intestino. Recuerde que esta difusión puede depender de la glucosa, pero también de otros factores.
5. Estas no son bebidas para niños y adolescentes a menos que sean atletas de superalto desempeño. También quiero aclarar que no son saludables. Tienen muchísima azúcar y además están hechas con sabores y colores artificiales. Insisto en que los niños y adolescentes deben inclinarse por bebidas naturales con electrolitos o por tomar agua de coco.

6. Las personas que se ejercitan regularmente, pero de manera aficionada, no deben consumir bebidas con estas concentraciones de azúcar. Requieren agua con electrolitos y los carbohidratos del día los pueden incluir en su alimentación junto con las buenas proteínas y grasas que les serán de gran uso en su reparación muscular.
7. Los sabores y colores artificiales como el amarillo número 5, el rojo número 40 y el azul número 1 son ultraprocesados derivados del petróleo que tienen amplias relaciones con alergias e incremento en hiperactividad. Artículos como el de *Enviromental Health Perspectives* de Carol Potera (2010) relaciona a estos colorantes con el cáncer. O sea que esto no solo es un tema que se basa en la cuestión de la glucosa. Esta es una problemática que amenaza la salud de verdad. Estoy convencido de que se podrían hacer bebidas de maneras muy diferentes.

Me preocupa ver cómo grandes asociaciones médicas y deportivas promueven el consumo de estas bebidas como si se trata de elíxires divinos para todo el mundo. Insisto que no deberían ser de venta libre y que la mayoría de las personas no debería tomarlas. Así desde cierta óptica parezca que tienen un amplio fundamento científico, también existen muchas pruebas basadas en ciencia que evidencian lo contrario.

Son dos posturas distintas y al final es usted quien debe elegir cuál considera mejor. Por un lado está la energía barata, rápida y repleta de azúcares y colorantes artificiales, por el otro está la energía adecuada que nace de la inducción natural de sus sistemas de adaptación con la ayuda de aguas y electrolitos, pero sin azúcares, ni colorantes ni sabores artificiales.

—¿Y usted ha probado ambas?

—Sí, he practicado y estudiado ambas. Y me quedo con lo natural. A usted le recomiendo lo mismo. Inténtelo y mire qué le funciona mejor. Cada cuerpo es diferente y para ambas posturas encontrará fundamentos. Ante todo, estamos claros en que todos, tanto mis colegas como yo, queremos promover el deporte cómo base para la salud. En eso no hay discusión. Ahora, en cuanto a cómo debemos rehidratarnos, eso lo podemos debatir, para construir y aprender juntos.

## El entrenamiento combinado

El entrenamiento combinado involucra un gran número de actividades deportivas de resistencia y fuerza. Quienes van al gimnasio a levantar pesas, los que sudan con sus *wods* (*workout of the day*) en sus prácticas de *crossfit*, o aquellos que realizan sus rutinas funcionales, entre otras opciones, están realizando un entrenamiento combinado. De este lado del universo deportivo, la palabra clave no es *glucosa*, es *proteína*. Hay una obsesión permanente por consumirla de manera desmedida, se cree que a mayor cantidad de *protes* se tendrá, casi de inmediato, una masa muscular muy voluminosa. Nunca será así de fácil.

Vamos a entrar en uno de los territorios que más ha concentrado mi atención y mi pasión en los últimos años, el del músculo. Una zona fascinante y poco entendida. Dediqué un largo período de mi vida al entrenamiento *cardio*, correr era una de mis mayores pasiones y obsesiones. Correr es libertad. Es un reto constante. Corría y corría. Pero empecé a notar que a mi cuerpo le faltaba fuerza y otro tipo de exigencia. Solo estaba estimulando las fibras externas de mis músculos. Necesitaba un complemento, un cambio, y comencé a estudiar a fondo el tema. Encontré lecturas absurdas, que aún no entiendo cómo fueron aprobadas por los editores; también descubrí textos y libros estupendos sobre el tesoro de construir, mantener y reparar nuestra masa muscular. Es uno de los regalos más hermosos que le podemos dar a nuestra vida.

—Yo fui sincero, doc, ¡no quiero levantar pesas! No me interesa tener los músculos de Stallone.

—Yo no levanto pesas para ser como "Sly", lo hago porque así le aporto más salud a mi cuerpo.

Incrementar el desarrollo de nuestra masa muscular, la suya, la mía, nos traerá beneficios metabólicos, será una ayuda para nuestra salud mental, para el buen funcionamiento de nuestro sistema hormonal, contribuirá con el fortalecimiento de las articulaciones y nos mantendrá a muchos kilómetros de distancia de la diabetes.

—Me romperé las muñecas levantando esas barras, doc.

—No se va a romper nada. Yo no sabía nada de levantar pesas, aún me considero un aprendiz, pero estas rutinas me han enseñado mucho.

—¿No hay otra opción para evitar ir al gimnasio?

—Sí, compre el equipo básico y entrene en casa.

—Ja, ja, su humor a veces me desquicia.

—Inténtelo. Después nadie lo detendrá.

Se suele creer que la tal *masa muscular* es un tema menor y que solo debería preocuparles a quienes se dedican a la halterofilia, o a esas personas insoportables que se quitan la camiseta en los parques ante el asomo del más tenue rayo de sol. El músculo es un órgano de infinita importancia, no se estimula por vanidad o para ganar alguna competencia de fisicoculturismo. Si le invertimos tiempo, conocimiento y una buena nutrición, solo nos dará bienestar, fuerza y más vitalidad.

Vuelvo al ejemplo del viajero, el equipaje y la glucosa. Solo cambiaré la ciudad. Era el último día de su viaje a Roma y, en un ataque consumista compulsivo, compró mucha ropa y regalos para toda su familia. Olvidó que había llevado una maleta muy pequeña y cuando intentó meter en ella sus nuevas adquisiciones, notó que no entraban. Aunque saltara y rebotara sobre la valija era imposible cerrarla, siempre se quedaba algo por fuera. La situación habría sido diferente si hubiera alistado una maleta con más espacio, en ella hubiese cabido todo.

Y aquí viene la glucosa. Usted tiene maestría en este asunto, sabe perfectamente que el 20 % de ella será almacenada en el hígado y en los músculos, en forma de glucógeno, y se convertirá en una reserva de energía para usar cuando sea necesario. Imagine que la ropa y los regalos que compró para su familia son la glucosa, y que los músculos son la valija que la almacenará. Pues bien, si su maleta es pequeña, porque tiene un desarrollo muscular mínimo, y la carga de glucosa (el equipaje) que recibe es grande, parte de ella se quedará por fuera y terminará convirtiéndose en grasa corporal. En cambio, si usted se entrena logrará que su valija (el músculo) tenga un mayor tamaño, el suficiente para albergar todos los regalos que compró (la glucosa), nada se quedará afuera.

Dicho de otra forma, cultivar su masa corporal le ayudará a tener una mejor tolerancia a la glucosa y una buena adaptación a los carbohidratos que ingiere; las probabilidades de desarrollar resistencia a la insulina serán mínimas, por lo tanto, no tendrá ni hígado, ni páncreas ni músculos grasos; y llegará más fácilmente al estado de cetosis para aprovechar sus propios lípidos como fuente de energía.

Hay otras ventajas: contar con una maleta de buenas proporciones le ayudará a vivir más y mejor, es un predictor de longevidad –hablaré de este asunto en un apartado cercano–, mejorará el desempeño de las hormonas sexuales –existe una íntima relación entre la masa muscular y la testosterona, tanto en hombres como en mujeres–, y les dará mayor estabilidad a sus articulaciones. Los músculos del muslo y la pierna, por ejemplo, garantizan la estabilidad de la rodilla. Si están débiles, si no los trabaja, si no los pone a prueba, su peso caerá sobre la zona articular y al cabo de un tiempo generará un daño en esa área. Por el contrario, si usted fortalece su masa muscular, le traerá mayor firmeza y equilibrio a *toda* su estructura corporal. Unos músculos entrenados evitarán esas frecuentes lesiones de columna, sus vértebras contarán con un soporte que las mantendrá en su sitio.

Aunque no soy especialista en ortopedia, siempre he creído que a los pacientes que sufren de artrosis en la rodilla, el tobillo o la cadera, o a quienes han tenido afecciones en los discos intervertebrales, deberían recomendarles ganar masa muscular. Después de las lesiones el primer paso será la quietud, obvio. Luego la recuperación y el fortalecimiento; sin embargo, las diez sesiones de fisioterapia que ordenará el médico no serán suficientes. Habrá que incentivar el desarrollo del músculo para estabilizar las zonas que sufrieron el desgaste. ¿Cómo hacerlo? Ejercitándose. Es la única forma. No comparto la visión de muchos colegas que les recomiendan a sus pacientes dejar *toda* actividad deportiva. Por supuesto, habría que analizar cuáles rutinas podrían ser riesgosas para cada persona, y cuáles traerían beneficios. ¿Por qué no recobrar la fortaleza muscular? ¿Por qué no entrenar para construir una buena estructura antilesiones que permita movilidad, apertura, movimiento y vigor? Piénselo mientras siente el cosquilleo de la electroterapia en su cita de recuperación.

## Ahí está el detalle

Le decía que los músculos tienen una relación íntima con la testosterona, una hormona vital para los hombres porque contribuye a su desarrollo muscular, al crecimiento del pelo y el vello, y mantiene su deseo sexual. Ella, a su vez, cumple un papel muy importante en la vida de las mujeres. El crecimiento de su masa muscular también dependerá de la fracción de testosterona que haya en su cuerpo. Es una interesante correspondencia en ambas direcciones: a mayores niveles de testosterona, mayor masa muscular; a mayor masa muscular, mayores niveles de esta hormona.

Esa bidireccionalidad se relaciona, a su vez, con el espectro emocional. Se sabe que la testosterona es la que activa funciones como el "cuidado de la manada" (en ambos géneros), y nos permite mantenernos activos y en un estado similar al del "Cholo" Simeone cuando dirige los partidos del Atlético de Madrid –vigor, brío, fiereza–. Tal condición depende del "espectro" mental de la hormona en cuestión. Si se presenta una pérdida en la masa muscular, es muy probable que se deba a una disminución en la testosterona, y estas condiciones podrían traer cambios mentales, la pérdida del interés en cualquier actividad, poco ánimo, y hasta depresiones. No estoy afirmando que sea la única causa, pero si sería uno de los factores desencadenantes.

Nos han dicho que los practicantes de las rutinas *cardio* consumen más energía que quienes levantan pesas. Al final del recorrido, el deportista que corrió a una velocidad constante durante 10 kilómetros mirará su reloj inteligente y confirmará que ha consumido 980 calorías. Los números serán diferentes en el *smartwatch* de quien se entrenó con peso en el gimnasio ese mismo día. En su pantalla tal vez se lea "300 CAL". De acuerdo con esas cifras se pensaría que el gasto energético de las personas que corren, trotan o pedalean será mayor que el de aquellas que levantan pesas. Es una conclusión apresurada.

—No, doc, los números no fallan. El corredor "quemó" más calorías que el deportista de gimnasio. Punto. Otro motivo para no alzar pesas.

—Las cifras de los relojes inteligentes son acertadas, no lo niego. Pero...

—Pero nada. Qué bueno que lo reconoce, ¡se equivocó, doc!

—Se equivocan quienes creen que esas mediciones son las indicadas para entender el funcionamiento de nuestro organismo.

—980 CAL contra 300 CAL, rotundo veredicto. ¿Quiere más pruebas?

—A esa lectura rápida le falta fondo y peso.

Es cierto, el aparatito electrónico muestra que el segundo deportista "quemó" solo 300 calorías. Pero no medirá el gasto posterior al ejercicio. No se lo había contado, pero los músculos del levantador de pesas seguirán consumiendo energía durante todo el día; como lo decía el sabio Cantinflas, "ahí está el detalle". Su tasa metabólica basal, o su gasto energético en reposo, será más alto que el del corredor; por lo tanto, tendrá mayores probabilidades de conservar a punto su metabolismo, su cuerpo y su peso. Las "pequeñas" ventajas de tener una mayor masa muscular.

Estimular los músculos será entonces una buena herramienta para perder grasa. Y en las próximas cortas líneas permítame hacer una diferenciación que había pasado por alto. No es lo mismo perder esa grasa que perder peso. Usted puede quitarse unos kilos de encima sacrificando músculo; que es una forma triste de liberar sus libras de más. La manera indicada siempre será bajar de talla perdiendo grasa. Quitarse los lípidos inservibles de encima, eso es bajar de peso. Y mire, de nuevo, "el detalle". También podría adelgazar *ganando* peso. ¿Cómo? Incentivando el desarrollo muscular. Usted está librándose del excedente de grasa con el ejercicio, pero construyendo una buena masa muscular en el gimnasio. La báscula le gritará que tiene más kilos, y el espejo le dirá que ahora tiene un pecho y unos brazos más voluminosos y firmes. Ese nuevo peso es puro músculo bien formado; no es grasa.

Y otra diferencia importante entre las rutinas *cardio* y las de levantamiento la hallaremos dentro de nosotros. El ejercicio cardiovascular estimulará, especialmente, las fibras externas de los músculos, no promoverá un desarrollo muscular más completo. Por eso la mayoría de los corredores y los ciclistas que recorren largas distancias son tan flacos y corren el riesgo de perder masa muscular a lo largo del tiempo: la conocida y muy grave sarcopenia. Las prácticas que involucran peso activarán las fibras externas e internas, estarán trabajando "músculo adentro", estarán propiciando el crecimiento muscular e induciendo a una posterior reparación.

No confunda estas rutinas con el llamado entrenamiento funcional –la palabra de moda, ahora todo es "funcional"–, que incluye circuitos, pesos variados, bandas, saltos, movimientos, entre otros ejercicios. Resulta genial para hacer activaciones, pero su principal falencia es enfocarse tanto en el "tiempo". Quienes lo practican hacen muchas repeticiones por minuto con *poco* peso. El músculo nunca tendrá una contracción completa, sufrirá un desgaste inadecuado y su crecimiento será muy pobre. Eso sí, quemará sus adoradas calorías, usará una buena cantidad de energía, aunque la masa muscular, que al principio aumenta, dentro de poco dejará de hacerlo. Lo he visto con decenas de pacientes que me dicen: "Me estanqué, doc. ¿Qué puedo hacer? ¿Doblo mi entrenamiento funcional?". Yo les aconsejo comer mejor y realizar una rutina acorde con sus expectativas. Si desean más músculo, les sugiero reducir sus rutinas funcionales a dos veces por semana, y dedicar tres sesiones semanales al levantamiento de pesas, a la calistenia con peso, al levantamiento olímpico o a todos los anteriores. Al principio, muchos se han mostrado tan escépticos como usted. Cuando nos volvemos a ver, tres o seis meses después, llegan al consultorio con una gran sonrisa, muy felices con los cambios y con sus cuerpos en un estado envidiable. De todas maneras, si quiere seguir su entrenamiento funcional, continúe, pero no se fíe. Si quiere "masa", ya sabe qué hacer.

—Qué es mejor, entonces, doc, ¿correr o levantar? ¿El *cardio* o el entrenamiento combinado? No me queda claro.

—Depende de los resultados que usted busque. Correr es maravilloso, hágalo si le gusta; pero desarrollar su masa muscular le guarda otras enormes recompensas.

—Es decir...

—Una práctica no excluye a la otra. Eso es lo que trato de decirle. Entrene y descubra qué es lo que necesita su cuerpo ahora. ¡Lo más importante es que se ejercite!

Pero avance rápidamente e involucre ambas prácticas en su vida. Sepa que caminar despacio junto con los amigos del barrio solo le brindará una tenue activación. Está claro que será mucho mejor *esa* caminata que quedarse en casa viendo las nuevas grietas de las paredes y el crecimiento de la grasa en su cuerpo. Solo digo que no es suficiente. Fuerce un poco más su cuerpo. Lea con atención lo que he descrito en los últimos párrafos; en ellos, al menos para mí, se hallan muchos de los consejos más importantes de este texto.

## La gallina Schwarzenegger

Si desea incrementar su masa muscular, como se lo expliqué en el apartado "Casos particulares", en el capítulo de las proteínas, además de un entrenamiento guiado por un especialista necesitará consumir más *protes*. Deberá privilegiar ciertos aminoácidos específicos, como la leucina y la isoleucina, que son los más indicados para ayudarle en esa labor; y debería consumir cerca de 2,5 gramos, especialmente en el caso de la primera. Sin descuidar las otras "columnas" de su muro, usted sabe de qué le hablo. La leucina funciona, y se lo demostraré con una historia simpática de la vida animal. Ella está presente en la alimentación de las "gallinas Schwarzenegger" (así les digo yo). Esas aves nalgonas, que no son el resultado de inyecciones de hormonas como se suele afirmar de manera descuidada, tienen buen músculo en su trasero debido a la ingesta de este aminoácido.

La leucina, junto con la isoleucina y la valina, conforman los ilustres BCCA (*branched-chain amino acids* o aminoácidos ramificados). Es un trío muy buscado, aunque es la primera la que promueve de mayor manera el desarrollo muscular. Un consumo que rebase los 2,5 gramos diarios puede provocar que sus músculos crezcan con mucha grasa y que se genere una resistencia a la insulina. En la proteína de suero de leche, *whey* –que yo *no* recomiendo–, hay una superabundancia de leucina; su proporción, si se compara con los demás aminoácidos que componen esta *prote*, es muy alta. De acuerdo con varios artículos científicos, entre ellos uno publicado en el 2012 en el *Journal of Nutrition and Metabolism*, esa desequilibrada relación podría provocar una gran elevación de la insulina, incluso podría estimularla más que el consumo de unas galletas dulces blancas preparadas con harina refinada y azúcar. Así comienza la diabetes. Tome sus precauciones. Leucina sí, pero la justa.

La glicina es otro aminoácido que me encanta, es de mucha relevancia para el crecimiento y el aumento de la energía muscular, y para el colágeno de los músculos (y de todo el cuerpo). En el momento de entrenar, ella les dará mayor explosión y capacidad a sus fibras musculares. La encontrará sola o mezclada con otros aminoácidos y nutrientes, en cápsulas o en polvo, en diversos suplementos.

Espero que le haya resultado útil conocer la leucina, la isoleucina y la glicina. Solo le pido que no gaste muchas neuronas pensando dónde las conseguirá o cuál será la mejor fórmula para comprar. Finalmente, la forma más sencilla y responsable de obtener los aportes proteínicos necesarios será mediante la alimentación equilibrada que hemos propuesto en *CoMo*. Si definitivamente está decidido a exigirle más a su cuerpo y a levantar pesas, recuerde que debe consumir entre 1,5 y 1,7 gramos de proteína efectiva (PE) por cada kilo de su peso ideal (PI). Le doy el ejemplo, de nuevo, por si no lo recuerda (y será la última vez que lo haga). Si usted es hombre y mide 1,80 metros, su PI sería, más o menos, 80 kilos; por lo tanto, debería consumir entre 120 (80x1,5) o 136 (80x1,7) gramos de PE al día. Ahora cambiemos de género. El peso ideal de una mujer que mida 1,70 metros, sería de entre 65 y 60 kilos –es una medida de referencia–. Si desea ganar masa muscular debería incluir entre 98 (65x1,5) o 110 (65x1,7) gramos de PE (puse las cifras aproximadas).

Una ingesta proteínica superior *no* le dará mejores resultados; por el contrario, puede provocar desbalances en su organismo. Si además quiere incluir a los BCCA, hágalo, pero pida la guía de su doctor. Es mi deber advertirle que hay decenas de artículos médicos que se muestran contrarios a su incorporación en la dieta. Yo solo se los recomiendo a los pacientes que están iniciando su aprendizaje nutricional y quieren empezar a ganar masa muscular; de esa forma les garantizo su dosis de leucina, pero en cuanto se han convertido en los maestros de su propia alimentación, se los retiro.

Si se suplementa con creatina, un péptido que aumenta la hidratación muscular y que suele escasear en la dieta vegana, le pediré lo mismo, hágalo de la mano de su especialista. Algunos de mis pacientes me han dicho que "esa creatina me hace sentir como si tuviera agua en los músculos". Es una descripción bastante acertada: el músculo se llenará de líquido y con el transcurrir de las semanas mejorará su desempeño; uno de los beneficios de este suplemento es que también ayudará a la salud cerebral. La creatina, durante un tiempo, puede ser una buena opción.

## Por la ventana

Los veo por todos lados. Algunos van sudorosos, otros apenas llegan a entrenar. Los unos y los otros llevan en sus manos un termo o un *shaker* con batidos proteínicos que no paran de sacudir y de tomar durante todo el día. Cuando hablan entre ellos su conversación suele ser interrumpida cada dos frases con un sorbo a su bebida. "—Hola, tiempo sin verte —sorbo largo—". "—Ah, ¿te casaste? ¿En serio? —sorbo corto—". "¿Con Jason, el entrenador? ¡Y estás embarazada! —sorbo con algo de atragantamiento—". "—Vale, claro, nos vemos por ahí". Les he preguntado a algunos el porqué de su costumbre, y me han respondido que tomando su mezcla cada diez minutos ganarán buena masa muscular. Eh, no. Ese es otro mito proveniente del mismo planeta donde viven los unicornios.

—A mí me parece que sí tiene lógica, doc.

—¿Cuál sería esa lógica?

—Si estoy entrenando, rompiéndome las muñecas por sacar músculo, y me tomo un batido proteico antes, durante e inmediatamente después del ejercicio, seguro que ayudaré a mi cuerpo.

—Beber un batido con *limpias* y *sanas protes*, veganas o procedentes del reino animal, es una buena elección, pero no debe hacerlo de esa manera compulsiva.

—¿Cuándo, según su "sabiduría", sería la mejor hora para beberlo?

—Déjeme presentarle a la ventana.

—¿La ventana, doc?

Le hablo de la ventana anabólica del cuerpo. Al terminar su entrenamiento, dentro del organismo comienzan a ejecutarse diversos procesos celulares de crecimiento y reparación que pueden estar activos hasta 24 horas después de haberse ejercitado. Esa es la "ventana". Muchas personas creen que, justo cuando esta se abra, dos segundos después de acabar su rutina, deben beber sus proteínas.

Y pegan la boca a sus termos como el ternero que busca la ubre de su madre vaca. Es innecesario.

¿Cuál es el momento indicado para comer o beber sus proteínas si está entrenando para ganar masa muscular? Depende de cómo haya planeado su alimentación ese día. Si se entrenó por la mañana, en ayuno, se sintió muy bien y, de manera consciente eligió *des-ayunar* al mediodía, no hay problema. Solo recuerde que en ese almuerzo debe cumplir con *todos* los requerimientos nutricionales necesarios y que los primeros macronutrientes que se llevará a la boca serán las proteínas. Su cuerpo lo agradecerá. ¿Puede tomarse su batido en ese momento? Claro.

Si quiere desayunar antes, bien; siga las instrucciones de una dieta *CoMo*, que no le falten sus proteínas y sus grasas saludables. Lo mismo al almorzar: la cantidad adecuada de *protes* (de acuerdo con su nueva rutina de ejercicios, su peso, su edad), una generosa cantidad de vegetales y la proporción indicada de grasas saludables. Si va a cenar, *ídem*. El instante indicado para comer o beber sus proteínas, si se está ejercitando para desarrollar su masa muscular, es el que usted elija, teniendo en cuenta todas las pautas que le he dado en el libro. Si va a comer tres o dos veces, encárguese de brindarle a su cuerpo los nutrientes que demanda. Si quiere complementarse con los batidos durante esas comidas, sin caer en excesos proteicos, no lo dude. Su ventana sigue abierta.

¿Para qué tomar suplementos proteínicos diez minutos antes de ejercitarse, durante el levantamiento e inmediatamente después de finalizar? ¿Para qué seguir agitándolos y bebiéndolos cada hora? Lo único que conseguirá es activar su insulina durante todo el día.

—Según su explicación, no habría una hora decisiva, clave o establecida en la que las proteínas le den más crecimiento al músculo.

—Los músculos crecen cuando estamos durmiendo y en estado de reparación, no mientras tomamos batidos.

—Pero la dosis indicada de *protes*, en esas 12 horas que usted sugiere para comer, junto con el ejercicio, sí contribuirán al desarrollo muscular.

—¡Eso es… correcto!

—Quizás me anime a levantar pesas, doc. Suficientes datos por hoy.

—Espere un poco. Aún no hemos terminado. ¿Y cuánta proteína debería consumir si va a entrenar para ganar músculo?

—Entre 1,5 y 1,7 gramos de PE por cada kilo de mi peso ideal.

—¿Y cómo saber el contenido de *protes* de un alimento?

—Voy a las tablas que usted ha incluido.

—¿Debería aumentar sus raciones?, ¿debería duplicar sus platos si va a trabajar con peso?

—No, doc; aumento el porcentaje de proteínas, pero no tengo que incluir cuatro platos de arroz, avena o pasta. Conservo el equilibrio nutricional.

—¿Y cuándo debe tomarse su batido proteínico de *whey*?

—Nunca, usted dijo que el *whey*, ¡a metros! Pero si se tratara de una buena proteína, la tomaría con las comidas que decida consumir ese día.

—Vaya, descanse.

Las proteínas, con todos sus aminoácidos, le darán el soporte a nuestro muro corporal, pero debemos comerlas o beberlas en la medida apropiada. Quienes forman parte del club del fisicoculturismo y compiten por ser las mujeres o los hombres más musculosos del universo –ellos sí que agitan sus termos proteicos cada minuto–, quizá necesiten hasta 2, 3 o 4 gramos de PE. Superar ese rango es peligroso. En algunos libros dedicados a esta disciplina he visto, para mi sorpresa, que recomiendan la ingesta de hasta 7 gramos por kilo diarios. Es una indicación que no tiene lógica científica. Ni siquiera el cuerpo de "La Mole" podría asimilar semejante carga. Esa superabundancia proteínica podría causar que el sensor nutricional mTOR y el factor de crecimiento similar a la insulina, junto con el PIK3, provoquen la llegada de un cáncer por su inadecuada estimulación.

## Estresar el músculo

A medida que vaya avanzando en su rutina de levantamiento asuma nuevos retos y aprenda a sacarle partido al útil *fallo muscular*. Este sucede cuando el músculo no puede responder debido a la exigencia tan alta a la que está siendo sometido. Le sugiero el fallo inducido por peso, no por repeticiones. Me explico. Usted podría entrenar con unas pesas de pocos kilos para tonificar sus brazos y hacer mil quinientas repeticiones, hasta que sus pobres bíceps y tríceps queden extenuados y destrozados. Ese es el fallo que no recomiendo. Poco aporta, solo causa averías. O usted podría, por ejemplo, buscar la maceta más pesada de su casa y hacer unos cuantos levantamientos –es un ejemplo, no lo haga; o al menos no me mande la cuenta de la maceta dañada a mi oficina–; probablemente en la tercera repetición sus músculos tiemblen y no puedan más. Ese esfuerzo tan grande sí le ayudará en su tarea de aumentar la masa muscular.

Traslademos ese ejemplo al gimnasio. Usted, con la vigilancia de su entrenador, decidió provocar un fallo inducido por peso. Incrementó los kilos a levantar en su barra de pecho. Es una carga que lo llevará al límite. Y note que no estamos hablando de "resistencia muscular", la que se logra cuando los músculos se agotan *después* de las diez repeticiones. El fallo inducido, es otra cosa.

Algunos expertos en el tema dicen que en los hombres ese fallo, idealmente, debería darse hacia la repetición ocho (de un total de diez); y en mujeres, en la décima repetición. Así que esa octava o décima levantada es la frontera. Usted no tendrá fuerza para cruzarla. Al estresar su cuerpo de esa manera, desde los músculos se enviará al cerebro una señal de reparación: "Hey, este tipo se cree Thor, nos forzó demasiado, casi nos acaba, necesitamos un poco de ayuda para recuperarnos". Esa señal será recibida por el sistema neurológico que se ocupará de la labor –se la muestro con más detalle en el siguiente apartado–. Lo cierto es que su masa muscular crecerá gracias al enorme esfuerzo realizado.

Si usted busca más "masa", no la conseguirá con los entrenamientos funcionales o con ejercicios basados en interminables repeticiones. Estas prácticas son estupendas, serán muy provechosas para su cuerpo, le ayudarán a "marcar" sus músculos, sudará más, pero no obtendrá un mayor desarrollo muscular porque no está provocando el fallo del que hablamos. ¿Por qué insisto tanto en esta ganancia de masa? Porque al contar con ella le dará a su cuerpo todas esas recompensas que describí al inicio del capítulo.

Entrenar de dicha forma le demostrará, además, el increíble poder que tiene su organismo. Lo que ayer le parecía muy pesado y lo obligaba a parar en la séptima repetición, en un mes le resultará habitual. ¡Tendrá que sumarle otro disco a la barra! Varias semanas después vivirá lo mismo. Hasta que llegue a un punto en el que, como me sucedió a mí el año pasado, tenga tanto peso en su barra que sienta cierto miedo de lesionarse y se pregunte: "¿Qué más puedo hacer?". Si ese es su caso, quizás le ayude mi aprendizaje al respecto.

Desde hace varios meses incorporé a mi entrenamiento las llamadas bandas de poder, o bandas elásticas. Habrá oído hablar de ellas. La roja es la más liviana, la negra tiene una resistencia media, la morada sirve para un trabajo pesado y la verde para una rutina mucho más pesada. Yo termino mis levantamientos de pesas con ellas. Le doy algunas instrucciones en caso de que decida intentarlo.

Revisemos el caso de un ejercicio muy básico e indispensable como el *press* en banco. En esta típica rutina usted está acostado boca arriba sobre una banca totalmente horizontal, o con una inclinación, y usando esos brazos fuertes que le dio la naturaleza tomará la barra que está encima de usted, la liberará del soporte, la dejará descansar de manera perpendicular sobre su pecho, la empujará hacia arriba, luego la llevará hacia su pecho nuevamente y completará varias repeticiones. La gráfica se lo muestra más claramente.

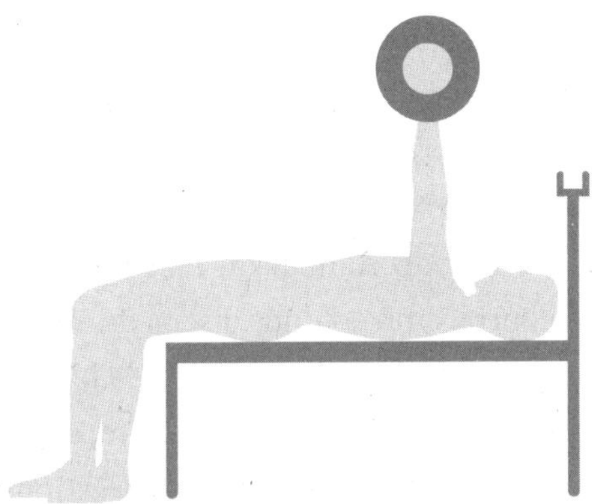

Ahora le recuerdo otro ejercicio indispensable, el *curl* de bíceps. Usted está de pie, toma la barra, o dos mancuernas con el peso indicado, y flexiona los brazos hacia arriba y hacia abajo, como lo ve en la imagen.

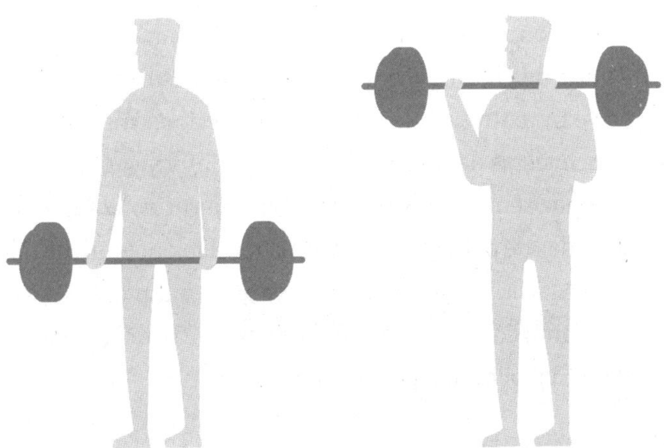

El momento más difícil de ambas rutinas es el inicio: empujar la barra, que reposa en el pecho, hacia arriba, en el caso del *press*; o flexionar los brazos hacia arriba para levantar la barra, o las mancuernas, si se trata del *curl*. La etapa más relajada de los dos ejercicios será cuando las barras y las mancuernas han sido levantadas. Sin embargo, y aunque parezca contradictorio, es en esos momentos cuando se presenta la mayor contracción de los pectorales y los bíceps. Por lo tanto, si queremos exigirles más a nuestros músculos, deberíamos hacerlo cuando tenemos la barra arriba. ¿Cómo conseguirlo? Usando las bandas de poder.

Le comparto mi método. Al finalizar mi rutina no le pongo el peso máximo a la barra, empleo unos discos de menor exigencia y uso una banda de resistencia. La amarro a la barra y luego me la paso por detrás de la espalda. De esta manera, en la medida en que voy empujando la carga hacia arriba y voy estirando los brazos, el músculo aumenta su contracción y la resistencia se incrementa; y cuando la barra está en su punto más elevado, le estoy exigiendo al máximo al músculo porque la banda está tirando muy fuerte hacia atrás. Esta es una contracción fisiológica con peso, que busca el fallo entre la sexta y la octava repetición, con el rango de movimiento completo. Y lo consigo, aunque la barra tenga discos más livianos.

Llevaba varios meses sin hallar una solución para seguir aumentando mi masa muscular. No quería incluir más peso en la barra porque, como yo me entreno solo en casa, temía lesionarme. ¡Y nadie se ejercita para hacerse daño! La respuesta a mi interrogante apareció al cabo de unas semanas: podía intentar una rutina complementada con bandas de poder. Fue como una revelación. Aquí me tiene, ganando más masa, y ayudando a mi esposa y a mis pacientes a que también lo logren con este método. Espero que a usted le sirva para su práctica de fallo inducido por peso.

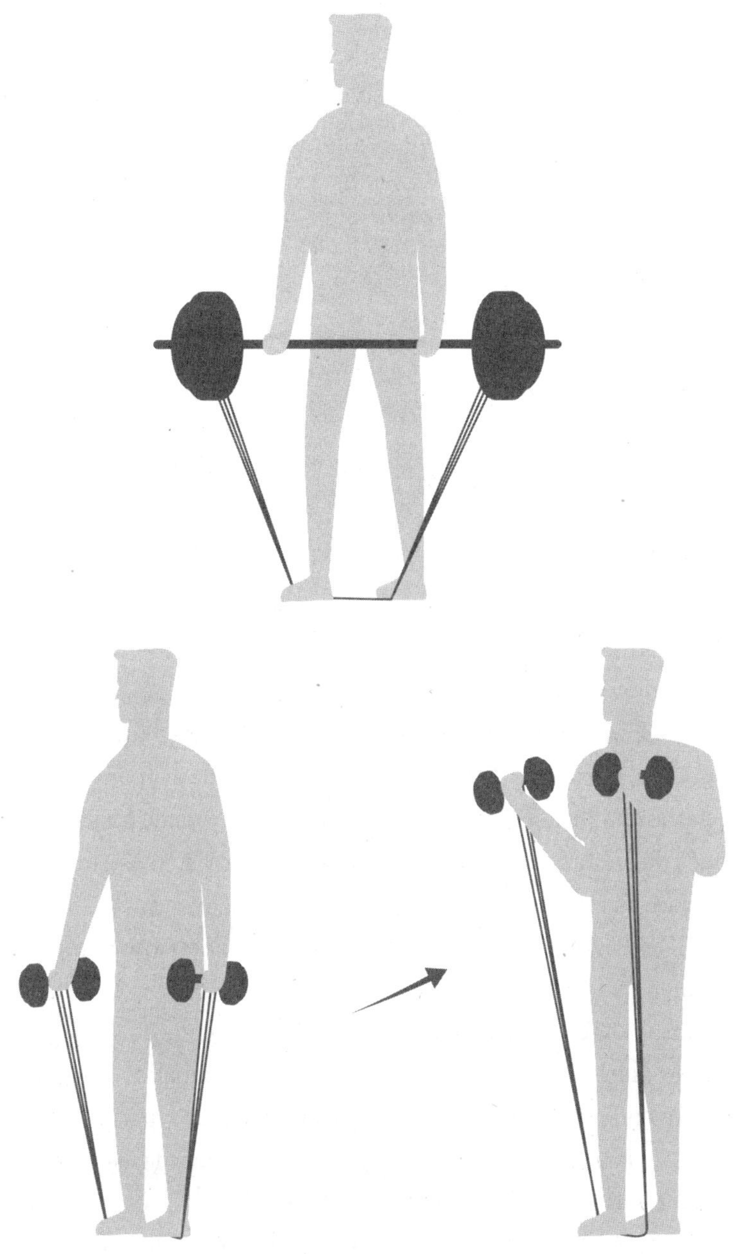

Y no lo dude ni un instante, aunque su pasión sean las maratones, los triatlones, los *giros*, los *tours*, las pruebas contrarreloj ciclísticas, el fútbol, el baloncesto, el voleibol, la natación, el tenis, el *power* yoga, ¡levante pesas! Esta disciplina, sumada a una alimentación equilibrada y a una hidratación inteligente, será la combinación perfecta para aportarle más salud, vigor y bienestar a su cuerpo. Las sobredosis de glucosa y de proteínas no le darán más velocidad o más músculo, solo traerán enfermedad.

## La recuperación

Teníamos una conversación pendiente que involucra a distintos actores: el músculo, el estrés, el sueño y el *jefe*. Lo primero que debe saber es que la masa muscular no se forma durante su rutina de pesas, se crea mientras usted está durmiendo plácidamente en su cama. En el gimnasio comienza el trabajo. Usted les exige a sus músculos, los estresa, los rompe, y desde ellos se envía una clara señal al cerebro: "Hey, tremenda paliza que nos han dado esta mañana, no olvides decirle al *boss* que nos ayude a repararnos, hoy estamos noqueados". Esa noche, cuando lo sorprenda el sueño después de contar ovejas, el *jefe* saldrá a trabajar y su masa muscular iniciará su crecimiento.

El *jefe*, espero que lo recuerde, es el sistema nervioso autónomo, a quien le hemos dedicado varias páginas en los apartados sobre el café (p. 331) y la colina (p. 373). Su labor depende de las dos divisiones que lo componen: el sistema nervioso simpático, encargado de encender la sirena de alerta ante los estresores diarios, y el sistema nervioso parasimpático, responsable de las fases de relajación, reparación y recuperación del organismo. Es este último, y no Marco, su entrenador personal, el gran gestor del crecimiento de sus músculos.

La misión del equipo parasimpático es similar a la que cumplen los conductores de los camiones quitanieves, quienes, en las noches de invierno, tras una intensa nevada, se encargan de despejar las vías de la ciudad. En la mañana, cuando usted se levante, tendrá el camino (el cerebro) despejado. Este escuadrón lidera un buen número de labores silentes, velará por su sueño, se encargará de la renovación de los tejidos, de la desintoxicación corporal, la reparación del ADN, mantendrá al sistema inmune con la guardia en alto, y permitirá la creación de esos musculitos que usted estimuló en el gimnasio.

Sin una buena fase de recuperación, aunque usted practique levantando camiones, no tendrá el crecimiento muscular esperado. Incluso podría suceder todo lo contrario: acusar una pérdida de masa y tejidos, y caer en un estado crónico de agotamiento. De nada vale que se rompa las muñecas en el *gym* si después no descansa. Su cuerpo necesita ese balance.

El deporte, la práctica que elijamos, una maratón, un partido de fútbol, un combate de karate, el levantamiento de pesas, siempre será un *positivo* estresor para el organismo. Nos pone a prueba, nos desafía, nos alienta a cumplir una meta. Sin embargo, no disfrutaremos de sus beneficios si en nuestro interior crece la nieve, tapona las vías, se acumula en la puerta de entrada de casa y no hay quién la remueva. Si la nevada es permanente estaremos en aprietos.

La nevada no es otra cosa que el estrés crónico producido por el desequilibrio del sistema nervioso autónomo. Su división simpática estará encendiendo las sirenas de emergencia todo el tiempo, activando la adrenalina, extenuando al cortisol e impidiendo que los camiones quitanieve de la división parasimpática puedan actuar. De esa manera no habrá descanso, reparación ni recuperación.

Esa incapacidad de adaptación ante el estrés se habrá producido por los estresores de los que tanto hemos hablado: una pésima alimentación, los malos hábitos, la exposición a radiaciones y contaminantes, el *jet lag*, el trabajo excesivo, las creencias limitantes, la incapacidad de parar y analizar qué demonios pasa ahí adentro (en la mente, en el cuerpo, en cada célula). Y si todos los anteriores golpean su cuerpo, aunque su rutina de ejercicio sea maravillosa, de poco servirá. Ni las pesas ni los largos recorridos ciclísticos o atléticos impedirán que la nieve siga cayendo.

Se lo pedí en *El milagro antiestrés*; se lo pido en *CoMo*: pare un poco, obsérvese a distancia, como si fuera la cámara de seguridad del parqueadero de su edificio, examine si esa persona que ve en el monitor está permitiendo que en su vida haya tiempo para una verdadera reparación. Si no la hay, busque ese equilibrio del que tanto hemos hablado. La psicoterapia, la meditación, el yoga, continuar con sus ejercicios, la alimentación acertada, le ayudarán a conseguirlo. Y, como lo habrá leído en apartados anteriores, haga un buen equipo con adaptógenos como la ashwagandha, la rhodiola, el eleutero o la schizandra –con la orientación de un especialista capacitado–; tenga cerca un buen suplemento de colina (en sus presentaciones alfa GPC colina o citicolina) y el infaltable capitán magnesio. Todos ellos le ayudarán a aplacar las sirenas del simpático, a potenciar los quitanieves del parasimpático, a recobrar su balance. Y duerma. Duerma muy bien. Cientos de hermosísimos procesos de recuperación de todos sus sistemas suceden mientras duerme.

Al recuperarse notará que esos músculos que usted "rompió" después de una rutina basada en el fallo inducido por peso crecerán más fuertes; al recuperarse, esa maratón que corrió no estresará su organismo hasta llevarlo al cansancio crónico: le dará más resistencia. Al recuperarse, con una alimentación consciente, con buenos hábitos y una cariñosa conexión con su ser, la nieve se habrá derretido. Y sus horas de sueño serán fantásticas. La recuperación es crucial en cada esfera de nuestra vida. Le he hablado de ella, de diferentes formas, en varios segmentos de este libro.

Con frecuencia, en los capítulos de *Los Simpsons* veíamos a Bart escribir largas planas en el tablero; una de ellas era: "No debería montar en patineta en los corredores del colegio". Me gustaría pedirle que hiciéramos un ejercicio repetitivo de planas, para recordar que...

***Cada día mi cuerpo y mi mente merecen la mejor recuperación***

(continúe usted)

*¡No lo olvide!*

Capítulo nueve

# Nutrientes esenciales para vivir mejor

## 1. ¡Al grano!

*(Nutrición para la piel)*

**Si hubiera sabido todo esto** en mis años de juventud, mi adolescencia habría sido más apacible. Sucedía. Justo la noche en la que tenía una cita importante con la chica que me gustaba, aparecía un enorme grano rojo en mi nariz, en la mejilla derecha o en el lugar más visible de mi rostro. No podía apretarlo porque empeoraría su apariencia. Recurría a las "suaves" cremas comerciales que teníamos a mano en aquellos años (era como aplicarse lejía en los poros). Rezaba para que ocurriera un milagro y el barro desapareciera. Seguía ahí, rojo, enorme y evidente. Tendría que salir así. El acné juvenil era una pesadilla. Algunos compañeros de colegio lo vivían con mayor angustia, sus casos eran más complicados, en sus caras había una colonia enorme de espinillas y pústulas. Eran el blanco de todas las burlas. Desde entonces juré que si encontraba una solución para luchar contra esa plaga, el peor martirio de los adolescentes, la compartiría con el mundo.

Y, a fuerza de ciencia, aprendizaje e intuición, la fui encontrando. Una de las grandes causantes de los barros, las espinillas, los forúnculos, los brotes y los cráteres en la piel es la mala alimentación. Una dieta errada, alta en basura, ultraprocesados, paqueticos azucarados y comida que *no* es comida terminará afectando nuestra barrera intestinal que, a su vez, mostrará su enojo en forma de lesiones cutáneas o erupciones en diversas partes de nuestro cuerpo –dentro de unas líneas se lo explico con más detalle–. Cada día conocemos más estudios y análisis que demuestran la entrañable relación existente entre el intestino, la piel y el folículo piloso, porque también podemos causar nuestra calvicie por cuenta de las pobres decisiones alimentarias (mi calva tiene otras razones, no se preocupe por ella).

Hace años empezaron a llegar a mi consultorio algunos pacientes afectados por el acné crónico. Yo les preguntaba por qué me buscaban a mí, que soy médico funcional, pero no dermatólogo. Me decían que habían seguido los tratamientos de varios especialistas, que habían comprado muchas cremas y decenas de píldoras, pero nada les daba resultado. Y poco perdían intentando un nuevo método conmigo, aunque, al parecer, no esperaban grandes cambios. ¿Yo qué podía ofrecerles? Recordé las noches tristes de mi adolescencia con granos y me puse a investigar.

Me llamó la atención que la mayoría de los pacientes no había tenido una charla profunda sobre sus hábitos alimentarios con sus médicos. Estos miraban con detenimiento su piel, pero no indagaban en su menú. Mi propuesta fue inversa. Lo primero que les pedí fue que cambiaran su dieta, fuera lácteos, adiós azúcar, chao al gluten, a las papitas fritas y a las hamburguesas del payaso –¿le suena familiar?–, chao a todas aquellas preparaciones que pudieran causarle daño al organismo. De esa forma comenzaríamos a reducir su inflamación crónica y veríamos buenos resultados dentro de varias semanas, al menos eso esperaba.

Fui claro con ellos desde el principio: su sanación tomaría un buen tiempo y no dependería de una crema, dependía de sus elecciones y su disciplina. Cuando nos volvíamos a ver, la mejoría era notoria. Yo les tomaba fotos para llevar un control de su evolución. Algunas de esas imágenes aún me conmueven. Pacientes que llegaron a mi consultorio con casos muy severos de acné –similares a los que presentaban mis amigos del cole–, después de una corrección en su dieta, que tardó meses, estaban casi libres de su afección. Lucían muy diferentes en sus fotografías recientes. Adolescentes del mundo, ¡sí se puede! Y quiero darles un mensaje: no es cierto que *todos* al llegar a esta etapa de la vida deberíamos padecer el acné juvenil. Sé que es muy común, pero esa inflamación crónica de los folículos, que además trae un aumento en la producción de sebo (o grasa) que se infecta y causa los granitos, podríamos evitarla. No debería ser la regla. Sin embargo, si seguimos comiendo y viviendo como lo hacemos hoy, será imposible escapar.

## Gracias, John

No he estado solo en este proceso de aprendizaje. Compartía cada avance con tres grandes amigos, que son docentes y dermatólogos de larga trayectoria, los doctores John Harvey Gaviria, Julio Vélez y Sebastián Vélez. Con ellos, al calor de un buen vino, hemos tenido interesantes discusiones sobre cómo la dieta de cada persona incide en el estado de su piel. Yo les mostraba algunos retratos con los avances de mis pacientes; ellos, al principio, me miraban escépticos.

Me daban sus sabias opiniones, rebatían, exponían; me enseñaban. Cada encuentro era revelador. Hoy son autoridades en esta materia y están convencidos de que nuestra alimentación afecta la salud cutánea. Juntos hemos aprendido a tratar la piel de manera integral y a entender que ella es el reflejo de muchas condiciones internas.

Lo que usted come puede mejorar o empeorar múltiples afecciones como el acné o la rosácea, o enfermedades autoinmunes como la psoriasis; o puede provocarle alergias, entre otras reacciones. Por eso es tan importante mantener la sana acidez del estómago; de esta condición dependerá que su intestino cumpla con sus buenas labores de filtro, que haya una debida producción de bilis y una buena contracción de la vesícula que le permita la correcta asimilación de nutrientes. En ese estado ideal su organismo podrá absorber vitaminas hidrosolubles como la C y las que conforman el complejo B; o las liposolubles como la D, la E, la K y la A (la DEKA de la que hablamos centenares de páginas atrás), que son esenciales para su piel. Sin embargo, si una de las fases anteriores falla, quizás una erupción cutánea o un brote alergénico se lo harán saber.

Entonces, si su intestino está *happy*, cada poro de su cuerpo también lo será. Eso es un signo inequívoco de que tanto su *microbiota* como su *microbioma* se hallan en las mejores condiciones. Como suele haber confusión entre estos dos términos, hago las siguientes precisiones: la microbiota hace referencia a la cantidad y al equilibrio que hay entre las diversas bacterias, hongos, parásitos e incluso virus que albergamos en diferentes partes del organismo (la piel, el estómago, el esófago, la boca, la vagina), no solo en el intestino, y el microbioma es toda la información genética, el ADN y el ARN, contenida en la microbiota. Eso es, a grandes rasgos. Si las dos "micros" se encuentran a gusto, el intestino, su epidermis y usted vivirán un cuento de hadas.

Para hablarle de los nutrientes que marcarán la buena salud de nuestra piel, traje a un refuerzo médico de lujo, el doctor **John**

**Harvey Gaviria.** Mezclaremos nuestras "voces" en los siguientes párrafos. Las primeras palabras de sus intervenciones estarán resaltadas y ocuparán el centro de estas páginas (por ser el invitado especial), las mías van en la fuente habitual. Comienza él con unos lípidos que hemos mencionado muchas veces en este libro, los omega 3.

**Estos actúan sobre los ácidos grasos** de la membrana celular, que es donde hallaremos el origen de las respuestas inflamatorias. Consumirlos contribuirá a atenuar la inflamación en muy distintas enfermedades cutáneas, como la caspa (o dermatitis seborreica), el acné o la psoriasis; y hoy también sabemos que los omega 3 actuarán como un protector solar desde adentro: nos cuidarán de los posibles daños que pueda causarnos el sol.

Una buena ingesta de estos ácidos grasos será decisiva para tener una piel saludable, pero le pido que si va a comprar suplementos que los contengan, verifique que su dosis de EPA (ácido eicosapentaenoico) y DHA (ácido docosahexaenoico) sea equilibrada; deberían tener una relación de tres a dos. Si la fórmula no guarda este balance, será todo lo contrario a una solución antiinflamatoria. Otra gran "dinastía" de nutrientes que el doctor John Harvey recomienda tener en cuenta es esta:

**La gran familia de los antioxidantes**, que se dividen en enzimáticos y no enzimáticos. Los primeros son tres: la superóxido dismutasa (SOD), la catalasa (CAT) y la glutatión peroxidasa (GPX). La SOD, de acuerdo con los estudios clínicos y las pruebas existentes, tiene un efecto global sobre la piel, mejora los signos distintivos del envejecimiento, como la aparición de arrugas, la recuperación de la firmeza cutánea, el poder cicatrizante y la hidratación. Todas esas variables, que están relacionadas con la opacidad, la aspereza de la piel o las alteraciones en la pigmentación, pueden tener una reversión gracias al consumo, como suplemento nutricional, de la superóxido dismutasa.

Esta familia, como lo suele repetir el doc Gaviria, funciona como un equipo de fútbol; en ella hay arqueros, defensas, mediocampistas y delanteros. Los familiares antioxidantes no enzimáticos aportan muchos de estos jugadores.

**Los porteros serían las vitaminas C y E,** porque impiden los goles que tratan de anotarle a nuestra biología los radicales libres, esas sabandijas que quieren causarle daño a nuestras membranas celulares. Pero el mayor grupo de los antioxidantes no enzimáticos está conformado por los flavonoides –Carlos le habló de estos fitonutrientes en los primeros capítulos de *CoMo*–, que podríamos definir, de manera muy superficial, como los responsables de los colores de las frutas, las verduras e incluso de algunos animales. Las tonalidades rojas del tomate, la sandía y la papaya, por ejemplo, las aporta el licopeno. La astaxantina pinta de rosa el salmón, la trucha o los langostinos. La luteína les da el verde a los vegetales. Cada uno de estos antioxidantes cumplen una función diferente en la piel y se complementan entre ellos para limitar la acción nociva del sol, pero también para potenciar los efectos benéficos que este tiene en nuestro organismo; y en conjunto disminuyen el daño que nos provocan otros terribles enemigos que hallamos en todas las ciudades del mundo: los hidrocarburos suspendidos en el aire.

Qué bueno que lo diga él y no yo; supongo que al leer sus recomendaciones entenderá por qué he hecho tanto énfasis en la batalla de los antioxidantes contra los radicales libres. Gracias, John, por tus claras y reveladoras palabras; y gracias a Julio y Sebastián Vélez por sus aclaraciones en el tema. Después de ellas vale la pena hacer un repaso por los valiosos fitonutrientes y sus aportes a nuestra piel (y a nuestro organismo).

### Los "fitos" y sus colores

| COLOR | BENEFICIOS | LOS ENCUENTRA EN... | FITONUTRIENTES |
|---|---|---|---|
| Blanco | Nutrición y bienestar para una buena circulación, función arterial y sistema óseo | Cebolla, ajo, puerro, papa, plátano, etc. | Alicina, sotiocianato, quercertina, antocianidina, fitonutriente EGCG |
| Anaranjado y amarillo | Nutrición y bienestar para una visión saludable, función inmune óptima, mantenimiento de la hidratación de la piel, desarrollo y crecimiento saludable, protección celular | Naranja, zanahoria, calabaza, durazno, melón, papaya, mamey, etc. | Betacaroteno, alfacaroteno, betacriptoxantina, luteína, zeaxantina, quercertina y hesperidina, entre otros nutrientes claves |
| Rojo | Nutrición y bienestar para el corazón, células y piel | Manzana roja, tomate, fresa, granada, guayaba roja, pimentón rojo, rábano, frambuesa, arándano, uva roja, ciruela, mora, sandía, etc. | Licopeno, antocianidas, proantocianidas, betacaroteno, ácido elágico, entre otros |
| Azul y violeta | Nutrición y bienestar del corazón y la piel, protección antioxidante | Berenjena, mora, uva, arándano, fríjol negro, ciruela | Quercitina, resveratrol, ácido elágico y diferentes tipos de antocianinas y procianidinas |

| COLOR | BENEFICIOS | LOS ENCUENTRA EN... | FITONUTRIENTES |
|---|---|---|---|
| Verde | Nutrición y bienestar de las células y las arterias, protección antioxidante | Espinaca, kiwi, manzana verde, repollo, brócoli, lechuga, berro, acelga, soya | Betacaroteno, isoticianato, luteína, zeaxantina y el galato de epigalocatequina |

## El rescate cutáneo

Continuemos nuestro recorrido con los nutrientes relevantes para preservar el óptimo estado del órgano más grande de nuestro cuerpo, la piel. Revisemos los aportes de variados aliados vitamínicos y del mundo de los minerales.

**La vitamina A,** en su forma de retinol, será clave para la regeneración celular cutánea y para combatir el acné.

**La vitamina C** contribuirá con la regulación estructural del colágeno, una proteína decisiva en la estabilidad y la estructura extracelular de la piel; su deficiencia producirá escorbuto, enfermedad que, a nivel cutáneo, puede causar resequedad, hemorragias y ser la responsable de que su pelo crezca en espirales, en forma de sacacorchos.

**La B7 (o biotina)** es un cofactor esencial para las enzimas que regulan el metabolismo de los ácidos grasos; y es fundamental para contar con una piel saludable.

**La B3 (o niacina)** cumple un papel principal, como coenzima, en la producción de energía de las células y en las reacciones que involucran el rompimiento de carbohidratos, grasas y proteínas. Si su cuerpo no tiene buenas reservas de niacina podría desarrollar una enfermedad sistémica llamada pelagra, caracterizada por el oscurecimiento de la piel, dermatitis y comezón en el cuero cabelludo.

**La vitamina K2** será clave para impedir calcificaciones que puedan ocasionar rigidez cutánea, que se evidenciará, principalmente, en forma de arrugas. Si, como se lo decía antes, su estómago no tiene la suficiente acidez, no podrá asimilar de manera adecuada este micronutriente, vital para la piel, pero también para la salud cardiovascular, cerebral, celular y para el control de afecciones como el cáncer.

**Las vitaminas E y B5 (o ácido pantoténico) y el selenio** conforman otra terna indispensable para preservar el balance de este extenso órgano.

**El zinc** está involucrado en múltiples funciones fisiológicas de la piel, contribuye en la estructura de algunas proteínas y de un buen número de enzimas, para la regulación de la expresión genética, y ayuda a la reparación de las heridas.

**El azufre** es el tercer mineral más abundante en el cuerpo; sin él nuestra piel no estaría en buen estado. Es primordial en la síntesis del colágeno, que aportará la fortaleza cutánea, y de la glutatión peroxidasa –antioxidante del que nos habló el doctor Gaviria–, por eso es un cofactor relevante para reducir el estrés oxidativo.

**El silicio,** al que pocos mencionan, es fundamental para la formación de los glucosaminoglicanos (o glicosaminoglicanos, o simplemente GAG), moléculas esenciales en la estructura de nuestros cartílagos.

**Los probióticos.** "¿Pero cuáles, doctor?", suelen preguntarme mis pacientes. Le responderé con esa palabreja que a usted le molesta tanto: *depende*. Los probióticos son colonias de bacterias (o ejércitos, si me permite la comparación). No se pueden mezclar unas con otras porque van a declararse la guerra. Y ese es el error más frecuente que suelo encontrar en ciertas presentaciones en polvo o en cápsulas. Contienen diversos "ejércitos", creyendo que más es mejor, o que la unión hace la fuerza, y en este caso solo provocan una batalla, los unos combaten a los otros. Se anulan. No harán nada en su organismo. La única marca de probióticos en polvo que recomiendo –y no tengo ningún nexo comercial con ella– es fabricada por una alianza australiano japonesa; las demás, para mí, son inútiles. ¿Por qué? Por que los ácidos estomacales destruirán las colonias bacterianas y no llegarán a su destino, el final del intestino delgado y el colon. Elija, mejor, probióticos en cápsulas que certifiquen su resistencia a tales condiciones. De lo contrario perderá su dinero.

El desbalance bacteriano en el intestino delgado tiene una gran relación con enfermedades como el acné o la rosácea. Podemos equilibrar esas legiones con la administración *terapéutica* de probióticos. Revise la palabra que puse en bastardilla: para conseguir beneficios *terapéuticos* no bastará con tomar fermentados que contengan bacterias probióticas, como la kombucha; usted jamás sabrá qué clase de colonias hay en esa bebida. Un médico conocedor del tema sí puede indicarle cuáles son las cápsulas que albergan el "ejército" que requiere.

**La glutamina y la glicina** son dos aminoácidos que guardan una importante relación con su piel. El primero es básico para corregir la permeabilidad intestinal –si esta barrera está en mal estado, su salud cutánea se verá afectada–. El segundo compone un tercio del preciado colágeno corporal.

He podido ayudar a muchos pacientes corrigiendo ciertas disfunciones y procesos involucrados en las enfermedades de su piel. Algunos de ellos sentían grandes inseguridades, evitaban relacionarse, preferían no salir a la calle debido a sus afecciones cutáneas; después de algunos meses de tratamiento su historia cambió (reviso sus fotos de vez en cuando y siento una alegría enorme). Yo no soy dermatólogo, ni pretendo serlo, solo soy un médico curioso, que indaga y estudia; los especialistas en el tema son los doctores y amigos que he citado, pero sí puedo decirle algo sin temor a equivocarme: la alimentación que elegimos es crucial y decisiva para la mejoría, la estabilidad o la enfermedad de nuestra piel.

## Alergias, sensibilidades e intolerancias

Algunos de mis pacientes decían que yo era como una especie de *marciano* proveniente del futuro. Me miraban espantados cuando les hablaba de ciertos temas que desconocían, o pensaban que había enloquecido al sugerirles que sus afecciones podrían sanar con un cambio de dieta y de hábitos. "No, no, no; mándeme una pastillita, doctor –replicaban–. ¡Qué cosas las que se le ocurren!". La tía Bertha también lo pensaba: "Mijo, eres un médico muy raro".

—Bueno, doc, sus propuestas sí son algo *marcianas*.

—¿Le parece?

—Después de tantas páginas ya no me sorprende tanto, pero al inicio sí me pareció usted un bicho *muy* raro.

—Eso mismo repetían mis pacientes cuando les ordenaba algunos exámenes que no eran nada habituales hace pocos años.

—¿Como cuáles, doc?

—Los de las sensibilidades alimentarias, por ejemplo.

—Que es una forma más sofisticada para referirse a las alergias, ¿no?

—No, las alergias son diferentes a las sensibilidades; y estas dos son distintas a las intolerancias, aunque solemos confundirlas a las tres.

—Yo pensé que eran lo mismo solo que con otros nombres.

—Ahora aclararé ese lío, pero antes dígame algo, ¿usted tiene perro?

—Tuve, doc; un maltés llamado Rufo.

—¿Y alguna vez presentó alguna afección en la piel?

—Un par de veces.

—¿Y qué le aconsejaba el veterinario en esos casos?

—Le daba algunos medicamentos, pero el consejo siempre fue que le cambiara su alimentación.

—¿Y le dio resultado?

—Sí, doc, ¿por qué?

—Gracias. Responderé su pregunta dentro de un largo párrafo; por ahora hablemos de las alergias.

Lo que comemos (cuadrúpedos o bípedos) puede despertar diferentes reacciones cutáneas. Las más conocidas son **las alergias**. Usted pide un coctel de camarones en un restaurante, apenas lo está disfrutando y de repente se siente ahogado, hinchado, o surge un extraño brote en su piel que de inmediato notan los comensales que lo acompañan. Alguno le dirá: "Tómate ya un antihistamínico". El camarero le conseguirá uno y poco a poco los síntomas remitirán. Esa fue una reacción alérgica. Es una repuesta de su sistema inmune. La llegada de esos mariscos a su cuerpo es detectada por los guardias de seguridad de su intestino, estos despiertan a la inmunoglobulina E (IgE), y ella les avisa a los mastocitos (si están en la sangre se llaman basófilos), unas células que llevan en su interior gránulos de histamina, y estos "disparan" contra el marisco enemigo. Es un mecanismo exagerado de defensa que le provocará inflamación; con ella habrá dolor, calor, rubor, edema, pérdida de la función y por eso sentirá que algunas zonas de la piel, o la nariz, o los dedos, se calientan, se tornan rojos, se hinchan, y le pican, le molestan, le duelen. La emergencia será calmada por los *anti*histamínicos que le trajo el camarero. Hasta allí llegará su alergia. No habrá que llamar una ambulancia.

## Un asunto sensible

Retomo nuestra conversación interrumpida líneas atrás. Cuando nuestras mascotas presentan alguna reacción en la piel, además de revisar que no tengan garrapatas, pulgas o parásitos en su cuerpo, comenzamos a sospechar del alimento que les damos. Es cierto.

Veamos este ejemplo: Rufo –tomé el nombre en homenaje a su antiguo perro– lleva años comiendo su concentrado de pollo y nunca ha tenido un sobresalto. Sin embargo, ante la constante y repetida ingesta de la misma proteína, día y noche, semana tras semana, año tras año, su perruno organismo dijo: "No más, hoy me harté". Y esa molestia se hizo visible en su piel. La primera pregunta que le hará el veterinario será: "¿Qué come este *muchacho*?" y, tras el análisis, segurísimo le recomendará cambiar la dieta de su fiel amigo por un tiempo, o de manera permanente. Rufo mejorará.

¿Y qué suelen hacer muchos especialistas cuándo sucede lo mismo con la tía Bertha, con el primo musculitos o su hermana Sara? ¿Les preguntan por su régimen alimentario? Rara vez. De inmediato examinan sus lesiones, sus sarpullidos, sus ronchas, les mandan cuatro cremas y les piden que vuelvan a control en dos semanas. ¡Los médicos somos bien raritos! Si Rufo el perro tiene una reacción en la piel será mejor cambiar su menú; si se trata de un humano la solución es aplicarse cualquier tópico: ¡su régimen alimentario no tiene nada qué ver en esto! ¡Qué raro! ¿No le parece?

Tenga presente esa historia porque le servirá para comprender mejor las **sensibilidades alimentarias**. Estas, al igual que las alergias son causadas por una alarma del sistema inmune, pero su manifestación corporal (o mental) es tardía; se toma su tiempo en aparecer y no se irá rápidamente. En este caso la encargada de alertar al organismo es la inmunoglobulina G, especialmente la IgG4. Los síntomas son variados, algunos pacientes sienten dolores musculares y de cabeza, molestias abdominales, cansancio, fatiga, presentan sarpullidos, picazón; o incluso ansiedad, confusión o depresión.

Mientras las alergias son como un estallido y surgen rápidamente, las sensibilidades se resisten a ser descubiertas: requieren de una atenta labor investigativa. Los alimentos que más las provocan suelen ser los lácteos y los que contienen gluten (una de las lectinas del trigo, la cebada y el centeno), como los panes, los pastelillos, la masa de las pizzas, la bollería, en general. Otros causantes habituales son el huevo (la clara y la yema), los fríjoles, las lentejas, los garbanzos (todos los granos), la soya y las nueces. Pero usted y yo, así como le pasó a Rufo, podríamos presentar una sensibilidad al pollo hoy en la tarde. Nuestro cuerpo, después de años y años de privilegiar esta carne aviar como fuente proteínica, dice: "¡Ya está bueno!". Se enciende la respuesta del sistema inmunológico activada desde el intestino y, de un momento a otro, somos sensibles a las pechugas, a los muslos, a las alitas; en fin.

Las sensibilidades, habitualmente, dependen de las dosis. Es más probable que desarrollemos sensibilidad a un producto que consumimos con mucha frecuencia, que a otro que poco incluimos en la dieta. Aunque en este campo no hay verdades absolutas. Quizá no le guste el kiwi, quizá solo se lo coma por castigo dos veces al año en la casa de su suegra, y quizás sea sensible a él. Las sensibilidades, léalo bien, son una muestra de qué tan permeado está nuestro intestino.

Se requiere de pericia y de mucha paciencia para detectarlas. Una de las historias más bellas de mi carrera médica tiene relación directa con ellas. A mi consultorio llegó una paciente que tenía ataques de pánico y alucinaciones auditivas –oía voces que le pedían que se suicidara–. Comencé a estudiar su historia, que incluía una cautelosa revisión de su dieta. Tanto las evidencias como mi intuición me decían que las activadoras de sus episodios podían ser las sensibilidades alimentarias. Le pedí que dejara el gluten, los lácteos, el azúcar, toda la chatarra, los "ultras"; y tuvo una mejoría enorme. Usualmente, los pacientes suelen sentir los cambios después de 12 semanas sin ingerir los productos que causaban el problema.

A pesar de su notoria y casi total recuperación, a veces sus síntomas retornaban. Como no hallábamos el detonante de estas recaídas, le hice un examen de sensibilidades, esa prueba que a muchos les parecía "rara" y "marciana", y de la que hablé al inicio del apartado. En aquel momento yo mismo la enviaba por correo certificado a los Estados Unidos porque solo allá podían procesarla; en mi país esta práctica era muy poco conocida (los pacientes me decían, en broma: "Usted viene del futuro, doc"). El resultado me dejó asombrado: ella resultó sensible, además, a la naranja. La apartamos de su dieta y tuvimos un final feliz. ¡La naranja! Nunca fue mi principal sospechosa. ¿Entiende por qué es tan complejo detectar y erradicar totalmente una sensibilidad?

—No me parece tan difícil, doc; de hecho, a todos sus pacientes debería enviarles esa prueba marciana que viene del futuro. Asunto arreglado.

—Imposible, aunque este examen ya ha dejado de ser una petición exótica, y su precio ha bajado, sigue siendo muy costoso. No se lo puedo ordenar a todos. Sería una irresponsabilidad.

—Pero en casos como el que acaba de contar sí se requería este examen.

—Sí, en ciertos casos puntuales la prueba resulta reveladora y liberadora. No en todos.

Imaginemos que usted y su hermana Sara tienen diversos síntomas leves que les hacen creer que son sensibles a varios alimentos. Y supongamos que su cuenta bancaria es como la de Reese Whiterspoon, la actriz más rica de Hollywood. Se practican las pruebas en sangre (no en máquinas sospechosas que prometen revelaciones rápidas y poco fiables), y después de unos días se enteran de que ella tiene sensibilidades a 17 alimentos; y usted a 34. Sí, qué bueno saberlo, pero, más allá de los detalles (usted es sensible a la guayaba coronilla, al gluten y al queso de las cabras de La Rioja; ella a la manzana amarilla), queda claro que ambos tienen intestino permeable, por eso se generan esas respuestas inmunológicas.

Es evidente que el suyo está en peores condiciones que el de Sara, pero la solución para ambos será la misma: ¡repararlo! No importa si son sensibles a 25 o a 400 alimentos, hay que recuperar la barrera intestinal, el tratamiento es igual para los dos (usted lo sabe): caldo de hueso de pollo, glutamina, glicina, vitamina A, mejorar la acidez estomacal, llevar un régimen *CoMo*. Entonces, en su caso y en el de su hermana, que no presentaban síntomas graves, podríamos haber ahorrado ese dinero y trabajar desde el inicio en sanar al señor intestino. Si hubieran tenido algún síntoma grave, la prueba sí habría sido un complemento indispensable.

## Proceso fallido

Las alergias y las sensibilidades alimentarias se producen por una respuesta del sistema inmune; las primeras son más fáciles de identificar y se irán, generalmente, después de tomar un antihistamínico; las segundas requieren de una observación más pausada, pero suelen tener culpables frecuentes como los lácteos o el gluten. Y las intolerancias, por su parte, se presentan porque en nuestro organismo falta una enzima (o una proteína) que pueda facilitar la asimilación de determinados alimentos.

Lo mencionamos al principio de este libro: la intolerancia a la lactosa es el caso más claro de esta reacción corporal. Como ni usted ni yo somos terneros, para procesar la leche de la vaca Lola necesitaremos de la ayuda de una enzima llamada lactasa. Esta va a descomponer a la lactosa en sus dos moléculas básicas, glucosa y galactosa, y de dicha forma nuestro cuerpo podrá digerir ese blanco líquido.

Cuando este proceso no se lleva a cabo, porque no se cuenta con la ayuda enzimática debida, pues vendrá una distensión abdominal severa que traerá otros molestos síntomas; lo que me interesa que le quede claro es que en este último proceso no hay una reacción inmune, hay una reacción bioquímica. Al cuerpo, simplemente, le faltan herramientas para "procesar" un alimento. Esa es la intolerancia.

# 2. Esto apenas comienza

*(Nutrición para los adultos mayores)*

**Algunos estudios afirman que los** seres humanos, en condiciones ideales, deberíamos vivir hasta los 130 años. Lastimosamente, con los tristes hábitos alimentarios y las rutinas que imperan en este siglo, envejecer con la salud de nuestro lado se ha convertido en una proeza. Este capítulo está dedicado a quienes cruzaron la barrera de los sesenta, a los que se acercan a esa frontera, y a todos los interesados en ser unos felices, sanos y vitales "adultos mayores". Solo le recuerdo que para que eso suceda debemos trabajar en nuestro bienestar desde mucho antes.

Al llegar a los 65 años (que debería ser la mitad de nuestra existencia) el nivel de actividad, de gasto energético, disminuye de manera significativa; por eso no será necesario comer más, pero sí será crucial comer mejor.

**Las proteínas,** como en todas las etapas de su vida, deben ser las grandes aliadas de su salud. Recuerde que después de los 50 años, tanto hombres como mujeres deberían consumir 1,5 gramos de proteína efectiva diaria de acuerdo con su peso ideal. Sin descuidar las demás columnas de su muro, priorice la ingesta de aminoácidos como la prolina y la glicina (ya sabrá, de memoria, que de ella depende el estado de nuestro colágeno). Ante el descenso de la exigencia física –usted estará más tiempo en reposo–, la cantidad de grasas saludables y carbohidratos de su menú debería ser menor, sin llegar a caer en un desequilibrio alimentario. Las proteínas son estructura, son *más* vida.

**La sarcopenia,** la pérdida de masa muscular, es una de las grandes preocupaciones después de los 65 años; debido a ella, muchos pacientes afirman: "Doctor, estoy comiendo menos, lo juro; pero engordo sin parar". Esto sucede porque en su "maleta" corporal, hay poco espacio para albergar glucosa y esta termina convertida en grasa. Para que esto no le suceda, ejercítese como le he indicado en las páginas anteriores. Sude un poco, rompa los músculos, recupérese bien para que estos crezcan, y hágalo antes de llegar a esta edad.

**La fibra** será otra de las grandes ayudas para disfrutar del bienestar después de los sesenta. Con el tiempo el tejido estructural de todo su cuerpo, especialmente el del intestino, habrá sufrido un desgaste. Será mayor o menor dependiendo de la vida que usted haya tenido. Si tomó alcohol sin parar, si lo suyo fueron la rumba, la marcha, el reventón, las pizzas, las hamburguesas y las papitas fritas, su barrera intestinal estará más débil. En cualquier caso, la fibra le resultará muy grata a este órgano, ayudará a evitar el estreñimiento, o la enfermedad diverticular, siempre será útil para mejorar la inflamación y la absorción de la glucosa, y mantener alejadas las afecciones cardiacas.

**Calcio.** Lo necesitan sus músculos, sus neuronas y, por supuesto, sus huesos. Obténgalo de fuentes como el ajonjolí, las almendras o el brócoli; no lo busque en la leche porque terminará inflamándolo o activando su intolerancia a ella. Le recuerdo, ya mismo, qué alimentos le aportan este mineral. Hice una versión "deslactosada" de la tabla del capítulo dos (no encontrará lácteos).

### Fuentes alimenticias de calcio (sin leche de la vaca Lola)

Miligramos (mg) por 100 gramos de porción comestible (100 gramos = 3½ oz)

1093 Alga
352 Harina de algarroba
296 Dulse
250 Hojas de col
246 Hojas de nabo
245 Molas de Barbados
234 Almendras
210 Levadura
203 Perejil
200 Tortillas de maíz (con limón)
187 Dientes de león
186 Nueces de Brasil
151 Berro de agua
128 Tofu
126 Higos secos
121 Suero de la leche
120 Semillas de girasol
120 Yogur
119 Hojas de remolacha
119 Salvado de trigo

114 Trigo sarraceno, crudo
110 Semillas de sésamo, peladas
106 Aceitunas maduras
103 Brócoli
99 Nuez inglesa
93 Espinacas
85 Mantequilla de avellana
73 Fríjoles de soya, cocidos
73 Nueces pecanas
72 Germen de trigo
69 Maní
68 Miso
68 Lechuga romana
67 Albaricoques secos
66 Nabo sueco
62 Uvas pasas
60 Grosella negra
59 Dátiles
57 Camarón
56 Habichuelas
53 Mantequilla de semillas de girasol
51 Alcachofa
51 Ciruelas secas
51 Semillas de calabaza
50 Fríjoles secos cocidos
49 Repollo común
48 Germinados de soya
46 Trigo duro de invierno
41 Naranja
39 Apio
38 Marañón
38 Grano de centeno
37 Zanahoria
35 Quinua
34 Cebada
32 Batata
32 Arroz integral
29 Ajo
28 Calabaza de verano
27 Cebolla
26 Limón
26 Arveja fresca
25 Coliflor
25 Lentejas cocidas
22 Harina de maíz, integral
22 Cereza dulce
22 Espárragos
22 Calabaza de invierno
21 Fresa
19 Brotes de fríjol mungo
18 Harina de centeno, oscura
18 Mantequilla de maní
17 Piña
16 Uvas
16 Remolacha
14 Melón
14 Alcachofa de Jerusalén
13 Tomate
12 Berenjena
12 Pollo
10 Aguacate
10 Carne de res
9 Arroz integral, cocido
8 Banano
7 Manzana
3 Maíz dulce

**Vitamina D.** La hallará en diversos pescados y logrará activarla en su cuerpo al exponerse al sol (mejor si lo hace con poca ropa). Le sugiero tomar buenos suplementos que la contengan, especialmente si sus niveles de esta vitamina están bajos. Para mí, el rango adecuado de este micronutriente se encuentra entre 50 ng/ml (el valor mínimo) y 100 ng/ml (el máximo).

**Magnesio.** Este nutriente multitarea que participa en más de 400 funciones bioquímicas del cuerpo permitirá que su sistema nervioso opere en buena forma, así podrá dormir y repararse mejor; será importante para su salud intestinal, mental, ósea, cardíaca, muscular; y un largo etcétera. Cuando trabaja junto con su aliado frecuente, **el potasio**, favorecerá la vasodilatación y le garantizará una óptima presión arterial.

**Omega 3.** ¡Qué increíbles son estos ácidos grasos! A ellos y al magnesio no he parado de mencionarlos en todo el libro. Son fundamentales para el desempeño cerebral, para el bienestar cardiovascular, para optimizar el consumo de grasas saludables y para mantener unos eficientes tejidos y redes neuronales.

**Hidratarse bien.** El 60 % de nuestro cuerpo es agua, así que tenemos que beberla de forma constante. ¡Agua! Agua con un chorrito de limón, o con un leve sabor a naranja o mandarina; aguas aromáticas, infusiones sin excesos de frutas. Nada de gaseosas, juguitos, bebidas azucaradas y/o con cafeína, de dicha forma solo conseguirá deshidratarse.

**La dieta del cafecito con leche y el sanduchito.** Por alguna extraña razón (muy extraña), esta se convirtió en la opción alimentaria favorita de muchos de los adultos mayores de mi país a la hora de la cena. No sé quién corrió la voz y dijo que tal combinación era saludable. El café tiene sus virtudes, pero su cafeína puede espantar el sueño y, en una persona estresada, provocar que se encienda su sistema de defensa o huida. La leche inflama; y si es deslactosada, es un coctel dulce. Y el "sanduchito" contiene gluten, harinas refinadas, muy posiblemente carne de cerdito licuada pintada de rosa, y una rebanada de un queso *light*, cuyas virtudes nutricionales son iguales a las de un trozo de plastilina. ¿Por qué elegir este menú? ¿Por qué, además, comérselo cada noche? Al final de *CoMo* encontrará opciones más saludables para todas sus comidas.

—Pare un momento, doc.

—Paro. ¿Qué pasó?

—Tengo una contrapropuesta.

—¿Cuál es?

—Si ese sanduchito estuviera hecho con dos rebanadas de pan de trigo sarraceno (que no contiene gluten), remojadas con un poquito de tomate y un buen aceite de oliva extravirgen; y si entre ellas hubiese una tajada de jamón ibérico de bellota (de mínimo 12 meses) y unos trocillos triangulares de un buen queso curado de cabra y oveja, y el "sanduchito" estuviera acompañado de una buena y colorida ensalada, ¿su opinión cambiaría?

—Esa es una mejor opción; pero le pediría que no fuera su cena de *todas* las noches. De vez en cuando, bien. Hablo del sanduchito. La ensalada, ¡siempre!

Lo que le decía al inicio, antes de su interrupción, aplica exactamente igual para el *cafecito* con *pancito* (dulce o con queso), el *cafecito* con *arepita*, o con *pandebonito*, o con cualquier "cosita"; los diminutivos son una seña particular de quienes nacimos en Colombia: ese engañoso *sanduchito*, puede ser, en realidad, un sándwich de tres pisos.

**La B12.** La deficiencia de esta vitamina es muy frecuente en el adulto mayor; compre un buen suplemento que la contenga. Y sepa que, aunque adquiera el mejor y el más caro, si usted no ha trabajado en mantener la acidez estomacal, no asimilará esta fuente vitamínica de la manera correcta. Solo cuando el estómago es ácido puede producir una proteína conocida como factor intrínseco, que se encarga de transportar a la vitamina B12 hacia el intestino, y ayuda a su absorción.

**Multivitamínicos y multiminerales.** Sé que son productos que no faltan en las casas de los mayores de sesenta. La tía Bertha tiene una colección de ellos. Yo no creo mucho en sus cualidades. Lo dije cuando hablamos de la cúrcuma; lo volví a mencionar hace poco, en el apartado de los probióticos, lo sostengo aquí, que una cápsula o una pastilla contenga decenas de micronutrientes diferentes (en este caso vitaminas, sales, minerales), no la hace mejor o más eficiente. En general, al combinar tantas moléculas solo se consigue que las propiedades de unas disminuyan o compitan con las de las otras. Por ejemplo, el cobre y el zinc por separado son magníficos; si están juntos, en la misma píldora, se anulan. A mí me parece mejor analizar cada caso y recetar unitarios.

**La malteada aquella.** Espero que este mensaje sea muy claro: ser un adulto mayor no es sinónimo de mujer enferma o de hombre débil y condenado al sofá. Su vida no está en el ocaso. Su mesa de noche no debería ser un contenedor de tabletas, frascos y medicamentos; su cuerpo y su mente aún tienen mucho por sentir y experimentar. Usted ha acumulado mucha experiencia y sabiduría a través de los años, úselas para alimentarse bien. Y sospeche de aquellos productos en polvo que contienen más de una veintena de vitaminas y minerales y le aseguran "vitalidad", fortaleza para sus músculos y la vida eterna. Si los piensa comprar, yo le diría (y se lo pregunto en inglés): *Are you sure?* Creo que entendió el mensaje. Le hablaré de la composición de uno de esos popularísimos batidos en un apartado cercano.

## 3. Jóvenes viejos, "viejos" jóvenes

*(Nutrición para la longevidad)*

**Los avances científicos, las nuevas** medicinas, los renovados tratamientos nos permiten vivir durante más tiempo. Estos logros, que deberíamos celebrar, de otro lado están creando la sociedad de los *jóvenes viejos*. Personas que apenas avanzan por la cuarentena y que por sus malos hábitos son hipertensas, diabéticas, tienen el colesterol alto, son obesas, siempre están cansadas, no duermen, y toman decenas de pastillas para controlar sus trastornos mentales y corporales. Muchas de ellas están al borde del quirófano o cercanas a la amputación de alguno de sus miembros. Son jóvenes, así lo dice la fecha de nacimiento de sus documentos de identidad, pero viejas, cargan con afecciones propias de una persona de edad avanzada. *Jóvenes viejos* que, con la ayuda de los avances científicos, malvivirán hasta los 80 años. ¡Gracias, ciencia! (¿gracias?).

Yo quiero proponerle lo contrario: que sea parte del inclusivo club de la longevidad. Sus miembros son todos aquellos que aún teniendo 70 u 80 años se sienten de 40 o de 50, y todavía hacen el saludo al sol cada mañana, o se paran de manos sin mayores aspavientos. Ellos representan lo que para mí es la *longevidad*: ser joven por más años. Así de vitales deberíamos llegar a esas edades; así de animados, felices, fuertes y conscientes. Sumar años gracias a las buenas decisiones, eso es longevidad; la cara contraria a la supervivencia forzada de los *jóvenes viejos.*

¿Qué diferencia hay de los unos a los otros? Le presento nueve factores a nivel celular que determinarán el envejecimiento.

1. **La inestabilidad genómica:** Hace referencia al desequilibrio que empieza a gestarse dentro de nuestro ADN y que afecta sus estados de reparación y la expresión de los genes.
2. **Los daños en el telómero:** Todos tenemos 23 pares de cromosomas, cada uno de ellos semeja una equis o una ye. En sus extremos se hallan los telómeros; yo suelo compararlos con la punta plastificada del cordón de nuestros zapatos deportivos. En este gráfico lo podrá comprender con mayor claridad.

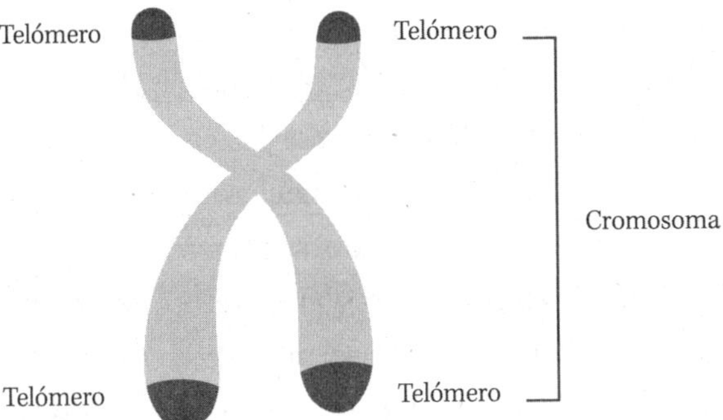

Y mire qué curioso. La vida útil de nuestros cordones estará marcada por la mala o buena condición de ese extremo plastificado. Si esta parte se desgasta, pierde su plástico y luce deshilachada, será muy difícil introducirla por los agujeros desplegados a cada lado de las zapatillas y jamás podremos atar debidamente nuestros *sneakers*. Los cordones, inservibles, terminarán en la basura. Algo similar sucede con los telómeros. Su buen o mal estado es decisivo en nuestro organismo. Su extensión será determinante para conocer la esperanza de vida celular. Su acortamiento (el cordón se queda sin su recubrimiento de plástico) es una mala señal y sucede principalmente por los malos hábitos, el estrés oxidativo, la inflamación y las infecciones crónicas.

A partir de la longitud de los telómeros se podría establecer nuestra edad biológica, que es muy diferente a la que indica nuestro pasaporte. Al revisar los telómeros de una persona de 40 años que lleva una rutina descuidada, totalmente contraria a la de *CoMo*, seguramente descubriremos que tiene una edad biológica mayor, cerca de 55 (es un ejemplo); es un *joven viejo*. Sus telómeros, por supuesto, lucen cortos –la punta del cordón se ha empezado a desgastar–. Este es un indicador que grita: "Debes cambiar tus hábitos de inmediato".

3. **Las alteraciones epigenéticas:** La epigenética, término acuñado por Bruce Lipton, nos recuerda que la salud de nuestros genes dependerá de cómo se relacionen con su "entorno" (con todos esos factores que pueden afectarlos). Y eso queda en evidencia cuando repasamos los casos de dos gemelos, Gabriel y Guillermo. Los dos nacieron con la misma información genética. El primero ama el ejercicio, fue el mariscal de campo de su equipo escolar de fútbol americano, toma muy poco alcohol, odia el cigarrillo, cuida su dieta y lleva una vida tranquila en una ciudad pequeña, junto con su esposa

Juliana y sus dos hijas. Guillermo, en cambio, desde muy joven fue el rey de la fiesta, lo apodaban "La Draga", por su capacidad para la bebida; siempre se quejó de gastritis y su casa estaba llena de cajas de pizza. Su tercera esposa, Ana, cuenta que intentó de mil maneras que hiciera ejercicio y modificara su dieta, él no quiso; murió de cáncer de estómago. ¿Por qué, si su genética era la misma, la salud de los dos gemelos tomó rumbos tan distintos? Porque cada uno, a través de sus hábitos y su estilo de vida, se encargó de estimular de manera diferente a los millones de genes de su organismo. Los de Guillermo siempre estuvieron expuestos a la intoxicación, a los peligros; los de Gabriel han tenido una evolución tranquila.

4. **Pérdida de la proteostasis:** Se produce cuando hay un desequilibrio entre el proceso de creación de nuevas proteínas y las que perdemos. Si este segundo factor es el que impera, y supera a la producción proteínica –que es la expresión de la vida–, sufriremos alteraciones corporales como daño articular, disfunción en los órganos, pérdida muscular, desgaste cutáneo, y decenas de procesos celulares, bioquímicos e inmunológicos dejarán de realizarse de manera correcta. En síntesis, un maremoto interno.
5. **Mal funcionamiento de los sensores nutricionales.** He nombrado a varios de ellos en distintos capítulos, usted los conoce y sabe que sobreestimularlos, por ejemplo, puede causar muchas molestas patologías.
6. **Alteración en la función mitocondrial.** Las mitocondrias, esas centrales energéticas de las células, son fundamentales para el buen desempeño metabólico; gracias a ellas se producen las hormonas, y son esenciales para evitar la inflamación. Si esta fuente de poder energético tiene un "apagón", el organismo sentirá esa falta de fluido eléctrico.

7. **La senescencia celular.** Hace referencia al mecanismo natural de envejecimiento de las células. Al llegar a esta etapa no pueden dividirse más; sin embargo, no perecen. Uno de los procesos relacionados con ella es la inmunosenescencia, una merma en las capacidades del sistema inmunológico, cuya respuesta será más débil, menos eficiente. Es apenas normal que suceda en una persona de avanzada edad. Debido a esa condición, cuando un paciente desarrolla un cáncer en sus años de vejez, es muy difícil que este se propague por su cuerpo. Como las células no pueden multiplicarse, la enfermedad no crecerá. Lo preocupante es cuando la senescencia se produce en personas jóvenes. ¿Qué la provoca? La inflamación crónica causada por los tristes comportamientos que hemos citado líneas atrás. La mala vida.
8. **La fatiga de las células madre.** Uno de los bienes más preciados del organismo son las células madre: ellas son capaces de producir cualquier tipo de tejido. Cuando su función se ve afectada nuestra recuperación se estanca y se causa una crisis corporal.
9. **Alteración en la comunicación intercelular.** Nuestras células son como un equipo de nado sincronizado: trabajan juntas en su piscina (el cuerpo), y en sus movimientos hay una cuidada concordancia. Cuando alguna de ellas pierde la coordinación, todo el equipo se descontrola. Si no hay una comunicación clara entre las escuadras celulares se perderá la estabilidad en el funcionamiento de los órganos, los tejidos, el organismo entero.

Estos nueve procesos celulares son las señales claras del envejecimiento y, lo aterrador, es que cada vez más los notamos en personas que apenas superan la treintena o la cuarentena. Son, insisto, *jóvenes viejos*. Su edad biológica supera a la que aparece en su documento nacional de identidad. Los telómeros de sus cromosomas se han acortado. Sus células están agotadas, afectadas, han perdido la conexión. Son ancianos de 38 años. Viejitos de 43 de genética alterada. ¿Usted quiere ser uno de ellos?

La inflamación crónica y el estrés oxidativo son los enemigos mayores y los grandes facilitadores de la vejez prematura. Y a ellos les podemos sumar otra causal: la mala actividad de las sirtuinas, unas proteínas (o enzimas) de señalización, que conservaremos toda la vida y están involucradas en la regulación y el metabolismo en la longevidad. Si funcionan de forma inadecuada, súmele otra razón para llegar a la fila de los *jóvenes viejos.* La juventud no se obtendrá al beberla de una fuente, no la conseguirá con la ayuda de los alienígenas, como en el filme *Cocoon* (1985); tampoco al aplicarse todos esos sueros y cremas que adoran las amigas de la tía Bertha, o al someterse a cirugías, cadenas y cámaras de frío. Tal vez algunos de esos métodos puedan ayudar, pero la verdadera "fuente" de la juventud la encontrará en los seis pilares de la salud que describí en el primer capítulo del texto. Y entendiendo que cada día, en cada comida, usted provoca su vejez o nutre su juventud.

## Su vida no es SAD

Para protegerse del prematuro envejecimiento use como escudo los siguientes consejos alimentarios. Si los pone en práctica tendrá más fuerzas y vitalidad que los protagonistas de *Cocoon.*

**Renuncie a la SAD.** No siga los patrones de la *Standard American Diet* porque, como lo dicen sus iniciales, es un régimen muy *SAD*. Las hamburguesas, las malteadas, las papitas fritas, los paquetitos, la comida rápida, los ultraprocesados, los cereales antimasturbación, las gomitas, todos esos productos repletos de azúcares, colorantes y químicos, herencia de los procesos industrializados de los hermanos del norte de América, lo llevarán prontamente a la vejez, y a la tumba.

**Lleve una ABeP.** Los beneficios de una alimentación *basada* en plantas, sin importar si usted es omnívoro, vegetariano o vegano, son infinitos. Los hemos discutido ampliamente.

**No se alimente de fantasías.** Lleve a su mesa comida real, sin etiquetas (en la medida de lo posible), o productos que tengan un procesamiento mínimo. Y, van unas líneas de LMDS (lo mismo de siempre): comience por entender cuál es el aporte proteínico que requiere, invite siempre a las grasas saludables y cumpla cada día con sus requerimientos nutricionales.

**Vigilar el muro y la barrera.** Encárguese de fortalecer todas sus columnas proteicas, y conserve, especialmente, el aporte de glicina, que le ayudará a equilibrar el balance con la metionina, otro aminoácido que se suele consumir en mayores cantidades. El equilibrio es importante. Y, obviamente, preserve la acidez de su estómago para que su barrera intestinal no sufra y cumpla con sus operaciones de retén.

**Ayunar para sanar.** El ayuno, si usted se ha preparado y ha subido los escalones que describí en el capítulo cuatro, será una preciada herramienta para su reparación celular y para evitar los nueve procesos del envejecimiento que señalé hace poco. Ayunos cortos o largos; ayunos, todos, conscientes; ayunos para que su organismo entre en una pausa reconfortante y se generen momentos restaurativos.

**Sudar, levantar, moverse.** Lleve una rutina deportiva que le permita generar buena masa muscular, fortalecer su salud cardiovascular, y compleméntela con la nutrición adecuada (sin ríos de glucosa o montañas de proteína). Ejercitarse, junto con todas las sugerencias anteriores, le ayudarán al control de la glucemia y de su inflamación.

**Cuide sus "bichos".** Con el transcurrir de los años nuestra flora bacteriana se afecta y tenemos que renovarla permanentemente.

Para el mantenimiento de su microbiota, y de su microbioma, bríndeles prebióticos, presentes en los vegetales y las frutas; y probióticos de buena calidad; también puede incluir algunos fermentados.

Y además... preserve sus reservas de **magnesio** y recuerde a su socio, el **potasio**; incluya en su menú ácidos grasos **omega 3, aceite de oliva extravirgen,** las **catequinas del té verde,** el escuadrón de nutrientes contra el estrés oxidativo (con acción y actividad antioxidante), como la **superóxido dismutasa**, **la AMP quinasa**, **la berberina, el resveratrol** del vino tinto –¡ya vamos a hablar de él!–, el **sulforano** (contenido en el brócoli y las coles de Bruselas); por supuesto, los **frutos rojos;** incluya el potencial antiinflamatorio de la **cúrcuma** –sin mezclarla con limón o jengibre–. En general, lo reafirmo, aliméntese como lo ha leído desde el inicio de este texto.

## 4. El vino

*(Nutrición para el cuerpo y el espíritu)*

**Destapemos, por fin, la botella.** Le dije varias veces que dedicaría un breve apartado a esta bebida que me fascina y siempre me sorprende. No haré un repaso por su historia porque de ella se han ocupado, de manera estupenda, muchos especialistas, investigadores y escritores; solo pretendo explicarle por qué tomarla, en la justa medida, sin romper el balance de nuestra dieta, será provechoso para la salud. Espero que mi maestro, David Durán, me dé su visto bueno sobre este apartado.

Estoy muy de acuerdo con Maya (Virginia Madsen), uno de los personajes principales del filme *Sideways* (2004), cuando dice: "Me gusta la manera en la que el vino evoluciona. Si abro una botella hoy, sabrá diferente que si la abriera otro día. Una botella de vino está viva; está evolucionando constantemente y ganando complejidad".

El vino, quizá no lo sepa, es producto del estrés. Sí, del estrés que el sol provoca en las uvas. El grosor de cada una de ellas dependerá de la inclinación y de la cantidad de luz solar que reciban. Las uvas más estresadas serán más gruesas y contendrán mayores cantidades de antioxidantes. De acuerdo con lo que explica David Sinclair en su libro *Lifespan* (2019), los nutrientes resultantes del estrés de la uva nos ayudarán a mejorar *nuestro* estrés celular y, por ende, a responder mejor ante los estresores de la vida. ¿No es una buena razón para aprender más sobre esta bebida que usted solo ha utilizado con fines festivos, "poéticos" y etílicos? El texto de este profesor del Departamento de Genética de la Escuela de Medicina de Harvard le resultará muy ilustrativo.

Si después de leer el párrafo anterior usted cree que al comerse un racimo entero de uvas "estresadas", o incluso dos, obtendrá los mismos resultados, siento causarle una desilusión. Su esfuerzo será insuficiente. El vino proviene del jugo de *miles* de cáscaras y pulpas de uva, por eso contiene una potente concentración de vitaminas, antioxidantes y fitonutrientes por mililitro. Desde esta óptica podría decirse que el vino es como un *suplemento* nutricional muy completo.

Uno de sus antioxidantes más valiosos, junto con la quercetina y el licopeno, es el resveratrol, un componente que ayuda a las frutas y las plantas que lo contienen a luchar contra los microbios, las bacterias, los hongos, las sequías y las deficiencias de nutrientes. Este guerrero está involucrado en la gran mayoría de ventajas que le ofrece el vino a nuestro cuerpo. Piense en él cada vez que disfrute de un buen tinto –hablo, del vino, obvio; en mi país le llaman "tinto" al café–.

Describiré las cualidades del vino después de darle las siguientes explicaciones.

**La dosis.** A lo largo de este texto he sido enfático en que cada alimento tiene su medida; rebasarla de manera desmedida y recurrente traerá consecuencias. Si usted lleva un menú balanceado, si tiene buenos hábitos, si no presenta desórdenes metabólicos, podría tomarse hasta una copa de vino (máximo dos) al día. Esa sería la dosis indicada para que su bebida sea benéfica para el organismo.

**Proporciones.** Y viene la pregunta: ¿Una copa grande? ¿Una copa pequeña? ¿Una copa mundial? ¿La copa de la vida? Una botella de vino suele tener 750 mililitros. Esa botella debería brindarle entre *cinco* o *seis* copas de la uva de su elección. Si divide entre cinco, una copa debería contener *150 mililitros*; si divide entre seis, serían *125 mililitros.*

**Sin límites.** El vino es una bebida deliciosa y seguro querrá superar la medida propuesta; si lo hace quiero que sepa que estará perdiéndose de sus atributos nutricionales. Cuando excede el límite, el vino se convertirá en un "licor" cualquiera, en un líquido para emborracharse o "ponerse tonto". Usted elige, hay momentos para todo, pero qué triste que desperdicie sus uvas estresadas en un empacho etílico. Le complemento esta información dentro de unos pocos párrafos.

**Azúcar.** El único carbohidrato residual que debería contener esta bebida es el etanol, que suele tener una presencia aproximada de entre el 13 y el 15 %, dependiendo de la uva. En los vinos jóvenes habrá más alcohol. En general, una botella de buena elaboración no debe incluir azúcar; hay reglamentaciones internacionales bastante estrictas al respecto. Sin embargo, y vuelvo a las generalidades, una copa de 150 mililitros podría contener entre medio y un gramo de azúcar, como punto máximo. Por lo tanto, si usted decide jugar a *Leaving Las Vegas* (1995), y se toma toda la botella, habrá consumido cerca de una cucharadita de azúcar.

**¿Tinto o blanco?** Las propiedades saludables del vino provienen del estrés que han sufrido las cáscaras de las uvas moradas, por lo tanto, el tinto es la opción de la que hablo en estas páginas. El blanco, que se elabora con uvas verdes, o con la pulpa de las oscuras, es básicamente alcohol. Claro, hay unos muy ricos; si los bebe, disfrútelos, aunque de ellos solo aprovechará sus cualidades "recreativas". Yo me uno a aquellos que dicen que "el mejor blanco es un tinto". No hablo del sabor, lo digo desde el punto de vista nutricional.

**Para no oxidarse.** En su orden, los vinos con mayores propiedades antioxidantes son el pinot noir, el malbec, el cabernet sauvignon, el merlot y luego el syrah –una uva que yo adoro, junto con su prima, la petite syrah–. El listado continúa, claro; hay muchas variedades, pero las que acabo de nombrar le serán muy útiles. La primera cepa que mencioné es una de las estrellas de la película *Sideways*; ¿sabía usted que semanas después del estreno del filme el consumo de pinot noir aumentó un 22 % en los Estados Unidos? Sí, otra de mis historias.

**La bioquímica interna del vino.** Paciencia, esta es mi descripción *nerd* sobre el vino. Intentaré que cada línea sea como un buen sorbo de conocimiento. En las corrientes oscuras de esta bebida milenaria encontraremos dos fitonutrientes principales, los denominados fenólicos del vino, los flavonoides y los *no* flavonoides. Sus cantidades relativas y su distribución dependen de distintos factores, como la variedad de la uva, la ubicación del viñedo, el clima, el tipo de suelo, las prácticas de cultivo, el tiempo de cosecha, el proceso de producción y el envejecimiento de la bebida.

Los flavonoides, a su vez, incluyen varias moléculas caracterizadas por sus funcionalidades en los anillos de benceno –creo que se los enseñaron en secundaria; si no los recuerda, no pasa nada–. Entre los "flavos" más relevantes del vino hallaremos las antocianidinas, las catequinas y los flavonoles (incluidas la quercetina y la miricetina). Pero también son flavonoides las proantocianidinas, los dímeros u oligómeros de catequina y epicatequina, y sus ésteres de ácido gálico. El vino tinto contiene una amplia gama de concentraciones de las primeras, las proantocianidinas.

Falta poco. Los *no* flavonoides incluyen, generalmente, diferentes clases de fenoles sustituidos. Estos se pueden agrupar en compuestos de base benzoica (ácidos vainíllico y gálico), benzaldehídos (vainillina y siringaldehído), ácidos cinámicos (ácidos p-cumárico, ferúlico y cafeico) y cinamaldehídos (coniferil aldehído y sinapilaldehído). Estas clasificaciones tienen otras subdivisiones de acuerdo con el número y el tipo de sustituyentes. Con esta aburrida descripción solo pretendía mostrarle que en cada copa de vino hay magia bioquímica, una magia que, en buenas manos, tendrá grandes premios para nuestra salud.

## Beber para sanar

Hablemos, entonces, de esos grandes beneficios del vino tinto, su resveratrol y todos sus antioxidantes. Para comenzar, su consumo regular será una ayuda para el buen estado de las sirtuinas, esas enzimas de señalización que le presenté hace poco, y que intervienen en los procesos de envejecimiento celular. Se lo traduzco: esta bebida, en su dosis justa, será una buena amiga en su **viaje hacia la longevidad.**

Los estudios demuestran que el vino, al actuar como un vasodilatador, **reduce la inflamación y mejora la función cardiovascular.** También eleva un poco la temperatura corporal (termogénesis) y así **facilita el flujo sanguíneo**.

Los resultados del estudio Predimed, que analizó durante varios años la evolución de más de 5000 individuos cuya base alimentaria era la dieta mediterránea, demostró que aquellos que habían tenido un consumo regular, ocasional, de vino tinto, tenían **menos probabilidades de presentar trastornos depresivos**. Aunque esta investigación se basa en la simple observación, en correlaciones, sus aportes son muy interesantes.

El vino, especialmente por el resveratrol y su potencial para controlar el estrés oxidativo, sería un buen aliado para **evitar el alzhéimer,** para **prevenir la obesidad**, para **el control de los virus**; y con el apoyo de la quercetina y el licopeno contribuiría a la **buena circulación,** la **renovación celular** y el **estado óptimo de la piel.**

Por su parte las epicatequinas, que también desempeñan una labor antioxidante, son vitales en el proceso de termogénesis que **podría contribuir con la quema de grasa corporal,** al utilizarla como fuente de energía. Por eso en varios artículos se afirma que este líquido púrpura propiciaría el adelgazamiento. Tiene lógica; sin embargo, si lo bebe con el ánimo de perder peso, su espera será eterna.

Le contaba sobre la importancia de no cruzar los límites. Una copa, o un par de copas (la primera al almuerzo, la segunda a la cena), colaborarían para **mejorar su sensibilidad a la insulina.** Si la ingesta vínica es mayor, el potencial antiinflamatorio de la bebida se convierte en una sobrecarga de etanol. En ese momento habrá una elevación no benéfica en la temperatura corporal y el efecto sobre el "jefe" autónomo, especialmente sobre su división simpática, provocará una respuesta de estrés patológica. El beneficio se convierte en estropicio.

Otras investigaciones indican que el consumo de vino puede contribuir a la **mejoría de la osteoporosis**, a **prevenir la formación de placa bacteriana**, a la **salud de nuestros ojos,** a **evitar el cáncer** y al **control del colesterol**. Estos resultados tienen su base, nuevamente, en la potencia de sus antioxidantes.

Usted leerá esto y pensará que exagero, que es un invento, que escribí a la medianoche una tonelada de mentiras, bajo el influjo del protagonista de este apartado. Comprendo sus dudas –y me gusta que dude–, son apenas lógicas; nos aseguraron que el vino es licor, trago, alcohol, indulgencia, un impulsor de la gastritis del tío Pepe. Beberlo resulta tan agradable que sospechamos, o nos negamos a creer, que ese *placer* es saludable. Crecimos creyendo que la salud tenía el amargo sabor de una pastilla o del aceite de hígado de bacalao. Qué equivocados hemos estado. El vino tinto, en su dosis precisa, es placer y bienestar al mismo tiempo.

## Reacción en cadena

Este es un alimento rico en histamina y contiene sulfitos, unos conservantes derivados del azufre muy usados en la industria alimentaria. Los dos componentes podrían provocar reacciones alérgicas, especialmente en personas proclives a ellas; o sensibilidades. Un antihistamínico, como en el caso del coctel de camarones, remediaría el episodio alergénico. Es una solución eficiente, pero no es la única. Le ofrezco un par de alternativas más. Podría acudir a un antihistamínico natural como la quercetina; sé que ya está incluida en su vino, pero al tomarse una cápsula que la contenga reforzará su efecto antiinflamatorio.

La segunda opción es mejorar el ácido estomacal, antes, durante y después de la ingesta de vino, con nuestra "poción" habitual: agua con un poco de limón y un chorrito de vinagre de sidra de manzana. Incentivar esta producción del ácido clorhídrico también tiene su efecto en los receptores de la histamina y será de gran ayuda.

Si está libre de alergias o sensibilidades, adelante con su terapia de vino. Llévelo a su mesa, le sugiero que lo beba después de haber tragado cada bocado de comida (no lo mezcle), así lo disfrutará más. El tinto marida bien con todo, desoiga a quienes aún afirman que el pollo o los pescados solo deben acompañarse con un blanco. Y pruebe, disfrute, descubra nuevas cepas.

Todos somos aprendices en este vasto territorio. Para comenzar, en caso de que usted conozca poco sobre esta bebida, le recomiendo un pinot noir, la uva consentida de *Sideways*, una cepa versátil, capaz de complacer casi todos los gustos. Siga con un buen merlot (aunque los críticos gastronómicos lo subvaloren), un cabernet sauvignon o un malbec, que tienen más estructura; los vinos españoles de la Rioja o la Ribera del Duero le darán muy buenas experiencias, al igual que los syrah (o shiraz) australianos, neozelandeses, chilenos o estadounidenses, o el primitivo italiano. En fin, la cava mundial es inagotable.

Hoy contamos con muchas herramientas para elegir un buen vino sin la ayuda de un locuaz *sommelier* o de un pariente enólogo. Una de ellas es la aplicación gratuita Vivino, que le permite conocer las calificaciones de la mayoría de marcas disponibles en el mercado. Al escanear la etiqueta de la botella con su móvil, de inmediato obtendrá información y la valoración que le han dado centenares de usuarios en el mundo. Es una guía útil. De esa manera evitará caer en la trampa más frecuente: comprar el vino más caro creyendo que será el mejor. Al final, sin importar el precio o la cepa, el mejor tinto es el que nos tomamos con la gente que amamos. Y, como lo dijo Alejandro Dumas, el autor de famosas novelas como *El conde de Montecristo* (1844), "el vino es la parte espiritual de nuestro alimento". Pero hasta lo "espiritual" tiene su medida (y una legión de flavonoides).

## 5. ¿Comer *por dos*?
*(Nutrientes para el embarazo)*

**Una de las etapas más** bellas y a la vez más complejas de la vida de una mujer es el embarazo. De repente, ese bebé que crece dentro de ella se convierte en una suerte de patrimonio colectivo sobre el que todos quieren opinar. Y abundan los consejos nutricionales. "Ahora debes comer por dos, *mamita*", le dirán su madre y su abuela. "Bebe agua de cidrón para que la nenita sea una persona tranquila toda su vida", aconsejarán las tías. "Ni se te ocurra tomar café, le puede dar una taquicardia a la niña y, si se salva, te sale bien estresada", le advertirá una señora desconocida con quien comparte el ascensor hacia el consultorio de la ginecoobstetra. "¿Y ese ruido? ¿Están de fiesta? ¿Y te tomaste media copa de vino? ¡Pero cómo se te ocurre! Me vas a matar la nieta. Leche sí; alcohol, no", gritará la suegra por el teléfono. La tontería alimentaria también abunda en las redes, en internet, en WhatsApp.

Yo suelo acompañar de manera dedicada a mis pacientes embarazadas para que no sean víctimas de ese flujo incesante de mentiras, medias verdades y mitos urbanos. No soy ginecólogo, no soy obstetra, tampoco pediatra, pero, como médico, como esposo y como padre, he aprendido que en la nutrición de las embarazadas y de nuestros hijos reina la mala información. Espero darles una guía más acertada en este apartado. En las siguientes líneas le hablo a usted, que está en embarazo; a usted, que sueña con ser madre, o a usted, que quiere ser la mejor compañía de su pareja en este período.

**El peligro de "comer por dos".** Aunque en su cuerpo esté creciendo una nueva vida, si usted mantiene una dieta *CoMo*, reforzada con algunos suplementos que le presentaré dentro de poco, con ella le estará brindando a su hijo los nutrientes necesarios para su desarrollo y crecimiento. Olvide para siempre esa idea de doblar las raciones o de comer cada tres horas. En su intención por alimentar mejor a su bebé, solo logrará poner en riesgo su nacimiento.

**El ataque de la "reina".** La progesterona es la hormona más preciada durante el embarazo; si ella está libre de amenazas, si se encuentra en los niveles óptimos, la gestación llegará a feliz término y el feto tendrá el desarrollo esperado. Si usted come por dos, o lo hace cada tres horas, estimulará de manera irracional la labor de la reina insulina. Esta, que se activa cada vez que usted se alimenta, comenzará a "competir" con la progesterona y podría causar un aborto.

**Las consecuencias de la desinformación.** Alimentarse de esa forma asidua y excesiva puede ocasionar la resistencia a la insulina, que con frecuencia provoca la terminación del embarazo y suele ser una ruta hacia la infertilidad. La peor indicación que se le puede dar a una gestante es: "Come más, come el doble, come todo el tiempo". Lo preocupante es que las embarazadas escuchan esas insinuaciones todo el día, y provienen de su círculo familiar. Desinformación que propicia la enfermedad.

**Como una "prescripción".** Así debería ser asumida la alimentación, especialmente en el embarazo. Comer bien será la mejor medicina; la "pastilla" que no puede faltar y que debe tomarse cada día, de forma consciente y continua, en las cantidades establecidas. Los especialistas estadounidenses suelen decir algo muy cierto: "*Eat your medicine!*".

**La dieta apropiada.** Lo digo con toda la experiencia (médica, conyugal y paternal) de mi lado: una embarazada tendrá una estupenda salud y asegurará la de su bebé si come *tres* o *dos* veces al día. Por supuesto, en cada uno de esos momentos tendrá que cumplir con todos sus requerimientos nutricionales, con la cantidad adecuada de proteínas, de grasas saludables, de carbohidratos y micronutrientes. Sin embargo, al decirle que puede comer *dos* o *tres* veces, no le estoy sugiriendo que ayune –le daré más instrucciones en breve–, solo le pido que interprete los mensajes de su cuerpo. Si tiene náuseas, no coma. Si no le apetece, no coma. Espere un rato. Si ese día solo se alimentó un par de veces, bien; no tema. Cumpla con sus *requerimientos nutricionales*.

**¡Más *protes*!** Sí es conveniente y necesario que las futuras madres aumenten su ingesta proteínica. Deberían consumir diariamente 1,5 gramos de proteína efectiva (PE) por cada kilo de su peso ideal (PI). Dije que no volvería a incluir un ejemplo con esos cálculos, me retracto. Aquí serán de una inmensa utilidad. Recapitulemos. Si usted mide 1,65 metros, su PI estaría entre 55 y 60 kilos; es una medida aproximada, una referencia, nada más que eso. Por lo tanto, cada día debe ingerir entre 82,5 (55 x 1,5) y 90 (60 x 1,5) gramos de PE. Las tablas con el contenido de proteína efectiva, proveniente de fuentes animales y vegetales, las hallará en el capítulo dos, a partir de la página 231. Lo mismo, son medidas aproximadas.

Las *protes* siempre serán importantes, pero en esta etapa son esenciales e imprescindibles porque, además de brindarle estructura a su organismo, le están dando vida al pequeño ser que lleva en su vientre. No descuide su consumo proteico. Y en este caso sí que le pido que piense que está comiendo "por dos", por usted y su bebé.

**Equilibrio.** No se confunda, aumentar sus requerimientos proteínicos no significa descuidar los demás componentes de su menú. Macros y micros deben estar en su plato de manera balanceada.

**¿Ayunar o no ayunar?** Tiene toda una vida por delante para seguir practicando el ayuno, ¿para qué intentarlo justo en esta etapa que trae tantos cambios? Aunque usted ayune desde hace años, aunque conozca sus virtudes, le sugiero que lo olvide durante el embarazo. No porque sea riesgoso; pienso, principalmente, en su salud mental. Su bebé, como lo señalé antes, es una especie de bien colectivo, y todos opinarán sobre cómo cuidarlo mejor. Imagínese el desgaste y los malos ratos que pueden surgir en ciertas situaciones familiares. La tía le pregunta por qué no quiere almorzar. Usted responde que está en un ayuno intermitente. La tía le dirá que usted es una irresponsable y una *hippie* orate. Cinco minutos más tarde todos sus familiares y los de su pareja la estarán llamando o escribiéndolo por WhatsApp para que, por favor, coma "alguito" y el bebé no perezca. Y, si nos ceñimos al campo de las evidencias científicas, no hay motivos para creer que ayunar será mejor para su hija o su hijo; tampoco hay razones para pensar que será peor. Mi consejo es, vuelva a su ayuno después.

**Siga su instinto.** No conozco un estado de mayor conciencia nutricional que el embarazo. Lo he aprendido con mis pacientes y, claro, lo entendí de primera mano con mi esposa. En este período habrá momentos en los que, debido a todas las transformaciones hormonales, corporales y mentales que está viviendo, perderá el apetito. Dirá: "Hoy no desayuno, no tengo ganas". Es normal. Aunque su pareja o su suegra le pidan que coma "por el bien de la niña", explíqueles que no tiene apetito. Es probable que ese día usted se alimente solo dos veces, pero, como la estupenda madre que es, en esos *dos* momentos consumirá *todos* los requerimientos nutricionales que usted y su bebé demandan. Asunto arreglado.

Revisemos ahora algunos de los nutrientes que no deberían faltar en la saludable dieta de una mujer en embarazo.

**El hierro.** Es un mineral muy relevante, de él depende la salud de nuestra hemoglobina. Si usted tiene una deficiencia de ferritina, si en el cuadro hemático hay evidencias de anemia, o si presenta ambas patologías, es muy probable que su especialista le prescriba una suplementación con hierro. Si sus exámenes, por el contrario, indican que sus niveles de este nutriente son óptimos, ¡bien hecho! Continúe con su dieta habitual. Una última observación: cuando quiera sacar el máximo partido del hierro contenido en sus alimentos (en las espinacas, la carne, el hígado, las semillas de calabaza, por ejemplo), no los consuma con tomate o pimientos, disminuirá sus propiedades. Lo hablamos tiempo atrás, ¿se acuerda de las sinergias nutricionales?

**El folato,** o vitamina B9, es un micronutriente imprescindible; yo recomiendo consumirlo en su presentación de **L5 metiltetrahidrofolato**, que contribuirá con la sana evolución del tubo neuronal del feto y evitará posibles desórdenes a nivel neurológico.

**La colina.** Sus conocimientos sobre ella serán notables si leyó con atención el capítulo sexto. Es la precursora de la acetilcolina, un neurotransmisor determinante para el desarrollo cerebral y el correcto funcionamiento del sistema nervioso. La hallará en alimentos como el huevo o en dosis terapéuticas en diversos suplementos.

Elija, preferiblemente, los que contengan alfa GPC colina o citicolina. Los que incluyen bitartrato de colina poco aportarán.

**Un combo vital.** No olvide consumir buenas fuentes de calcio –que no provengan de la vaca Lola–, y vitaminas C, D, y B12; estas cumplirán funciones antioxidantes, ayudarán al sistema nervioso del bebé, a sus defensas y a la absorción del calcio, entre otras labores.

**Omega 3.** ¡No podía faltar! Su DHA (ácido docosahexaenoico) es fundamental para el desarrollo del cerebro y del tejido neurológico del pequeño que viene en camino. Yo les recomiendo a mis pacientes que incluyan en su dieta buenos suplementos con omega 3, que estén libres de mercurio y sean fórmulas equilibradas, que los consuman durante el embarazo e incluso en la lactancia, para que ese DHA siga llegando al cerebro de sus hijos.

**Yodo.** Lo hallará en la sal, en las algas marinas o en el huevo, entre otras fuentes alimentarias. Este mineral es el compañero perfecto para la buena salud hormonal y tiroidea. De la tiroides, que hemos definido como la administradora de nuestras finanzas corporales, dependen el recambio y la regeneración de los tejidos corporales, una labor que cobra superlativa importancia cuando se está gestando una nueva vida dentro de usted.

**Mentiras habituales.** Le dirán que no tome café, que no consuma perejil, que no incluya la canela en sus infusiones, que use la cúrcuma bajo su responsabilidad, que el jengibre es un enemigo, y que todos los anteriores pueden causar abortos. ¿Qué puedo decir al respecto? Que estas apreciaciones forman parte del *Manual de Desinformaciones Recurrentes para Embarazadas.* Un café no atentará contra su salud; diez cafés, sí. Un poco de jengibre está bien; un kilo de jengibre es una locura. Volvemos a una de las palabras claves y típicas de *CoMo*, la "dosis": todo depende de la cantidad y la frecuencia. Lo mismo diría sobre el alcohol. Una copa de vino, media cerveza, muy de vez en cuando, no serán problemáticos; el exceso sí podría provocar síndrome fetal alcohólico. Tampoco es cierto que los "multivitamínicos" sean de obligatorio consumo y de indispensable ingesta; desconfío de ellos. Lo expuse en el apartado de la nutrición para los adultos mayores. Y, por último, y le pido que lea esto lentamente y con ojos muy abiertos: una embarazada no r-e-q-u-i-e-r-e ningún tipo de l-e-c-h-e de f-ó-r-m-u-la. ¡Vaya invento de la industria! Esas mezclas llenas de azúcar y de aceites inflamatorios bien podrían tirarlas a la basura. Lo que sí necesitan las gestantes es una dieta equilibrada, con buenos alimentos, y todo el amor del mundo.

—Y un helado, doc.

—¿Ah?

—Un buen helado. Mi mamá decía que cuando yo estaba en su panza a veces sentía un terrible antojo de comerse un buen helado.

—Mi esposa, la Mona, me pedía uchuvas.

—Bueno, pero un helado, o algún postre, de vez en cuando, muy de vez en cuando, funcionan.

—¡Pero nunca, jamás, le dé a una embarazada una leche de tarro para gestantes!

—Nunca, doc. Lo prometo.

## 6. El verdadero menú infantil

*(Nutrientes para una infancia saludable)*

**Ahora me doy cuenta de** que no fue casualidad. Comencé este libro recordando aquel día en que mi hijo Luciano tomaba con sus manos un paquete de gomitas en el supermercado. Tenía guardada esa escena en mi cabeza. Ella, desde el inicio, me permitía decirle que la *no-comida* debería estar fuera de nuestras vidas, que debíamos elegir bien nuestro menú, y que cerca de cada caja y en cada pasillo de estas grandes superficies había un peligro disfrazado de colores y azúcar. Un peligro para todas las familias. Aunque no era solo eso. Al escribir este apartado, muy cerca de la fecha límite de entrega pactada con la editorial, descubrí que, además de escribir para usted, en cada párrafo les estaba hablando a Luciano, y a mi hijo Lorenzo, que viene en camino. La mejor herencia que les puedo dejar está recopilada aquí, y nadie podrá borrarla de estas páginas.

Pienso en mis hijos. También en los de mis familiares, de mis amigos, de mis pacientes, de la gente que me acompaña. Pienso en los bebés que nacen cada día en este mundo enfermo. Como padre, y como médico, quiero decirle que conozco la mejor manera para que nuestros pequeños y pequeñas crezcan más fuertes que el veloz Iron Man: encargarnos de que se alimenten muy bien desde su primer día en la Tierra. Esta es mi visión sobre lo que debería incluir una correcta nutrición infantil (y no, Ronald, tus cajitas felices no están en el menú).

## Ha llegado el momento

Nos habíamos quedado en el embarazo. Aquí estamos, pocos días después del nacimiento de su hija (o hijo). El alimento que necesitará de manera *exclusiva* durante los seis primeros meses es la leche materna. Hablamos de ella hacia el final del capítulo dos, poco antes de repasar la extraña historia de los cereales. Este líquido maravilloso es el primer festín de aminoácidos, grasas saludables (saturadas, monoinsaturadas y poliinsaturadas), bacterias benéficas, minerales, vitaminas y defensas que recibe el menor en su vida fuera del útero. Nada le falta, nada le sobra. La naturaleza es sabia. ¡Y el bebé no se queja porque no hay jarabe de caramelo en su bebida!

**¿La dosis?** Mis amigos pediatras suelen decir que se debe amamantar al menor a demanda, es decir, ¡barra libre! Que se alimente cuantas veces lo desee y, obvio, siempre y cuando su mamá esté disponible. Las madres tienen que dormir, y entrar al baño, y ducharse, y todas esas cosas que hacen los demás mortales que no lactamos. En este período, además, se crea un vínculo hermoso que solo las mamás y sus bebés pueden comprender de manera profunda.

Hacia el sexto mes, o un poco antes, o un poco después, comenzaría la llamada **alimentación complementaria (AC).** Esta dependerá también de las habilidades desarrolladas por el niño, entre ellas, que sostenga la cabeza, que tenga la coordinación necesaria para tomar un objeto y llevárselo a la boca, que acepte tragar el alimento sin obligarlo (hasta ese momento solo ha succionado el pecho materno y tomado su leche), y claro, que muestre interés por la comida que ve en la mesa; la que comen sus padres. En este período se introducirán los primeros "sólidos" en la dieta del pequeño, pero, como lo aconsejan los especialistas, y la Organización Mundial de la Salud, y el papá de Luciano, **la lactancia debe continuar**, incluso hasta los dos años, si así lo quiere el menor. Esas son las generalidades, los protocolos establecidos, las reglas incluidas en el manual.

Esta etapa alimentaria es crucial, es aquí donde se crean los buenos hábitos o donde inician los antojos de gomitas con bebida cola. ¿Hacemos un test?

*1–¿Usted cree que la alimentación de sus hijos debería ser diferente a la suya?*

[sí] [no]

*2–¿Las proteínas que necesitan sus hijos son especiales y deberían ser diferentes a las que usted consume?*

[sí] [no]

*3–¿Los carbohidratos (vegetales) que requieren sus hijos son muy diferentes a los que usted ingiere?*

[sí] [no]

*4–¿Un niño necesita azúcar, mucha azúcar, para ser feliz?*

[sí] [no]

*5–El que diga que la alimentación de sus hijos y la suya debería ser igual está totalmente loco y deberían encerrarlo.*

[sí] [no]

Si marcó *No* en todas las opciones, choque esos cinco y siga leyendo. Si alguna de sus respuestas fue *Sí*, váyase al rincón a meditar y vuelva en un rato. En términos generales, la alimentación de su hija, de la tía Bertha, del primo musculitos, de su hermana Sara, de la vecina del segundo, la suya y la mía debería ser igual a la que hemos propuesto en *CoMo*, una dieta equilibrada en la que se cumpla con todos los requerimientos nutricionales. Sí, un chico de 4 años necesitará más proteínas que un adulto de 32 que no se dedica a la halterofilia. Pero las *protes* son las mismas. Los *carbs* son los mismos, las grasas saludables, igual. Así como el balance entre ellos. Lo digo en voz alta.

**Si usted no entiende la alimentación de sus hijos es porque no entiende su propia alimentación.**

Nuestra primera tarea como madres y padres es comprender la importancia que tiene la *información* que llevamos a nuestra boca. Nuestros hábitos marcarán las vidas de nuestros pequeños. Vuelvo a decirlo en voz grave.

**La alimentación que seguirán sus hijos es, básicamente, la que lleva usted; la que ven en su casa, la que tienen a mano cada vez que comparten la mesa.**

Si en su comedor reinan los cereales de caja al desayuno, con diversos lácteos y mermeladas comerciales; si al almuerzo hay hamburguesas y pollo frito de grandes cadenas multinacionales; si en la cena abundan las pizzas "pida una y lleve dos", con gaseosas y pastelitos de paquete, ¿qué cree usted que terminará comiendo su hijo? Un menú idéntico. No querrá un buen trozo de salmón con una ensalada verde y un vaso de agua con un chorrito de limón.

Querrá chatarra. ¡Y enfermará! No se imagina cuántos niños con obesidad, autismo, gastritis, alergias (cutáneas, respiratorias, de todo tipo) e incluso infartos he tenido que atender. Sus afecciones comenzaron por el *buffet* que hallaban en sus hogares. Debemos ser muy cuidadosos con el ejemplo que les damos desde los primeros días de su AC.

Aunque los "manuales" que mencioné antes indican que la alimentación complementaria debería dar inicio *solo* a los seis meses, no se lo tome al pie de la letra. Compartiré con usted la experiencia que tuvimos la Mona y yo con nuestro primer hijo. Luciano, desde muy temprano, mostró un gran interés por la comida que observaba en nuestra mesa, especialmente por las frutas. Hacia los cinco meses y medio, con todos los cuidados del caso, le dimos a probar pedacitos de sandía y de papaya. Él los tomaba con sus pequeñas e inquietas manos, se las llevaba a la boca y las mordía con sus encías. ¡Y cómo lo disfrutaba!

—Pero doc, ¿no se supone que a los menores hay que darles primero sopas, papillas y preparaciones similares?

—Su pregunta es buenísima. Hoy esa tradición está revaluada.

—¿Por qué? Así me alimentaron a mí.

—Y a mí también; pero estamos hablando de varias décadas atrás.

—¿No resulta peligroso darle trozos sólidos a un pequeño que solo ha bebido leche?

—Claro que sí; como siempre, le pido un poco de paciencia para exponerle todo de una manera más clara.

Jamás le diría que, al inicio de la AC, le ofrezca un pedazo de bife de chorizo o un trozo de turrón de Alicante a su pequeña hija (o hijo). Sería un acto temerario y carente de razón. Tampoco me parece muy lógico que un lactante deba primero probar sopas y papillas para, finalmente, disfrutar de sus primeros bocados. Los pediatras más aplicados han rebatido esa teoría y dicen que, por el contrario, esa transición retrasaría un proceso natural, el de querer morder, el de alimentarse como lo haremos toda la vida. Revise las nuevas propuestas. Decenas de especialistas abrazan hoy el **Baby Led Weaning (BLW),** o "alimentación complementaria autorregulada".

Esta metodología le da más libertad al niño, quien, con sus propias manos y en su silla comedor, puede elegir el alimento que desea probar y llevárselo a la boca. No estará solo. Sus padres lo acompañarán de cerca, estarán muy atentos, cuidándolo, observándolo, dejando que él lidere la acción, ¡sin apurarlo! A veces jugará con la comida, a veces la dejará caer al piso, a veces la llevará a su boca, y a veces pareciera que se atora. No entre en pánico. Es una respuesta normal, apenas está aprendiendo a comer y abandonando el reflejo de extrusión. El nuevo reto le ayudará a tener autonomía en su deglución, contribuirá con el desarrollo de su tracto digestivo, estimulará la conexión de su cerebro con este último y será clave para la articulación del lenguaje.

**Tome nota, capítulo I:** Si el episodio de atoramiento es muy evidente y su hijo empieza a tornarse morado, actúe de inmediato, siga las instrucciones que le habrá dado su especialista para esos casos (habrán hablado de ello, ¿no?).

**Bastón de mando.** Cada preparación tendrá un tamaño, una forma y una textura específicas. La comida suele ofrecerse en forma de blandos bastoncitos –para que el menor los pueda agarrar o empuñar– o tortitas. Los alimentos que necesitan cocción deben estar muy bien cocidos, ninguno debe contener sal o azúcar añadida, y es importante que haya variedad. Le doy otro consejo, antes de brindarle los trocitos, verifique su consistencia, presiónelos suavemente entre sus dedos pulgar y meñique. Si se deshacen fácilmente, lo mismo sucederá en la boca del niño; sus encías los desgarrarán sin líos.

**Dígaselo.** Mi colega y amigo, el pediatra Héctor Mendoza, un fiel creyente del BLW, también nos sugiere que les hablemos a nuestros hijos, sin caer en monólogos interminables, sobre lo que están comiendo: "Hey, qué buena que está esa sandía". "Este se llama aguacate, y con él hacemos guacamole, ya vas a ver".

Cuando nuestros hijos contemplan la comida en su forma real, no en papillas o sopas, cuando la palpan, la ven, la huelen, se la untan, se la comen, empiezan a tener la mejor de las relaciones con ella, que será tan decisiva en sus vidas. Es genial. Así aprendió a comer Luciano. Así, además, nos enseñó, porque él dio el primer paso; él nos mostró su interés por probar algo diferente a la leche materna. Los padres debemos estar muy atentos a esas señales de nuestros hijos. El BLW fue útil en casa, usted siga las instrucciones de su pediatra (y, de nuevo, pregúntele por los protocolos en caso de atoramiento).

**Tome nota, capítulo II:** Por cierto, *no espere* a que llegue el primer día de la alimentación complementaría para comenzar a "estudiarla": empiece a leer sobre ella, investigue, compréndala con meses de antelación. Vale la pena esa preparación previa.

**El banquete perfecto.** Aunque su hijo comience a valorar otros alimentos, no suspenda la lactancia. La leche materna *no* tiene reemplazo. Sin embargo, y es mi posición al respecto, esta debe ser tener *el mismo protagonismo* –ni más, ni menos– que la nueva comida. Al final, en unos meses, o dentro de un año y medio, ese será el menú que lo acompañe por el resto de sus días. El pecho de mamá es temporal; no conozco el primer "niño" de 25, 32 o 43 años que después de almorzar busque a su vieja para ser amamantado. Le propongo que desde el primer día de la AC se la tome muy en serio, que a través de ella le dé a su hijo todos los nutrientes que necesita, y que, además, le brinde la leche materna. Qué combinación tan exitosa, qué banquete tan saludable y excepcional.

**Trece meses y un día.** Es muy en serio. Debemos convertirnos en expertas y expertos en la alimentación complementaria porque nadie sabe cuándo nuestros hijos decidirán desprenderse del seno materno, o cuando la madre deje de lactar. Puede pasar mañana, puede suceder cuatro meses después. No hay certezas. Vuelvo a los relatos familiares. Después de cumplir su primer año, Luciano tomaba poca leche materna; lo hacía a diario, pero solo dos veces. Una en la mañana, otra en la noche. Y aquí viene la parte más interesante. A los 13 meses y un día se cansó. "Mami, no más". Jamás volvió a interesarse por ella. ¡Ocurrió de manera inesperada! Afortunadamente, en casa habíamos hecho bien la tarea y nuestro hijo, desde el bocado inicial, contaba con una AC que cubría *todos* sus requerimientos nutricionales. La Mona y yo la habíamos estudiado desde antes.

**Una opción humana.** Sé que muchas madres, por diversas razones, tienen problemas para lactar y creen que la única solución para alimentar a sus hijos será la leche de fórmula. Le tengo otras propuestas. No sé si le parezcan muy poco convencionales, pero son buenas alternativas. ¿Y si intenta darle leche de otra mamá? La podría conseguir en un banco de leche, o quizás de alguna amiga o vecina. Conozco a decenas de mujeres que, durante la lactancia, llenaban neveras enteras con la leche materna que les sobraba.

—¡Esa es otra marcianada, doc!

—¿Le parece?

—Claro, ¿cómo alimentar a un hijo con leche de otra persona?

—Podría ser una *persona* muy cercana y querida.

—¿Y si no la hallamos? ¿Es seguro darle leche de "otro humano"?

—Vaya, usted no se pregunta lo mismo cuando toma leche de *cualquier* vaca.

—Eso es muy distinto.

—Leche de rumiante, sí; leche de otra madre humana, no. Solo piénselo un poco más.

Y piénselo porque, si su hijo no tiene leche materna disponible, habrá que recurrir a ese elíxir azucarado y ultraprocesado que venden en tarros. Intento decirle, de diversas formas, que este polvo lácteo debería ser la última opción. Si, definitivamente, no encontró otra alternativa, busque una leche de fórmula lo más "natural" posible, que incluya buenas fuentes alimentarias. Revise bien los ingredientes incluidos en la etiqueta y ponga a prueba los conocimientos adquiridos en este libro.

Sé que puede haber "estudios" y colegas que afirmen lo contrario, y que le digan que acuda a estas latas ("que han salvado millones de vidas desde hace décadas") sin temor. Yo, por amor a mis hijos, haría todo lo que esté a mi alcance para evitarlas. De usted depende, usted elige. Sé que tomará la mejor decisión.

**Adiós, señor tarro.** Si tuvo que darle leche de fórmula, prométame que a los seis meses, con el inicio de la alimentación complementaria, la sacará del menú de su hijo. Él no la necesitará si encuentra todos sus nutrientes, en cantidad, calidad y equilibrio, en los buenos productos *naturales* que le brinda el planeta. Entre ellos *no* cuento a la leche de la vaca Lola. Su hijo tampoco la requiere. Que no le mientan, de ese líquido blanco no dependerá su salud ósea. Hay preciadas fuentes de calcio en el mundo vegetal. Las he mencionado varias veces. Una apropiada AC será suficiente para que todos los niños y las niñas del mundo crezcan saludables y fuertes.

**Una carga de aminoácidos.** El *Baby Lead Weaning* me parece estupendo, favorece la independencia del infante, pero esta metodología no explica con claridad cómo balancear de manera debida la dieta de nuestros nuevos comensales. Yo volveré a recitar mis versos: la alimentación de un menor, la de un adolescente, la de un adulto, la de una persona que supera los sesenta años, es igual; sin importar la edad, se trata de darle al organismo todos sus requerimientos nutricionales, comenzando por las proteínas, continuando con los carbohidratos (vegetales) y cerrando la faena con las grasas saludables. Los pequeños, hasta sus cinco primeros años –etapa en la que echa raíces el árbol de su vida–, necesitarán hasta dos gramos de proteína efectiva (PE) al día por cada kilo de su peso ideal

(PI), basado en las curvas de crecimiento que maneje con su pediatra. Al cumplir los cinco años, y hasta que finalicen su adolescencia, requerirán entre 1,5 y 1,7 gramos de PE diarios por cada kilo de su PI (igualmente, teniendo en cuenta las curvas de crecimiento). Esos cuerpos, en plena transformación, piden a gritos una buena carga de aminoácidos que les den estructura a todas las columnas de su "muro".

**Un buen menú para *kids*.** Hallará fuentes proteínicas ideales en el pescado y en el huevo; si su hijo aún no recibe pollo porque le cuesta gestionarlo en su boca, le puede preparar concentrados de caldo de huesos de pollo, o de pescado o de carne. Puede complementar el aporte proteico con productos vegetales como fríjoles, lentejas, o las que mencionamos en el capítulo sobre la ABeP. Los carbohidratos los encontrará en los vegetales como el brócoli, la zanahoria, la coliflor, por ejemplo, que pueden servirse al vapor, en los cortes propuestos por la BLW; y en las frutas, por supuesto. Las grasas saludables son trascendentales desde sus días en el vientre de mamá, porque ayudarán al desarrollo de su cerebro y del sistema nervioso parasimpático (el amigo de la reparación). El aguacate, las cremas de macadamia, de almendras, de marañones, de diversas nueces; el aceite de oliva, entre otros, serán magníficos para cumplir con esta misión. Y ojo con esta mezcla:

**Buenas *protes* + buenos *carbs* + buenas grasas + la leche de mamá = *superkids***

**(*suena música de película de superhéroes*)**

**Un mal menú para *kids*.** Las famosas "cajitas felices", los ultraprocesados, aquellas desastrosas opciones que suelen llamarse "menú infantil", los pastelitos, las cajitas y cajotas de cereales con imágenes de tiernos animalitos, los yogurcitos, los dulces lácteos de colores que terminan en "ito", las gomitas de ositos, lombrices, pulpos, las gaseosas, los juguitos (en caja o los que hacen en casa), los enemigos azucarados –usted puede deducir el resto del listado–, todos ellos deben estar en una celda, lejos de su familia. Si incluye a estos terribles muchachos en la dieta de sus hijos, seguramente desarrollarán alergias, sensibilidades, intolerancias, trastornos de hiperactividad, saldrán al parque con un casco y traje de astronauta (para que el polen o el prado no les causen brotes) y siempre tendrán inhaladores a mano. Y no será culpa del abuelo, que era alérgico al aire puro; la responsable será su alimentación. Y, vaya, ¿quién controla su alimentación?

**Tome nota, capítulo III:** En efecto, hablé de las bondades del huevo y de las nueces, y su amiga Yiyi, que también es mamá, le dijo: "Estás demente, esas *cosas* están prohibidas para un niño menor de un año, pueden causarle alergias". Volvemos a los mitos. Luciano comió huevo y nueces (en forma de cremas) desde el inicio de su AC. Así lo han hecho la gran mayoría de los bebés de mis pacientes. ¡Todos están muy sanos! Es verdad que algunos de estos alimentos pueden generar sensibilidades; ¿sabe por qué se producen? En general, se deben a una reacción causada por la combinación de los azúcares, los aceites vegetales y la caseína de la leche de fórmula que han ingerido los menores, sumados a la disbiosis del parto por cesárea. Esta sumatoria de calamidades empiezan a generar permeabilidad intestinal. No son factores *únicos*, cada niño es diferente, pero sí son determinantes en dichas reacciones.

**Nutrientes infaltables.** Los conoce. La primera, la colina, que está ahí, en el huevo, o en las fuentes externas que he recomendado antes. También son indispensables el magnesio, el hierro, el folato, para que el menor mejore su síntesis celular. ¿Pensó que no mencionaría el omega 3? De ninguna manera. Estos ácidos grasos también son de extrema relevancia. Y que siempre abunden la fibra, de múltiples vegetales, y los muy nombrados fitonutrientes.

**El "Guaca-Guaca".** Esta es una receta propia que contiene ricas fuentes de grasas saludables. Es simple, verde, deliciosa y a Luciano, desde muy pequeño, le ha encantado. Alisto los mejores aguacates que tengo a mano, preparo un guacamole, le agrego un poco de vinagre de cidra de manzana y lo finalizo con una cucharadita de un suplemento líquido con omega 3 (cien por ciento libre de mercurio, certificado), que además tiene muy buen sabor. Tardo más en servirlo que mi hijo en devorarlo. El "Guaca-Guaca" será excelente para su desarrollo cerebral, para la salud de su intestino, de su piel y de su sistema inmune. Es una preparación propia que le recomiendo con cariño. No hay ningún estudio multicéntrico, randomizado, triple ciego que avale esta receta, pero si usted indaga sobre los nutrientes que contiene, hallará mucha evidencia sobre sus bondades.

**Ayer le gustaba, hoy no le gusta.** No se preocupe si, de repente, su hija (o su hijo) no se quiere comer la zanahoria que antes era su vegetal favorito. Los niños son iguales a nosotros; ayer amábamos las guayabas y hoy no las soportamos. Suele suceder, de manera frecuente, después de los dos años. Un día le pide pistachos, tres meses después los ignora; al cabo de un tiempo vuelven a gustarle. Paciencia. Reemplace la palabra "pistachos" por "pollo", "carne", "coliflor" o lo que sea. No cambia el sentido. Aprenda, sabiamente, de la sabiduría de su hijo.

**Tome nota, capítulo IV:** Las frutas, en su presentación natural, son muy ricas, muy buenas, y tienen un buen aporte de fibra. No deben faltar en la mesa comedor del menor. Los jugos, en cambio, son un coctel de fructosa. Siempre nos dijeron: "Gaseosas no, juguitos sí". Yo le digo: "Gaseosas no, jugos tampoco". Las razones las hemos discutido demasiado en este texto.

**El desequilibrio.** Quiero enviarle un mensaje de tranquilidad. Es muy probable que ciertos días a su hija (o a su hijo) no le apetezca el huevo o los trocillos de carne, o el concentrado de caldo de huesos de pollo. Tal vez al desayuno solo comió banano con sandía y un poco de manzana. Como decía Alf, "¡no hay problema!". Usted ya sabe que faltaron *protes* y grasas saludables en esa comida. Al almuerzo preséntele primero la fuente proteínica, quizás sea un bastoncito de pescado o unos fríjoles. No se apresure. Espere a que tome el alimento. No le muestre todavía el arroz, si es que lo hay, porque seguro, por su textura, va a comérselo primero. Lo que intento decirle es que trate de balancear sus macronutrientes a lo largo de la jornada; no todas las comidas serán iguales. Y si hoy no lo consiguió, mañana será otro día. Tenga siempre en su mente las tres piezas que arman el rompecabezas nutricional PCG (*protes*, *carbs* y grasas saludables). ¿Cuál está faltando hoy en el menú de su hija?

**Un simple ejemplo.** Supongamos que el peso ideal de su hijo Tomás, de acuerdo con la curva establecida con su pediatra, es de 15 kilogramos. Él necesitará, cada día, 30 gramos (15x2) de proteína efectiva (PE). Los podrá obtener, a lo largo de la jornada, de un huevo, que contiene 6,5 gramos de PE, y de 100 gramos de carne, que aportarían cerca de 25 gramos de PE. Listo el aporte proteico (P). Los carbohidratos (C) y las grasas (G) los obtendrá de los vegetales y las frutas que acompañen el plato de Tomás, de los aceites que use como aderezo, de cremas de nueces, o de una buena leche de coco achocolatada hecha en su hogar (con una cocoa artesanal, y si requiere endulzante, un poquito de estevia). Hay preparaciones muy simples que pueden involucrar varios de estos ingredientes, por ejemplo, el *pancake* más famoso de casa lo hacemos con un huevo, la mitad de un banano, un poquito de leche de coco, un par de cucharadas de crema de macadamia, una cucharadita de *hablar de los excesos azucarados que tienen lugar* derretido. Revise los ingredientes, ahí tenemos un PCG. Tenga esos macros en su cabeza, recuerde la proporción proteínica, siéntase con libertad de crear nuevos platillos, y lleve felicidad y buena nutrición a la vida de sus hijos.

**Con cariño.** Aprenda a interpretar las señales y las decisiones de su hijo, aprenda a respetarlas. Nosotros, los *Homo wifi supersapiens*, comemos por hábito, se supone que tenemos que alimentarnos en la mañana, al mediodía y al caer la noche. Los menores están libres de esas costumbres aprendidas. Si llegó la hora del almuerzo y su hija no quiere comer, no alce la voz: "Por los mil demonios, María Juliana, ¡no te pararás de aquí hasta que no te acabes tu sopa de calabaza!". Así no funciona. Si ella no tiene apetito, que no coma. No morirá de desnutrición. Simplemente, en ese momento, no siente hambre. Luego la sentirá. Cuando recupere el apetito, encárguese de que tenga una comida que le brinde todos los nutrientes que demanda.

**Tome nota, capítulo V:** Gritar es una mala estrategia. Asusta. Lastima. Tampoco es una buena idea recurrir a la típica treta de "Mari Juli, si te tomas la sopa de calabaza, te puedes comer las gomitas que compramos en el súper". Ese supuesto "premio" es, finalmente, un castigo para su pequeño cuerpo.

**Esto no es amor.** Los padres, a fuerza de costumbre, hemos asociado las muestras de cariño hacia nuestros hijos con los dulces obsequios: los helados, los *pies*, las tartas, los postres, las galletas, entre otras creaciones con gluten, azúcar y lácteos. No sé cuántas veces lo he anotado, pero lo hago una vez más: una bolita de helado, el fin de semana, de vez en cuando, como parte de una alimentación equilibrada, está muy bien, ¡es placer puro! Pero si ese helado, si la galleta o la tarta de la abuelita se convierten en invitados permanentes de la dieta del menor, no le estaremos dando amor –aunque así lo creamos–, solo facilitaremos su adicción por la dama blanca (si el niño tomó leche de fórmula, peor aún), y hemos explicado lo que esta produce en el cuerpo y en el cerebro de cualquier humano. El dulce, en exceso, no es un gesto amoroso, es un maltrato a la salud del pequeño. ¿Nada de torta de la abuelita? Sí, un pedacito, muy de vez en cuando. Recuerde que un trozo regular de tarta puede ser una sobredosis azucarada para el cuerpo del menor. Y si además la acompaña con gaseosa o juguito de caja, dulce borrachera.

**Cuando llegue el momento.** Algunos pacientes, que escalón tras escalón se han convertido en maestros de su nutrición y del ayuno, me han preguntado sobre la conveniencia de esta práctica en los pequeños. Yo suelo responder que no es necesario; podrían ayunar al final de su adolescencia, si así lo quieren, si han comprendido, realmente, cómo alimentarse de forma balanceada. Debe ser una decisión libre, meditada, y no un impulso, o un capricho nacido de un conflicto o un trastorno de la conducta alimentaria. Lo escribí en el apartado del embarazo: ¡tenemos toda una vida por delante para ayunar! Hagámoslo bien.

–¿Le puedo hacer una pregunta que está en el extremo opuesto del ayuno, doc?

—Hágala.

—Usted ha dicho que nosotros los adultos deberíamos comer máximo tres veces al día en su dichosa ventana de 12 horas, ¿no?

—Tal cual.

—¿Qué pasa si una niña o un niño comen, en ocasiones, cinco veces al día?

—Nada. Nuestros hijos pueden comer las veces que quieran mientras no sean adictos a la comida.

—¿Y cómo saber si han adquirido esa adicción, doc?

—Una adicción es un hábito que no podemos controlar, ¿no?

—Sí, lleva tres libros repitiéndolo.

—¡Y los que faltan!

—No se distraiga.

—Bueno, al punto: si nuestros hijos hoy comen cinco veces, y mañana también, pero pasado no; y pueden parar, no se enojan o se angustian porque no tienen a disposición esa comida que anhelan, como dice Alf...

—¡No hay problema! ¡Qué *retro* es usted!

—Le complemento el tema.

**La adicción a la comida,** y especialmente al dulce y a los ultraprocesados, suele ser habitual en aquellos bebés que desde el primer día recibieron la fórmula llena de azúcar. Si analiza la composición de una lata de 1000 gramos de ese producto, notará que la mitad, 500 gramos, son dama blanca. Eso, para empezar. Luego vendrá la fórmula "mejorada" para la etapa dos, la etapa tres, la etapa adulto mayor y la etapa alma diabética. Cuando tengan dos años, esas pobres criaturas se levantarán a la madrugada con ansiedad por comer, y lo único que los calmará será su "droga", esa mezcla azucarada. Lo reitero: si al niño, como última opción, tuvo que darle el polvo de esos tarros, al llegar al sexto mes, con el inicio de la alimentación complementaria, libérelo. No más tarro. Solo comida real, que cumpla con todos sus requerimientos nutricionales.

**El premio.** Su hija ha crecido, es la mejor del curso, obtuvo calificaciones sobresalientes y para celebrarlo la invita al local de los arcos dorados y el payaso. ¿En serio? ¿Esa chatarra es lo que se merece esa increíble estudiante? Ella brilla en el cole y usted la lleva a enfermarse a ese epicentro de la comida rápida. Invítela, mejor, a un buen restaurante, donde pueda elegir alimentos de verdad. Muchas madres y padres lo hacen: el premio para sus hijos es una hamburguesa de multinacional con papitas fritas que son como pedacitos de plástico; vea el material extra del documental *Super Size Me* (2004), de Morgan Spurlock, y no volverá a acercar a su familia a esas patatas. Paradójico. El premio es la chatarra y la comida castigo es el menú sano que se consume en casa.

## Allá afuera

Es hora de convertirnos en los dueños de nuestra alimentación y de la que le damos a nuestros hijos. En sus manos tiene varios centenares de páginas y decenas de tablas complementarias para llevarlo a cabo. Si usted logra que su menú sea equilibrado, natural, saludable, colorido, delicioso; si consigue que sus platos sean una experiencia inolvidable y nutritiva; si usted vive de manera creativa y responsable su forma de alimentarse, de esa misma manera la vivirán sus hijos, que son su mejor espejo. Si usted toma buenas elecciones, ellos también lo harán, y aprenderán a elegir de manera consciente y sabia.

"Allá afuera" hay muchos enemigos, pensará usted. Está en lo cierto, todos esos productos infantiles creados por las multinacionales del sector alimentario (que he señalado ampliamente en *CoMo*) son un atentado contra la salud, y debería ser delito promocionarlos sin incluir un aviso que advierta: "Este *brownie* lleno de azúcar y malas grasas lo inflamará, seguirá estimulando su apetito, lo puede llevar a la obesidad, puede conducirlo a la diabetes, puede convertirse en una adicción". No espere que los gobernantes de su país implementen regulaciones más estrictas y necesarias –estos, quizás, han recibido apoyo de aquellas empresas–. De ellos, incluso de los bienintencionados, hay poco que esperar.

La alimentación escolar, aún en las instituciones más distinguidas, también está plagada de estos comestibles reprochables, por eso aquel *brownie* siempre será ofrecido como el mejor postre para los estudiantes. No deja de parecerme extraño que los padres paguen grandes sumas de dinero por una mejor educación, pero no exijan una mejor alimentación. ¿Acaso no lo entienden? Una nutrición cuidada potenciará las capacidades de esos jóvenes cerebros colegiales, de esos nuevos deportistas olímpicos, de esos líderes en desarrollo. Aunque su hijo sea el rey de la trigonometría, una mala alimentación lo puede llevar a la fila de la diabetes. La comida basura enferma y mata. Solo en Estados Unidos, cada año, se registran 3500 casos de niños con trombosis cerebrales, que comenzaron con el *brownie* aquel, con el yogur de colores, las hojuelas de maíz del animalito tierno y toda esa basura que llena los supermercados, que se incluye en los menús de los colegios, que se come en los despachos de los ministerios de Salud y hasta en los hospitales.

Y ni hablar de los excesos azucarados que tienen lugar en las fiestas infantiles (le di ejemplos tristes y precisos en la página 198). Tiene toda la razón: "allá afuera" hay muchos enemigos, pero usted, desde "allá adentro" (su casa, su hogar), con sus aliados de siempre (su pareja, su familia), y con su ejemplo, puede darles las mejores herramientas a sus hijos para aprender a elegir, a decir "No, gracias" a la basura, a la *no* comida. Los perros no comen palos. Los humanos tampoco.

## 7. ¿Qué tan saludable?

*(Nutrientes sospechosos en latas, tarros y sondas)*

**El 18 de enero del 2020**, a los 84 años, falleció en su finca de New Hampshire uno de mis grandes maestros, el doctor Stanley Dudrick, creador de la nutrición parenteral, o intravenosa, una de las siete grandes revoluciones de la medicina. Yo estaba revisando los últimos capítulos de mi segundo libro, *El milagro antiestrés*, cuando me enteré de su muerte. Paré de escribir, de leer, y recordé muchos de los grandes momentos que viví con él, en esa misma finca donde murió. Le debo mucho al buen Stanley. Él era el respetado director del departamento de cirugía de la Universidad de Yale, en Estados Unidos, donde recibí parte de mi formación médica de pregrado e internado clínico; y donde realicé mis estudios en nutrición clínica e hiperalimentación después de haberme graduado.

Dudrick fue un genio, cuando era apenas un residente de cirugía y, bajo la tutela del doctor Jonathan Rhoads, descubrió la manera adecuada para alimentar a los pacientes que, por diversas circunstancias, no podían comer por vía oral. Él sostenía que administrándoles nutrientes a través de la vena cava lograría salvarlos; estaba seguro de que sus organismos absorberían esa carga nutricional. Así sucedió. Miles de personas de todo el mundo le deben la vida a este gran maestro.

Tras su muerte, los periódicos más importantes evocaron sus aportes a la medicina. El título del obituario que le dedicó *The Washington Post* supo resumir muy bien su principal logro: "Stanley Dudrick, cuya técnica quirúrgica alimenta a los que no pueden comer, muere a los 84 años". Fue un genio, uno de los profesores que más he admirado, y una inmensa inspiración: sin sus enseñanzas yo no habría seguido el camino que ahora recorro.

En varias ocasiones le pregunté por qué las preparaciones de nutrición clínica que se administraban a través de la boca de los pacientes eran *tan* diferentes a las que se suministraban por vía endovenosa. Me parecía extraño que en sus venas inyectáramos buenos ácidos grasos omega 3, por ejemplo, pero por vía oral les diéramos una mezcla que contenía aceite inflamatorio para freír patatas. Él también estaba convencido de que era necesario cambiar esa nutrición oral, y un día, después de soportar mi repetitivo interrogatorio, me respondió: "Carlos, yo ya hice mi trabajo, ahora te toca a ti hacer el tuyo".

Parte de mi trabajo está resumido en las páginas de *CoMo*, usted lo ha leído. Y ese trabajo también contempla darle ciertas advertencias, como las contenidas en este breve segmento del libro. Sigo preguntándome por qué tenemos que consumir ciertas "recetas" dañinas que, sin embargo, han sido avaladas por prestigiosos médicos e instituciones. Mezclas comerciales patentadas por compañías internacionales, que prometen salud, aunque causen enfermedad. Le presenté un par de estas cuando analizamos la composición de la leche de fórmula para bebés, y le debo algunas otras, que describiré a continuación.

Una de ellas, se lo anuncié páginas atrás, se vende como la mejor solución láctea para las madres. ¡Es un horror! Además de sus tarros para niños, las multinacionales han creado latas para crear un hábito insensato en las mamás. ¿Examinamos una de estas creaciones? No olvide que:

A. Los ingredientes de un producto comercial se listan siempre de mayor a menor concentración. El primero en aparecer será el predominante en la mezcla; el último es el menos protagónico, su contenido es ínfimo.
B. La tabla nutricional nos presenta el tamaño por porción, que puede ser bien distinto al que usted va a consumir.
C. En frente de la palabra "azúcar" nunca hallaremos su porcentaje. ¡Los creadores de estos ultraprocesados conocen muy bien el juego!

Aquí le dejo el listado completo de los componentes de la leche de fórmula para mamás.

**INGREDIENTES:** Leche en polvo descremada instantánea, sacarosa, fructo-oligosacáridos de cadena corta, leche entera lecitinada instantánea en polvo, concentrado de proteína de leche, fosfato dibásico de calcio, fosfato dibásico de magnesio, bitartrato de colina, carbonato de magnesio, ácido docosahexaenoico (DHA), ascorbato de sodio, sulfato ferroso, sabor artificial, sulfato de zinc, acetato de vitamina E, sulfato de cobre, niacinamida, sulfato de magnesio, d-pantotenato de calcio, vitamina D3, palmitato de vitamina A, clorhidrato de piridoxina, clorhidrato de tiamina, riboflavina, ácido fólico, cloruro de cromo, selenato de sodio, vitamina K1, cianocobalamina.

Revisemos. Esta mezcla tiene leche, que es totalmente *innecesaria* para la madre. Contiene azúcar, no me pronunciaré al respecto (usted sabe qué pienso). Prebióticos FOS, más leche entera, proteína *whey*, otra mala elección. Bitartrato de colina, justo la presentación más barata y menos efectiva de este muy buen nutriente. El DHA, las vitaminas y los minerales sí son positivas adiciones a la fórmula. En resumen, es una leche con demasiada azúcar y malas proteínas; no se parece en nada a lo que una madre requiere. ¿Qué sería benéfico para una mujer embarazada? Revise el apartado que le dedicamos a la nutrición durante ese período.

Ahora le pido que lea la tabla nutricional.

| Tamaño de la porción: * Se prepara mezclando gradualmente 3 medidas de polvo (36,5 g) aproximadamente en 150 ml de agua.<br><br>Porciones por envase aprox.: 10 | | | |
|---|---|---|---|
| CANTIDAD POR PORCIÓN | | | |
| Calorías | 130 | Kcal | |
| VALOR DIARIO* | | | |
| Grasas totales | 1 | g | 1 % |
| Sodio | 120 | mg | 5 % |
| Potasio | 270 | mg | 8 % |
| Carbohidratos totales | 20 | g | 7 % |
| Azúcares | 18 | g | |
| Proteína | 8 | g | |
| VALOR DIARIO* | | VALOR DIARIO* | |
| VITAMINA A | 8 % | VITAMINA B12 | 35 % |
| VITAMINA C | 120 % | FÓSFORO | 45 % |
| CALCIO | 50 % | YODO | 15 % |
| HIERRO | 35 % | MAGNESIO | 25 % |
| VITAMINA D | 50 % | ZINC | 70 % |
| VITAMINA E | 50 % | COBRE | 25 % |
| VITAMINA B1 | 50 % | BIOTINA | 2 % |
| VITAMINA B2 | 50 % | ÁCIDO PANTOTÉNICO | 30 % |
| NIACINA | 15 % | VITAMINA K1 | 20 % |
| VITAMINA B6 | 50 % | SELENIO | 45 % |
| ÁCIDO FÓLICO | 80 % | | |

**Los porcentajes de valores diarios están basados en una dieta de 2000 calorías. Sus valores pueden ser mayores o menores dependiendo de sus necesidades calóricas.*

Contiene 18 gramos de azúcar, por una porción de 130 calorías, y solo 8 gramos de proteína. Su aporte de ácidos grasos omega 3 es insignificante. En cambio, esa cantidad azucarada (casi cinco cucharaditas de dama blanca) es altísima, ideal para causarle picos de insulina a la gestante durante su primer trimestre; lo explicamos antes: si esta hormona reina compite con la progesterona, se corre el riesgo de un aborto. Azúcar, ideal, también, para que la nueva mamá pueda desarrollar una diabetes gestacional. Dejo que usted responda la siguiente pregunta.

*¿Esta leche de fórmula será una buena fuente nutricional para una embarazada?*

[sí] [no]

## El mismo peligro en diferentes formas

La siguiente genialidad de la industria alimentaria viene en varias presentaciones, una para los mayores de 40, otra para los niños y una más para las personas que sufren de diabetes. En sus comerciales emplean conceptos clave como fortaleza, vitalidad, actividad o crecimiento; destacan el contenido vitamínico ("única con 28 vitaminas y minerales") de su mezcla para adultos, aseguran que su alimento para niños "está respaldado por más de 20 estudios clínicos a nivel mundial", y su creación para diabéticos ha sido promocionada por conocidos actores, actrices y presentadores de televisión. Se venden en polvo para reconstituir o en líquido. Antes de tomarlos siempre le haré la misma pregunta (la formulé en el apartado sobre la longevidad): *Are you sure*? ¿Está segura? ¿Está seguro de que *eso* es lo que su cuerpo necesita?

Usted sabe lo suficiente, sus detectores de azúcar se encienden cuando encuentra palabras como jarabe, dextrosa (o similares), sacarosa (o sus parientes), en el contenido nutricional de un producto. Y entiende que son malos compañeros de una adecuada nutrición. También sabe que no todas las proteínas son iguales, que se debe revisar su origen y su perfil de aminoácidos; y al encontrar ingredientes como los aceites de canola, de soya, de girasol o maíz en una etiqueta, piensa de inmediato: "¡Lípidos inflamatorios!". Adivine cuáles son los principales componentes de las mezclas que vamos a explorar.

Revisemos, primero, el producto estrella, el que proporciona *vitalidad* y, con cada sorbo, les da fuerza a los músculos. Ese que todos deberíamos tomar después de los 40, o incluso antes. Subrayo sus componentes sospechosos.

INGREDIENTES: **Maltodextrina, sacarosa, aceites vegetales (aceite de girasol con alto contenido de ácido oleico, aceite de soya, aceite de canola),** caseinato de calcio, aislado de proteína de soya; minerales: citrato de potasio, citrato de sodio, cloruro de potasio, cloruro de magnesio, hidróxido de potasio, fosfato dibásico de sodio, cloruro de sodio, fosfato monobásico de sodio, fosfato dibásico de potasio, sulfato ferroso, sulfato de zinc, sulfato de manganeso, sulfato cúprico, cloruro de cromo, molibdato de sodio, yoduro de potasio, selenito de sodio.

Aquí, la tabla nutricional:

| NUTRIMENTO | UNIDADES | POR 100 G | POR 100 ML RECONSTITUIDOS | POR PORCIÓN DE 230 ML | DISTRIBUCIÓN ENERGÉTICA % |
|---|---|---|---|---|---|
| Contenido energético | kj | 1881 | 433 | 955 | |
| | kcal | 433 | 102 | 235 | |
| Hidratos de carbono | g | 62,65 | 14,57 | 33,14 | 55,55 |
| Fructo-oligosacáridos (FOS) e inulina | g | 4,37 | 1,02 | 2,31 | |
| Proteínas | g | 16,2 | 3,76 | 8,55 | 14,6 |

| NUTRIMENTO | UNIDADES | POR 100 G | POR 100 ML RECONSTITUIDOS | POR PORCIÓN DE 230 ML | DISTRIBUCIÓN ENERGÉTICA % |
|---|---|---|---|---|---|
| Lípidos | g | 14,23 | 3,31 | 7,53 | 28,9 |
| Humedad | g | 3,5 | - | - | |
| **Vitaminas** | | | | | |
| Colina | mg | 138 | 32 | 73 | |
| Vitamina C (ácido ascórbico) | mg | 55 | 13 | 29 | |
| Niacina (equivalentes) | mg | 8,3 | 1,9 | 4,4 | |
| Vitamina E (eq. de tocoferoles) | mg | 8,0 | 1,8 | 4,3 | |
| Ácido pantoténico | mg | 4,27 | 0,98 | 2,26 | |
| Vitamina B6 (piridoxina) | mg | 1,02 | 0,23 | 0,54 | |
| Vitamina B1 (tiamina) | mg | 0,81 | 0,19 | 0,43 | |
| Vitamina B2 (riboflavina) | mg | 0,81 | 0,19 | 0,43 | |
| Vitamina A (eq. de retinol) | µg | 457 | 105 | 253 | |
| Ácido fólico | µg | 132 | 30 | 70 | |
| Vitamina K1 | µg | 21,3 | 4,9 | 11,3 | |
| Beta caroteno | µg | 20 | 4,6 | 10,7 | |
| Biotina | µg | 18,3 | 4,3 | 9,7 | |
| Vitamina D3 | µg | 4,8 | 1,1 | 2,6 | |
| Vitamina B12 (cobalamina) | µg | 1,52 | 0,35 | 0,80 | |
| **Minerales** | | | | | |
| Potasio | mg | 681 | 157 | 360 | |
| Cloruro | mg | 559 | 129 | 296 | |
| Calcio | mg | 457 | 105 | 242 | |
| Sodio | mg | 366 | 84 | 194 | |
| Fósforo | mg | 274 | 64 | 145 | |
| Magnesio | mg | 81 | 19 | 43 | |
| Zinc | mg | 4,8 | 1,1, | 2,5 | |
| Hierro | mg | 2,44 | 0,56 | 1,29 | |
| Manganeso | mg | 1,42 | 0,33 | 0,75 | |
| Cobre | µg | 290 | 67 | 153 | |
| Yodo | µg | 65 | 15 | 34 | |
| Molibdeno | µg | 42,7 | 9,8 | 22,6 | |
| Cromo | µg | 23,4 | 5,4 | 12,4 | |
| Selenio | µg | 22,4 | 5,2 | 11,8 | |

Ahí arriba, donde dice "hidratos de carbono", que son los mismos carbohidratos, debería aparecer de manera clara la palabra "azúcar". En este caso, por cada 100 gramos de producto hay 62 gramos de dama blanca (1,5 veces más azúcar que la contenida en una gaseosa grande). Si usted compró un kilo de esta malteada, adquirió, asimismo, 620 gramos de dulce engaño, ¡con aceite de papitas fritas! Si esto es salud, yo no sé nada del tema. Le pregunto...

*¿Esta preparación será una verdadera opción saludable para las personas mayores de 40 años?*

[sí] [no]

La fórmula pediátrica, avalada por una veintena de estudios, también es una belleza. Revisemos.

**INGREDIENTES:** Agua, azúcar, maltodextrina de maíz, concentrado de proteína de leche, aceite de cártamo con alto contenido oleico, aceite de canola, proteína aislada de soya; **MENOS DEL 0,5 %** de: Fructooligosacáridos de cadena corta, sabores naturales y artificiales, gel de celulosa, cloruro de potasio, fosfato de magnesio, citrato de potasio, fosfato de calcio, aceite de atún, carbonato de calcio, fosfato potásico, sal, goma de celulosa, cloruro de colina, ácido ascórbico, lecitina de soya, monoglicéridos, hidróxido de potasio, m-inositol, carragenina, taurina, sulfato ferroso, dl-alfa-tocoferol acetato, l-carnitina, sulfato de zinc, pantotenato de calcio, niacinamida, sulfato de manganeso, clorhidrato de cloruro de tiamina, clorhidrato de piridoxina, riboflavina, luteína, sulfato cúprico, palmitato de vitamina A, ácido fólico, cloruro de cromo, biotina, yoduro de potasio, selenato de sodio, molibdato de socio, filoquinona, vitamina D3 y cianocobalamina. Contiene **ingredientes de leche y soya.**

No quiero provocar su sueño eterno con tantas tablas. Se lo resumo. Una latita de esta invención para niñas y niños tiene 18 gramos de azúcar, es decir, la misma cantidad que contiene una gaseosa grande. Su versión en polvo contiene 23 gramos de dama blanca por cada 100 gramos de producto. Dicho de otra forma, un tarro de un kilo cuenta con casi media libra de dulce locura. ¡Y también aporta grasas inflamatorias! Le pregunto...

*¿Esta creación industrial será óptima para nuestros niños y niñas?*

[sí] [no]

Por último, leamos los ingredientes de la presentación líquida de este producto para diabéticos. Le recuerdo que la diabetes es una enfermedad causada por la resistencia a la insulina. Esta patología suele ser el resultado de una muy mala alimentación, en la que predominan los azúcares en todas sus formas. Dicha afección suele propiciar infartos, insuficiencia renal, episodios cerebrovasculares, amputaciones de los miembros inferiores, entre otras consecuencias. ¡Revisemos esta "suculenta" bebida!

**INGREDIENTES** de la versión líquida: Agua, **maltodextrina de maíz** (primera azúcar), **concentrado de proteína de leche, sucromaltosa** (segunda azúcar), glicerina, **proteína de soya** (una *prote* sin aminoácidos completos), **aceite de cártamo alto en oleico, aceite de canola, aceite de soya**, (¿quién pidió papas fritas?), fructooligosacáridos de cadena corta, saborizantes naturales y artificiales, fosfato de magnesio, citrato de potasio, citrato de sodio, lecitina de soya (emulsificante), cloruro de potasio, fosfato de calcio, cloruro de colina, cloruro de sodio, ácido ascórbico, cloruro de magnesio.

—Doc, ¿por qué tiene azúcares si es un producto para diabéticos?

—Lamento no tener una respuesta sensata para su pregunta.

—¡Es una locura, doc!

—Lo es. Y la gente lo compra. ¿Miramos la tabla nutricional?

| NUTRIMENTOS | UNIDADES | POR 100 ML | POR PORCIÓN DE 237 ML | DISTRIBUCIÓN ENERGÉTICA |
|---|---|---|---|---|
| **Contenido energético** | kj | 384 | 915 | |
| | kcal | 91 | 218 | |
| **Hidratos de carbono** | g | 10,6 | 25,2 | 46 % |
| Proteínas | g | 4,6 | 11 | 20 % |
| Lípidos de los cuales | g | 3,4 | 8,1 | 34 % |
| Grasa saturada | g | 0,3 | 0,7 | |
| Ácido linolénico (omega 3) | g | 0,135 | 0,320 | |
| Ácidos grasos trans | g | 0 | 0 | |
| Colesterol | mg | 4 | 9,5 | |
| Fibra dietética | g | 1,6 | 3,8 | |
| **Vitaminas** | | | | |
| Colina | mg | 58 | 137 | |
| Vitamina C (ácido ascórbico) | mg | 25 | 59 | |
| Vitamina E (eq. de tocoferoles) | mg | 2,1 | 5,0 | |
| Niacina | mg | 2,1 | 5,0 | |
| Ácido pantoténico | mg | 1,1 | 2,6 | |
| Vitamina B6 (piridoxina) | mg | 0,21 | 0,50 | |
| Vitamina B2 (riboflavina) | mg | 0,18 | 0,43 | |
| Vitamina B1 (tiamina) | mg | 0,16 | 0,38 | |
| Vitamina A (eq. de retinol) | µg | 158 | 375 | |
| Folato | µg | 42 | 100 | |
| Biotina | µg | 32 | 76 | |
| Vitamina K1 ( filoquinona) | µg | 8 | 19 | |
| Vitamina D3 (colecalciferol) | µg | 1,1 | 2,5 | |

| NUTRIMENTOS | UNIDADES | POR 100 ML | POR PORCIÓN DE 237 ML | DISTRIBUCIÓN ENERGÉTICA |
|---|---|---|---|---|
| Vitamina B12 (cianocobalamina) | µg | 0,6 | 1,4 | |
| **Minerales** | | | | |
| Potasio | mg | 181 | 429 | |
| Cloruro | mg | 115 | 273 | |
| Calcio | mg | 105 | 249 | |
| Fósforo | mg | 105 | 249 | |
| Sodio | mg | 84 | 199 | |
| Magnesio | mg | 42 | 100 | |
| Hierro | mg | 1,9 | 4,5 | |
| Zinc | mg | 1,6 | 3,8 | |
| Cobre | mg | 0,21 | 0,50 | |
| Manganeso | mg | 0,21 | 0,50 | |
| Cromo | µg | 86 | 204 | |
| Yodo | µg | 15,8 | 37,4 | |
| Molibdeno | µg | 9 | 21 | |
| Selenio | µg | 7,4 | 17,5 | |

Esa porción de 237 mililitros, que es la que suelen ofrecerles a nuestros abuelos diabéticos en un tarrito o en una pequeña lata (también disponible en polvo, ¿cómo no?), contiene 25 gramos de azúcar, es decir, 8,2 cucharaditas de dama blanca. Le pregunto…

*¿Este líquido (o polvo) es lo que necesitan los enfermos de diabetes?*

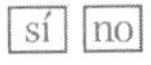


## ¿Quién nos cuida?

Cuando estamos hospitalizados y en cuidados intensivos, nuestra alimentación, que será vital para recuperarnos, está bajo supervisión clínica. Si no podemos ingerir la comida como lo hacemos cada día, nos brindarán los nutrientes por vía endovenosa. ¡Gracias, maestro Stanley Dudrick! En caso de que podamos usar la vía oral, seguro nos darán una mezcla que contiene lo siguiente (le subrayo los sospechosos):

INGREDIENTES: Agua, **maltodextrina de maíz** (azúcar innecesario), **sólidos de jarabe de maíz** (rico en fructosa, que es peor que el azúcar), **aceites vegetales**: **aceite de canola**, **aceite de maíz**, aceite de triglicéridos de cadena media), caseinato de sodio, **aislado de proteína de soya**; minerales: citrato de potasio, fosfato de calcio, fosfato de magnesio, cloruro de potasio, cloruro de sodio, citrato de sodio, hidróxido de potasio, sulfato de zinc, sulfato ferroso, sulfato de manganeso, sulfato cúprico, cloruro de cromo, molibdato de sodio, yoduro de potasio, selenito de sodio y fructo-oligosacáridos.

No agrego más. Usted tiene todas las herramientas para sacar sus propias conclusiones. Si Dudrick estuviera a mi lado, yo le preguntaría, de nuevo: Doctor, en serio, ¿esos serán los nutrientes que ayudarán a la salud de nuestros pacientes? Algunos profesionales podrán decir que aquellos azúcares se agregan para brindarle energía al organismo. Es cierto, pero podríamos ofrecerles a los convalecientes una mezcla más equilibrada de glucosa. Y es increíble que les suministremos aceites ultraprocesados que propiciarán inflamación, llenos de aditivos inflamatorios cancerígenos que crearán un exceso de omega 6. No entiendo cómo esto puede ser nutrición clínica.

¿Con esta mezcla contribuimos con la salvación de nuestros pacientes? Algunas de estas formas de nutrición enteral contienen hasta 20 gramos de azúcar por cada 220 mililitros. Dichos nutrientes llegan a su cuerpo durante todo el día, por infusión, a través de una sonda. Sí, salvan vidas. Eso es maravilloso, pero también pueden empeorarlas.

Tenemos que trabajar muy duro para transformar la nutrición clínica que brindamos por sonda a través de la vía oral. Y para cambiar la que se receta a los pacientes que sí pueden comer; el menú suele contener yogures dulces, gelatinas llenas de azúcar, jugos de fruta, panes con margarina, y otras opciones similares.

—Pero usted me hizo meter todos esos productos en una bolsa al comienzo del libro; ¡si los ofrecen en un hospital, no pueden ser tan malos, doc!

—Son malísimos. Y es triste que esa sea la dieta "saludable" para un paciente en recuperación. Le pregunto...

*¿Es esta la alimentación que deberíamos ofrecer en las instituciones hospitalarias?*

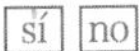

Se supone que en los hospitales practicamos una medicina basada en la evidencia, y que, por lo tanto, ofrecemos una nutrición basada en esas evidencias. Hoy, lo único evidente es que podemos hacerlo mejor. Hablo en plural. Esto nos compete a todos los médicos, a todo el personal de la salud. Si tiene un familiar en cuidado intensivo, por favor no intente impedir que le suministren estas fórmulas, son las únicas que hay, es lo que tenemos, y estoy seguro de que las mejoraremos. No escribo estas líneas para criticar, señalar y escapar. Las escribo como punto de partida para generar soluciones. No lo aburro con más tablas, pasemos a otra *hidden track* del libro. Y despidámonos.

—¡Un momento, doc!

—¿Qué pasó? ¿Qué olvidé?

—No explicó cuáles serían las respuestas correctas para las preguntas que hizo en este apartado.

—Usted las sabe, se lo aseguro. Si leyó bien este libro, las sabe de sobra.

# 8. El cuerpo perfecto

*(La ilusión saludable de las redes sociales)*

**Apenas comenzaba la consulta.** Mi paciente, la llamaré Violeta, puso su bolso sobre el escritorio, lo abrió y buscó su teléfono móvil con desesperación. Cuando lo encontró hizo un par de rápidos movimientos sobre la pantalla táctil, entró a su cuenta de Instagram, giró el celular hacia mí y dijo: "Doctor, yo quiero tener el cuerpo de ella". Su dedo índice señalaba las fotos de una *influencer* de esta red social. Yo no lograba comprender su petición. Primero revisamos sus exámenes, nada fuera de lugar, estaban muy bien. Luego repasamos su vida, todo parecía marchar en el rumbo indicado. Tenía un trabajo estable que le gustaba, cada día se alimentaba mejor, estaba comenzando una nueva relación amorosa muy apacible y en dos meses se irían de vacaciones a Suecia. Violeta era una mujer delgada, atractiva, exitosa, pero me repetía: "Doctor, que mi insulina esté controlada, fantástico; pero no me ha respondido, ¿me va a ayudar a tener el cuerpo de ella?", volvió a señalar la pantalla de su *smartphone*. "Mire, tiene millones de seguidores, obvio, ¡con ese cuerpazo!".

Aún no entendía por qué una mujer como ella quería tener el cuerpo de *otra*. Coincidencia o no, en las próximas semanas varias pacientes, con casos similares, me pedirían lo mismo. Sus dedos señalaban, en Instagram, a otras *influencers* y a un par de actrices conocidas. Todas eran mujeres que anhelaban cuerpos diferentes a los que tenían, aunque los suyos, de acuerdo con su fisionomía, su estilo de vida, su edad, lucían estupendos. ¡Y sus pruebas médicas también!

Estoy convencido de que las redes sociales pueden ser increíbles espacios de denuncia, comunicación, información, debate y diversión, pero también se han convertido en promotores del odio y de la anulación, hablo de Twitter; o de la felicidad y la (supuesta) perfección, los dos ingredientes infalibles en Instagram. Yo tengo mi cuenta en esta red social, la uso con el propósito de compartir información gratuita y sencilla sobre la alimentación, los buenos hábitos, la salud (mental y corporal) y el bienestar a las familias y personas que la quieran recibir. Y no me interesa promover la ilusión de la perfección.

Somos perfectos tal como somos. Nos cuesta verlo. Queremos ser como los *otros*. ¡Y especialmente tener sus cuerpos! Sin saber si detrás de las fotos de aquel hombre musculoso hay una posible enfermedad por un alto consumo de malas proteínas, por ejemplo; o sin saber cuántos retoques tuvo la última imagen que colgó la chica *fitness* perfecta, quien tal vez carga con algún trastorno alimentario. Vemos retratos de gente muy *cool* (o que pretende serlo), de apariencia impoluta, que presume de sus fiestas en yates, de sus nuevas adquisiciones o sus abdominales recién ejercitadas, gente que, usualmente, lleva una vida rota (o termina en la cárcel). Decenas de *influencers* han confesado que tras su pose de "soy feliz y amo mi cuerpo", hay un vacío infinito, una frustración creciente o ¡un negocio! Porque casi todos quieren vendernos algo.

Lo he hablado con mis pacientes y ahora lo hago con usted: no se crea la triste historia del cuerpo perfecto de Instagram. No busque el cuerpo perfecto de otra persona. Concéntrese en tener su propio "cuerpo perfecto". El que logrará con una sana y equilibrada alimentación, con buenos hábitos, ejercicio (peso y *cardio*) y mucho amor hacia usted. Y en ese cuerpo perfecto se valen las marcas que dejó la vida –una cesárea inevitable, los recuerdos de la varicela–, las cicatrices, las pequeñas manchas, los "gorditos" o michelines, la celulitis que no cede. Trataré de explicarme mejor en los párrafos siguientes.

Quienes buscan el cuerpo perfecto, anhelan, desesperadamente, el "peso perfecto" que, por cierto, no existe. Volvamos al índice de masa corporal (IMC), que hoy todos citan, sin entenderlo en profundidad (lo hemos mencionado varias veces en *CoMo*). Este se obtiene al dividir su peso en kilogramos, sobre su altura al cuadrado. Supongamos que usted pesa 80 kilos y su estatura es de 1,80 metros. Esta sería la operación para conocer su IMC.

$$80 / 1{,}80^2 = 24{,}7$$

En general, si una persona tiene un índice de masa corporal por debajo de 17 puede que esté muy delgada; si su medición oscila en un rango de entre 18 y 25, tendría un peso normal; entre 25,1 y 30, habría sobrepeso; y por encima de este último número hallaríamos los diferentes grados de obesidad (leve, grado 1, grado 2 y mórbida). El IMC, del que poco me fío, será de gran ayuda con pacientes enfermos, que no tienen actividad física, o con aquellos cuyos indicadores puedan sugerir una posible anorexia o una tendencia al sobrepeso.

El índice de masa corporal puede ser una referencia útil en la primera consulta, o servir para hacer un seguimiento al comienzo del tratamiento, pero después no será necesario. Le cuento por qué.

## Las cifras, los hechos

Estas cifras son solo *números* que requieren de una interpretación más juiciosa. Sigamos con las suposiciones. Dijimos que usted hoy pesa 80 kilos y que mide 1,80 metros. Su IMC es de 24,7. De acuerdo con las estimaciones generales, su peso y su salud estarían bien. Ahora revisemos su historia. Ah, resulta que hace apenas dos años usted pesaba 70 kilos, ¡diez menos! Interesante. Su IMC era de 21,6. Miremos sus exámenes actuales. ¿Cómo se está comportando la hormona reina? Mal, tiene resistencia a la insulina. Y triglicéridos altos, y una adiposidad muy alta y bajos niveles de masa muscular. Los números le dicen: "¡Eres más saludable que Mick Jagger!"; el análisis, por el contrario, nos muestra que usted es un flaco metabólicamente obeso. Las cifras, solas, dicen muy poco.

Usted quiere cambiar, empieza a llevar una vida *CoMo*, equilibra su alimentación, aumenta la cantidad de proteína, incluye grasas saludables, se ejercita, fuerza sus músculos, respeta su sueño y sus momentos de recuperación, y llega a mi consultorio seis meses después, reluciente. Sigue pesando los mismos 80 kilos, así que su IMC es igual: 24,7. Pero al revisar sus exámenes notamos que su insulina está en niveles óptimos, al igual que todos los demás indicadores. Perdió casi toda la grasa, pero ganó masa muscular, por eso su peso no disminuyó; y luce con mucha "vitalidad", aunque no ha tomado ninguna malteada rara, de esas que ofrecen en los comerciales. Lo felicito. "Nos vemos en seis meses, doc", me dice al despedirse.

Al cabo de ese tiempo nos volvemos a encontrar. Ahora pesa 90 kilos, su IMC es de 27,7. De acuerdo con las referencias establecidas, usted estaría en sobrepeso porque su medición rebasa el límite: 25,1. Eso indican lo *numeritos*. La realidad es otra. Analizamos sus exámenes, ¡notables! Todos sus marcadores son óptimos. Luce muy vigoroso y *adelgazó ganando músculo*. Lo expuse en el capítulo sobre la nutrición deportiva. Adelgazar es *perder* grasa. Usted la perdió. Tiene más kilos porque *ganó* masa muscular. Se ha convertido en un absoluto campeón de su nutrición y de su bienestar.

En otras palabras, si nos ceñimos de manera estricta a las cifras, usted tendría sobrepeso. Si revisamos su historial podríamos decir que un paciente que era un flaco metabólicamente obeso, hoy goza de una envidiable salud. Eso *no* puede ser sobrepeso porque su peso muscular no se considera patológico.

**No se trata de pesar menos, se trata de que su peso, así sea mayor, le brinde bienestar a su organismo. ¿Y cómo se logra eso? Ganando músculo.**

Casos como este, que son muy habituales, demuestran que las valoraciones genéricas del IMC deben acompañarse, en cada caso, por un estudio personalizado. Me detuve en estos ejemplos porque, como anoté párrafos atrás, la búsqueda del *cuerpo perfecto* comienza con la obsesión por el *peso perfecto*, que incluye, obvio, la revisión descuidada del índice de masa corporal. No cometa este error.

Tampoco hay que olvidar la herencia y la fisionomía. Una persona flaca, que intenta subir de peso a como dé lugar, a fuerza de harinas, ultraprocesados y de duplicar sus raciones, llegando al borde de la resistencia a la insulina, debería primero revisar sus orígenes. Si a su padre le decían "Fideo" y a su mamá le gritaban en las fiestas "¡Flaca, tírame un hueso!", por razones naturales, genéticas, hereditarias, su cuerpo será delgado. Si quiere subir unos cuantos kilos no lo debe hacer sacrificando su salud, lo conseguirá en el *gym*, sudando, levantando pesas y luego durmiendo bien, para que aumente su masa muscular. Debe acompañar su proceso con una alimentación equilibrada, quizás con un aumento proteico (¡buenas *protes*!), de la mano de su especialista. Y tenga paciencia, los cambios tomarán su tiempo, pero tendrá su premio. Olvídese del peso perfecto que le permitirá, según su lógica, lograr el cuerpo perfecto de los *influencers fitness*. Olvídese del IMC. Al demonio la báscula. Revise su fisionomía, su propio cuerpo, sus motivaciones, su figura en el espejo.

## La "verdad" de la máquina

Debido a esos ideales de perfección se han multiplicado los métodos para medir con mayor precisión la cantidad de grasa visceral y músculo de los pacientes. Una revisión precisa se logrará con modernos equipos de resonancia. Quizás el examen más fiable sea un DEXA *scan*, que analiza la composición corporal con un escaneo por absorciometría de rayos X. La prueba puede durar entre cinco minutos y media hora. Hay otros análisis que no son tan fiables. Se utiliza otro equipo –que no tiene las capacidades del anterior–, se le pide a la persona que se pare desnuda ante un aparato, que intentará descubrir su porcentaje lípido, óseo y muscular, mediante las ondas que emite y luego recibe. Esta prueba puede ser bastante imprecisa y presentar lecturas erróneas en, por ejemplo, las pacientes que tienen prótesis mamarias. Sus implantes de silicona pueden ser interpretados como "grasa" por la máquina. El resultado final dirá que esa persona tiene un porcentaje lipídico mayor al que realmente hay en su cuerpo. El dictamen causaría un caos emocional en aquella joven que llevaba semanas entrenando durísimo –como lo hace su heroína de Instagram–, y aguardaba por una confirmación de su cuerpo perfecto.

Sé que muchos colegas y nutricionistas confían plenamente en aquellas máquinas y les piden a sus pacientes que se practiquen esas pruebas; es una opción respetable. Yo estoy en la otra esquina del salón. Ordeno el DEXA –un escaneo muy útil y certero– cuando es necesario, pero no pido esos exámenes de medición de frecuencia que determinan la composición corporal por impedancia bioeléctrica. Y no quiero que las personas lleguen a mi consulta con la ansiedad de pesarse, de saber si el porcentaje de grasa de su brazo izquierdo ya bajó. Y si no hay una reducción, como lo decía en el ejemplo anterior, habrá frustración, algunos zapatearán y se preguntarán: "¿Para qué hago todo esto? ¡Es ridículo!".

La salud no se mide en kilos ni en porcentajes de grasa o músculo. **La salud se vive, se construye, se disfruta,** no depende de la evaluación de una máquina. Si usted está muy preocupado o preocupada por esas mediciones, está olvidando lo más importante: gozar del proceso de cambio de su cuerpo, esa tarea que, como lo he dicho decenas de veces, involucra una correcta alimentación, ejercicio, descanso y esa palabra que a muchos nos les gusta oír: disciplina. Si usted observara y escuchara atentamente su cuerpo, podría notar sus transformaciones sin acudir a los *numeritos* de aquellos aparatos. La respuesta real es que el bienestar se trae a la vida, como su nombre lo dice, para "estar bien".

## Estos "gorditos", doc

¿Por qué Violeta quería ser como aquella *instagrammer*? Le recordé que en el último año su cambio había sido muy hermoso, su insulina estaba serena, su glucemia se hallaba en los mejores rangos, sus triglicéridos eran felices, había ganado masa muscular, bajado grasa, ya no desayunaba con *donuts* y café con leche de máquina. Ella quería ser "otra", pues ya era *otra*, la versión mejorada de sí misma. Sin embargo, se llevó las manos a la cintura y me dijo: "Doctor, aún no me siento *fit*, me quedan gorditos. ¿Qué debo hacer para lucir como ella?", y me mostró de nuevo las imágenes de la *influencer*. "Quiero ese cuerpo perfecto".

Guardé silencio durante largos segundos. Y le dije lo que escribí líneas atrás: El *cuerpo perfecto* no existe. El suyo, que estaba sano, libre de peligros, y que presentaba un cambio enorme, era un *cuerpo perfecto*. No había hígado graso, ni asomo de ovarios poliquísticos, su HDL había subido, pero esas mediciones, claro, no tendrían *likes* en Instagram. Si su nuevo *post* en esa red social fuera: "¡Hey, mundo, mi insulina está regia!", tendría dos corazoncitos (uno de ellos lo pondría su mejor amiga). Si, por el contrario, colgara una foto de sus abdominales firmes, con un "*Yeah!*", los *likes* se multiplicarían. En ese ciberuniverso no importa la salud: lo que interesa es la imagen rápida, contundente, y el *aparente* bienestar.

Hay cuerpos muy sanos y muy lindos, que no serán tenidos en cuenta para el desfile anual de Victoria's Secret; y hay cuerpos estupendos que deslumbran en la pasarela de Victoria's Secret, que no son para nada sanos. ¿Quién le garantiza que el "cuerpazo" de aquel macho que se exhibe en las redes sociales, o el de aquella chica con millones de seguidores en IG, gozan de una real salud?

Violeta y yo tuvimos una conversación larga (y muy entretenida) ese día. Coincidimos en que ella deseaba tener un cuerpo más moldeado, más firme, más trabajado. Pero que debía ser el de *ella*, no el de *otra*. La acompañaría en su proceso que, por supuesto, involucraría más ejercicio, además de todos los buenos hábitos que ya había adquirido. Antes de dar inicio a la nueva etapa le hice cuatro peticiones. La primera, que reconociera sus grandes avances. Era el momento de felicitarse porque en tan solo un año había convertido su organismo enfermo en un cuerpo muy sano, y debía reconciliarse con él. La segunda, que debía disfrutar cada día, paso a paso, del camino para moldear su cuerpo. La tercera, que dejara de revisar de manera compulsiva la cuenta de aquella chica de Instagram. La cuarta, que no se pesara porque, comer bien, entrenar, meditar, ganar masa muscular, relacionarse de manera afectuosa con ella misma, dormir las horas necesarias, evitar la exposición a tóxicos, perder grasa, ser un ejemplo para sus seres queridos, crear comunidad, trascender, y tantas otras cosas, no se puede medir en kilos. Le dije que solo la pesaría cuando tuviéramos consulta; sería un "dato" útil, otro más, y nos serviría para apreciar su proceso global. Lo que sucedió con Violeta en los siguientes meses... se lo contaré en un próximo episodio.

—Nooooo, doc, ya estamos llegando al final, no me deje con la duda.

—¿Le cuesta imaginarse que pasó?

—Supongo que logró lo que buscaba y ahora tiene un cuerpo de "roca".

—Trabajó muy duro, disfrutó, moldeó su cuerpo sin obsesiones y aprendió a aceptarse.

—¿Y logró el "cuerpo perfecto"?

—El de ella, sí.

Meses más tarde, cuando Violeta entró a mi consultorio se notaba el trabajo que había hecho. Se sentó, puso su bolso en el escritorio. No buscó su celular. Me miró fijamente, hizo un gesto de tragedia, se llevó las manos a la cintura y me dijo: "Doctor, estos gorditos…". Temí lo peor, pensé que regresaríamos a la conversación pasada. ¿Qué pasa con esos "gorditos"?, pregunté. "¡Que son perfectos, doc!". Y lanzó una carcajada. Nos reímos un buen rato.

El cuerpo perfecto, al final, es *su* cuerpo sano. Es su cuerpo trabajado, mimado, querido, aceptado y moldeado por usted. No se obsesione, no se castigue, no se limite, no se compare, no se frustre. Primero, como le dije a Violeta, encárguese de que sus exámenes generales estén bien, a través de una alimentación equilibrada y con ayuda del ejercicio. Después, si así lo desea, empiece a moldear, a "marcar" sus músculos. Y vaya sin prisas. Cada semana será distinta. En los primeros dos meses seguramente perderá más grasa, en los dos siguientes quizás los resultados no sean tan notorios, hacia el sexto mes habrá ganado más músculo; tendrá una continua sensación de "lo estoy logrando –no pasa nada–, lo estoy logrando otra vez". Lo más importante de esta evolución es que cada día, no lo dude, está avanzando en su bienestar, logrando la mejor versión posible de usted misma, de usted mismo. Ahí está, su verdadero, hermoso e imperfecto, *cuerpo perfecto*. Y *CoMo* le servirá para conseguirlo.

**P.D.**: No hemos terminado aún, por favor revise los consejos alimentarios y las recetas que escribieron para usted Denise Monroy y Stephie Watteijne.

**P.D. 2**: Acá le dejo los resultados del ejercicio de la página 123. Revise cuántos acertó.

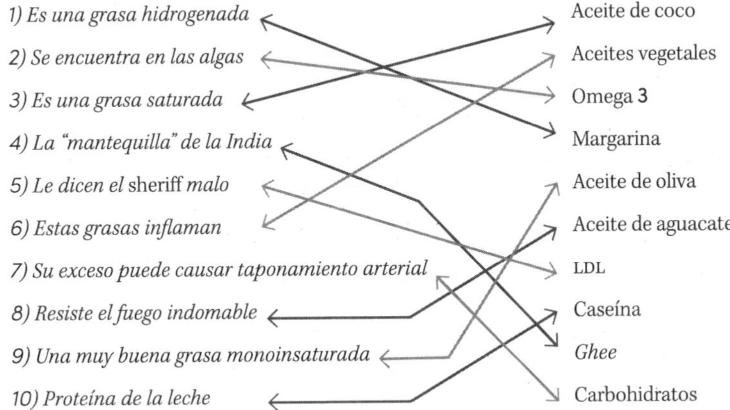
1) Es una grasa hidrogenada
2) Se encuentra en las algas
3) Es una grasa saturada
4) La "mantequilla" de la India
5) Le dicen el sheriff malo
6) Estas grasas inflaman
7) Su exceso puede causar taponamiento arterial
8) Resiste el fuego indomable
9) Una muy buena grasa monoinsaturada
10) Proteína de la leche
Aceite de coco
Aceites vegetales
Omega 3
Margarina
Aceite de oliva
Aceite de aguacate
LDL
Caseína
Ghee
Carbohidratos

# Las recetas

## Es hora de comer...

*Como se lo conté desde el inicio del libro, le pedí a dos grandes cocineras y amigas que me ayudaran a llevar toda la "teoría" a la práctica. Ellas, generosamente, y pensando en usted, elaboraron estas recetas y un gran manual de instrucciones básicas para convertir su cocina en un festival. Hay opciones para devoradores de carne y catadores de vegetales. Y, salte, tenemos panes caseros y* pancakes *sin gluten, rebozados sin aceite, y versátiles* bowls, *entre otras preparaciones.*

*(Sí, estos apartados también son para ti, tía Bertha).*

# Me lo *CoMo* I

**Por Denise Monroy**
*Chef, creadora de Elektra (Punk & Food), embajadora de la cocina vegetal en Colombia*
**@denisemcook / @elektra.food**

**Vamos a comenzar por uno de los ingredientes** más importantes y elementales al momento de cocinar. Le hablo del agua. Supongo que de inmediato pensará en preparaciones convencionales, aburridas y algo insípidas. Se equivoca; este preciado líquido es muy versátil: servirá para cocinar papas, es cierto, o para ablandar ciertas carnes, es verdad, pero con él también podremos elaborar valiosos *fondos* que realzarán el sabor de las salsas o de los platos que vayamos a crear. El agua no solo sirve para hervir los ingredientes que seleccionemos; de hecho, este es el método de cocción menos atractivo que conozco. Bien utilizada, en su medida necesaria y con los productos adecuados, el agua es un elemento increíble en la cocina. Pasemos a la práctica, así lo comprenderá mejor.

## Técnicas de cocción en agua

Comencemos por preparar un buen *fondo*. Este lo conseguiremos cociendo, en abundante agua, diversos ingredientes como los que le voy a mostrar. El *fondo* lo usaremos para potenciar el sabor y las cualidades de diversas recetas. Tenga en cuenta todas las instrucciones.

### *Caldo (o fondo) de vegetales*

Ingredientes

- 2 cucharadas de aceite de oliva
- 2 cebollas cortadas
- 1 puerro (o, en su defecto, una cebolla larga) lavado y cortado en trozos
- 1 rama de apio, cortado
- 2 o 3 dientes de ajos machacados
- 2 hojas de laurel
- 2 zanahorias cortadas en trozos pequeños
- 1 puñado de cilantro o de perejil
- Unas cuantas ramas de tomillo
- 3,5 litros de agua
- Pimienta
- Sal

* Es importante que corte en pequeños trozos todos los vegetales que vaya a utilizar, de esta manera liberarán con más rapidez todo su sabor.

** Puede agregarle a este *fondo* todos los huesos que le hayan sobrado de otras preparaciones, así como trozos de carne, pollo o pescado, o las partes de ellos que suele desechar. Aportarán buen sabor y cualidades nutritivas al caldo.

### ¡A cocinar!

Caliente el aceite de oliva en una olla grande a fuego medio. Añada las cebollas y el ajo. Cocínelos entre 10 y 15 minutos removiendo constantemente hasta que estén translúcidos. Agregue el puerro (o cebolla larga), el apio, las zanahorias, las hojas de laurel, la pimienta, el cilantro o el perejil, y el tomillo. Cocine a fuego medio durante 10 minutos sin dejar de revolver.

Incorpore el agua y deje que llegue a ebullición a fuego alto. Después disminuya el fuego a intensidad media baja y cocine hasta que solo quede el 30 % del líquido. Este proceso puede tardar una hora sin tapar la preparación. Cuando el fondo tenga un sabor más intenso, apague el fuego y déjelo reposar.

El caldo puede durar en la nevera de 3 a 4 días. Si quiere usarlo tiempo después, le sugiero que lo meta en bolsas de cocina, lo porcione y lo lleve al congelador.

## "Fondo de ahorro"

Es importante que usted entienda que muchos de esos trozos de comida que califica de "sobras", como las cáscaras de papa, batata, manzana, las colas de coliflor o brócoli, puede guardarlas en bolsas o en *tuppers* (mejor si son recipientes de vidrio), para luego ser usados como bases de diversos fondos. De esa manera estará cocinando con mayor conciencia y evitará el desperdicio.

## ¡Claro que sirve!

En general, esta es la técnica que le ayudará para preparar todos sus fondos. El primer paso siempre será rehogar los vegetales, las proteínas y las aromáticas o especias, en un poco de aceite de oliva o *ghee* (mantequilla clarificada). Luego, simplemente, deje que comiencen a liberar sus jugos y cuando note que los ingredientes cambian de color agregue el agua. Pero use la necesaria, que solo cubra los vegetales, no que los "ahogue". Si añade mucho líquido le restará sabor y consistencia al fondo. Agregue sal, ¡sin exagerar!, para darle más sabor.

## ¿Con o sin tapa?

Esta pregunta me la formulan con insistencia. Solo tapamos las preparaciones para mantener la misma cantidad de caldo durante la cocción, o para generar vapor. No siempre se utiliza la tapa. Habrá notado que no la usamos en la receta que acabo de compartirle.

## Cocinemos los vegetales

Estoy totalmente de acuerdo con Carlos cuando dice que la base de nuestra alimentación deben ser estos saludables carbohidratos. Los vegetales me fascinan, son maravillosos y ellos son la razón y la inspiración de mi cocina. Si vive en Bogotá y ha visitado mi local, Elektra (Punk & Food), en el barrio Chapinero, se habrá dado cuenta de ello. Venga cuando quiera, lo espero. Por lo pronto, sigamos cocinando.

## 1–Asados o a la parrilla

Este método resulta muy práctico cuando tenemos prisa o nos da flojera encender el horno. Con él podremos caramelizar la superficie de los vegetales elegidos y así les damos un buen sabor y resaltamos sus colores.

¿Qué debe hacer? Muy poco, realmente. Corte los vegetales seleccionados en trozos no muy gruesos, adóbelos –le enseñaré a preparar un adobo campeón en las próximas líneas– y llévelos a la plancha caliente o a la sartén. Déjelos ahí, sin revolverlos, durante dos o tres minutos. Proceda a voltearlos, permita que doren. Agregue sal, si usted la requiere, pero después de que salgan de la plancha, así evitará que pierdan sus jugos. Misión cumplida.

## 2–Al horno

Con esta técnica vamos a rostizar toda su superficie. Los azúcares comenzarán a aflorar, se van a caramelizar, y cada vegetal, desde su interior, nos brindará un sabor más robusto. Este es el método que más utilizo en mi restaurante y en casa.

¿Qué debe hacer? Tan solo adobar previamente los vegetales, o agregarles un poco de aceite de oliva (o de coco, o *ghee*, usted decide), sal al gusto y hornear, a 250 °C, entre 25 y 30 minutos. ¡Y no me diga que le parece difícil!

## 3–Salteados

Esta técnica la puede emplear para cocinar vegetales o carnes (o ambos). Asegúrese de tener una sartén amplia o un wok, de emplear la cantidad necesaria de aceite y de cocinar a la temperatura indicada. El tiempo de cocción será muy corto porque utilizaremos un fuego potente, que les dará un color "bronceado" a los vegetales, y al mismo tiempo preservará su color, su humedad y su sabor. Este método (llamado *stir fry*) es típico de la cocina asiática, se usa en platos como el *pad thai* o los arroces salteados, entre otros.

### *Adobo "campeón" para vegetales horneados o a la parrilla*

Ingredientes

- 2 cucharadas de aceite de oliva o *ghee*
- ½ cucharadita de semillas de hinojo, molidas y tostadas
- 1 cucharada de mostaza de Dijon
- 1 diente de ajo

¡A cocinar!

Mezcle muy bien los ingredientes y espárzalos con una brocha sobre los vegetales. O realice el proceso con las manos, ponga los vegetales en un *bowl* y revise que hayan absorbido la mezcla.

### Stir fry *de vegetales*

Ingredientes

- 1½ brócoli cortado en árboles
- 1 zanahoria en trozos
- 1 cebolla roja mediana cortada en julianas
- 2 portobellos, o los hongos que tenga en casa
- 3 dientes de ajo
- 2 cucharadas de jengibre rallado

- 2 cucharadas de mirin (vino de arroz). *Es opcional; si no lo tiene en casa, no se preocupe.*
- 2 cucharadas de vinagre de arroz
- 2 cucharadas de salsa de soya
- 1 cucharadita de chile o sriracha
- 2 cucharadas de aceite de ajonjolí tostado (o puede usar aceite de oliva, de coco o *ghee*)

¡A cocinar!

1. Corte todos los vegetales en trozos y póngalos en un *bowl.* Que esperen ahí su turno para ser salteados.
2. Pique el ajo finamente o rállelo; haga lo mismo con el jengibre y exprímalo con un paño para extraer su zumo y evitar desagradables trozos a la hora de masticar.
3. Mezcle en un *bowl* el mirin (si lo tiene), la salsa de soya y la sriracha.
4. Caliente el aceite en una sartén grande a fuego lento. Cuando haya calentado agregue la cebolla en julianas, el brócoli, los hongos, y cocine de 6 a 7 minutos, revolviendo constantemente.
5. Ahora agregue el ajo y el zumo de jengibre. Cocine durante un minuto más. Apague el fuego y añada la salsa; mezcle, revise los sabores, rectifique y sirva.

* Es una receta ideal para crear un almuerzo o una cena a toda velocidad. Puede incluir en ella proteínas vegetales o animales. Ya sabe las instrucciones básicas, ahora utilice su inventiva.

** Puede agregarle ajonjolí, nueces tostadas, arroz o pasta de arroz.

## Encurtidos

En esta preparación los vegetales son sumergidos en una solución de sal y se fermentan por sí solos, o con la ayuda de microorganismos como los *Lactobacillus plantarum* o los *Leuconostoc mesenteroides*. Dicho proceso provoca que baje su pH y aumente la acidez. ¿Qué trato de decirle? Que esta es una forma increíble para conservar los vegetales durante un largo período de tiempo. Preparemos un encurtido.

### *Encurtidos*

#### Ingredientes

- 100 g de vinagre
- 250 ml de agua
- 1 cucharada de miel o azúcar de coco
- 20 g de sal
- 1 g de pimienta
- Los vegetales que vayamos a encurtir pueden ser rábano, nabo, brócoli, coliflor, zanahoria, jícama o cebollas.

#### ¡A cocinar!

1. Con la ayuda de una mandolina, o con un cuchillo, corte los vegetales en lonjas delgadas.
2. Mezcle en una olla los primeros ingredientes (sin los vegetales). Cocínelos a fuego alto hasta que rompan hervor.
3. Apague y agregue el líquido a los vegetales. Deje reposar hasta que se enfríen y guárdelos en un recipiente esterilizado con tapa, dentro de la nevera. Si decide dejarlos afuera, asegúrese de que sea en un lugar fresco y que no tenga mucha exposición a la luz.

## Vinagretas

Puede crear muchas de ellas. Como lo recomendó el doc en el capítulo tres, en la variedad está el placer. Una vinagreta es una emulsión que se forma al mezclar un elemento ácido, como el vinagre y el zumo de limón, con una grasa, que suele ser aceite de oliva o de ajonjolí. Esta fórmula básica le permitirá realizar infinitas combinaciones. A ella puede agregarle hierbas aromáticas, especias, frutas, frutos secos, encurtidos, chiles o conservas.

Usualmente utilizamos las vinagretas como aliño para las ensaladas, pero también pueden servir para aderezar cualquier otro producto crudo o cocinado. Les darán aroma, sabor y un toque especial. ¡Es hora de abandonar la vinagreta de todos los días de la tía Bertha!

### *Vinagreta CoMo*

Ingredientes

- 1 cucharada de mostaza de Dijon
- 1 cucharada de vinagre de arroz
- 2 cucharadas de aceite de oliva o ajonjolí
- 1 cucharadita de semillas de hinojo tostadas y molidas
- 1 trozo de jengibre
- Endulzante al gusto
- ½ cucharadita de sal

¡A cocinar!

Ralle el jengibre y exprímalo con un paño para sacarle todo el jugo. Mezcle todos los ingredientes en una licuadora o en un procesador, así podrá emulsionarlos con el aceite. Revise, rectifique la sal y el dulce. Puede ponerle un poco más de aceite, si así lo desea.

## Proteínas vegetales

Desde hace más de 16 años llevo una dieta basada, principalmente, en los vegetales. Con el paso del tiempo y escuchando las recomendaciones de Carlos, entendí cómo debía suplementarme para que mi cuerpo contara con todos los nutrientes necesarios. Si usted sigue este régimen, no olvide que lo más importante es lograr un equilibrio. Cada bocado le traerá armonía y fuerza a su cuerpo y a su mente. Le presento algunos de los ingredientes que se quedaron para siempre en mi despensa para conseguir ese balance. Téngalos en casa aunque no lleve una dieta como la mía.

- Arvejas
- Espinacas
- Brócoli
- Hongos, todos los que le apetezcan, eryngii (seta de cardo), shitake (seta china), hongo París, orellanas, crimini y melena de león, entre otros.
- Kale, o col rizada
- Algas (kombu, wakame, nori)
- Tofu (este lo consumo muy de vez en cuando, cuido que la soya sea orgánica)
- Lentejas
- Garbanzos
- Fríjoles
- Spirulina
- Maca
- *Nibs* de cacao
- Coco (en todas sus presentaciones)
- Clorofila
- *Wheatgrass* o pasto de trigo
- Semillas de *hemp* (cáñamo)

- Nueces
- Tempeh
- Linaza
- Semillas de chía
- Y muchos probióticos

## *Lentejas chafadas con tahine (o tahini) y comino*

### Ingredientes

- 200 g de lentejas
- 30 g de *ghee* o de aceite de coco
- 2 cucharadas de aceite de oliva
- 3 dientes de ajo
- 1 cucharadita de comino molido
- 4 tomates medianos escaldados*, pelados y cortados en dados
- 25 g de cilantro picado
- 60 g de pasta de tahine
- 2 cucharadas de zumo de limón
- 1/3 de cebolla roja finamente picada
- 2 huevos duros (opcionales)
- ½ cucharadita de pimentón o paprika
- Sal y pimienta

* Escaldar es introducir en agua hirviendo durante un tiempo muy corto, unos 10 a 30 segundos.

### ¡A cocinar!

1. Lleve el agua a ebullición en una olla mediana. Añada las lentejas y deje que hiervan entre 20 y 30 minutos o hasta que estén bien cocidas. Escurra y reserve.

2. Caliente el *ghee* (o el aceite de coco) y el aceite de oliva en una sartén grande a fuego medio. Cuando la mantequilla se derrita, incorpore el ajo y el comino. Cocine durante un minuto. Añada los tomates, 20 g de cilantro y las lentejas cocidas.
3. Continúe con la cocción. Revuelva durante un par de minutos antes de agregar el tahine, el zumo de limón, 70 ml de agua, una cucharadita de sal y un poco de pimienta molida. Remueva y cocine a fuego bajo durante 5 minutos más, hasta lograr una textura espesa.
4. Ponga las lentejas en un bol, esparza la cebolla en lonjas bien delgadas y añada los 5 g de cilantro restante.
5. Dele un toque final con un chorro de aceite de oliva, sirva con los huevos duros (si así lo desea, es opcional) o puede reemplazarlos por hongos asados con un poco de aceite y sal.
6. Puede acompañar este plato con arroz.

## Proteínas animales

Le voy a dar ciertos trucos para no fallar a la hora de cocinarlas, y para que sus carnes tengan un gran color, una buena textura y no pierdan sus nutrientes, pero antes quiero hacerle un llamado para que practique un consumo responsable y sostenible. Veamos uno de los mejores ejemplos que conozco, con la ayuda de la vaca Lola, de la que tanto se ha hablado en el libro.

Sé que le gusta el lomito, pero préstele atención a este dato. De los 280 kilos que suele pesar una res, tan solo 3½ son lomo. A pesar de que este es un corte magro muy rico y apetecido, no es la elección más "sostenible". La vaca Lola tiene mucho más que ofrecerle. Se lo contaré dentro de poco. Vamos paso a paso.

## ¿Cómo usar la sal?

Agréguela justo antes de llevar la carne seleccionada a cocción. Si la adiciona con media hora o quince minutos de antelación estropeará sus propiedades y hará que se desangre. De otro lado, le recomiendo emplear sal gruesa, añádala al corte elegido cuando vaya a prepararlo. Una vez en el fuego esta se derretirá, entrará en todas las fibras de la carne y tendremos una gran preparación (con todos sus jugos).

## Más allá del lomo

Le hablaré de otros cortes que puede llevar a su mesa.

**Bife de paleta y centro de cadera:** Son cortes de alta terneza y de un sabor ligeramente ferroso. En su centro presentan una aponeurosis, o tejido colectivo, para romper estas fibras se recomienda llevar a término medio (o un poco más), así el comensal tendrá una experiencia más grata al masticarlos. Son ideales para estofados o preparaciones a la parrilla.

**Morrillo:** En cortes delgados se puede asar directamente en la sartén. En cortes gruesos servirá para las cocciones lentas, como los estofados o braseados (un buen ejemplo es la posta cartagenera, muy popular en mi país, Colombia). Con el morrillo también podemos preparar un buen *roast beef*, como el de la siguiente receta.

## *Roast beef*

Ingredientes

- 1 kilo de lomo, entrecote de ternera o morrillo
- 10 g de mostaza
- 3 dientes de ajo
- 100 ml de aceite de oliva
- 30 g de paprika
- Sal al gusto
- Pimienta molida al gusto

¡A cocinar!

1. Tome la carne, rodéela y amárrela con un hilo, de tal forma que quede divida en tres partes. Al atarla evitará que se deforme con la cocción.
2. En un *bowl* grande incorpore el aceite de oliva, la mostaza, la sal, la pimienta (yo le pongo bastante), paprika y ajo rallado.
3. Encárguese de que toda la superficie de la carne quede muy bien cubierta con la mezcla de aceite. Úntela de manera detallada. Que no le falte un solo rincón.
4. Lleve la carne a la sartén asegurándose de que dore por todos los lados, hasta que quede de color café mate.
5. Luego agregue más pimienta molida y lleve el corte a una bandeja. Hornee a 150 °C, durante 10 minutos, por lado y lado.
6. Deje reposar por 5 minutos (el reposo será recomendable también para cualquier otro corte de carne, ayudará a que no pierda sus jugos).
7. Pasados los 5 minutos, corte en lonjas.

Esta cocción, que puede filetear, le servirá para preparar unos magníficos sándwiches o ensaladas, acompañados de unas papas al horno.

## A la parrilla

Le daré algunas recomendaciones para que las carnes de res o de pollo queden en su punto cuando las lleve a su parrilla. Debemos aprovechar esta técnica para que cada corte se cocine con la ayuda de su propia grasa, por eso será importante ajustar la temperatura:

- Un fuego demasiado elevado quemará cualquier presentación que haya elegido.
- No olvide rociar todas las piezas que formarán parte de su banquete con líquidos que no contengan azúcar, pero que sí sean ricos en grasas. Al hacerlo ayudará a que las carnes no se doren tan rápido y se cocinen bien por dentro.
- Nos falta la sal. Seleccione una gruesa y, como se ya se lo conté, agréguela sobre los cortes poco antes de llevarlos a la parrilla.

## Un buen pollo

Esta es una proteína animal con muchas ventajas, es fácil de cocinar, es más económica, pero a veces nos causa un gran tedio porque solemos repetir una y otra vez la misma preparación; o nos juega malas pasadas: seguramente ha vivido aquel momento llamado "creo que el pollo está muy seco por dentro". Para evitar ese triste instante gastronómico, y para intentar nuevas recetas, le sugiero que aprenda las dos técnicas siguientes (también puede ponerlas en práctica con pescados y pavos, por ejemplo).

## *Brine* o salmuera

Consiste en remojar la pieza que vayamos a cocinar en una solución de agua con sal. Este recurso tan simple permitirá que el pollo esté más jugoso y quede mejor sazonado. El procedimiento siempre debe realizarse dentro de refrigeración y será muy importante el uso de una buena sal, ojalá sea marina. A la salmuera se le pueden agregar condimentos, hierbas o especias que ayuden a aumentar el sabor. Podríamos incluir ajos, hojas de laurel, ramas de tomillo, pimienta, jugo de limón, entre otros ingredientes. Ahora le enseño a preparar nuestra salmuera.

### *Salmuera*

Ingredientes

- ¾ de taza de sal marina
- 4 litros de agua
- 4 dientes de ajo machacados
- 1 rama de tomillo
- El zumo de 2 limones

¡A cocinar!

Mezcle en una olla todos los ingredientes. Póngalos al fuego y déjelos hervir durante un minuto. Cuando la preparación esté fría, agréguela a las piezas o al pollo entero y asegúrese de que estén totalmente sumergidos en el líquido. ¡Y a la nevera durante 12 horas!

## *Rub*

Este es el segundo método del que le hablaba. Se llama así, *rub*, o frotado de especias. Ayudará a potenciar el sabor de las proteínas o los vegetales que llevemos a nuestra mesa. Se trata de una de mezcla de condimentos y especias molidas a la que podemos añadirle sal, ajo o aceites. Se lo cuento con más detalles en esta receta.

### ***Rub***

#### Ingredientes

- 2 cucharadas de pimienta de Cayena
- 2 cucharadas de pimienta negra molida
- ½ cucharadita de paprika o pimentón de la vera
- 1 cucharada de ajo en polvo
- 1 cucharadita de sal
- 3 cucharadas de aceite

#### ¡Hagamos el ***rub***!

De nuevo, traiga ese útil *bowl* que hemos usado para anteriores preparaciones. Mezcle en su interior todos los ingredientes hasta que estén bien integrados. Ahora frote la mezcla sobre las piezas o el pollo, que no quede una sola zona sin masajear, y deje reposar por lo menos media hora antes de cocinar. Un consejo: a mayor tiempo de reposo, mejor será el resultado, porque el *rub* podrá penetrar sin afanes las fibras de la proteína.

## No rotundo al pollo "seco"

Para que las pechugas que tanto le gustan queden jugosas y doradas tenga en cuenta esta recomendación: adóbelas primero con un poco de aceite de oliva o *ghee*, un poco de ajo rallado y mostaza de Dijon. Ahora caliente una sartén con una pequeña medida de aceite de oliva o *ghee*, ponga en ella los trozos de pechuga, siempre a fuego medio bajo; cocine entre 3 y 4 minutos por cada lado sin tocarla. De esta manera se asará por dentro pero no se pasará de punto.

### *Pollo al horno*

#### Ingredientes

- Puede usar un pollo completo o 6 presas
- 2 cucharadas de ají ahumado
- 5 cucharadas de salsa de soya, o tamari (salsa de soya sin gluten), o aminos
- 2 cucharadas de vinagre de sidra
- 1 cucharada de ajo rallado
- 1 cucharada de mostaza
- ¼ cucharadita de comino
- 1 cucharadita de orégano
- ¼ taza de vino blanco
- ½ taza de *ghee*

#### ¡A cocinar!

1. Mezcle todos los ingredientes, menos la proteína que va a cocinar. Póngalos en una bandeja y asegúrese de incorporar la mezcla en todas las piezas del pollo e incluso por debajo de su piel. Deje marinar durante al menos una hora.

2. –Precaliente el horno a 180 °C. Meta el pollo en una bandeja para hornear con una parte de la marinada (no toda, reserve una buena porción).
3. –Cocine durante media hora. Revise de vez en cuando y remoje las piezas con el resto de la mezcla.
4. –Cuando se cumpla el tiempo, saque el pollo del horno, agréguele *ghee* frotándolo sobre este (o sobre las presas). Ahora hornéelo durante 15 minutos más, hasta que dore. ¡Buen provecho!

## La ruta del pescado

Reservo este párrafo a fuego lento para rescatar una de las buenas cosas que nos ha dejado la pandemia, al menos en mi país. Debido a la crisis del covid-19, los proveedores tuvieron que buscar un nuevo modelo de negocio y comenzaron a vender sus productos frescos directamente al consumidor. Yo, al igual que el doc, vivo en Bogotá, a 2600 metros de altura y muy lejos del mar. Hoy puedo tener un pescado en casa, en excelentes condiciones, gracias a estas nuevas formas de distribución. Supongo que en otras naciones habrá sucedido algo similar. Al dejar a los intermediarios de lado, los pescadores recibirán un precio justo por la pesca que hoy podemos incluir en el menú.

Muy bien, ahora, ¿qué técnicas usaremos para cocinar ese pescado? Le doy algunas instrucciones.

A. Este es un producto muy delicado, su cadena de frío debe cuidarse muy bien, si se rompe se estropeará la textura, el sabor y se perderán los nutrientes de esta proteína.

B. El tiempo de cocción varía levemente dependiendo de las características del pescado y la forma de prepararlo. Pero la diferencia no es muy significativa.

C. Hallaremos tres tipos principales de pescados: los grasos, como el salmón, el atún, la caballa y la sardina; los magros, como el bacalao, la merluza, el lenguado, el róbalo, el mero; los semigrasos, como la anchoa, la trucha y el bonito.

D. Tiempos generales de cocción: *a la parrilla*, 4 minutos por cada lado, con poco aceite. *A la plancha* o en una sartén muy caliente, y con poco aceite, sal y pimienta, 3 minutos por cada lado. Si lo va a preparar *al horno*, asegúrese de que la temperatura sea de entre 180 y 190 °C. ¿Cómo saber el tiempo de cocción en el horno? Calcule de 15 a 20 minutos por kilo de pescado.

E. También puede servirlo en crudo, la técnica para preparar ceviches o sushi. Solo se debe emplear cuando estamos seguros de que el pescado está fresco y no ha tenido cambios de temperatura, de lo contrario podría contener bacterias que nos pueden afectar.

F. La parte del lomo más cercana a la cabeza es muy fibrosa, así que no la use para ceviches o preparaciones en crudo.

G. Recuerde porcionar el pescado. Si no lo va a usar de inmediato, métalo en bolsas y congélelo.

## *Pescado tataki*

Esta es una receta para hacer en crudo. Usaremos el siguiente aderezo.

**Ingredientes**

- 2 cucharadas de aceite de ajonjolí
- 2 cucharadas de salsa de soya, amari o aminos

- ¼ de cucharadita de sal
- 1 cucharada de vinagre de arroz
- 1 cucharada de sake
- 300 g de atún o salmón fresco

¡A cocinar!

1. Mezcle en un *bowl* todos los ingredientes líquidos y reserve.
2. Agregue el atún a la marinada y permita que se empape en ella y la absorba entre 30 minutos y una hora.
3. Pasado ese tiempo, ponga el lomo en una sartén bien caliente, cuide que se cocine durante 10 segundos por todos sus lados. Deje reposar, corte en lonjas y sirva junto con la marinada.

## Condimentos, especias, hierbas y chiles

Vale la pena conocer sus principales características para poder apreciar sus sabores, su magia nutricional y combinarlas de manera adecuada. Algunos de los que no deberían faltar en su casa son la cúrcuma, el jengibre y la albahaca, por citar solo unos nombres.

Y no les tema a los chiles; sé que despiertan amores u odios, pero harán más interesantes sus recetas. Estos contienen una molécula muy particular llamada capsaicina, la que causa *aquella* sensación en la lengua –usted sabe de qué hablo–. Los chiles, como los jalapeños, el habanero, el serrano o el chipotle, entre otros, lograrán que las preparaciones de sal y hasta los postres tengan otro registro. Pero hay que comprender, a través de la práctica, cuál es su cantidad indicada. Este producto, además, cuenta con propiedades antibióticas, contiene vitaminas y ayuda a evitar variados dolores.

## ¿Todavía cree que solo hay una sal?

Este compuesto, que nos sirve para resaltar los sabores de los productos que cocinamos, cumple variadas funciones en los procesos de cocción y es un poderoso conservante natural. Conozca sus diferentes presentaciones.

**Sal común o sal de mesa:** Es la blanquísima sustancia que encontramos en las despensas de todas las casas y en los estantes de los supermercados. Es, también, la más económica e industrializada. En general, se extrae de depósitos subterráneos, se procesa para eliminar ciertos minerales de su estructura y suele contener aditivos que evitan que se apelmace. Ella cumple con la función más básica en el momento de cocinar.

**Sal marina:** Proviene de la evaporación del agua del mar o de lagos de agua salada; generalmente tiene muy poco procesamiento. Su sabor y color particulares dependerán de los oligoelementos contenidos en las fuentes líquidas de su origen.

**Sal gruesa:** Tiene una apariencia más rústica y, como lo indica su nombre, su grano es grueso. Debido a su capacidad para retener la humedad se utiliza para aderezar o generar “costra” en algunas recetas. Es estupenda para los pescados, para preparaciones como el salmón *gravlax* (o al estilo escandinavo), y marca la diferencia en los asados porque penetra en las fibras de las carnes y les da un muy buen sabor.

**Sal Maldon:** es una marca registrada por la empresa británica Maldon Salt Company fundada hace casi 140 años. Proviene de la salmuera evaporada del estuario del río Blackwater, ubicado en Essex. Es una sal en escamas, producida de manera artesanal, muy apreciada en todo el mundo. Tiene una textura gruesa pero delicada, es muy crujiente, su intenso sabor la convierte en la mejor opción para aderezar platos ya terminados. Utilizarla para cocinar es desperdiciar sus propiedades. Acentúa el gusto de las carnes, los pescados, las verduras y los postres, y marida de manera deliciosa con chocolate negro; le añade un punto salino aromático y aporta un toque crujiente.

**Sal rosada o sal del Himalaya:** Carlos le habló de ella; su color y su nombre tan llamativo le dieron visibilidad a este producto ancestral cargado de virtudes saludables. Como ya la conoce no quiero extenderme más, mejor, de nuevo, vamos a cocinar. Preparemos unas fantásticas mezclas de sales que le servirán para darle vida a muchísimas recetas.

### Blend *de sales*

Ingredientes

- 2 cucharadas de paprika o pimientos ahumados de la vera
- 1½ cucharada de semillas de mostaza
- 2 cucharadas de orégano
- 1 cucharadita de semillas de comino
- 1 cucharadita de semillas de hinojo
- ½ cucharadita de chile seco en polvo
- 1 cucharada de ajo en polvo
- 2 cucharadas de sal (la que tenga a mano o con la que quiera experimentar)

En una sartén tueste las semillas de mostaza, el comino y el hinojo (esta operación durará tan solo unos cuantos segundos). Deje enfriar y añada esta preparación en un *bowl*, y mezcle con los demás ingredientes. Reserve en un recipiente hermético de vidrio.

### *Curry* Spice

**Ingredientes**

- ¼ de taza de curry en polvo
- 2 cucharadas de cúrcuma en polvo
- 2 cucharadas de semillas de hinojo
- 2 cucharadas de semillas de comino
- 1 cucharada de semillas de mostaza
- 1 cucharada de pimienta molida
- 1 cucharadita de chile seco
- 1 cucharadita de ajo en polvo
- 2 cucharadas de sal

En una sartén caliente tueste las semillas durante algunos segundos (no deje que se quemen). Cuando se enfríe la preparación, mézclela con los demás ingredientes y, al igual que lo hizo con el *blend* de sales, guárdela en un frasco hermético de vidrio.

## ¡Masas sin gluten!

Este es un encargo especial que me hizo el autor de este libro. Me contó que a usted le gustan el pan, las tartas y los *pancakes*, pero que ha entendido que es mejor mantenerse lejos de aquella lectina presente en el trigo, el centeno y la cebada, conocida como gluten. Yo estoy aquí para darle una mano. Le enseñaré a preparar buenas masas que no necesitan de esa proteína que aterra a los celiacos.

Masas que, por cierto, no serán duras como rocas, ni pegajosas como chicles.

Primero hay que conocer cómo se comporta el enemigo. El gluten, del que usted sabe bastante, es el responsable de la consistencia elástica y suave de las masas convencionales. ¿Qué hacer si no contamos con él? Eso mismo me preguntaba hace una década. Para hallar respuestas decidí estudiar pastelería y panadería, necesitaba comprender sus técnicas y sus procesos. Entonces entendí que para lograr masas con textura suave y esponjosa, libres de gluten, debía utilizar los mejores aliados: la fermentación, las grasas y la humedad.

Comencemos por la fermentación; con ella podremos lograr una buena miga y un rico sabor. Todo inicia con una masa madre.

## Masa madre

Puedo darle una definición técnica, y decirle que la masa madre, de la que tanto se habla ahora, es un fermento compuesto por harina y agua que no incluye levadura. Podría decirle, también, que es el resultado de un proceso natural en el que se producen organismos vivos que se "devoran" los carbohidratos de los azúcares y los almidones convirtiéndolos en alcoholes. Estos se reproducen, ayudarán a generar la miga, y al ser llevados al horno, ¡adiós mundo cruel! Pero la masa madre es más que eso. Es una mezcla llena de vida que, como lo decía un pastelero catalán en un artículo de *La Vanguardia* de Barcelona, alberga un fuerte "componente emocional". Hacerla demanda tiempo, atención, cariño y mucha paciencia. Más que "madre", es como una hija a la que debemos cuidar. Será un proceso largo, pero el resultado final vale la pena.

## Ingredientes

### Día 1

- 50 g de harina de arroz
- 50 ml de agua

### Día 2

- 50 g de harina de arroz
- 50 ml de agua

### Día 3

- 100 g de harina de arroz
- 100 ml de agua

### Día 4

- 100 g de harina de arroz
- 100 ml de agua

### Día 5

- 100 g de harina de arroz
- 100 ml de agua

## ¡Manos a la masa!

### Día 1

En un frasco de vidrio esterilizado agregue la harina y el agua. Mezcle bien y tape con un paño limpio. Deje el recipiente en un lugar cálido donde no lo afecte la luz directa. Asegúrese de que el aire tenga salida y pueda escapar el dióxido de carbono ($CO_2$).

### Día 2

Seguramente la mezcla tendrá un olor ácido, similar al del yogur, y algunas burbujas en su superficie. Estos son los indicadores de que debe "alimentar" de nuevo la masa madre. Hágalo. Agregue la cantidad de harina y agua para el día 2, mezcle bien, tape de nuevo. *Si no hay olor ni burbujas no lleve a cabo esta operación, espere hasta el día siguiente.*

### Día 3

Las burbujas deberían ser aún más evidentes; la masa madre comienza a tener una textura esponjosa y cuando usted la mueve puede apreciar otras pequeñas burbujas. También verá un líquido separado de la masa y notará que el olor ácido es más fuerte. En este punto, muévala bien; es parte de lo que llamamos el "refresco". Ahora deseche la mitad de la mezcla, y agregue la cantidad de harina y agua del día 3. Mezcle. Deje reposar por otras 24 horas.

### Día 4

Vuelva a refrescar la masa madre. De nuevo, retire la mitad, vierta y mezcle los ingredientes del día 4. ¡A esperar otro día!

### Día 5

La masa estará casi lista. Repita la operación del día anterior. Otras 24 horas de reposo.

### Reserve en la nevera

Ahí está su masa madre, lista para hacer preparaciones con buena miga y buen sabor (¡y sin gluten!). Ella será el punto de partida de sus nuevos panes.

## *Pan de masa madre*

### Ingredientes

- 200 g de masa madre
- 180 g de harina de arroz (si consigue harina de trigo sarraceno tendrá un pan con un sabor increíble. No se preocupe, este ingrediente tampoco tiene gluten).
- 140 g de harina de avena sin gluten o harina de garbanzo
- 60 g de almidón de papa o de yuca
- 10 g de *psyllium*
- 7-8 g de sal
- 300-400 ml de agua

### Refresco para la masa madre

- 50 g de harina de arroz
- 50 ml de agua

### ¡A cocinar!

1. Saque la masa madre de la nevera, deje que se atempere durante unos 20 minutos. Ahora refrésquela para volver a activarla. En un *bowl* añada 100 gramos de masa madre, agregue 50 gramos de harina de arroz y los 50 mililitros de agua. Mezcle bien. Tape con un paño limpio. Deje que se active entre 4 y 8 horas. No olvide revisar la temperatura.
2. Cuando la masa madre esté lista y burbujeante, es el momento de hacer el pan. En un bol grande mezcle todos los ingredientes secos. Incorpore agua poco a poco hasta que tenga una masa manejable para amasar (si la siente muy seca puede añadir más agua). Amase bien hasta que quede todo integrado. Tape con el paño y deje reposar entre 30 y 45 minutos.

3. Ahora enharine una superficie limpia (puede ser el mesón de su cocina) donde pueda extender la masa. ¿Cómo está su estado físico? Es el momento de realizar 4 amasados cortos con intervalos de entre 10 y 15 minutos. El primer amasado debería durar 45 segundos, los restantes, 15 segundos cada uno. Cuando termine, meta la masa en un *bowl*, déjela reposar en un lugar cálido entre 4 y 6 horas, hasta que haya ganado volumen.
4. Al cabo de ese tiempo la masa debe haber crecido considerablemente. Introduzca sus dedos en ella. Notará que se hunden con facilidad, la masa esta suave, delicada y no se queda pegada en ellos. Esa es la señal de que debe pasarla al molde final. Lleve la masa, de nuevo, a una superficie enharinada, amase unos segundos, estírela, dóblela hacia adentro como haciendo un sobre. Prepare un bol o una canasta de pan con un paño, cubra la superficie con harina. Añada la masa con la parte lisa hacia abajo y los pliegues hacia arriba. Cubra con el paño y deje fermentar en la nevera entre 2 y 3 horas.
5. Precaliente el horno a 200 °C. Ponga la masa en una bandeja, métala en el horno y sobre ella ponga también un tazón de agua que pueda resistir las altas temperaturas. Esta generará vapor mientras se hornea el pan. Es un paso importante para generar corteza.
6. Hornee a 200 °C. Utilice primero el calor de arriba y sin ventilados, entre 10 y 15 minutos (vigile que no se tueste demasiado la parte superior del pan). Después de ese tiempo active el calor del horno tanto arriba como abajo y comience a bajar la temperatura de 10 grados en 10 grados, hasta llegar a 180 °C.
7. Cuando pase el tiempo indicado (de 35 a 45 minutos) apague el horno, pero no saque el pan todavía. Que siga dentro

durante unos 10 minutos. Luego sáquelo, déjelo enfriar en una rejilla y espere algunas horas antes de cortarlo. Para que se conserve fresco guárdelo en un lugar seco, a temperatura ambiente, cubierto por un trapo o una bolsa de tela que le permita respirar y conservar la humedad. Si su plan es preservarlo por un tiempo más largo, córtelo en rodajas y métalo al congelador en una bolsa sellada.

## Una grasosa ayuda

¿Le gustan los *pancakes*? Le voy a enseñar a preparar unos deliciosos y libres de gluten. Para que queden suaves necesitará una buena materia grasa en el momento de cocinar; la puede obtener de los huevos, el *ghee*, los buenos aceites, la linaza o las semillas de chía. Si usted no consume huevos, le dejo tres buenas alternativas para reemplazarlos.

### *Mezclas para reemplazar los huevos*

Opción 1

- 5 g de semillas de chía molidas, o semillas de linaza
- 15 g de agua

Mézclelas muy bien, déjelas reposar durante 10 minutos hasta que el mucílago (*psyllium*, una fibra soluble viscosa) de las semillas absorban el agua. El resultado será una mezcla gomosa que incorporaremos a los ingredientes húmedos.

Opción 2

- ¼ de taza de aquafaba o acuafaba (es el líquido que resulta después de cocer algunos granos como los garbanzos).

En un bol, con la ayuda de una batidora eléctrica o un batidor de mano mezcle la aquafaba hasta que comience a generar espuma. Si elige la primera opción, seguramente la mezcla generará espuma con mayor cantidad de aire, así que la mejor forma de introducirla en las recetas de *pancakes* o tortas es en el paso de los ingredientes húmedos, de forma envolvente. Luego agregue los elementos secos.

Opción 3

- ¼ de taza de puré de zapallo o de manzana
- 1 cucharadita de vinagre de sidra de manzana
- ¼ de cucharadita de bicarbonato de sodio

Mezcle los ingredientes y asunto arreglado. Esta preparación permitirá que su receta quede suave y con buena textura.

### *Harina casera libre de gluten*

Esta es, en realidad, una mezcla de varias harinas que puede tener en la despensa. Le servirá para hornear tartas o crear sus amados *pancakes*.

Ingredientes

- 400 g de harina de arroz
- 300 g de almidón de yuca
- 200 g de harina de almendras

Mezcle en un bol y reserve en un recipiente de vidrio con tapa hermética.

¡Ni se le ocurra!

*Sé que la harina de coco ha ganado mucha popularidad y cada día se usa más (y de manera errada) en las casas. Por favor no reemplace ninguna de las harinas de la mezcla anterior por la de este fruto tropical. Esta tiene un comportamiento muy diferente, absorbe mucha agua y hará que la preparación quede muy seca.*

## *Pancakes sin gluten*

Ingredientes

- ½ taza de harina de almendras
- 2 huevos (o use las opciones que los reemplazan)
- 1 cucharada de *ghee*, o de aceite de coco, o de mantequilla de nueces
- 1 cucharadita de extracto de vainilla
- ½ banano en puré o ¼ de taza de puré de zapallo (o ahuyama)
- 1 cucharadita de polvo de hornear
- 2 cucharadas de leche de almendras o coco
- 1 pizca de sal (es importante para resaltar los sabores)
- Puede agregarle estevia o el endulzante que prefiera

***Toppings***

A la mezcla anterior puede añadirle *nibs* de cacao, arándanos frescos, nueces picadas o trozos de mantequilla de nueces.

¡A cocinar!

Traiga a su amigo de mil batallas, el *bowl*. Bata en su interior los huevos, agregue la leche, el puré de manzana y el *ghee* derretido. Incorpore los ingredientes secos y deje reposar durante cinco minutos. Vierta un poco de aceite sobre una sartén a fuego medio bajo. Cuando esté muy caliente agregue la mezcla con un cucharón. Deje dorar y voltee.

***Aún no hemos terminado; continúe esta expedición gastronómica con todas las recetas y los consejos de Stephie Watteijne.***

***¡Y ojo con su*** **porridge** ***de avena!***

# Me lo *CoMo* II

**Por Stephie Watteijne**
*Healthy Chef Expert, creadora de Cooking with Stephie*
**@cookingwithstephie**

**Después de las recetas** y las valiosas explicaciones de Denise, este es mi turno para recordarle que dentro de usted también hay un gran chef. Como lo dijo Carlos a lo largo de este libro, todos deberíamos convertirnos en expertos de nuestra propia alimentación, y lo vamos a conseguir practicando en la cocina. Lo invito a que lo hagamos juntos. Le enseñaré recetas fáciles, balanceadas, rápidas y saludables, en las que abundan la comida real llena de buenos nutrientes (y sin esos molestos "ultras" que antes formaban parte de su vida). Como a cocinar se aprende cocinando, entonces, ¡cocinemos!

## *Staples* (o esenciales)

Tenemos poco tiempo para preparar nuestras comidas, especialmente en los días laborales. Abundan las reuniones por Zoom y los comités ejecutivos a deshoras; hay demasiadas tareas en el hogar, debemos cuidar a nuestros hijos, hablar con nuestros padres, alimentar a nuestras mascotas, en fin. ¿Cómo cocinar si vivimos contra el reloj? Lo vamos a lograr si tenemos ciertas preparaciones básicas listas en la nevera. Estas nos servirán como punto de partida. Le doy algunos ejemplos.

### *Marinara*

*(Base concentrada de tomates y especias)*

Quizás se pregunte cuál es el secreto de los platos de ese restaurante italiano que tanto le gusta. Le tengo la respuesta: los tomates. Ellos son los actores principales de esta salsa salvadora que nunca falta en mi casa, y le aseguro que sabe tan bien como la que le sirven en aquella *trattoria* que usted adora. Necesitaremos tomates *San Marzano*, típicos de la península itálica, pero también se pueden conseguir en los mercados orgánicos locales.

#### Ingredientes

- ½ cebolla blanca cortada en cubitos
- 2 dientes de ajo grandes triturados
- 1 cucharadita de orégano
- 1 cucharadita de tomillo
- 3 hojas de laurel o 2 cucharadita de laurel molido
- 1 cucharada de pasta de tomate

¡A cocinar!

1. En una olla mediana, a fuego medio alto, agregue el orégano y el tomillo. Saltéelos durante 30 segundos (este paso cambia drásticamente el aroma y el sabor de las especias deshidratadas y mejora el resultado final del plato). Agregue ahora una cucharadita de aceite de oliva, siga con las cebollas y los ajos. Revuelva ocasionalmente, y cuando la cebolla esté traslúcida añada entre 4 y 6 tomates San Marzano (los amará eternamente).
2. Revuelva bien, tape la preparación, déjela a fuego medio entre 40 y 60 minutos, sin agregar agua. Pasado el tiempo de cocción lleve a la licuadora o a la procesadora durante algunos segundos, hasta obtener la textura que más le guste. Le recomiendo no licuarla demasiado, será más interesante si quedan algunos pedazos enteros de esos estupendos tomates.

## La útil marinara

Le servirá como *dip* para vegetales u otras preparaciones, se puede emplear como salsa de tomate, como base para unos huevos pomodoro, y el resto se lo dejo a su imaginación. Si la va a usar para sus pizzas y lasañas caseras, le recomiendo que la deje al fuego, sin tapa, otros 10 o 15 minutos, al final de la cocción. Así se secará un poco más. También puede agregar albahaca fresca cuando sirva con los platos de pasta; le dará un toque inolvidable. Por cierto, yo no suelo agregar azúcar para balancear la acidez del tomate. Prefiero añadir un poco de alguna leche vegetal (sin endulzantes o saborizantes) o crema de coco.

## ¡Una larga vida!

La marinara, en conserva, puede durarle hasta un año. Si quiere preservarla de esta manera, busque un envase de vidrio esterilizado, vierta en él la salsa aún caliente y llene hasta el borde. Tape muy bien, ahora voltee el frasco boca abajo, sobre la tapa, y déjelo enfriar así durante toda la noche. Al día siguiente póngalo en un lugar fresco y seco de su alacena, y escriba la fecha de envasado en el recipiente. Después de abierta, consérvela tapada en la nevera hasta por 15 días.

### *Sour cream*

Mi versión original de esta crema agria contiene yogur griego, pero hice esta preparación libre de lácteos de la vaca Lola especialmente para usted. Le gustará.

#### Ingredientes

- 1 taza de yogur griego de coco
- 1/3 de taza de jugo de limón
- 1 cucharada de sal

#### ¡A cocinar!

Agregue todos los ingredientes en el *bowl* que lo acompaña desde el apartado anterior, revuelva muy bien y... ¡listo! En la nevera le durará hasta 15 días si la conserva en un envase de vidrio esterilizado, y si evita la molesta costumbre de estar metiendo cucharas sucias en la mezcla. Ahora que ya tiene su *sour cream*, utilícela para crear los tres aderezos siguientes.

### *Salsa tártara*

- 1 taza de nuestra *sour cream* casera
- 1 cucharada de alcaparras
- 1 cucharadita de la salmuera (el agua en la que vienen las alcaparras)
- 2 cucharadas de cilantro fresco picado
- Sal al gusto

**El siguiente paso**

Procese todos los ingredientes por unos segundos, eso es todo.

**¿Para qué le sirve?**

Es una salsa perfecta para acompañar pescados, mariscos e incluso un buen pollo a la parrilla.

### *Creamy Dijon*

- 1 taza de nuestra *sour cream*
- 2 cucharadas de mostaza de Dijon
- 1 cucharada de vinagre de manzana
- 1 cucharadita de aceite de oliva
- 4 a 6 gotas de estevia
- Pimienta al gusto

**El siguiente paso**

Mezcle en un bol todos los ingredientes hasta obtener una textura homogénea. Si no quiere usar sus manos, utilice un procesador.

¿Para qué le sirve?

La *creamy* Dijon es un aderezo maravilloso para ensaladas, o le servirá como "salsa" casera para sánduches o hamburguesas.

## *Creamy avo*

- 1 taza de nuestra *sour cream*
- 1 cucharada de cilantro fresco picado
- 1 aguacate Hass
- El jugo de un limón
- Sal al gusto

El siguiente paso

Procese todos los ingredientes por unos segundos hasta obtener una textura cremosa similar a una mayonesa. Si a usted le gusta más liquida agregue agua, lentamente y poco a poco, hasta obtener la consistencia que más le agrade.

¿Para qué le sirve?

Funcionará como aderezo para sus ensaladas, la puede incluir en *bowls* (ahora le hablaré de ellos) y va muy bien con las pastas frías.

## Fake *chucrut* / Sauerkraut

Esta es una versión de chucrut sin el proceso de fermentación en casa, pero con buenos probióticos.

Ingredientes

- 6 hojas de repollo morado cortado en tiras, con uno pequeño bastará.
- 2 cucharadas de vinagre de sidra de manzana "con la madre"
- El jugo de 3 limones
- Sal al gusto
- Pimienta en escamas o pimienta de cayena

¡A cocinar!

1. Corte las hojas del repollo en tiras. La manera más rápida y fácil de hacerlo será enrollando varias hojitas como si fueran un tabaco, para después cortarlas en pequeñas rodajas.
2. Al mismo tiempo ponga a hervir abundante agua en una olla. Cuando hierva agregue el repollo y cocine entre 2 y 3 minutos. Retire del fuego, escurra y lleve al baño María inverso. ¿Qué es eso? *Relax.* Se lo explico: después de escurrir ponga el repollo en un *bowl* con agua helada y hielo para detener la cocción y asegurarse de que queden crocantes y con textura. Eso es.
3. Envase en un frasco de vidrio y agregue el jugo de 2 limones, las 2 cucharadas de vinagre de sidra de manzana, sal al gusto, y dele un toque picante e increíble con pimienta de cayena o escamas de pimienta roja (*peperoncino*). Notará cómo los trozos de repollo pierden su color morado para darle paso a un rosado intenso, fruto de la acidez del vinagre y los limones.

¿Cómo conservarlo? Manténgalo en la nevera tapado, y sin contaminar, es decir, sin introducirle cucharas sucias, hasta por 10 días.

## *Legumbres crocantes como* toppings *para* bowls

Ingredientes

- 1 taza de garbanzos precocidos (puede reemplazarlos por lentejas o arvejas)
- 1 cucharadita de aceite de oliva
- Especias al gusto (le doy mis recomendadas: 1 cucharadita de curry, paprika, orégano seco, sal y una pizca de cayena para darle el toque picante).

¡A cocinar!

Sí, puede elegir garbanzos enlatados, pero cuélelos antes de usarlos y no deseche el líquido de la lata (¿recuerda que Denise nos habló de la aquafaba? Pues ahí la tiene). Si prefiere preparar la receta con lentejas o arvejas no olvide dejarlas en remojo durante al menos 24 horas; le sugiero cambiar el agua pasadas las primeras 12 horas. Luego escurra muy bien y, de ser necesario, seque con un paño.

Sigamos. En un *bowl* mezcle todos los ingredientes y lleve a la *air fryer* ( freidora de aire), precalentada a 180 °C, durante 15 minutos o hasta que los garbanzos estén secos y crocantes. Deje enfriar por completo para que estén aún más crocantes. Conserve en un envase de vidrio con tapa, en algún rincón fresco y seco de su alacena. En esas condiciones se preservará hasta por un mes.

## Mix *de semillas y nueces como* toppings *para* bowls

Ingredientes

- ½ taza de ajonjolí o semillas de sésamo
- ½ taza de linaza entera (no en polvo)

- ½ taza de semillas de girasol
- ½ taza de semillas de calabaza
- ½ taza de nueces (a mí me encantan las almendras, los marañones y las pecanas, incluya usted sus favoritas)
- ½ cucharadita de aceite de linaza, coco o aguacate
- Sal al gusto

** Si omite la sal y la reemplaza por 4 o 6 gotas de estevia y canela al gusto, tendrá una genial versión dulce.*

¡A cocinar!

1. En una placa o en un molde con papel, agregue las semillas pequeñas. En otra, ponga las semillas más grandes. Debe separarlas porque, como tienen diferentes tiempos de cocción, así podrá controlar que todas se doren de manera pareja, sin que haya "víctimas" (nueces quemadas) en el proceso.
2. Lleve los frutos secos al horno, o a la *air fryer*, precalentados a 180 °C, durante 10 minutos o hasta que se tornen dorados.
3. Transfiera de inmediato a un *bowl* para evitar que sigan en la placa y se quemen (hágalo de prisa, las nueces se queman rápido). Sobre las semillas calientes vierta el aceite y la sal; si escogió la opción dulce, es el momento de agregar el aceite, la canela y las 4 o 6 gotas de estevia.
4. Revuelva muy bien y deje enfriar por completo antes de conservar en un envase con tapa. Serán unas grandes acompañantes de ensaladas, *bowls*, sopas, tostadas, también se las puede comer solitas (o con lo que usted se imagine). Le doy otro consejo: juegue con las especias para crear versiones picantes o al curry.

## Desayunos

En los desayunos no debería faltarle un ingrediente que, por desinformación o poca curiosidad, suele subestimar: la avena. Tal vez usted crea que ella es aburrida, que solo hay *una* y, peor aún, que es "comida para caballos", como lo leí alguna vez en internet. Todo eso es mentira. Quienes la calumnian no conocen, como yo, su gran secreto, ¡la doble cocción! Y no saben diferenciar los diferentes tipos de este cereal.

Después de revisar los siguientes párrafos usted podrá formar parte del club de los "avenahólicos".

La avena no es *una* sola. En Estados Unidos, por ejemplo, la suelen clasificar en dos grandes categorías, *roalled oats* (copos de avena) y *steel cut oats* (avena cortada al acero). A la primera pertenecen las *old fashioned oats* y las *quick cooking oats*, que están disponibles en la mayoría de tiendas y supermercados, solo que no las "clasifican".

Le enseñaré a diferenciarlas; preste mucha atención porque de eso dependerá el éxito de nuestras siguientes recetas. Las *old fashioned oats* son granos anchos, enteros, con apariencia perlada y serán perfectos para crear granolas, apanados, barritas de cereal o cualquier receta que requiera un grano que conserve su forma. Por su parte, las *quick cooking oats* son hojuelas más delgadas, generalmente partidas o parcialmente trituradas, y tienen un tiempo de cocción menor. Calzan como anillo al dedo para preparar avena cocida, postres o cualquier receta que requiera horneado. Las diferencias, se lo dije, saltan a la vista, y dependen del tipo de cocción y el proceso de aplanado a los que fueron sometidos los granos.

Ahora que lo sabe podrá elegir la avena que más le convenga para sus preparaciones. Y recuerde que pasando los copos por un procesador o una licuadora obtendrá harina de avena.

Antes de empezar a cocinar, por favor note que estamos hablando de avena, un cereal noble, que nada tiene que ver con esas creaciones industrializadas de las que le habló Carlos en el apartado "Las hojuelas del diablo".

## *Coco* caramel *granola*

### Ingredientes

- 3 tazas de avena de grano ancho en hojuelas (*old fashioned oats*)
- 1/3 de taza de almendras
- 1/3 de taza de pecanas
- ¼ de taza de semillas de calabaza
- ¼ de taza de semillas de girasol
- 3 cucharadas de aceite de coco
- 1/3 de taza de mantequilla de almendras
- 1/3 de *chunks* de chocolate (cacao al 85 %)
- 1/3 de taza de *chips* de coco horneados
- 4 a 6 gotas de estevia

** Si va a incluir frutas deshidratadas como arándanos, pasas o uchuvas, hágalo después de hornear. Y recuerde elegir opciones libres de azúcar añadida.*

### ¡A cocinar!

1. Aliste dos *bowls*. En el primero agregue la avena y 2 cucharaditas de canela en polvo (puede añadir más si así lo desea). En el segundo incorpore los demás ingredientes a excepción de los *chips* de coco y los trocillos de chocolate.
2. En una olla pequeña adicione el aceite de coco, la mantequilla de almendras, las 4 o 6 gotas de estevia, y revuelva muy bien, a fuego medio, sin dejar que hierva. Vierta la mezcla sobre la avena, revuelva con atención,

asegurándose de que todas las hojuelas queden totalmente impregnadas.

3. Lleve la preparación a la *air fryer* o al horno, en una placa con papel, y cocine a 180 °C durante 10 minutos. No la pierda de vista ni un segundo, ojo de halcón para que no se le queme. Revuelva ocasionalmente o sacuda la canastilla de su freidora de aire para evitar que se pegue a la placa.
4. Al mismo tiempo, introduzca las nueces y las semillas al horno, a 180 °C, por unos 5 minutos. Retire, revuelva con lo que quedó de la mezcla de aceite de coco y hornee durante 10 minutos más.
5. Retire del horno, revuelva con las hojuelas de avena. Extienda en la placa, incorpore los trozos de chocolate, los *chips* de coco y las frutas deshidratadas (si decidió incluirlas.) Deje enfriar por completo antes de envasar en un frasco de vidrio con tapa. De esa manera se conservará, perfectamente, durante un mes. Aunque, si le soy sincera, usted y su familia terminarán en pocos días esta granola.
6. Sírvala sobre leches vegetales o yogur de coco; úsela como *topping* de sus postres o *smoothies*. ¡Disfrútela como prefiera!

## Porridge *de doble cocción*

### *(Avena cocida con textura de arroz con leche)*

- 30 g de avena delgada o *quick cooking oats*
- ½ taza de agua
- ½ taza de la leche vegetal que más le guste (yo suelo usar leche de almendras o de coco)

- 2 cucharadas grandes de crema de coco
- Gotas de vainilla
- 4 a 6 gotas de estevia (si la requiere)
- Una pizca de canela
- Una pizca de clavos de olor
- Una pizca de nuez moscada, o de *pumpkin spice*, si tiene en casa

¡A cocinar!

En una olla pequeña, a fuego medio alto, agregue la avena junto a las especias, las gotas de vainilla, las 4 o 6 gotas de estevia (estas son opcionales) y la media taza de agua, hasta que la mayoría del líquido se haya evaporado. Incorpore entonces la leche vegetal que haya elegido y repita el proceso hasta obtener una mezcla muy cremosa. Apague el fuego justo antes de que la preparación se seque. La tenue cocción continuará. Adicione la crema de coco, revuelva de nuevo y sirva. Así de fácil.

Puede añadir arándanos, fresas, un poco del *mix* de semillas que preparamos en la sección de *staples*, una cucharada de nuestra granola casera, o agregue sobre la receta, a manera de salsa, una cucharadita de su mantequilla de nueces favorita.

## *Huevos* pomodoro

- 1 huevo (pueden ser más si va a cocinar este plato para su familia)
- 4 cucharadas de *nuestra* marinara (la preparamos al inicio de esta sección)
- 1 cucharada de leche vegetal (sin saborizantes ni azúcar)

- Pizca de pimienta
- Pizca de sal
- Un poco de queso vegetal tipo mozzarella
- Algunas hojas frescas de albahaca o de espinaca *baby*

### ¡A cocinar!

En una sartén (le recomiendo usar, si puede, una *skillet*[1] de hierro) agregué 4 cucharadas de marinara y 1 cucharada de leche vegetal sin saborizantes ni azúcar, para balancear la acidez de la salsa.

Con la ayuda de la cuchara intente hacer un pequeño hueco en la salsa y ponga ahí un huevo; añada sal, pimienta, hojas de albahaca fresca o espinaca *baby* (que no tiene sabor amargo). Sobre la mezcla esparza un poco de queso de almendras tipo mozzarella. Tape y deje cocinar hasta que el huevo esté en el término que a usted más le guste.

* *En caso de que esté usando la* skillet *de hierro, intente preparar varios huevos para toda la familia y cocine en el horno precalentado a 180 °C.*

1 * Sartén. [*N. de la E.*]

## *Huevos* shakshuka

- Huevos (el número dependerá de la ocasión y de la cantidad de comensales)
- 2 cucharadas de *nuestra* marinara casera
- 1 cebolla roja
- Pimentones de colores

- Tomates tipo uvalina
- Aceite de oliva
- Pizca de comino
- Pizca de paprika
- Pizca de pimienta de cayena y nuez moscada
- 1 cucharada de leche vegetal (sin saborizantes ni azúcar)
- Pizca de pimienta

¡A cocinar!

Vierta unas gotas de aceite de oliva en una sartén (mejor si es una *skillet* de hierro), y saltee en ella, cortados en cubitos, la cebolla roja y los pimentones de colores; añada los tomates tipo uvalina partidos en mitades, el comino, la paprika, la pimienta de cayena y la nuez moscada.

Cuando la cebolla esté traslúcida y los pimentones se empiecen a asar, agregue 2 cucharadas de marinara casera, revuelva bien y, usando una cuchara, abra un espacio para poner los huevos, la espinaca fresca y repita la cocción de la receta anterior.

** Si le quiere dar un toque mediterráneo, agregue un par de aceitunas negras por mitades y queso feta triturado.*

*** Si usted no consume huevos, puede usar tofu –preferiblemente de soya orgánica– o champiñones cortados en cuartos.*

## Almuerzos y cenas

Estas son mis preparaciones favoritas. En el universo de las recetas saladas hay todavía mucho por inventar; es un territorio ideal para la improvisación y la creatividad.

## Marinar las carnes blancas

Como lo decía Denise hace algunas páginas, comer pollo (o pavo) puede convertirse en una rutina tediosa si no le añadimos un toque personal. Yo siempre me encargo de marinar, a mi manera, las carnes blancas. De esta manera me aseguro de que estén hidratadas, jugosas, que tengan un estupendo sabor y que alegren la mesa familiar. Esta es mi combinación favorita (y dentro de poco también será su mezcla predilecta).

- 2 o 3 cucharadas de crema de coco, yogur o leche vegetal
- 1 cucharadita de orégano
- 1 cucharadita de paprika
- 1 cucharadita de romero
- 1 cucharadita de tomillo
- 1 cucharadita de ajo en polvo
- 1 cucharadita de sal
- 1 ajo triturado para darle más sabor

## El siguiente paso

Deje marinar los trozos, los filetes o las presas completas de pollo o pavo desde la noche anterior. Al día siguiente siempre tendrá una deliciosa proteína lista para llevar a la sartén y cocinar en menos de 10 minutos.

## ¿Cómo rebozar y triunfar en el intento?

Yo intuyo que usted es de mi equipo. Supongo que le gustan las texturas crocantes de muchas frituras, el problema es que esta técnica de cocción, como lo ha explicado Carlos en el libro, es muy poco saludable y suele ser un derroche de malos ácidos grasos omega 6. Desde hace varios años he estado investigando, probando, inventando y ensayando diversos métodos para rebozar que, además de brindarnos deliciosos sabores y buenas texturas, no sean perjudiciales para nuestro balance corporal. Esta es mi técnica. ¿Sabe cuánto aceite utilizo? Cero. Nada. Ni una sola gota.

## Rebozar en *air fryer* (freidora de aire) o en horno

Esta será la mejor guía para crear un apanado inolvidable. Si va a utilizar el horno, asegúrese de que esté siempre precalentado, y le recomiendo emplear una canastilla y no una placa para hornear. Con este método, a mitad de cocción tendrá que darle vuelta a la proteína que esté preparando para asegurarse de que quede crocante por cada cara.

**Paso 1**

*Enharinar*

Use cualquier tipo de harina (preferiblemente sin gluten); lo importante es que sea delgada y suelta como la harina de arroz, la de almidón de yuca, la de garbanzos o la de coco, por ejemplo. Es un paso crucial. En este momento comenzará a crear una capa uniforme sobre la proteína que haya seleccionado. Asegúrese de que el huevo haga lo mismo, así se garantiza que el rebozado se adhiera y no se caiga entero cuando lo vaya a morder o cuando usted toque la preparación.

**Paso 2**

*Pasar por huevo batido*

Como lo explicó el doc, si sus finanzas se lo permiten, compre huevos orgánicos, hacen la diferencia. Si usted no consume productos animales, puede usar esta opción vegana: mezcle una cucharada de linaza en polvo (la puede moler en casa utilizando un procesador o la licuadora) por cuatro cucharadas de agua tibia filtrada. Revuelva muy bien, deje reposar durante 8 o 10 minutos hasta que se espese y se convierta en un gel similar al huevo. Denise le dio más ejemplos al respecto en el capítulo anterior.

**Paso 3**

*Rebozar con mezcla crocante creada en casa*

Aquí está la clave del éxito de las siguientes recetas. Además de usar una proteína marinada que tendrá mucho sabor, este paso le permitirá crear texturas y sabores increíbles de manera fácil y rápida. Puede usar nueces, semillas, cereales y especias de diferentes grosores para darle su propio toque a la receta. Vamos a poner en práctica lo aprendido.

## Tipos de rebozados

### *Para pescados y mariscos*

Ingredientes

- 1/3 de taza de harina de almendras (o puede procesar o licuar almendras enteras hasta obtener una textura arenosa)
- 1/3 de taza de coco seco rallado sin azúcar
- 1 cucharadita de *chips* de coco horneados y triturados
- 1 cucharada de cilantro seco
- 1 cucharada de orégano
- 1 cucharada de paprika
- 1 cucharada de la sal de su elección
- Pizca de ajo en polvo

* Esta es una mezcla perfecta para preparar *nuggets*, deditos de pescado, hamburguesas de atún o cualquier tipo de marisco o tofu.

### *Para pollo*

Ingredientes

- 1/3 de taza de harina de almendras
- 1 cucharada de queso parmesano u hojuelas de levadura nutricional
- 1 cucharadita de ajonjolí de colores
- 1 cucharada de paprika
- 1 cucharada de orégano
- 1 cucharada de pimienta negra recién molida

* Para conseguir un *extra crunch* agregue quinua crocante a la mezcla.

** Es una combinación perfecta para preparar *nuggets* o *chicken tenders* (en b*owls* y en ensaladas), trozos de tofu marinado o alitas de pollo apanadas en la freidora de aire.

### *Tipo milanesas o chuletas*

Repita los ingredientes de alguna de las dos opciones anteriores, pero esta vez procese todos los ingredientes juntos. El resultado final tendrá la apariencia de una harina, su textura será totalmente diferente, similar a la mezcla que se utiliza para hacer milanesas o chuletas.

Esta es la preparación más indicada para cocinar anillos de calamar apanados (en la *air fryer*), rollos de pechuga rellenos apanados, crispetas de pollo para niños o berenjenas apanadas en salsa *pomodoro*.

**Instrucciones para cocinar estos tres rebozados**

Precaliente la freidora de aire o el horno a 180 °C. El tiempo de cocción dependerá de la naturaleza y el corte de cada proteína, y de su tamaño. Le dejo algunos tiempos aproximados:

- Los pescados, los mariscos, el tofu o los vegetales estarán listos, en general, entre 15 y 20 minutos.
- Las carnes y los pollos se tomarán entre 20 y 25 minutos, aproximadamente.

## ¡A crear su propio *bowl*!

Algunos afirmaron que se trataba de una moda pasajera; se equivocaron. Mezclar, sumar, conjugar y maridar diversos ingredientes en un cuenco o en un gran tazón (un *bowl*) se ha convertido en una de las maneras más divertidas y equilibradas de comer. Quiero darle las instrucciones básicas para que usted, en su casa y con su familia, construya e invente unos deliciosos *bowls* con todos los macronutrientes que necesita. Siga estos seis pasos.

## Elija una base
(con alguno de estos ingredientes)

- ☐ Quinua cocida
- ☐ Arroz integral
- ☐ Pasta de quinua o arroz
- ☐ Mix de hojas verdes
- ☐ Vegetales parrillados

## Elija su proteína

- ☐ Pollo parrillado
- ☐ *Nuggets* o *tenders* de pollo apanados
- ☐ Pescado acevichado
- ☐ *Nuggets* de pescado
- ☐ Carnitas vegetarianas caseras
- ☐ Granos ( fríjoles, garbanzos, lentejas, los que prefiera)

## Elija los vegetales
(elija al menos tres opciones)

- ☐ Vegetales parrillados
- ☐ Vegetales encurtidos
- ☐ Vegetales crudos
- ☐ Aguacate, mi favorito es el Hass (tiene una mayor concentración de grasa y eso le da un sabor más potente. Al ser pequeño se convierte en una porción ideal para consumir).
- ☐ Bienvenidos los brócolis, los espárragos, los guisantes, las berenjenas, los hongos, los pimientos; añada los vegetales que le den felicidad.

## Elija algo dulce (frutas)

- ☐ Uvas verdes
- ☐ Manzana
- ☐ Pera
- ☐ Fresas
- ☐ Arándanos
- ☐ Duraznos
- ☐ Mango (todas ellas combinan perfecto en *bowls* y ensaladas)

## Agregue algo crocante

- ☐ Mix de nueces y semillas saladas o dulces (usted ya sabe prepararla)
- ☐ Crotones caseros
- ☐ Nueces y semillas
- ☐ *Chips* de kale
- ☐ *Chips* de vegetales

## Termine con un buen aderezo

- ☐ *Sour cream*
- ☐ *Creamy Avo*
- ☐ *Creamy Dijon*
- ☐ Acevichada
- ☐ Vinagreta clásica, con aceite de oliva o aceite de aguacate, limón, sal y escamas de pimienta roja

# Mis dos *bowls* favoritos

### *Crispy chicken*

- Base de hojas verdes y quinua de colores
- *Fake chucrut* y repollo crudo
- Zanahoria en tiras
- Guisantes
- Edamame (fríjol de soya)
- *Tenders* de pollo marinado (recuerde cómo marinar las carnes blancas)
- Semillas de ajonjolí
- Salsa Dinamita (la obtendrá al agregarle su ají favorito, o sriracha, a nuestra *sour cream*)

### *Beyond the sea*

- Base de hojas verdes
- Aguacate Hass en trozos
- *Fake chucrut*
- Cebolla morada en limón, cilantro y sal
- Mango pintón
- *Nuggets* de róbalo apanado (usando el rebozado de mar)
- Semillas de ajonjolí
- Salsa tártara

* *Si no consume proteínas animales puede reemplazarlas por tofu marinado, tempeh o vegetales como berenjenas asadas.*

## *Boloñesa de carne, pollo, pavo o lentejas*

Esta es la receta que me acompaña desde la infancia, pero convertida hoy a su versión más consciente y balanceada.

### Ingredientes

- 400 ml de nuestra *marinara* casera (¡qué útil es!)
- ½ cebolla blanca grande
- ½ zanahoria
- ½ pimentón
- 2 ajos
- ½ cucharada de ajo en polvo
- ½ cucharada de paprika
- ½ cucharada de orégano
- ½ cucharada de laurel
- Champiñones al gusto (yo siempre agrego muchos)
- 1/3 de taza de la leche vegetal que usted prefiera
- La proteína de su elección

### ¡A cocinar!

1. Corte todos los vegetales de manera muy fina. Vierta aceite de oliva en una sartén y saltéelos hasta que la cebolla esté traslúcida. Agregue las especias, sofría por un minuto más, añada la proteína molida que haya elegido; saltee por unos minutos.
2. Adicione la marinara, ½ taza de leche vegetal, 3 hojas o ½ cucharada de laurel; deje que hierva y luego ponga a fuego lento. Tape y cocine entre 25 y 30 minutos.
3. Sirva sobre pasta de quinua o quinua cocida, o acompañe la preparación con una ensalada de hojas verdes y vegetales parrillados.

* *Puede reemplazar la proteína por* mix *de hongos, carnitas de lentejas y quinua, o carnes vegetales trituradas. Tan solo repita el resto del procedimiento de esta receta.*

### *Coconut ceviche (parrillado)*

Esta es una preparación especial para quienes suelen evitar los mariscos y pescados cocidos al limón o "crudos". Aquí incluyo los ingredientes y proporciones que servirán como entrada para dos o tres personas. Si quiere convertir esta receta en un plato principal, ajuste las cantidades de proteína.

#### Ingredientes

- 10 langostinos
- 10 camarones
- 15 anillos de calamar
- 150 gramos de róbalo en cubos
- ½ cebolla roja en pluma
- ½ taza de leche de coco enlatada sin azúcar, o crema de coco
- 1 cucharada de cilantro finamente picado
- 1 pizca de pimienta roja en escamas
- El zumo de 4 limones
- Sal al gusto (sin miedo, pero sin exageraciones)

#### ¡A cocinar!

1. Preparemos primero mi salsa "acevichada". En un *bowl* agregue el zumo de los 4 limones, el cilantro, la cebolla, el ají en escamas, la sal, la leche de coco y conserve en la nevera.
2. Lleve los langostinos y los camarones, previamente descongelados y bien secos, a una sartén bien caliente. Si

tiene una *skillet* de hierro, tipo *grill*, será genial para dar el efecto de parrilla. Cocínelos de 2 a 3 minutos por cada lado. Retírelos. Es el turno de los calamares y el pescado, páselos por el fuego entre 4 y 5 minutos por cada lado. Deje enfriar en un plato, no en la sartén porque allí continuaría la cocción.

3. Ponga todos los mariscos y pescados en el *bowl*, vierta la salsa acevichada, revuelva muy bien; deje marinar por lo menos durante 10 minutos. Mantenga la preparación en la nevera hasta el momento de su consumo; fría estará deliciosa.

¿Le gustó mi salsa? Seguro que sí. Le tengo una buena noticia, también le servirá para crear un salmón acevichado sobre base de quinua crocante y funcionará con casi todos los pescados blancos.

* *Y esta es la opción* plant-based, *para quienes no consumen proteínas animales: corte champiñones grandes en cuartos, saltéelos durante unos pocos minutos en una sartén caliente con unas gotas de aceite de oliva. Solo se trata de darles un golpe de calor. Luego agregue la sal y vierta la salsa acevichada sobre la preparación. Eso es todo.* Bonus track: *Si consigue coco biche, córtelo en cubos (semejando el pescado) y así habrá preparado el mejor ceviche sin pescado del mundo.*

## ¡No coma "caucho"!

Le daré otro consejo útil. Asegúrese de que sus langostinos, camarones y toda su comida de mar sea fresca; no elija productos precocidos, así evitará un error muy frecuente: excederse en el tiempo de cocción. Unos cuantos segundos de más en el fuego, y esas deliciosas gambas se convertirán enuna pieza gomosa, con textura de caucho, ¡y nadie quiere comer plastilina! Compre mariscos de tonos grises y no los que luzcan muy naranjas o rosados; si están "desvenados", mejor aún (no tendrá que limpiarlos), y si son el fruto de la pesca local y artesanal, maravilloso. Pasemos a otras recetas.

## *Coconut creamy chicken curry*

### Ingredientes

- 1 pechuga de pollo cortada en cubos

Los vegetales que más le gusten o, si acepta sugerencias, los siguientes...

- 1 zanahoria en moneditas
- 1 cebolla blanca en julianas
- 1 *zucchini* (calabacín) en medialunas
- 10 champiñones grandes en cuartos
- 2 dientes de ajo
- ½ cucharadita de jengibre rallado
- 1 cucharada de curry en polvo
- 1 cucharadita de cúrcuma en polvo
- ½ cucharadita de pimienta recien molida
- 1 cucharadita de paprika
- 1 cucharadita de ajo en polvo
- Sal al gusto
- ½ lata de leche de coco sin azúcar

### ¡A cocinar!

1. Vierta en una olla un poco de aceite de oliva, o de coco, con el fin de sellar el pollo. Es decir, déjelo ahí, sin moverlo mucho, para que se dore por cada lado, sin prisas. Cuando

esté dorado agregue el jengibre y el ajo triturado, saltee y añada la zanahoria y la cebolla. Revuelva la mezcla y cocine durante 2 minutos.

2. ¿Por qué no incorporar todos los vegetales desde el inicio? Porque tienen un tiempo de cocción diferente. Si quiere obtener la mejor textura de cada uno de ellos, debe añadirlos en el momento preciso, como se lo indico aquí.
3. Haga un espacio en el fondo de la olla y adicione los condimentos para que se activen con el calor directo. Bastarán 30 segundos para conseguirlo. Revuelva muy bien impregnando los vegetales del curry. Agregue la leche de coco, permita que hierva y cocine, tapando la preparación, durante 5 minutos. Incorpore el *zucchini* y los champiñones, revuelva bien, tape y apague el fuego. Los últimos vegetales en llegar a la olla se cocinarán con el calor remanente.
4. Sirva en un *bowl* con cilantro fresco picado y unas gotas de limón. Acompañe con arroz jazmín, basmati, integral, quinua o una buena ensalada. Si quiere que su preparación tenga el espíritu de una gran sopa, agregue un poco de caldo de pollo casero.

* *Obvio, ¡le tengo una versión sin proteínas animales! Reemplace el pollo por garbanzos precocidos en casa o enlatados (sin el líquido). Incorpórelos a la olla con los primeros ingredientes para que absorban mejor los sabores. Sirva con marañón tostado o almendras fileteadas, que le darán un toque especial.*

## Sopas cremosas

¡Y libres de lácteos, harinas, papa y espesantes! Son cien por ciento vegetales, tienen un sabor increíble, muchos nutrientes y una variada paleta de colores. Le voy a dar un par de secretos para que prepare una sopas sorprendentes, muy diferentes a las que usted, Mafalda y yo odiábamos cuando éramos pequeños.

## Así se preparan

1. Comencemos por lo más importante: en una olla caliente agregue unas gotas de aceite de oliva y adicione los vegetales en cubos para sellarlos. Recuerde que la idea de "sellar" es crear una capa dorada en el exterior; por eso debe usar un fuego potente, alto, y dejar que los vegetales absorban ese calor, sin moverlos.
2. Si quiere que la cocción sea más pareja, corte los vegetales en tamaños similares; esto facilitará la preparación.
3. Antes de agregar el líquido, mueva los vegetales hacia un lado de la olla (como lo hicimos en la receta pasada) y en ese espacio libre adicione los condimentos. Al cabo de 30 segundos revuelva muy bien. Ese golpe de calor activará y cambiará drásticamente los aromas y los sabores.
4. Añada agua, caldo, o fondos caseros, solamente hasta cubrir los vegetales. No se exceda con la cantidad de líquido.
5. Tape y cocine entre 10 y 15 minutos a fuego alto.
6. Notará que el líquido se evapora casi por completo (esa es la idea).
7. Lleve los vegetales a la licuadora y agregue, lentamente, la leche vegetal de su elección, hasta lograr la textura deseada.
8. Si quiere que su preparación sea bien cremosa, use poca leche; de lo contrario, añada más.

## Un toque especial

Para que sus ricas sopas se conviertan en inolvidables, agrégueles, como infusión, jengibre y ajo (que les darán un aroma y un gusto particular); juegue y experimente con las especias, decórelas –todo entra por los ojos–, puede usar el *mix* de nueces caseras, añadir ajonjolí, hojas de cilantro frescas, queso feta o crema de coco.

## Una fría solución

Porcione los vegetales, previamente desinfectados y cortados, y guárdelos en bolsas con cierre hermético en el congelador. No perderán sus nutrientes ni su sabor si no superan el tiempo máximo de congelación: pueden estar refrigerados hasta tres meses. Cuando los necesite, sáquelos de la bolsa y, sin descongelarlos, saltéelos en la sartén. Estas "reservas" planeadas le ayudarán a preparar buenas comidas en pocos minutos.

### *Creamy Green*

#### Ingredientes

- ½ cebolla roja (o blanca) en trozos
- 1 *zucchini* pequeño partido en cubos
- ½ brócoli con tallo
- 2 tazas de espinaca bogotana o *baby*
- ½ taza de apio (opcional)
- 1 diente de ajo
- 1 cucharada de sal
- 1 cucharadita de orégano
- 1 cucharadira de ajo en polvo

- Leche de coco o almendras sin azúcar ni sabor añadido
- *Mix* de nueces, *chips* de kale y crema de coco para decorar

* Para prepararla solo tiene que poner en práctica los pasos que le expliqué anteriormente.

### *Creamy yellow one*

- ½ cebolla blanca
- 1 diente de ajo
- 1 cucharadita de jengibre rayado o en trocitos
- 2 tazas de ahuyama en cubos o zapallo *butternut squash*
- 2 zanahorias cortadas en cubos o en monedas
- ½ taza de apio (opcional)
- 1 cucharadita de curry en polvo o cúrcuma
- (*Si agrega cúrcuma complemente con pimienta negra recién molida*)
- 1 cucharadita de ajo en polvo
- 1 cucharadita de oregano seco
- Leche de coco
- Cilantro fresco, semillas de calabaza y girasol tostadas o *mix* de nueces
- 1 cucharadita de crema de coco para decorar

## POSTRES

### Bites *de almendras y banano*

Este es un postre facilísimo, sin azúcar, que le encantará a toda su familia y, especialmente, a su hijos, sobrinos o nietos.

Ingredientes

- 1 banano maduro
- 1 huevo
- ½ taza de mantequilla de almendras (o de su fruto seco favorito)
- ½ cucharadita de polvo de hornear
- 8 a 10 gotas de estevia
- *Chunks* de chocolate amargo (con cacao al 75 u 80 %)
- 20 g de almendras o nueces trituradas

¡A cocinar!

1. Triture el banano en un bol con la ayuda de un tenedor. Agregue el huevo, la mantequilla de almendras y mezcle bien hasta integrar. Añada el polvo de hornear y la estevia (si la considera necesaria).
2. En un molde previamente engrasado con aceite de coco o ghee, vierta la mezcla, adicione sobre ella, a manera de decoración, los trozos de chocolate y nueces.
3. Lleve al horno, o a la *air fryer*, precalentados a 180 °C, durante 20 minutos. Deje enfriar antes de desmoldar. Corte en cuadrados, sirva con crema de coco batida o un poco de chocolate derretido por encima.

## *Torta de* brownie

¿A quién no le gusta un buen *brownie* de postre? Es una receta tan fácil y deliciosa, que hasta quienes detestan cocinar querran prepararla.

Ingredientes

- 1/3 de taza de aceite de coco, ghee o mantequilla de almendras

- 60 g de chocolate amargo (cacao al 75 u 80 %)
- 2 huevos
- 1 cucharadita de esencia de vainilla
- 8 a 10 gotas de estevia
- 2 cucharadas de cacao en polvo
- 1/3 de taza de harina de almendras
- 1 cucharadita de polvo de hornear
- 2 cucharadas de *chips* de chocolate (cacao al 75 u 80 %)
- 1 cucharada de almendras trituradas o nueces al gusto

¡A cocinar!

1. Derrita la mantequilla, el ghee o la materia grasa que haya elegido en un *bowl*. Incorpore el chocolate, revuelva bien hasta obtener una mezcla con textura de "salsa de chocolate". Cuando la preparación esté tibia, incorpore 2 huevos (uno a la vez). Revuelva nuevamente. Continúe con los demás ingredientes hasta obtener una mezcla cremosa; no tiene que mezclar demasiado, solo se trata de que la preparación esté bien integrada.
2. Vierta la mezcla en un molde previamente engrasado con aceite de coco. Precaliente el horno, introduzca la torta de *brownie*, hornee a 180 °C entre 15 y 20 minutos (también puede usar la *air fryer*, precalentada). Pasado el tiempo retire, deje enfriar antes de desmoldar, misión cumplida. Una prueba más de que los postres más ricos no requieren de toneladas de azúcar, gluten, conservantes y preservantes.

# #AsícomoconCoMo

*Ahora, gracias a las enseñanzas de Denise y Stephie, usted tiene un buen arsenal de recetas, consejos y trucos para cocinar mejor, de manera más consciente y responsable.*

*Coma bien.*
*Coma para sanar su cuerpo.*
*Coma para darle salud a su mente.*
*Coma de manera balanceada.*
*Coma y disfrute de lo que come.*
*Coma como se lo conté en CoMo.*

*Comparta nuestras recetas en las redes con el hashtag*
**#AsícomoconCoMo**

*¡Gracias!*

# Antes de despedirnos...

**Quiero que este libro se convierta** en la mejor y más gentil compañía en su camino de aprendizaje. Ojalá lo haya disfrutado y subrayado. Espero, también, que haya escrito, con sinceridad, en las secciones indicadas. Y le pido, de corazón, que dude, que investigue más, que cuestione mis propuestas. ¡No se preocupe, hallará ejércitos de detractores y opositores de cada apartado de *CoMo*! Solo puedo decirle que todo lo escrito tiene fundamentos, ciencia y experiencia. Mi familia, mis pacientes y yo cada día ponemos en práctica los enunciados de este libro, y nuestra salud sigue creciendo. Estoy convencido de sus miles de beneficios. *CoMo* está aquí para que lo comparta con la gente que ama, lo debata con sus amigos, pero, sobre todo, para que lo viva, lo ponga en práctica, al menos entre tres y seis meses, y así empezará a sentir los cambios. ¡No se arrepentirá! ¡No querrá parar su mejoría! Entonces se dará cuenta de que no se trataba de creer en mí, o en mis palabras, se trata de creer en el inmenso poderío de su cuerpo, de alcanzar su mejor versión, de vivir su propia maestría.

Con todo mi amor,

EDUCANDO CON CIENCIA

# Agradecimientos

**Gracias a usted, por acompañarme** en esta nueva aventura. Gracias por permitirme servirle de esta manera. Ojalá podamos seguir en contacto a través de las redes sociales, en mis próximos talleres y conferencias; o en consulta, si es usted mi paciente. Si tenemos la fortuna de cruzarnos por la calle, o en la sala de espera de algún aeropuerto, o en la fila del supermercado (lejos de las gomitas ultraprocesadas), ojalá me dé su opinión sobre este libro, o sobre los dos anteriores. Sus palabras me servirán para saber *CóMo* puedo seguir ayudándole.

Gracias a todos mis pacientes, quienes, a lo largo de los años, se han convertido en mis mejores maestros. De ustedes he aprendido, sigo aprendiendo y aprenderé. Gracias a mis colegas y alumnos.

Gracias a Dios por vivir en mi cuerpo, en mi mente, y por dejarme disfrutar de esta experiencia con quienes amo (incluyéndolo a usted). Gracias a mi esposa (La Mona) mi mejor coequipera de la vida, mi polo a tierra, mi mayor fuente de sentido común. Gracias a mi hijo Luciano, mi gran maestro de virtud y autogestión; y a Lorenzo, que viene en camino. Gracias a mis padres por su amor, su ejemplo y su soporte en la vida. Gracias a mi prima y a Pisco por su eterna generosidad; a mi fiel y astuto pastor australiano, Maui (quien ya ha dejado de comer palos).

Gracias a todos mis amigos, que son verdaderos hermanos; gracias a Jorge Giraldo y a Daniel Enskat por toda su sabiduría en esta etapa de mi vida. Gracias a todas las personas que trabajan con nosotros en el Instituto de Medicina Funcional, en la compañía Savvy y en Ania. Gracias Cruz, Nana y Alejo por su apoyo diario.

Gracias a Patxo Escobar, mi gran amigo y editor de mis tres libros, por su inmensa maestría; y a Vanessa Cortes Uchuvo por sus precisas transcripciones. A Oliver Siegenthaler, por ser un mago en el arte del diseño, gracias por la cubierta. Gracias a todo el equipo de Editorial Planeta, a Carolina Vegas por sus atentas lecturas; y muy especialmente a Mariana Marczuk, por seguir confiando en mí y hacer que todo esto sea posible. Gracias a Denise Monroy y a Stephie Watteijne por su gran talento y generosidad con sus recetas y sus guías nutricionales.

Por último, y siempre importante, gracias a mi maestro e inspiración, el Dr. Stanley Dudrick, quien descansa en el origen de su espíritu.

# Bibliografía

Aarsland, A. y R. R. Wolfe. Hepatic Secretion of VLDL Fatty Acids during Stimulated Lipogenesis in Men. *J Lipid Res.* 1998;39(6):1280-1286.

Abbasi, B., Kimiagar, M., Sadeghniiat, K., Shirazi, M. M., Hedayati, M. y B. Rashidkhani. The Effect of Magnesium Supplementation on Primary Insomnia in Elderly: A Double-blind Placebo-controlled Clinical Trial. *J Res Med Sci.* Diciembre del 2012;17 (12):1161-1169. PMID: 23853635; PMCID: PMC3703169. https://www.ncbi.nlm.nih.gov/pmc/articles/PMC3703169/

Aburto, N. J. *et al.* Effect of Increased Potassium Intake on Cardiovascular Risk Factors and Disease: Systematic Review and Meta-Analyses. *British Medical Journal* 346 (2013):f1378.

Achamrah N., Déchelotte P. y M. Coëffier. Glutamine and the Regulation of Intestinal Permeability: From Bench to Bedside. *Curr Opin Clin Nutr Metab Care.* Enero del 2017;20(1):86-91. doi: 10.1097/MCO.0000000000000339. PMID: 27749689.

Achten, J., Gleeson, M. y A. E. Jeukendrup. Determination of the Exercise Intensity that Elicits Maximal Fat Oxidation. *Med Sci Sports Exerc.* 2002;34(1):92-97.

Adebamowo, S. N. *et al.* Association Between Intakes of Magnesium, Potassium, and Calcium and Risk of Stroke: 2 Cohorts of US Women and Updated Meta-Analyses. *American Journal of Clinical Nutrition* 101, N.º 6 (2015):1269-1277.

Adler, A. J. *et al.* Reduced Dietary Salt for the Prevention of Cardiovascular Disease. *Cochrane Database Systematic Reviews* 12 (2014):Cd009217.

Alexander, D. D. y C. A. Cushing. Red Meat and Colorectal Cancer: A Critical Summary of Prospective Epidemiologic Studies. *Obes Rev.* Mayo del 2011;12(5):e472-e493.

Atkinson, R. L. Viruses as an Etiology of Obesity. *Mayo Clin Proc.* Octubre del 2007;82 (10):1192-1198.

Babault, N. *et al.* Pea Proteins Oral Supplementation Promotes Muscle Thickness Gains During Resistance Training: A Double-Blind, Randomized, Placebo-Controlled Clinical Trial vs. Whey Protein. *Journal of the International Society of Sports Nutrition* 12, N.º 1 (2015):3.

Bangalore, S., Fayyad, R., Laskey, R., DeMicco, D. A., Messerli, F. H. y D. D. Waters. Body Weight Outcomes in Coronary Disease. *New England Journal of Medicine.* 6 de abril del 2017;(376):1332-1340. doi: 10.1056/NEJMoa1606148.

Bannister, C. A. *et al.* Can People with Type 2 Diabetes Live Longer than Those Without? A Comparison of Mortality in People Initiated with Metformin or Sulphonylurea Monotherapy and Matched, Non-Diabetic Controls. *Diabetes, Obesity and Metabolism* 16, N.º 11 (2014):1165-1173.

Bao, Y., Han, J. *et al.* Association of Nut Consumption with Total and Cause-Specific Mortality. *New England Journal of Medicine.* Noviembre del 2013;369:2001-2011.

Barati, M., Jabbari, M., Navekar, R., Farahmand, F., Zeinalian, R., Salehi-Sahlabadi, A., Abbaszadeh, N., Mokari-Yamchi, A. y S. H. Davoodi. Collagen Supplementation for Skin Health: A Mechanistic Systematic Review. *J Cosmet Dermatol.* Noviembre del 2020;19(11):2820-2829. doi: 10.1111/jocd.13435. *Epub* 21 de mayo del 2020. PMID: 32436266.

Barnosky, A. R., Hoody, K. K., Unterman, T. G. y K. A. Varady. Intermittent Fasting vs. Daily Calorie Restriction for Type 2 Diabetes Prevention: A Review of Human Findings. *Translation Research.* Octubre del 2014,164(4): 302-311.

Basu, S. *et al.* The Relationship of Sugar to Population-level Diabetes Prevalence: An Econometric Analysis of Repeated Cross-sectional Data. *PLoS One.* 2013;8(2):e57873.

Battelli, M. G. Metabolic Syndrome and Cancer Risk: The Role of Xanthine Oxidoreductase. *Redox Biol.* 7 de diciembre del 2018;21.

Beck-Nielsen, H. *et al.* Impaired Cellular Insulin Binding and Insulin Sensitivity Induced by High-fructose Feeding in Normal Subjects. *Am J Clin Nutr.* Febrero de 1980;33(2):273-278.

Belizário, J. E. y J. Faintuch. Microbiome and Gut Dysbiosis. *Exp Suppl.* 2018;109:459-476.

Bellar, D., LeBlanc, N. R. y B. Campbell. The Effect of 6 Days of Alpha Glycerylphosphorylcholine on Isometric Strength. *J Int Soc Sports Nutr.* 17 de noviembre del 2015;12:42. doi: 10.1186/s12970-015-0103-x. PMID: 26582972; PMCID: PMC4650143.

Bendinelli B., Masala G. *et al.* Fruit, Vegetables, and Olive Oil and Risk of Coronary Heart Disease in Italian Women: The EPICOR Study. *American Journal of Clinical Nutrition.* Febrero del 2011;93(2):275-283.

Berkey, C. S., Rockett, H. R., Willett, W. C. *et al.* Milk, Dairy Fat, Dietary Calcium and Weight Gain: A Longitudinal Study of Adolescents. *Arch Pediatr Adolesc Med.* Junio del 2005;159(6):543-550.

Bhutani, S. *et al.* Improvements in Coronary Heart Disease Risk Indicators by Alternate-Day Fasting Involve Adipose Tissue Modulations. *Obesity* (Silver Spring), 18, N.º 11 (2010):2152-2159.

Bischoff-Ferrari, H. A., Dawson-Hughes, B., Baron, J. A. *et al.* Milk Intake and Risk of Hip Fracture in Men and Women: A Meta-analysis of Prospective Cohort Studies. *J Bone Miner Res.* 2011;26(4):833-839.

Bizeau, M. E. y M. J. Pagliassotti. Hepatic Adaptations to Sucrose and Fructose. *Metabolism.* 2005;54(9):1189-1201.

Bjedov, I. *et al.* Mechanisms of Life Span Extension by Rapamycin in the Fruit Fly Drosophila Melanogaster. *Cell Metabolism* 11, N.° 1 (2010):35-46.

Blagosklonny, M. V. Rapamycin and Quasi-Programmed Aging: Four Years Later. *Cell Cycle* 9, N.° 10 (2010):1859-1862.

Bohan, R. Gut Microbiota: A Potential Manipulator for Host Adipose Tissue and Energy Metabolism. *J Nutr Biochem.* 10 de noviembre del 2018;64:206-217.

Borges, M. C., Louzada, M. L., De Sa, T. H. *et al.* Artificially Sweetened Beverages and the Response to the Global Obesity Crisis. *PLoS Med.* 3 de enero del 2017;14(1):e1002195.

Bouvard, V., Loomis, D., Guyton, K. Z. *et al.* Carcinogenicity of Consumption of Red and Processed Meat. *Lancet Oncol.* Diciembre del 2015;16(16):1599-1600.

Bowes, P. Loma Linda: The Secret to a Long Healthy Life? *BBC Magazine.* 8 de diciembre del 2014.

Bray, G. A., Nielsen, S. J. y B. M. Popkin. Consumption of High-fructose Corn Syrup in Beverages may Play a Role in the Epidemic of Obesity. *Am J Clin Nutr.* Abril del 2004;79(4):537-543.

Bredy, T. W., Sun, Y. y M. S. Kobor. How the Epigenome Contributes to the Development of Psychiatric Disorders. *Dev Psychobiol.* 2010;52(4):331-342.

Brownell, K. D., Puhl, R. M., Schwartz, M. B. y L. Rudd (ed.). (2005). *Weight Bias: Nature, Consequences, and Remedies.* Nueva York, NY: Guilford Publications.

Buckland, G., Travier, N. *et al.* Olive Oil Intake and Breast Cancer Risk in the Mediterranean Countries of the European Prospective Investigation into Cancer and Nutrition Study. *International Journal of Cancer.* 2012;131:2465-2469.

Buettner, D. *The Blue Zones: 9 Lessons for Living Longer from the People Who've Lived the Longest.* 2.ª ed. Washington, DC: National Geographic Society, 2012.

Cahill Jr., G. F. y T. T. Aoki. Alternate Fuel Utilization by Brain. En: Passonneau, J. V. *et al.* (ed.). *Cerebral Metabolism and Neural Function.* Williams & Wilkins, Baltimore, 1980. Pp. 234-242.

Calton, E. K. Certain Dietary Patterns are Beneficial for the Metabolic Syndrome: Reviewing the Evidence. *Nutr Res.* Julio del 2014;34(7):559-568. doi: 10.1016/j.nutres.2014.06.012. Publicación electrónica: 26 de junio del 2014.

Cao, Y., Zhen, S., Taylor, A. W., Appleton, S., Atlantis, E. y Z. Shi. Magnesium Intake and Sleep Disorder Symptoms: Findings from the Jiangsu Nutrition Study of Chinese Adults at Five-Year Follow-Up. *Nutrients.* 21 de septiembre del 2018;10(10):1354. doi: 10.3390/nu10101354. PMID: 30248967; PMCID: PMC6212970.

Carpaij, O. A. y M. van den Berge. The Asthma-obesity Relationship: Underlying Mechanisms and Treatment Implications. *Curr Opin Pulm Med.* Enero del 2018;24(1):42-49.

Carrie, L., Abellan van Kan, G., Rolland, Y. *et al.* PUFA for Prevention and Treatment of Dementia? *Curr Pharm Des.* 2009;15(36):4173-4185.

Carroccio, A., Brusca, I., Mansueto, P. *et al.* Fecal Assays Detect Hypersensitivity to Cow's Milk Protein and Gluten in Adults with Irritable Bowel Syndrome. *Clin Gastroenterol Hepatol.* Noviembre del 2011;9(11):965-971.

Catassi, C. Diagnosis of Non-Celiac Gluten Sensitivity (NCGS): The Salerno Experts' Criteria. *Nutrients.* Junio del 2015;7(6):4966-4977.

__________. Non-Celiac Gluten Sensitivity: The New Frontier of Gluten Related Disorders. *Nutrients.* Octubre del 2013;5(10):3839-3853. Publicación electrónica: 26 de septiembre del 2013.

Centers for Disease Control and Prevention. *Number (in Millions) of Civilian, Non-Institutionalized Persons with Diagnosed Diabetes, United States, 1980-2014.* Disponible en: https://www.cdc.gov/diabetes/statistics/prev/national/figpersons.htm. Consultado el 6 de junio del 2017. Usado con autorización.

__________. *Salmonella and Chicken: What you should Know and what you can Do.* https://www.cdc. gov/features/SalmonellaChicken/index.html. Actualizado el 11 de septiembre del 2017.

Chan, J. M. Dairy Products, Calcium, and Vitamin D and Risk of Prostate Cancer. *Epidemiol Rev.* 2001;23(1):87-92.

Chen, S., Kuhn, M., Prettner, K., Bloom, D. E. The Macroeconomic Burden of Noncommunicable Diseases in the United States: Estimates and Projections. *PLoS One.* 1.° de noviembre del 2018;13(11):e0206702.

Cheng, C. W. *et al.* Prolonged Fasting Reduces IGF-1/PKA to Promote Hematopoietic-Stem-Cell-Based Regeneration and Reverse Immunosuppression. *Cell Stem Cell* 14, N.° 6 (2014):810-823.

Cheungpasitporn, W., Thongprayoon, C., O'Corragain, O. A., Edmonds, P. J., Kittanamongkolchai, W. y S. B. Erickson. Associations of Sugar-sweetened and Artificially Sweetened Soda with Chronic Kidney Disease: A Systematic Review and Meta-analysis. *Nephrology* (Carlton). Diciembre del 2014;19(12):791-797.

Choi, F. D., Sung, C. T., Juhasz, M. L. y N. A. Mesinkovsk. Oral Collagen Supplementation: A Systematic Review of Dermatological Applications. *J Drugs Dermatol.* 1.° de enero del 2019;18(1):9-16. PMID: 30681787.

Choi, M. K. y Y. J. Bae. Association of Magnesium Intake with High Blood Pressure in Korean Adults: Korea National Health and Nutrition Examination Survey 2007-2009. *PLoS One* 10, N.° 6 (2015):e0130405.

Chowdhury, R., Warnakula, S., Kunutsor, S. *et al.* Association of Dietary, Circulating, and Supplement Fatty Acids with Coronary Risk: A Systematic Review and Meta-analysis. *Ann Intern Med.* 18 de marzo del 2014;160(6):398-406.

Christ, A., Lauterbach, M. y E. Latz. Western Diet and the Immune System: An Inflammatory Connection. *Immunity.* 19 de noviembre del 2019;51(5):794-811. doi: 10.1016/j.immuni.2019.09.020. PMID: 31747581.

Clay, J. *World Agriculture and the Environment: A Commodity-By-Commodity Guide to Impacts and Practices.* Washington, DC: Island Press; 1.° de marzo del 2004.

Colantuoni, C. Excessive Sugar Intake Alters Binding to Dopamine and Mu-opioid Receptors in the Brain. *Neuroreport.* 16 de noviembre del 2001;12(16):3549-3552.

Colman, R. J., Anderson, R. M. *et al.* Caloric Restriction Delays Disease Onset and Mortality in Rhesus Monkeys. *Science.* 10 de julio del 2009;325(5937).

Colman, R. J., Beasley, T. M. *et al.* Caloric Restriction Reduces Age-Related and All-Cause Mortality in Rhesus Monkeys. *Nature.* Abril del 2014;325(5937):201-204.

Consumer Reports. *Dangerous Contaminated Chicken.* http://www.consumerreports.org/cro/magazine/2014/02/the-high- cost-of-cheap-chicken/index.htm. Actualizado en enero del 2014.

Covas, M. I. *et al.* Wine and Oxidative Stress: Up-to-Date Evidence of the Effects of Moderate Wine Consumption on Oxidative Damage in Humans. *Atherosclerosis* 208, N.° 2 (2010):297-304.

Crimmins, E. M. *et al.* Trends Over 4 Decades in Disability-Free Life Expectancy in the United States. *American Journal of Public Health.* 2016;106(7):1287-1293. Consultado el 17 de agosto del 2017.

Cruzat, V., Macedo Rogero, M., Noel Keane, K., Curi, R. y P. Newsholme. Glutamine: Metabolism and Immune Function, Supplementation and Clinical Translation. *Nutrients.* 23 de octubre del 2018;10(11):1564. doi: 10.3390/nu10111564. PMID: 30360490; PMCID: PMC6266414.

Danby, F. W. Acne, Dairy and Cancer: The 5alpha-P Link. *Dermatoendocrinol.* Enero-febrero del 2009;1(1):12-16.

D'Angelo, S., Motti, M. L. y R. Meccariello. Ω-3 and Ω-6 Polyunsaturated Fatty Acids, Obesity and Cancer. *Nutrients.* 10 de septiembre del 2020;12(9):2751. doi: 10.3390/nu12092751. PMID: 32927614; PMCID: PMC7551151.

Daniels, J. K. *et al.* Depressed Gut: The Microbiota-Diet-Inflammation Trialogue in Depression. *Current Opinion in Psychiatry* 30, 2017;(5):369-377. Consultado el 24 de julio del 2017.

Darroudi, S. Oxidative Stress and Inflammation, Two Features Associated with a High Percentage Body Fat, and that may Lead to Diabetes Mellitus and Metabolic Syndrome. *Biofactors.* 18 de diciembre del 2018.

De Jongh, R. T., van Schoor, N. M. y P. Lips. Changes in Vitamin D Endocrinology during Aging in Adults. *Mol Cell Endocrinol.* 15 de septiembre del 2017;453:144-150.

De la Fuente, M. Effects of Antioxidants on Immune System Ageing. *Eur J Clin Nutr.* Agosto del 2002;56 Supl. 3:S5-8. doi: 10.1038/sj.ejcn.1601476. PMID: 12142953.

Dehghan, M., Mente, A. Zhang, X. *et al.* Associations of Fats and Carbohydrate Intake with Cardiovascular Disease and Mortality in 18 Countries from Five Continents (PURE): A Prospective Cohort Study. *Lancet.* 29 de agosto del 2017.

Del Gobbo L, C., Imamura, F., Aslibekyan, S. *et al.* Ω-3 Polyunsaturated Fatty Acid Biomarkers and Coronary Heart Disease: Pooling Project of 19 Cohort Studies. *JAMA Intern Med.* 1.° de agosto del 2016;176(8):1155-1166.

Deng, Y. Adipokines as Novel Biomarkers and Regulators of the Metabolic Syndrome. *Ann N Y Acad Sci.* Noviembre del 2010;1212:E1-E19. doi: 10.1111/j.1749-6632.2010.05875.x

De-Souza, D. A. y L. J. Greene. Intestinal Permeability and Systemic Infections in Critically Ill Patients: Effect of Glutamine. *Crit Care Med.* Mayo del 2005;33(5):1125-1135. doi: 10.1097/01.ccm.0000162680.52397.97. PMID: 15891348.

Di Francesco, A., Di Germanio, C., Bernier, M. y R. de Cabo. A Time to Fast. *Science.* 16 de noviembre del 2018;362(6416):770-775. doi: 10.1126/science.aau2095. PMID: 30442801.

Dietitians for Professional Integrity. *How Industry Lobbying Shapes the Dietary Guidelines.* http://integritydietitians. org/2015/11/18/how-industry-lobbying-shapes-the-die- tary-guidelines/. 18 de noviembre del 2015.

DiNicolantonio, J. J. y J. H. O'Keefe. Importance of Maintaining a Low Omega-6/omega-3 Ratio for Reducing Inflammation. *Open Heart*. 26 de noviembre del 2018;5(2).

DiNicolantonio, J. J. y S. C. Lucan. The Wrong White Crystals: Not Salt but Sugar as Aetiological in Hypertension and Cardiometabolic Disease. *Open Heart* 1 (2014). doi:10.1136/openhrt-2014-000167.

DiNicolantonio, J. J., Lucan, S. C. y J. H. O'Keefe. An Unsavory Truth: Sugar, More Than Salt, Predisposes to Hypertension and Chronic Disease. *American Journal of Cardiology* 114, N.° 7 (2014):1126-1128.

DiNicolantonio, J. y J. Fung. *The Longevity Solution: Rediscovering Centuries-Old Secrets to a Healthy, Long Life*. Victory Belt Publishing. Edición Kindle, p. 245.

Djokic, G., Vojvodić, P., Korcok, D., Agic, A., Rankovic, A., Djordjevic, V., Vojvodic, A., Vlaskovic-Jovicevic, T., Peric-Hajzler, Z., Matovic, D., Vojvodic, J., Sijan, G., Wollina, U., Tirant, M., Thuong, N. V., Fioranelli, M. y T. Lotti. The Effects of Magnesium - Melatonin - Vit B Complex Supplementation in Treatment of Insomnia. *Open Access Maced J Med Sci*. 30 de agosto del 2019;7(18):3101-3105. doi: 10.3889/oamjms.2019.771. PMID: 31850132; PMCID: PMC6910806.

Domecq, J. P. *et al.* Drugs Commonly Associated with Weight Change: A Systematic Review and Meta-analysis. *J Clin Endocrinol Metab*. Febrero del 2015;100(2):363-370.

Done, H. Y. y R. U. Halden. Reconnaissance of 47 Antibiotics and Associated Microbial Risks in Seafood Sold in the United States. *J Hazard Mater*. 23 de junio del 2015; 282:10-17.

Duarte-Salles, T. Dairy Products and Risk of Hepatocellular Carcinoma: The European Prospective Investigation into Cancer and Nutrition. *Int J Cancer*. 1.° de octubre del 2014;135(7):1662-1672.

Duff-Brown, B. Non-Communicable Disease Could Cost $47 Trillion by 2030. *Stanford FSI News*. 7 de marzo del 2017. Consultado el 2 de agosto del 2017.

Dupont, C. Protein Requirements During the First Year of Life. *American Journal of Clinical Nutrition* 77, N.° 6 (2003):1544s-1549s.

Dwyer-Lindgren, L., Freedman, G., Engell, R. E., Fleming, T. D., Lim, S. S., Murray, C. J. y A. H. Mokdad. Prevalence of Physical Activity and Obesity in US Counties, 2001-2011: A Road Map for Action. *Population Health Metrics*. 10 de julio del 2013;11:7. Disponible en: biomedcentral.com/content/pdf/1478-7954-11-7. pdf. Consultado el 8 de abril del 2015.

Eades, M. The Blog of Michael R. Eades, M.D. [Internet]. *Framingham Follies*. 28 de septiembre del 2006. Disponible en: proteinpower.com/drmike/cardiovascular-disease/framingham-follies.

Ealey, K. N., Phillips, J. y H. K. Sung. COVID-19 and Obesity: Fighting Two Pandemics with Intermittent Fasting. *Trends Endocrinol Metab*. 25 de junio del 2021:S1043-2760(21)00134-X. doi: 10.1016/j.tem.2021.06.004. *Epub* antes de la publicación escrita. PMID: 34275726; PMCID: PMC8226104.

Ebbeling, C. B., Swain, J. F., Feldman, H. A., Wong, W. W., Hachey, D. L., García-Lago, E. y D. S. Ludwig. Effects of Dietary Composition on Energy Expenditure During Weight-loss Maintenance. *JAMA*. 27 de junio del 2012;307(24):2627-2634. doi: 10.1001/jama.2012.6607. PMID: 22735432, PMCID: PMC3564212.

Elizabeth, K. UNCW Professors Study Splenda in Cape Fear River. *Star News Online*. 10 de marzo del 2013.

Estruch, R. *et al.* Primary Prevention of Cardiovascular Disease with a Mediterranean Diet. *New England Journal of Medicine*. Abril del 2013;368:1279-1290.

Faeh, D. *et al.* Effect of Fructose Overfeeding and Fish Oil Administration on Hepatic *de Novo* Lipogenesis and Insulin Sensitivity in Healthy Men. *Diabetes*. 2005;54(7): 1907-1913.

Fang, X. *et al.* Dietary Magnesium Intake and the Risk of Cardiovascular Disease, Type 2 Diabetes, and All-Cause Mortality: A Dose-Response Meta-Analysis of Prospective Cohort Studies. *BMC Medicine* 14, N.º 1 (2016):210.

Fauci, A. *et al.*, ed. *Harrison's Principles of Internal Medicine*. 17.ª ed. McGraw-Hill Professional, 2008, p. 2255.

Feijó, F. de M., Ballard, C. R., Foletto, K. C. *et al.* Saccharin and Aspartame, Compared with Sucrose, Induce Greater Weight Gain in Adult Wistar Rats, at Similar Total Caloric Intake Levels. *Appetite*. Enero del 2013;60(1):203-207.

Feskanich, D., Willett, W. C. y G. A. Colditz. Calcium, Vitamin D, Milk Consumption, and Hip Fractures: A Prospective Study among Postmenopausal Women. *Am J Clin Nutr*. Febrero del 2003;77(2):504-511.

Feskanich, D., Willett, W. C., Stampfer, M. J. *et al.* Milk, Dietary Calcium, and Bone Fractures in Women: A 12-year Prospective Study. *Am J Public Health*. 1997;87:992-997.

Fields, D. R. *The Other Brain*. Nueva York: Simon & Schuster, 2009.

Flight, M. Epigenetics: Methylation and Schizophrenia. *Nat Rev Neurosci*. 2007;8:910-994.

Fontana, L. *et al.* Long-Term Effects of Calorie or Protein Restriction on Serum IGF-1 and IGFBP-3 Concentration in Humans. *Aging Cell* 7, N.º 5 (2008):681-687.

Food and Drug Administration. Department of Health and Human Services. *2012 Summary Report on Antimicrobials Sold or Distributed for Use in Food-Producing Animals*. https://www.fda. gov/downloads/ForIndustry/UserFees/AnimalDrugUserFeeActADUFA/UCM416983.pdf. Septiembre del 2014.

Forshee, R. A. Sugar-sweetened Beverages and Body Mass Index in Children and Adolescents: A Meta-analysis. *Am J Clin Nutr*. Junio del 2008;87(6):1662-1671. Erratas en: *Am J Clin Nutr*. Enero del 2009;89(1):441-442.

Forsythe, C. E., Phinney, S. D., Fernández, M. L., Quann, E. E., Wood, R. J., Bibus, D. M., Kraemer, W. J, Feinman, R. D. y J. S. Volek. Comparison of Low Fat and Low Carbohydrate Diets on Circulating Fatty Acid Composition and Markers of Inflammation. *Lipids*. 2008;43(1):65-77.

Foster-Powell, K., Holt, S. H. A. y J. C. Brand-Miller. International Table of Glycemic Index and Glycemic Load Values: 2002. *American Journal of Clinical Nutrition*. Enero del 2002;76:5-56. http://ajcn.nutrition.org/content/76/1/5.full.pdf.

Fragopoulou, E., Demopoulos, C.y S. Antonopoulou. Lipid Minor Constituents in Wines. A Biochemical Approach in the French Paradox. *International Journal of Wine Research* 1 (2009):131-143.

Frei, B., Ames, B. N., Blumberg, J. B. y W. C. Willett. Enough Is Enough. *Annals of Internal Medicine*. 3 de junio del 2014;160(11):807.

Friedrich, N., Thuesen, B., Jorgensen, T. *et al.* The Association between IGF-1 and Insulin Resistance: A General Population Study in Danish Adults. *Diabetes Care.* Abril del 2012;35(4):768-773.

Fry, J. P., Love, D. C., MacDonald, G. K. *et al.* Environmental Health Impacts of Feeding Crops to Farmed Fish. *Environ Int.* Mayo del 2016;91:201-214.

Fung, T. T. Sweetened Beverage Consumption and Risk of Coronary Heart Disease in Women. *Am J Clin Nutr.* Abril del 2009;89(4):1037-1042. doi: 10.3945/ajcn.2008.27140. Publicación electrónica: 11 de febrero del 2009.

Galinski, C. N., Zwicker, J. I. and D. R. Kennedy. Revisiting the Mechanistic Basis of the French Paradox: Red Wine Inhibits the Activity of Protein Disulfide Isomerase *In Vitro*. *Thrombosis Research* 137 (2016):169-173.

Gearhardt, A. N. Food Addiction: An Examination of the Diagnostic Criteria for Dependence. *J Addict Med.* Marzo del 2009;3(1):1-7.

Ginsberg, H. N. y P. R. MacCallum. The Obesity, Metabolic Syndrome, and Type 2 Diabetes Mellitus Pandemic: Part I. Increased Cardiovascular Disease Risk and the Importance of Atherogenic Dyslipidemia in Persons with the Metabolic Syndrome and Type 2 Diabetes Mellitus. *Cardiometab Syndr.* Primavera del 2009;4(2):113-119.

Goedecke, J. H., St Clair Gibson, A., Grobler, L., Collins, M., Noakes, T. D. y E. V. Lambert. Determinants of the Variability in Respiratory Exchange Ratio at Rest and During Exercise in Trained Athletes. *Am J Physiol Endocrinol Metab.* 2000;279(6):E1325-E1334.

Goldfinger, T. M. Beyond the French Paradox: The Impact of Moderate Beverage Alcohol and Wine Consumption in the Prevention of Cardiovascular Disease. *Cardiology Clinics* 21, N.º 3 (2003):449-457.

Goran, M. I. *et al.* High Fructose Corn Syrup and Diabetes Prevalence: A Global Perspective. *Glob Pub Health.* 2013;8(1):55-64.

Greenwood, D. C., Threapleton, D. E., Evans, C. E. *et al.* Association between Sugar-sweetened and Artificially Sweetened Soft Drinks and Type 2 Diabetes: Systematic Review and Dose-response Meta-analysis of Prospective Studies. *Br J Nutr.* 14 de septiembre del 2014;112(5):725-734.

Grimble, R. F. Immunonutrition. *Curr Opin Gastroenterol.* Marzo del 2005;21(2):216-222. doi: 10.1097/01.mog.0000153360.90653.82. PMID: 15711216.

Grundy, S. M. *et al.* Diagnosis and Management of the Metabolic Syndrome: An American Heart Association/National Heart, Lung, and Blood Institute Scientific Statement. *Circulation.* 25 de octubre del 2005;112(17):2735-2752.

Günther, A. L. Early Diet and Later Cancer Risk: Prospective Associations of Dietary Patterns During Critical Periods of Childhood with the GH-IGF Axis, Insulin Resistance and Body Fatness in Younger Adulthood. *Nutr Cancer.* 2015;67(6):877-892.

Gurven, M. y Hillard Kaplan. Longevity among Hunter-Gatherers: A Cross-Cultural Examination. *Population and Development Review* 33 2007;(2):321-365. Consultado el 24 de julio del 2017.

*Guyton and Hall Textbook of Medical Physiology*, 13.ª ed., 2016.

Hall, K. D. Diet Versus Exercise in "The Biggest Loser" Weight Loss Competition. *Obesity.* 21:957-959. doi: 10.1002/oby.20065.

Harrison, S. *et al.* Does Milk Intake Promote Prostate Cancer Initiation or Progression via Effects on Insulin-like Growth Factors (IGFs)? A Systematic Review and Meta-analysis. *Cancer Causes Control.* Junio del 2017;28(6):497-528.

Harvie, M. N. *et al.* The Effects of Intermittent or Continuous Energy Restriction on Weight Loss and Metabolic Disease Risk markers. *Int J Obes* (Londres). Mayo del 2011;35(5):714-727.

Haseeb, S., Alexander, B. y A. Baranchuk. Wine and Cardiovascular Health: A Comprehensive Review. *Circulation* 136, N.º 15 (2017):1434-1448.

Heyman, M. B. Lactose Intolerance in Infants, Children and Adolescents. *Pediatrics.* Septiembre del 2006;118(3):1279-1286.

Hibbeln, J. R. Depression, Suicide and Deficiencies of Omega-3 Essential Fatty Acids in Modern Diets. *World Rev Nutr Diet.* 2009;99:17-30.

Hirsch, K. R., Smith-Ryan, A. E., Blue, M. N. M., Mock, M. G. y E. T. Trexler. Influence of Segmental Body Composition and Adiposity Hormones on Resting Metabolic Rate and Substrate Utilization in Overweight and Obese Adults. *J Endocrinol Invest.* Junio del 2017;40(6):635-643. doi: 10.1007/s40618-017- 0616-z. Publicación electrónica: 16 de febrero del 2017.

Holick, M. F. Vitamin D: Importance in the Prevention of Cancers, Type 1 Diabetes, Heart Disease, and Osteoporosis. *Am J Clin Nutr.* Marzo del 2004;79(3):362-371.

Hootman, K. C., Trezzi, J. P., Kraemer, L. *et al.* Erythritol is a Pentose-Phosphate Pathway Metabolite and Associated with Adiposity Gain in Young Adults. *Proc Natl Acad Sci U S A.* 23 de mayo del 2017;114(21):E4233-E4240. doi: 10.1073/pnas.1620079114.

Howard, B. V. *et al.* Low Fat Dietary Pattern and Risk of Cardiovascular Disease: The Womens' Health Initiative Randomized Controlled Dietary Modification Trial. *JAMA.* 8 de febrero del 2006;295(6):655-666.

Howchwallner, H., Schulmeister, U., Swoboda, I. *et al.* Cow's Milk Allergy: From Allergens to New Forms of Diagnosis, Therapy and Prevention. *Methods.* Marzo del 2014; 66(1):22-33.

Hu, Y., Hu, F. B. y J. E. Manson. Marine Omega-3 Supplementation and Cardiovascular Disease: An Updated Meta-Analysis of 13 Randomized Controlled Trials Involving 127 477 Participants. *J Am Heart Assoc.* Octubre del 2019;8(19):e013543. doi: 10.1161/JAHA.119.013543. *Epub* 30 de septiembre del 2019. PMID: 31567003; PMCID: PMC6806028.

Huang, C. H. *et al.* EGCG Inhibits Protein Synthesis, Lipogenesis, and Cell Cycle Progression Through Activation of AMPK in p53 Positive and Negative Human Hepatoma Cells. *Molecular Nutrition & Food Research* 53, N.º 9 (2009):1156-1165.

Huffington Post [Internet]. *Countries that Exercise the Most include United States, Spain, and France.* 31 de diciembre del 2013. Disponible en: huffingtonpost.ca/2013/12/31/country-exerci-se-most-_n_4523537.html. Consultado el 6 de abril del 2015.

Humayun, M. A. *et al.* Reevaluation of the Protein Requirement in Young Men with the Indicator Amino Acid Oxidation Technique. *American Journal of Clinical Nutrition* 86, N.º 4 (2007):995-1002.

Hyman, M. *Food Fix: How to Save Our Health, Our Economy, Our Communities, and Our Planet: One Bite at a Time.* Little, Brown and Company. Edición Kindle, p. 392.

__________. *Food: What the Heck Should I Eat?* Little, Brown and Company. Edición Kindle.

Ibarra-Reynoso, L. D. R., López-Lemus, H. L., Garay-Sevilla, M.E. y J. M. Malacara. Effect of Restriction of Foods with High Fructose Corn Syrup Content on Metabolic Indices and Fatty Liver in Obese Children. *Obes Facts.* 5 de agosto del 2017;10(4):332-340.

Ioannidis, J. P. A. Why Most Published Research Findings Are False. *PLoS Medicine* 2005;2(8):e124. Consultado el 24 de julio del 2017.

Jaceldo-Siegl, K. *et al.* Tree Nuts Are Inversely Associated with Metabolic Syndrome and Obesity: The Adventist Health Study-2. *PLoS One* 9, N.º 1 (2014):e85133.

Jackson, J. R. Neurologic and Psychiatric Manifestations of Celiac Disease and Gluten Sensitivity. *Psychiatr Q.* Manuscrito de la autora; disponible en PMC, 2 de mayo del 2013.

Jarrett, S. G., Milder, J. B., Liang, L. P. y M. Patel. The Ketogenic Diet Increases Mitochondrial Glutathione Levels. *J Neurochem.* 2008;106(3):1044-1051.

Jensen, T., Niwa, K., Hisatome, I., Kanbay, M., Andrés-Hernando, A., Roncal-Jiménez, C. A., Sato, Y., García, G., Ohno, M., Lanaspa, M. A., Johnson, R. J. y M. Kuwabara. Increased Serum Uric Acid Over Five Years is a Risk Factor for Developing Fatty Liver. *Sci Rep.* 6 de agosto del 2018;8(1):11735. doi: 10.1038/s41598-018-30267-2.

Jhawar, N., Wang, J. V. y N. Saedi. Oral Collagen Supplementation for Skin Aging: A Fad or the Future? *J Cosmet Dermatol.* Abril del 2020;19(4):910-912. doi: 10.1111/jocd.13096. *Epub* 14 de agosto del 2019. PMID: 31411379.

Johns Hopkins Bloomberg School of Public Health. *Global Shift in Farmed Fish Feed may Impact Nutritional Benefits Ascribed to Consuming Seafood.* http://www.jhsph.edu/research/centers-and-institutes/johns-hopkins-center-for-a-livable-future/newsroom/ News-Releases/2016/global-shift-in-farmed-fish-feed-may-impact-nutritional-benefits-ascribed-to-consuming-seafood.html. 14 de marzo del 2016.

Johnson, G. H. y K. Fritsche. Effect of Dietary Linoleic Acid on Markers of Inflammation in Healthy Persons: A Systematic Review of Randomized Controlled Trials. *J Acad Nutr Diet.* Julio del 2012;112(7):1029-1041, 1041.e1-15. doi: 10.1016/j.jand.2012.03.029. PMID: 22889633.

Johnson, R. J., Nakagawa, T., Sánchez-Lozada, L. G., Shafiu, M., Sundaram, S., Le, M., Ishimoto, T., Sautin, Y. Y. y M. A. Lanaspa. Sugar, Uric Acid, and the Etiology of Diabetes and Obesity. *Diabetes.* Octubre del 2013;62(10):3307-3315. doi: 10.2337/db12-1814.

Johnson, R. J., Sánchez-Lozada, L. G., Andrews, P. y M. A. Lanaspa. Perspective: A Historical and Scientific Perspective of Sugar and Its Relation with Obesity and Diabetes. *Adv Nutr.* 15 de mayo del 2017;8(3):412-422. doi: 10.3945/an.116.014654. Versión impresa: Mayo del 2017.

Jones, O. A., Maguire, M. L. y J. L. Griffin. Environmental Pollution and Diabetes: A Neglected Association. *Lancet.* 26 de enero del 2008;371(9609):287-288. doi: 10.1016/S0140-6736(08)60147-6.

Karatzi, K. N. *et al.* Red Wine Acutely Induces Favorable Effects on Wave Reflections and Central Pressures in Coronary Artery Disease Patients. *American Journal of Hypertension* 18, N.º 9, Pt 1 (2005):1161-1167.

Katta, R. y M. Schlichte. Diet and Dermatitis: Food Triggers. *J Clin Aesthet Dermatol.* Marzo del 2014;7(3):30-36.

Kawamura, T., Okubo, T., Sato, K., Fujita, S., Goto, K., Hamaoka, T. y M. Iemitsu. Glycerophosphocholine Enhances Growth Hormone Secretion and Fat Oxidation in Young Adults. *Nutrition.* Noviembre-diciembre del 2012;28(11-12):1122-1126. doi: 10.1016/j.nut.2012.02.011. *Epub* 5 de junio del 2012. PMID: 22673596.

Kerndt, P. R. *et al.* Fasting: the History, Pathophysiology and Complications. *West J Med.* Noviembre de 1982;137(5):379-399.

Keys, A., Brožek, J., Henschel, A., Mickelsen, O. y H. L. Taylor. *The Biology of Human Starvation* (2 volúmenes). MINNE ed. St. Paul, MN: University of Minnesota Press; 1950.

Khadge, S. Immune Regulation and Anti-cancer Activity by Lipid Inflammatory Mediators. *Int Immunopharmacol.* Diciembre del 2018;65:580-592.

Kim M. H. y H. Kim. The Roles of Glutamine in the Intestine and Its Implication in Intestinal Diseases. *Int J Mol Sci.* 12 de mayo del 2017;18(5):1051. doi: 10.3390/ijms18051051. PMID: 28498331; PMCID: PMC5454963.

Kim, H. Glutamine as an Immunonutrient. *Yonsei Med J.* Noviembre del 2011;52(6):892-897. doi:10.3349/ymj.2011.52.6.892. PMID: 22028151; PMCID: PMC3220259.

King, C., Lanaspa, M. A., Jensen, T., Tolan, D. R., Sánchez-Lozada, L. G. y R. J. Johnson. Uric Acid as a Cause of the Metabolic Syndrome. *Contrib Nephrol.* 2018;192:88-102. doi: 10.1159/000484283. Publicación electrónica: 23 de enero del 2018.

Klein, S., Witmer, J., Tian, A. y C. S. deWaal. Center for Science in the Public Interest. *The Ten Riskiest Foods Regulated by the U.S. Food and Drug Administration.* 7 de octubre del 2009.

Klempel, M. C. *et al.* Intermittent Fasting Combined with Calorie Restriction is Effective for Weight Loss and Cardio-protection in Obese Women. *Nutr J.* 2012;11:98. doi: 10.1186/1475- 2891-11-98. Consultado el 8 de abril del 2015.

Kong, L. C. *et al.* Insulin Resistance and Inflammation Predict Kinetic Body Weight Changes in Response to Dietary Weight Loss and Maintenance in Overweight and Obese Subjects by Using a Bayesian Network Approach. *Am J Clin Nutr.* Diciembre del 2013;98(6):1385-1394.

König, D., Oesser, S., Scharla, S., Zdzieblik, D. y A. Gollhofer. Specific Collagen Peptides Improve Bone Mineral Density and Bone Markers in Postmenopausal Women: A Randomized Controlled Study. *Nutrients.* 16 de enero del 2018;10(1):97. doi: 10.3390/nu10010097. PMID: 29337906; PMCID: PMC5793325.

Kramer, H. The Millennial Physician and the Obesity Epidemic: A Tale of Sugar-Sweetened Beverages. *Clin J Am Soc Nephrol.* 7 de enero del 2019;14(1):4-6. doi: 10.2215/CJN.13851118. Publicación electrónica: 27 de diciembre del 2018.

Kresser, Chris. *Unconventional Medicine: Join the Revolution to Reinvent Healthcare, Reverse Chronic Disease, and Create a Practice You Love.* Lioncrest Publishing. Edición Kindle.

Kubo, Y., Ikeya, M., Sugiyama, S., Takachu, R., Tanaka, M., Sugiura, T., Kobori, K. y M. Kobori. Association between Preoperative Long-Chain Polyunsaturated Fatty Acids and Oxidative Stress Immediately after Total Knee Arthroplasty: A Pilot Study.

*Nutrients*. 19 de junio del 2021;13(6):2093. doi: 10.3390/nu13062093. PMID: 34205251; PMCID: PMC8235381.

Kuwabara, M., Kuwabara, R., Niwa, K., Hisatome, I., Smits, G., Roncal-Jiménez, C. A., MacLean, P. S., Yracheta, J. M., Ohno, M., Lanaspa, M. A., Johnson R. J. y D. I. Jalal. Different Risk for Hypertension, Diabetes, Dyslipidemia, and Hyperuricemia According to Level of Body Mass Index in Japanese and American Subjects. *Nutrients*. 3 de agosto del 2018;10(8).

Ladabaum, U. *et al.* Obesity, Abdominal Obesity, Physical Activity, and Caloric Intake in US Adults: 1988 to 2010. *Am J Med*. Agosto del 2014;127(8):717-727.

Lanaspa, M. A., Sánchez-Lozada, L. G., Choi, Y. J., Cicerchi, C., Kanbay, M., Roncal-Jiménez, C. A., Ishimoto, T., Li, N., Marek, G., Duranay, M., Schreiner, G., Rodríguez-Iturbe, B., Nakagawa, T., Kang, D. H., Sautin, Y. Y. y R. J. Johnson. Uric Acid Induces Hepatic Steatosis by Generation of Mitochondrial Oxidative Stress: Potential Role in Fructose-dependent and -independent Fatty Liver. *J Biol Chem*. 23 de noviembre del 2012;287(48):40732-40744. doi: 10.1074/jbc.M112.399899. Publicación electrónica: 3 de octubre del 2012. PMID: 23035112.

Lanou, A. J. Should Dairy Be Recommended as Part of a Healthy Vegetarian Diet? Counterpoint. *Am J Clin Nutr*. Mayo del 2009;89(5):1638S-1642S.

Larsson, S. C. Milk, Milk Products and Lactose Intake and Ovarian Cancer Risk: A Meta-analysis of Epidemiological Studies. *Int J Cancer*. 15 de enero del 2006; 118(2):431-441.

Lee, C. y V. Longo. Dietary Restriction with and without Caloric Restriction for Healthy Aging. *F1000Research* 5 (2016).

Lenoir, M. Intense Sweetness Surpasses Cocaine Reward. *PLoS One*. 1.° de agosto del 2007;2(8):e698.

Levine, M. E. *et al.* Low Protein Intake Is Associated with a Major Reduction in IGF-1 Cancer, and Overall Mortality in the 65 and Younger but Not Older Population. *Cell Metabolism* 19, N.° 3 (2014): 407-417.

Levine, M. y V. D. Longo. Low Protein Intake Is Associated with a Major Reduction in IGF-1, Cancer, and Overall Mortality in the 65 and Younger but Not Older Population. Cell *Metabolism*. 4 de marzo del 2014;19(3):407-417.

Li, J., Guasch-Ferré M., Li, Y. y F. B. Hu. Dietary Intake and Biomarkers of Linoleic Acid and Mortality: Systematic Review and Meta-analysis of Prospective Cohort Studies. *The American Journal of Clinical Nutrition*, vol. 112, N.° 1, julio del 2020, pp. 150-167, https://doi.org/10.1093/ajcn/nqz349.

Lill, C., Loader, B., Seemann, R. *et al.* Milk Allergy is Frequent in Patients with Chronic Sinusitis and Nasal Polyposis. *Am J Rhinol Allergy*. Noviembre-diciembre del 2011;25(6):e221-e224.

Lin, J., Zhang, S. M., Cook, N. R. *et al.* Dietary Fat and Fatty Acids and Risk of Colorectal Cancer in Women. *Am J Epidemiol*. 15 de noviembre del 2004;160(10):1011-1022.

Liu, Y. M., Wang, H. S. Medium-chain Triglyceride Ketogenic Diet, an Effective Treatment for Drug-resistant Epilepsy and a Comparison with Other Ketogenic Diets. *Biomed J*. Enero-febrero del 2013;36(1):9-15.

Loef, M. y H. Walach. The Omega-6/Omega-3 Ratio and Dementia or Cognitive Decline: A Systematic Review on Human Studies and Biological Evidence. *J Nutr Gerontol Geriatr.* 2013;32(1):1-23.

Longo, V. D. *et al.* Enhancing Stem Cell Transplantation with "Nutri-technology", *Cell Stem Cell* 19, N.° 6 (1.° de diciembre del 2016):681-682.

Longo, V. D. y L. Fontana. Calorie Restriction and Cancer Prevention: Metabolic and Molecular Mechanisms. *Trends in Pharmacological Sciences* 31, N.° 2 (2010):89-98.

Lorente-Cebrián, S., Costa, A.G., Navas-Carretero, S. *et al.* Role of Omega-3 Fatty Acids in Obesity, Metabolic Syndrome, and Cardiovascular Diseases: A Review of the Evidence. *J Physiol Biochem.* Septiembre del 2013;69(3):633–651.

Ludwig, D. S. Artificially Sweetened Beverages: Cause for Concern. *JAMA.* 9 de diciembre del 2009;302(22):2477-2478. doi: 10.1001/jama.2009.1822.

__________. Weight Loss Strategies for Adolescents: A14-year-old Struggling to Lose Weight. *JAMA.* 1.° de febrero del 2012;307(5):498-508.

Ludwig, D. S. y W. C. Willett. Three Daily Servings of Reduced-fat Milk: An Evidence-based Recommendation? *JAMA Pediatr.* Septiembre del 2013;167(9):788–789.

Lugo J. P., Saiyed, Z. M., Lau, F. C., Molina, J. P., Pakdaman, M. N., Shamie, A. N. y J. K. Udani. Undenatured Type II Collagen (UC-II®) for Joint Support: A Randomized, Double-blind, Placebo-controlled Study in Healthy Volunteers. *J Int Soc Sports Nutr.* 24 de octubre del 2013;10(1):48. doi: 10.1186/1550-2783-10-48. PMID: 24153020; PMCID: PMC4015808.

Lustig, R. H. *et al.* Obesity, Leptin Resistance, and the Effects of Insulin Suppression. *Int J Obesity.* 17 de agosto del 2004;28:1344-1348.

Lustig, R. H. Fructose: Metabolic, Hedonic, and Societal Parallels with Ethanol. *J Am Diet Assoc.* 2010; 110(9):1307-1321.

Lyons, C. y H. Roche. Nutritional Modulation of AMPK-Impact upon Metabolic-Inflammation. *International Journal of Molecular Sciences* 19, N.° 10 (2018):3092.

Maher, T. J. y R. J. Wurtman. Possible Neurologic Effects of Aspartame, a Widely Used Food Additive. *Environ Health Perspect.* Noviembre de 1987;75:53-57.

Malhotra, A. Saturated Fat does not Clog the Arteries: Coronary Heart Disease is a Chronic Inflammatory Condition, the Risk of which can Be Effectively Reduced from Healthy Lifestyle Interventions. *Br J Sports Med.* Agosto del 2017;51(15):1111-1112. doi: 10.1136/bjsports-2016-097285. Publicación electrónica: 25 de abril del 2017.

Malik, V. S. Intake of Sugar-sweetened Beverages and Weight Gain: A Systematic Review. *Am J Clin Nutr.* Agosto del 2006;84(2):274-288.

Malik, V. S., Li, Y., Pan, A. *et al.* Long-Term Consumption of Sugar-Sweetened and Artificially Sweetened Beverages and Risk of Mortality in US Adults. *Circulation.* 18 de marzo del 2019.

Marcon, F. Telomerase Activity, Telomere Length and hTERT DNA Methylation in Peripheral Blood Mononuclear Cells from Monozygotic Twins with Discordant Smoking Habits. *Environ Mol Mutagen.* Octubre del 2017;58(8):551-559.

Marcus, L., Soileau, J., Judge, L. W. y D. Bellar. Evaluation of the Effects of Two Doses of Alpha Glycerylphosphorylcholine on Physical and Psychomotor Performance. *J Int*

*Soc Sports Nutr.* 5 de octubre del 2017;14:39. doi: 10.1186/s12970-017-0196-5. PMID: 29042830; PMCID: PMC5629791.

Marklund, M., Wu, J. H. Y., Imamura, F. *et al.* Biomarkers of Dietary Omega-6 Fatty Acids and Incident Cardiovascular Disease and Mortality. *Circulation.* 2019;139(21):2422-2436. doi:10.1161/CIRCULATIONAHA.118.038908

Martin, S. S., Qasim, A. y M. P. Reilly. Leptin Resistance: A Possible Interface of Inflammation and Metabolism in Obesity-related Cardiovascular Disease. *J Am Coll Cardiol.* 7 de octubre del 2008;52(15):1201-1210.

Martínez-Rodríguez, A., Rubio-Arias, J. Á., Ramos-Campo, D. J., Reche-García, C., Leyva-Vela, B. y Y. Nadal-Nicolás. Psychological and Sleep Effects of Tryptophan and Magnesium-Enriched Mediterranean Diet in Women with Fibromyalgia. *Int J Environ Res Public Health.* 26 de marzo del 2020;17(7):2227. doi: 10.3390/ijerph17072227. PMID: 32224987; PMCID: PMC7178091.

Masterjohn, C. *Saturated Fat does a Body Good.* Weston A. Price Foundation. 6 de mayo del 2016.

Mazidi, M., Michos, E. D. y M. Banach. The Association of Telomere Length and Serum 25-hydroxyvitamin D Levels in US Adults: The National Health and Nutrition Examination Survey. *Arch Med Sci.* 1.° de febrero del 2017;13(1):61-65.

McCarty, M. F. Vegan Proteins May Reduce Risk of Cancer, Obesity, and Cardiovascular Disease by Promoting Increased Glucagon Activity. *Medical Hypotheses* 53, N.° 6 (1999):459-485.

McCarty, M. F. y J. J. DiNicolantonio. The Cardiometabolic Benefits of Glycine: Is Glycine an "Antidote" to Dietary Fructose? *Open Heart* (2014). 1:e000103. doi:10.1136/openhrt-2014-000103.

McKenzie, E. C., Hinchcliff, K. W., Valberg, S. J., Williamson, K. K., Payton, M. E. y M. S. Davis. Assessment of Alterations in Triglyceride and Glycogen Concentrations in Muscle Tissue of Alaskan Sled Dogs during Repetitive Prolonged Exercise. *Am J Vet Res.* 2008;69(8):1097-1103.

McKenzie, E., Holbrook, T., Williamson, K., Royer, C., Valberg, S., Hinchcliff, K., José-Cunilleras, E., Nelson, S., Willard, M. y M. Davis. Recovery of Muscle Glycogen Concentrations in Sled Dogs during Prolonged Exercise. *Med Sci Sports Exerc.* 2005;37(8):1307-1312.

Menke, A. *et al.* Prevalence of and Trends in Diabetes among Adults in the United States, 1988-2012. *JAMA.* 2015;314(10):1021-1029.

Mohanty, A., Tiwari-Pandey, R. y N. R. Pandey. Mitochondria: The Indispensable Players in Innate Immunity and Guardians of the Inflammatory Response. *J Cell Commun Signal.* Septiembre del 2019;13(3):303-318. doi: 10.1007/s12079-019-00507-9. *Epub* 4 de febrero del 2019. PMID: 30719617; PMCID: PMC6732146.

Mozaffarian, D. y E. B. Rimm. Fish Intake, Contaminants, and Human Health: Evaluating the Risks and the Benefits. *JAMA.* 2006;296(15):1885-1899.

Mozaffarian, D., Hao, T., Rimm, E. B. *et al.* Changes in Diet and Lifestyle and Long-term Weight Gain in Women and Men. *N Engl J Med.* 2011;364(25):2392-2404.

Nair, S. y J. Ren. Autophagy and Cardiovascular Aging: Lesson Learned from Rapamycin. *Cell Cycle* 11, N.° 11 (2012):2092–2099.

National Cholesterol Education Program Expert Panel on Detection, Evaluation, and Treatment of High Blood Cholesterol in Adults (Adult Treatment Panel III). National Institutes of Health; National Heart, Lung, and Blood Institute. Septiembre del 2002. Disponible en: nhlbi.nih.gov/files/docs/resources/heart/ atp3full.pdf. Consultado el 12 de abril del 2015.

National Heart, Lung, and Blood Institute [Internet]. *Maintaining a Healthy Weight on the Go*. Abril del 2010. Disponible en: nhlbi.nih.gov/health/public/heart/obesity/aim_hwt.pdf.

Nencioni, A., Caffa, I., Cortellino, S. y V. D. Longo. Fasting and Cancer: Molecular Mechanisms and Clinical Application. *Nat Rev Cancer*. Noviembre del 2018;18(11):707-719. doi: 10.1038/s41568-018-0061-0. PMID: 30327499; PMCID: PMC6938162.

Nettleton, J. A., Lutsey, P. L., Wang, Y. *et al*. Diet Soda Intake and Risk of Incident Metabolic Syndrome and Type 2 Diabetes in the Multi-Ethnic Study of Atherosclerosis (MESA). *Diabetes Care*. 2009;32(4):688-694.

Nielsen, F. H., Johnson, L. K. y H. Zeng. Magnesium Supplementation Improves Indicators of Low Magnesium Status and Inflammatory Stress in Adults Older than 51 Years with Poor Quality Sleep. *Magnes Res*. Diciembre del 2010;23(4):158-168. doi: 10.1684/mrh.2010.0220. *Epub* 4 de enero del 2011. PMID: 21199787.

Nimptsch, K., Konigorski, S., y T. Pischon, Diagnosis of Obesity and Use of Obesity Biomarkers in Science and Clinical Medicine. *Metabolism*. 23 de diciembre del 2018. pii: S0026- 0495(18)30266-X. doi: 10.1016/j.metabol.2018.12.006 [Publicación electrónica antes de la impresa].

Nirmalkar, K. Gut Microbiota and Endothelial Dysfunction Markers in Obese Mexican Children and Adolescents. *Nutrients*. 19 de diciembre del 2018;10(12).

Nutt, D. Development of a Rational Scale to Assess the Harm of Drugs of Potential Misuse. *Lancet*. 24 de marzo del 2007;369(9566):1047-1053.

O'Meara, S., Riemsma, R., Shirran, L., Mather, L. y G. Ter Riet: A Systematic Review of the Clinical Effectiveness of Orlistat Used for the Management of Obesity. *Obes Rev*. Febrero del 2004;5(1):51-68.

Oosterman, J. E., Wopereis, S. y A. Kalsbeek. The Circadian Clock, Shift Work, and Tissue-Specific Insulin Resistance. *Endocrinology*. 1.° de diciembre del 2020;161 (12):bqaa180. doi: 10.1210/endocr/bqaa180. PMID: 33142318.

Patel, S. M. *et al*. Dietary Sodium Reduction Does Not Affect Circulating Glucose Concentrations in Fasting Children or Adults: Findings from a Systematic Review and Meta-Analysis. *Journal of Nutrition* 145, N.° 3 (2015):505-513.

Perna, S., Alalwan, T. A., Alaali, Z., Alnashaba, T., Gasparri, C., Infantino, V., Hammad, L., Riva, A., Petrangolini, G., Allegrini, P. y M. Rondanelli. The Role of Glutamine in the Complex Interaction between Gut Microbiota and Health: A Narrative Review. *Int J Mol Sci*. 22 de octubre del 2019;20(20):5232. doi: 10.3390/ijms20205232. PMID: 31652531; PMCID: PMC6834172.

Phillips, K. M., Carlsen, M. H. y R. Blomhoff. Total Antioxidant Content of Alternatives to Refined Sugar. *J Am Diet Assoc*. Enero del 2009;109(1):64-71.

Phinney, S. *The Art and Science of Low Carbohydrate Performance*. Beyond Obesity LLC. Edición Kindle.

Pischon, T., Boeing, H., Hoffmann, K. *et al.* General and Abdominal Adiposity and Risk of Death in Europe. *New England Journal of Medicine.* 13 de noviembre del 2008;359:2105-2120.

Pollack, M. Insulin and Insulin-Like Growth Factor Signaling in Neoplasia. *Nature Reviews Cancer.* Diciembre del 2008;8(12):915-928.

Polonsky, K. S. The Past 200 Years in Diabetes. *N Engl J Med.* 2012;367(14):1332-1340.

Powers, R. W., 3.°, *et al.* Extension of Chronological Life Span in Yeast by Decreased TOR Pathway Signaling. *Genes & Development* 20, N.° 2 (2006):174-184.

Ram, R. y G. Morahan. Effects of Type 1 Diabetes Risk Alleles on Immune Cell Gene Expression. *Genes* (Basilea). 21 de enero del 2017;8(6).

Ramsden, C. E. *et al.* Re-evaluation of the Traditional Diet-heart Hypothesis: Analysis of Recovered Data from Minnesota Coronary Experiment (1968-1973). *BMJ.* 12 de abril del 2016;353:i1246.

Rapin, J. R. y N. Wiernsperger. Possible Links Between Intestinal Permeability and Food Processing: A Potential Therapeutic Niche for Glutamine. *Clinics* (São Paulo). Junio del 2010;65(6):635-643. doi: 10.1590/S1807-59322010000600012. PMID: 20613941; PMCID: PMC2898551.

Reeds, P. J. y D. G. Burrin. Glutamine and the Bowel. *J Nutr.* Septiembre del 2001;131(Supl. 9):2505S-2508S; discusión 2523S-2524S. doi: 10.1093/jn/131.9.2505S. PMID: 11533302.

Richardson, A. *et al.* Significant Life Extension by Ten Percent Dietary Restriction. *Annals of the New York Academy of Science* 1363 (2016):11-17.

Ridgeway, L. USC News. *High Fructose Corn Syrup Linked* to Diabetes. 28 de noviembre del 2012. Disponible en: https://news. usc.edu/44415/high-fructose-corn-syrup-linked-to-diabetes/. Consultado el 6 de junio del 2017.

Roberts, M. N. *et al.* A Ketogenic Diet Extends Longevity and Healthspan in Adult Mice. *Cell Metab.* 5 de septiembre del 2017;26(3):539-546:e5.

Robida-Stubbs, S. *et al.* TOR Signaling and Rapamycin Influence Longevity by Regulating SKN-1/Nrf and DAF-16/FoxO. *Cell Metabolism* 15, N.° 5 (2012):713-724.

Romo-Romo, A. Sucralose Decreases Insulin Sensitivity in Healthy Subjects: A Randomized Controlled Trial. *Am J Clin Nutr.* 1.° de septiembre del 2018;108(3):485-491.

Roßbach, S., Diederichs, T., Nöthlings, U., Buyken, A. E. y U. Alexy. Relevance of Chronotype for Eating Patterns in Adolescents. *Chronobiol Int.* Marzo del 2018;35(3):336-347. doi: 10.1080/07420528.2017.1406493. *Epub* 12 de diciembre del 2017. PMID: 29231764.

Rostami, K. Gluten-Free Diet Indications, Safety, Quality, Labels, and Challenges. *Nutrients.* Agosto del 2017;9(8):846.

Roth, T. L., Sodhi, M. y J. E. Kleinmer. Epigenetic Mechanisms in Schizophrenia. *Biochem Biophy Acta.* 2009;1790(9):869-877.

Ruanpeng, D., Thongprayoon, C., Cheungpasitporn, W. y T. Harindhanavudhi. Sugar and Artificially-sweetened Beverages Linked to Obesity: A Systematic Review and Meta-analysis. *QJM.* 11 de abril del 2017.

Rubio-Tapia, A., Kyle, R. A., Kaplan, E. L. *et al.* Increased Prevalence and Mortality in Undiagnosed Celiac Disease. *Gastroenterology.* Julio del 2009;137(1):88-93.

Russo, G. L. Dietary Ω-6 and Ω-3 Polyunsaturated Fatty Acids: From Biochemistry to Clinical Implications in Cardiovascular Prevention. *Biochem Pharmacol.* 15 de marzo del 2009;77(6):937-946. doi: 10.1016/j.bcp.2008.10.020. *Epub* 28 de octubre del 2008. PMID: 19022225.

Sacks, F. M. *et al.* American Heart Association. Dietary Fats and Cardiovascular Disease: A Presidential Advisory from the American Heart Association. *Circulation.* 18 de julio del 2017;136(3):e1-e23.

Sahlin, K., Shabalina, I. G., Mattsson, C. M., Bakkman, L., Fernstrom, M., Rozhdestvenskaya, Z., Enqvist, J. K., Nedergaard, J., Ekblom, B. y M. Tonkonogi. Ultraendurance Exercise Increases the Production of Reactive Oxygen Species in Isolated Mitochondria from Human Skeletal Muscle. *J Appl Physiol.* 2010;108 (4):780-787.

Saini, R. K. y Y. S. Keum. Omega-3 and Omega-6 Polyunsaturated Fatty Acids: Dietary Sources, Metabolism, and Significance - A Review. *Life Sci.* 15 de junio del 2018;203:255-267. doi: 10.1016/j.lfs.2018.04.049. *Epub* 30 de abril del 2018. PMID: 29715470.

Samsel, A. y S. Seneff. Glyphosate, Pathways to Modern Diseases II: Celiac Sprue and Gluten Intolerance. *Interdisciplinary Toxicology.* 2013;6(4):159-184.

__________. Glyphosate's Suppression of Cytochrome P450 Enzymes and Amino Acid Biosynthesis by the Gut Microbiome: Pathways to Modern Diseases. *Entropy.* 2013; 15:1416-1463.

Sapkota, A. R., Lefferts, L. Y., McKenzie, S. *et al.* What do we Feed to Food-production Animals? A Review of Animal Feed Ingredients and their Potential Impacts on Human Health. *Environ Health Perspect.* Mayo del 2007;115(5):663-670.

Sapone, A. Spectrum of Gluten-related Disorders: Consensus on New Nomenclature and Classification. *BMC Med.* 2012;10:13. Publicación electrónica: 7 de febrero del 2012.

Saslow, L. R. *et al.* An Online Intervention Comparing a Very Low-carbohydrate Ketogenic Diet and Lifestyle Recommendations Versus a Plate Method Diet in Overweight Individuals with Type 2 Diabetes: A Randomized Controlled Trial. *J Med Internet Res.* 13 de febrero del 2017;19(2):e36.

Secor, S. M. y H. V. Carey. Integrative Physiology of Fasting. *Compr Physiol.* 15 de marzo del 2016;6(2):773-825. doi: 10.1002/cphy.c150013. PMID: 27065168.

Serena, G., Camhi, S., Sturgeon, C., Yan, Sh. y A. Fasano. The Role of Gluten in Celiac Disease and Type 1 Diabetes, *Nutrients.* Septiembre del 2015;7(9): 7143-7162.

Shamriz, O. y Y. Shoenfeld. Infections: A Double-edge Sword in Autoimmunity. *Curr Opin Rheumatol.* Julio del 2018;30(4):365-372.

Shariatpanahi, Z. V., Eslamian, G., Ardehali, S. H. y A. R. Baghestani. Effects of Early Enteral Glutamine Supplementation on Intestinal Permeability in Critically Ill Patients. *Indian J Crit Care Med.* Agosto del 2019;23(8):356-362. doi: 10.5005/jp-journals-10071-23218. PMID: 31485104; PMCID: PMC6709840.

Shell E. R. *The Hungry Gene: The Inside Story of the Obesity Industry.* Nueva York: Grove Press; 2003.

Simopoulo, A. P. *Evolutionary Aspects of Diet, the Omega-6/Omega-3 Ratio and Genetic Variation: Nutritional Implications for Chronic Diseases.* Washington, D. C.: The Center for Genetics, Nutrition and Health. Disponible en línea: 28 de agosto del 2006.

__________. The Importance of the Ratio of Omega-6/Omega-3 Essential Fatty Acids. *Biomed Pharmacother*. Octubre del 2002;56(8):365-379.

Sims, E. A. *et al.* Endocrine and Metabolic Effects of Experimental Obesity in Man. *Recent Prog Horm Res*. 1973;29:457-496.

Sims, E. A. Experimental Obesity in Man. *J Clin Invest.* Mayo de 1971;50(5):1005-1011.

Siri-Tarino, P. W. *et al.* Meta-analysis of Prospective Cohort Studies Evaluating the Association of Saturated Fat with Cardiovascular Disease. *Am J Clin Nutr*. Marzo del 2010;91(3):535-546. Consultado el 17 de agosto del 2017.

Siri-Tarino, P. W., Sun, Q., Hu, F. B. *et al.* Saturated Fat, Carbohydrate, and Cardiovascular Disease. *Am J Clin Nutr*. 2010;91(3):502-509.

Smith, C. J., Fisher, M. y G. A. McKay. Drugs for Diabetes: Part 2 Sulphonylureas. *Br J Cardiol.* Noviembre del 2010;17(6):279-282.

Smith, R. *et al.* Should Journals Stop Publishing Research Funded by the Drug Industry? *BMJ* 348. 2014. Consultado el 21 de julio del 2017.

Soffritti, M., Belpoggi, F., Manservigi, M. *et al.* Aspartame Administered in Feed, Beginning Prenatally through Life Span, Induces Cancers of the Liver and Lung in Male Swiss Mice. *Am J Ind Med.* Diciembre del 2010;53(12):1197-1206.

Sofi, F., Macchi C. *et al.* Mediterranean Diet and Health Status: An Updated Meta-Analysis and a Proposal for a Literature-Based Adherence Score. *Public Health Nutrition.* Diciembre del 2014;17(12):2769-2782.

Solon-Biet, S. M. The Ratio of Macronutrients, Not Caloric Intake, Dictates Cardiometabolic Health, Aging, and Longevity in *Ad Libitum*-Fed Mice. *Cell Metabolism.* 4 de marzo del 2014;19(3):418-430.

Song, M. *et al.* Association of Animal and Plant Protein Intake with All-Cause and Cause-Specific Mortality. *JAMA Internal Medicine* 176, N.° 10 (2016):1453-1463.

St Leger, A. S., Cochrane, A. L. y F. Moore. Factors Associated with Cardiac Mortality in Developed Countries with Particular Reference to the Consumption of Wine. *Lancet* 1, N.° 8124 (1979):1017-1020.

Stanhope, K. L., *et al.* Consuming Fructose-sweetened, not Glucose-sweetened, Beverages Increases Visceral Adiposity and Lipids and Decreases Insulin Sensitivity in Overweight/Obese Humans. *JCI*. 2009;119(5):1322-1334.

Stenvers, D. J., Scheer, F. A. J. L., Schrauwen, P., la Fleur, S. E. y A. Kalsbeek. Circadian Clocks and Insulin Resistance. *Nat Rev Endocrinol.* Febrero del 2019;15(2):75-89. doi: 10.1038/s41574-018-0122-1. PMID: 30531917.

Stojkovic, V. The Effect of Dietary Glycemic Properties on Markers of Inflammation, Insulin Resistance, and Body Composition in Postmenopausal American Women: An Ancillary Study from a Multicenter Protein Supplementation Trial. *Nutrients.* 11 de mayo del 2017;9(5). pii: E484. doi: 10.3390/nu9050484.

Stranges, S. *et al.* Relationship of Alcohol Drinking Pattern to Risk of Hypertension: A Population-Based Study. *Hypertension* 44, N.° 6 (2004):813-819.

Sturgeon, C. y A. Fasano. Zonulin, A Regulator of Epithelial and Endothelial Barrier Functions, and its Involvement in Chronic Inflammatory Diseases. *Tissue Barriers.* 21 de octubre del 2016;4(4):e1251384.

Suez, J., Korem, T., Zeevi, D. *et al.* Artificial Sweeteners Induce Glucose Intolerance by Altering the Gut Microbiota. *Nature.* 2014;514(7521):181-186.

Suminthran, P. Long-term Persistence of Hormonal Adaptations to Weight Loss. *N Engl J Med.* 27 de octubre del 2011;365(17):1597-1604.

Swithers, S. E. y T. L. Davidson. A Role for Sweet Taste: Calorie Predictive Relations in Energy Regulation by Rats. *Behav Neurosci.* Febrero del 2008;122(1):161-173.

Tabish, S. A. Is Diabetes Becoming the Biggest Epidemic of the Twenty-first Century? *Int J Health Sci.* 2007;1(2):5-8.

Tamura, Y., Takata, K., Matsubara, K. y Y. Kataoka. Alpha-Glycerylphosphorylcholine Increases Motivation in Healthy Volunteers: A Single-Blind, Randomized, Placebo-Controlled Human Study. *Nutrients.* 18 de junio del 2021;13(6):2091. doi: 10.3390/nu13062091. PMID: 34207484; PMCID: PMC8235064.

Tey, S. L., Salleh, N. B., Henry, J. y C. G. Forde. Effects of Aspartame-, Monk fruit-, Stevia- and Sucrose-sweetened Beverages on Postprandial Glucose, Insulin and Energy Intake. *Int J Obes* (Londres). Marzo del 2017;41(3):450-457.

The Dairy Practices Council. *Guideline for Vitamin A & D Fortification of Fluid Milk.* http://phpa.dhmh.maryland.gov/OEHFP/OFPCHS/Milk/Shared%20Documents/DPC053_Vitamin_ AD_Fortification_Fluid_Milk.pdf. Julio del 2001.

The Foster Lab. 415 ppm CO2 Threshold Crossed May 2019. http://www.thefosterlab.org/blog/2019/5/14/415-ppm-co2-threshold-crossed-may-2019.

Thomson, T. J. *et al.* Treatment of Obesity by Total Fasting for up to 249 Days. *Lancet.* 5 de noviembre de 1966;2(7471):992-996.

Torgerson, J. S. *et al.* Xenical in the Prevention of Diabetes in Obese Subjects (XENDOS) Study. *Diabetes Care.* Enero del 2004;27(1):155-161.

Uhde, M., Ajamian, M., Caio, G. *et al.* Intestinal Cell Damage and Systemic Immune Activation in Individuals Reporting Sensitivity to Wheat in the Absence of Coeliac Disease. *Gut.* 2016;65:1930-1937.

Van Opstal, A. M. Dietary Sugars and Non-caloric Sweeteners Elicit Different Homeostatic and Hedonic Responses in the Brain. *Nutrition.* 13 de septiembre del 2018;60:80-86. doi: 10.1016/j.nut.2018.09.004.

Venables, M. C., Achten, J. y A. E. Jeukendrup. Determinants of Fat Oxidation During exercise in Healthy Men and Women: A A Cross-sectional Study. *J Appl Physiol.* 2005; 98(1):160-167.

Volek, J. S., Quann, E. E. y C. E. Forsythe. Low Carbohydrate Diets Promote a more Favorable Body Composition than Low Fat Diets. *Strength and Conditioning Journal.* 2010;32(1):42-47.

Volk, B. M., Kunces, L. J., Freidenreich, D. J. *et al.* Effects of Step-wise Increases in Dietary Carbohydrate on Circulating Saturated Fatty Acids and Palmitoleic Acid in Adults with Metabolic Syndrome. *PLoS One.* 21 de noviembre del 2014;9(11):e113605.

Volkow, N. D. "Nonhedonic" Food Motivation in Humans Involves Dopamine in the Dorsal Striatum and Methyl-phenidate Amplifies this Effect. *Synapse.* 1.° de junio del 2002;44(3):175-180.

Vos, M. B. y J. E. Lavine. Dietary Fructose in Nonalcoholic Fatty Liver Disease. *Hepatology.* Junio del 2013;57(6):2525-2531.

Wang, B., Wu, G., Zhou, Z., Dai, Z., Sun, Y., Ji, Y., Li, W., Wang, W., Liu, C., Han, F. y Z. Wu. Glutamine and Intestinal Barrier Function. *Amino Acids.* Octubre del 2015;47(10):2143-2154. doi: 10.1007/s00726-014-1773-4. *Epub* 26 de junio del 2014. PMID: 24965526.

Wang, Q. P., Lin, Y. Q., Zhang, L. *et al.* Sucralose Promotes Food Intake through NPY and a Neuronal Fasting Response. *Cell Metab.* 12 de julio del 2016;24(1):75-90.

Wang, Y. C. y D. S. Ludwig. Impact of Change in Sweetened Caloric Beverage Consumption on Energy Intake among Children and Adolescents. *Arch Pediatr Adolesc Med.* Abril del 2009;163(4):336-343. doi: 10.1001/archpediatrics.2009.23.

Wang, Y. C., Bleich, S. N. y S. L. Gortmaker. Increasing Caloric Contribution from Sugar-sweetened Beverages and 100 % Fruit Juices among US Children and Adolescents, 1988-2004. *Pediatrics.* Junio del 2008;121(6):e1604-1614. doi: 10.1542/peds.2007-2834.

Ward, Z. J., Bleich, S. N., Cradock, A. L., Barrett, J. L., Giles, C. M., Flax, C., Long, M. W. y S. L. Gortmaker. Projected U.S. State-Level Prevalence of Adult Obesity and Severe Obesity. *N Engl J Med.* 19 de diciembre del 2019;381(25):2440-2450. doi: 10.1056/NEJMsa1909301. PMID: 31851800.

Whiteley, P. Gluten- and Casein-free Dietary Intervention for Autism Spectrum Conditions. *Front Hum Neurosci.* 4 de enero del 2013;6:344. doi: 10.3389/fnhum.2012.00344. eCollection 2012.

Wijarnpreecha, K., Thongprayoon, C., Edmonds, P. J. y W. Cheungpasitporn. Associations of Sugar- and Artificially Sweetened Soda with Nonalcoholic Fatty Liver Disease: A Systematic Review and Meta-analysis. *QJM.* Julio del 2016;109(7):461-466.

Wilders, M. IgG Antibodies Against Food Antigens are Correlated with Inflammation and Intima Media Thickness in Obese Juveniles. *Exp Clin Endocrinol Diabetes.* Abril del 2008;116(4):241-245.

Willett, W. C. Dietary Fat Plays a Major Role in Obesity: No. *Obes Rev.* Mayo del 2002;3(2):59-68.

Willett, W. C., Dietz, W. H. y G. A. Colditz. Guidelines for Healthy Weight. *New England Journal of Medicine.* Agosto de 1999;341:427-434.

Winzenberg, T., Shaw, K., Fryer, J. *et al.* Effects of Calcium Supplementation on Bone Density in Healthy Children: Meta-analysis of Randomized Controlled Trials. BMJ. 14 de octubre del 2006;333(7572):775.

World Health Organization. *Global Report on Diabetes.* 2016. Disponible en: http://apps.who.int/iris/bitstream/10665/204871/1/9789241565257_eng.pdf. Consultado el 6 de junio del 2017.

Wu-Smart, J. y M. Spivak. Sub-lethal Effects of Dietary Neonicotinoid Insecticide Exposure on Honey Bee Queen Fecundity and Colony Development. *Sci Rep.* 26 de agosto del 2016;6:32108.

Xia, P. y X. Y. Xu. PI3K/Akt/mTOR Signaling Pathway in Cancer Stem Cells: From Basic Research to Clinical Application. *Am J Cancer Res.* 15 de abril del 2015;5(5):1602-1609. PMID: 26175931; PMCID: PMC4497429.

Xu, Y. *et al.* Prevalence and Control of Diabetes in Chinese Adults. *JAMA.* 2013;310(9):948-958.

Yakoob, M. Y., Shi, P., Willett, W. C. *et al.* Circulating Biomarkers of Dairy Fat and Risk of Incident Diabetes Mellitus among Men and Women in the United States in Two Large Prospective Cohorts. *Circulation.* 26 de abril del 2016;133(17):1645-1654.

Yamagishi, K. *et al.* Dietary Intake of Saturated Fatty Acids and Mortality from Cardiovascular Disease in Japanese. *Am J Clin Nutr.* Publicado por primera vez el 4 de agosto del 2010. doi: 10.3945/ ajcn.2009.29146. Consultado el 12 de abril del 2015.

Yamanaka, Y., Motoshima, H. y K. Uchida. Hypothalamic-pituitary-adrenal Axis Differentially Responses to Morning and Evening Psychological Stress in Healthy Subjects. *Neuropsychopharmacol Rep.* 27 de noviembre del 2018. doi: 10.1002/ npr2.12042.

Yang, J., Nie, J., Ma, X., Wei, Y., Peng, Y. y X. Wei. Targeting PI3K in Cancer: Mechanisms and Advances in Clinical Trials. *Mol Cancer.* 19 de febrero del 2019;18(1):26. doi: 10.1186/s12943-019-0954-x. PMID: 30782187; PMCID: PMC6379961.

Yang, M. U. y T. B. Van Itallie. Composition of Weight Lost During Short-Term Weight Reduction: Metabolic Responses of Obese Subjects to Starvation and Low-Calorie Ketogenic and Nonketogenic Diets. *Journal of Clinical Investigation.* Septiembre de 1976;58(3):722-730.

Yin, J. Protein Restriction and Cancer. *Biochim Biophys Acta Rev Cancer.* Abril del 2018;1869(2):256-262. doi: 10.1016/j. bbcan.2018.03.004. Publicación electrónica: 26 de marzo del 2018.

Yu, S., Go, G. W. y W. Kim. Medium Chain Triglyceride (MCT) Oil Affects the Immunophenotype via Reprogramming of Mitochondrial Respiration in Murine Macrophages. *Foods.* 5 de noviembre del 2019;8(11):553. doi: 10.3390/foods8110553. PMID: 31694322; PMCID: PMC6915711.

Yuan, Y. Obesity-Related Asthma: Immune Regulation and Potential Targeted Therapies. *J Immunol Res.* 28 de junio del 2018;2018:1943497.

Yudkin, J. Diet and Coronary Thrombosis Hypothesis and Fact. *Lancet.* 27 de julio de 1957;273(6987):155-162.

Yudkin, J. The Causes and Cure of Obesity. *Lancet.* 19 de diciembre de 1959;274(7112): 1135-1138.

Zhao, L., Hutchison, A. T. y L. K. Heilbronn. Carbohydrate Intake and Circadian Synchronicity in the Regulation of Glucose Homeostasis. *Curr Opin Clin Nutr Metab Care.* 1.° de julio del 2021;24(4):342-348. doi: 10.1097/MCO.0000000000000756. PMID: 33883418.

Zhou, Q., Verne, M. L., Fields, J. Z., Lefante, J. J., Basra, S., Salameh, H. y G. N. Verne. Randomised Placebo-controlled Trial of Dietary Glutamine Supplements for Postinfectious Irritable Bowel Syndrome. *Gut.* Junio del 2019;68(6):996-1002. doi: 10.1136/ gutjnl-2017-315136. *Epub* 14 de agosto del 2018. PMID: 30108163.

Zi, F. *et al.* Metformin and Cancer: An Existing Drug for Cancer Prevention and Therapy. *Oncology Letters* 15, N.° 1 (2018):683-690.